U0852541

冠状动脉造影与临床

第3版

李占全　金元哲　主编

辽宁科学技术出版社
·沈　阳·

图书在版编目（CIP）数据

冠状动脉造影与临床/李占全，金元哲主编．—3版．—沈阳：辽宁科学技术出版社，2012.4（2025.3重印）

ISBN 978－7－5381－7357－4

Ⅰ．①冠…　Ⅱ．①李…　②金…　Ⅲ．①冠状动脉造影
Ⅳ．①R816.2

中国版本图书馆CIP数据核字（2012）第019572号

出版发行：辽宁科学技术出版社
（地址：沈阳市和平区十一纬路25号　邮编：110003）
印 刷 者：辽宁新华印务有限公司
经 销 者：各地新华书店
幅面尺寸：210mm×285mm
印　　张：20.75
插　　页：4
字　　数：560千字
印　　数：28001~29000
出版时间：2000年2月第1版
2007年2月第2版
2012年4月第3版
印刷时间：2025年3月第20次印刷
责任编辑：倪晨涵　寿亚荷
封面设计：刘　枫
版式设计：于　浪
责任校对：仲　仁

书　　号：ISBN 978-7-5381-7357-4
定　　价：98.00元

联系电话：024-23284370
邮购热线：024-23284502
E-mail:digzs@mail.lnpgc.com.cn
http://www.lnkj.com.cn
本书网址：www.lnkj.cn/uri.sh/7357

编著者名单

主　　编　李占全　金元哲

副 主 编　袁　龙　张　明　关汝明

编 著 者　（按姓氏笔画排序）

马淑梅　中国医科大学附属第二医院

王伟民　北京医科大学人民医院

王照谦　大连医科大学附属第一医院

王　雷　北京友谊医院

王　健　首都医科大学附属北京安贞医院

方唯一　上海交通大学附属胸科医院

邓重信　辽宁省人民医院，辽宁省心血管病医院

仇兴标　上海交通大学附属胸科医院

吕树铮　首都医科大学北京安贞医院

齐国先　中国医科大学附属第一医院

李占全　辽宁省人民医院，辽宁省心血管病医院

李亚明　中国医科大学附属第一医院

关汝明　辽宁省人民医院，辽宁省心血管病医院

刘　莹　辽宁省人民医院，辽宁省心血管病医院

刘　莉　辽宁省人民医院，辽宁省心血管病医院

刘　健　北京医科大学人民医院

曲海波　辽宁省人民医院，辽宁省心血管病医院

乔树宾　北京阜外心血管病医院

乔兴科　辽宁省人民医院，辽宁省心血管病医院

陈　方　首都医科大学北京安贞医院

何继强　首都医科大学北京安贞医院

武海安　黑龙江省人民医院

张大东　上海闵行中心医院

张延军　中国医科大学附属第一医院

张　明　辽宁中医药大学附属医院

张薇薇　辽宁省人民医院，辽宁省心血管病医院

苗志林　辽宁省人民医院，辽宁省心血管病医院

金元哲　辽宁省人民医院，辽宁省心血管病医院

金　贤　上海闵行中心医院

郭丽君　北京医科大学附属第三医院

赵颖军　辽宁省人民医院，辽宁省心血管病医院

赵红岩　辽宁省人民医院，辽宁省心血管病医院
赵冬云　辽宁省人民医院，辽宁省心血管病医院
侯爱洁　辽宁省人民医院，辽宁省心血管病医院
段　娜　辽宁省人民医院，辽宁省心血管病医院
高　炜　北京医科大学附属第一医院
高　展　北京阜外心血管病医院
贾三庆　北京友谊医院
贾志梅　中国医科大学附属第一医院
钱菊英　复旦大学附属中山医院，上海市心血管病研究所
袁　龙　辽宁省人民医院，辽宁省心血管病医院
徐桂萍　辽宁省人民医院，辽宁省心血管病医院
栗印军　沈阳市第四人民医院
葛均波　复旦大学附属中山医院，上海市心血管病研究所
葛　雷　复旦大学附属中山医院，上海市心血管病研究所
颜红兵　首都医科大学附属北京安贞医院
绘　　图　白承新

第 3 版序

欣闻《冠状动脉造影与临床》一书经再版后 5 年，又应心血管医生的不断需求要再版印刷，不胜感慨。今天，冠心病介入诊疗的专业书籍众多，但良莠不齐，能够再版的实在不多。国内心血管专业医生真的需要克服急功近利心态，潜心编写一些广受欢迎、流传久远的专业著作，这也是学术发展的必须。

《冠状动脉造影与临床》一书精心组织，以基础、规范为特点，图文并茂，堪称国内冠心病介入诊治基础教程的经典之作，是国内第一本关于冠状动脉造影及相关技术的专著。自出版以来即得到广大心血管医师的认可，并成为冠心病介入诊疗初学者的案头必备书籍。为了保证该书的与时俱进，第 3 版经过修改，特别充实了最新进展的内容。该书具有科学性、实用性、易读性的特点，相信该书作为心脏介入技术的基础教程，会对我国冠心病介入诊治的普及发展起到规范、指示、推动作用。时间将会证明该书的学术价值。

能够读到这样一本书是幸运的，能够写出这样一本书是幸福的，能够为这样一本书写序也是欣慰的。我们衷心地将此书推荐给欲从事冠心病介入诊治的广大医师们。我们为作者感到自豪，也感谢作者为此书出版所作出的努力。

在此向本书全体作者致谢，更向所有鼎力支持心血管事业的各界人士致谢。

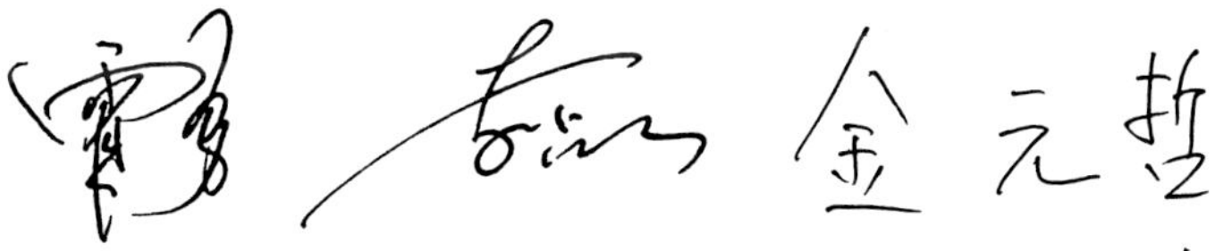

2012 年 3 月

第 2 版及丛书序

两年前，我们在聊起介入心脏病学在各地的飞速发展，对目前国内的发展现状可喜的同时，对国内心脏病介入治疗水平的参差不齐、介入技术应用不规范也很是担忧，遂萌生编写一套丛书，尽可能全面、细致、由浅入深并结合已有的循证医学证据来介绍介入心脏病学的诊治技术。

介入心脏病学是近 30 年来迅速发展起来的一门新兴学科，它揭开了心血管病诊治的新篇章，是医学史上的里程碑。介入治疗以其创伤小、疗效好、风险低、康复快等独特优点，目前在数量上已超过外科手术，成为治疗心血管病的重要手段，对于心律失常的诊治更是具有独一无二的地位。随着介入心脏病学的发展，目前已分化为几个主要的领域，包括：冠状动脉介入性诊断和治疗；心脏电生理检查和射频消融治疗；人工心脏起搏；先天性心脏病介入治疗；经皮球囊瓣膜成形术。部分心内科医生还从事颈动脉、肾动脉与外周动脉领域的工作。本丛书即对上述领域进行分别阐述，每本书的编著者均为活跃在临床第一线的中青年心内科医师，具有丰富的介入心脏病学经验，力争使该丛书具有较强科学性、实用性和易读性，能够为介入心脏病学医师提供一套“入门教科书”与“案头参考书”，为我国介入心脏病学的发展锦上添花，进一步推动介入心脏病学事业的发展。

美国心脏病学会主席曾作过这样一个形象的比喻：心脏外科医生就像是“凶神恶煞”，开胸剖肚，直面人心；而心脏内科医生则像是“儒雅秀士”，穿针引管，曲径通幽。我们已经迎来了介入性心脏病学诊治技术蓬勃发展的黄金时代，规范应用技术，认真掌握适应证，控制并发症，为今后介入临床的重中之重。任重而道远，我们的“儒雅秀士”应无愧于这个时代，努力创新，再攀高峰。

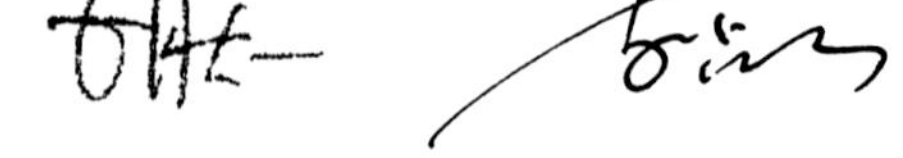

2006 年 8 月 28 日

序

冠状动脉造影作为冠心病诊断的“金标准”已在临床应用40余年。自1977年Gruentzig在世界上进行第一例经皮冠状动脉腔内成形术(PTCA)，开创了介入性心脏病学的新纪元之后，冠状动脉造影术被赋予了更强的生命力。近年来，随着冠心病介入治疗技术的普及和推广，冠状动脉造影术在我国应用亦日趋广泛。据粗略统计，1999年我国行PTCA约8000例，冠状动脉造影约20000例。不少单位刚刚开展这方面的工作，不少医生和专业工作者需要学习、掌握有关冠状动脉造影的基本理论和技能，不少医生面临知识更新。出版一本全面、系统地论述冠状动脉造影的专著，实有必要，辽宁省人民医院李占全医师主编的《冠状动脉造影与临床》正是在这种情况下应运而生的。

本书的编写者均为活跃在临床第一线的中青年心内科医师，在冠状动脉造影方面积累了较丰富的经验。他们根据多年临床和教学中经常面临的问题，收集了近年来国内外冠状动脉造影方面的大量文献，完全采用自己的影像资料，深入浅出地向读者介绍了有关冠状动脉的放射解剖学、冠状动脉造影术的基本操作、适应证、并发症和处理以及与冠状动脉造影相关的知识。本书内容全面、系统，新颖实用，图文并茂，密切结合临床实际，既面向初学者、面向基层，同时也为心血管内、外科及放射科、心电图、超声心动图等专业医生提供了有价值的参考资料。

本书内容翔实，科学性和实用性较强。在浩如烟海的文库中精练成章，诚属难得。相信本书出版后，将对我国冠心病介入诊断和治疗的普及和发展起到推动作用。

中国工程院院士
北京阜外医院院长

2000年2月1日

第 2 版前言

写书是一件费神耗力的苦差事，就如孕妇怀胎一样，慢慢地、欣喜地等待婴儿的出生，经过痛苦的生产过程，然后就是期盼孩子有一个好的未来。《冠状动脉造影与临床》一书在各位专家的努力下于 2001 年出版，它是国内第一部系统论述冠状动脉造影的专业书籍，已成为众多医院开展介入心脏病学的必备书籍，受到了专家与同行的一致好评，2001 年该书获得第十七届北方十省市（区）优秀科技图书二等奖。于 2002 年再次印刷，其间发现该书被盗版，足见该书再版的必要性与及时性。

斗转星移，又一个 6 年过去了，如同很多的学科一样，知识的更新最多不超过 5 年。确实如此，该书出版后的几年里，虽然基础知识变化不大，但又有新的知识与新的仪器、设备、方法面世，多数读过此书的人在各种会议上见面时均询问该书是否再版，有出版社亦征询有无再版的意图，许多编者也自认为该书的部分章节应更新，并增加新的内容以切实反映目前介入诊断与治疗的现状，故编写组再次于 2005 年聚集，将该书作为即将陆续发行的“循证心脏介入技术丛书”的一种，定于 2006 年末出版。

第 2 版的《冠状动脉造影与临床》增加了 13 章，删除了 1 章，大多数原有的章节内容更新，图片增加，力求简明、直观反映新知识、新技术。但我们面对初学者、面向基层，同时也为心血管内、外科及放射科、心电图、超声心动图等专业医生提供有价值参考的原则没有变。本书的编写者略有调整，均为近年来活跃在临床第一线的中青年心内科医师，他们具有丰富的冠状动脉造影方面经验，因此该书具有较强科学性和实用性、易读性，涵盖了中外关于冠状动脉造影术的许多理论与实践问题。我们期望，也有信心使该书成为“入门教科书”与“案头参考书”。

感谢多年来支持我们的读者，感谢出版社的支持与鼓励，感谢所有关注再版的人。

金元哲

2006 年 8 月 28 日

前 言

自 1958 年 Sones 通过肱动脉切开，逆行插入特制的尖端呈弧形的导管，置入左、右冠状动脉开口进行冠状动脉造影，到 1967 年 Judkins 和 Amplatz 相继采用经股动脉穿刺途径插入预成形导管进行冠状动脉造影术，该方法在临床上得到广泛应用。选择性冠状动脉造影术已成为现代诊断冠心病的“金标准”。

在此后的几十年里，由于导管和导引钢丝质量的不断提高，X 线心血管造影机设备的不断改进和完善，新型非离子型造影剂的研制和应用以及造影的操作步骤的标准化，使冠状动脉造影安全性大大提高。我国于 1973 年在上海医科大学中山医院和北京阜外医院首先开展了这项新技术，现在已在全国多家医院广泛应用。

进入 20 世纪 80 年代，以经皮腔内冠状动脉成形术（PTCA）为代表的介入性心脏病学的崛起，开辟了冠心病治疗的新篇章。冠状动脉造影术已成为心血管医师必须掌握的基本技能。而目前我国有关冠心病的专著多从临床角度阐述，介入诊断及治疗内容较少，特别是有关冠状动脉造影的基础和临床专著更加少见，故萌生编著一本能较系统地介绍冠状动脉解剖、生理、病理及冠状动脉造影基本技术和临床应用分析的专业性较强的专著。

本书作者在参考了国内外最权威性著作和 1990—1998 年国内外有关文献资料的基础上，组织国内许多有丰富实践经验的青年学者，结合临床实际，结合我国国情与经验编写了本书。本书从解剖学、生理学、病理解剖学、放射解剖学、病理生理学、冠心病临床学等角度，系统地介绍了冠状动脉造影术的适应证、操作方法、并发症，并结合临床情况介绍冠状动脉造影术，配以数百幅图像加以说明，力求使读者加深对冠状动脉病变的认识，以对提高冠状动脉造影技术起到促进作用。本书适用于综合医院的心血管内、外科医师以及刚刚开展冠状动脉造影工作的单位。本书作为我国在这一学科的第一本关于冠状动脉造影术的专著，涵盖了中外关于冠状动脉造影术许多理论与实践问题，虽然有不尽人意之处，但瑕不掩瑜，不会掩盖该书的学术价值。

饮水思源，我们不能忘怀老师多年的培养、教导与鼓励。谨以此书献给我们的老师，献给老一辈著名的心血管病专家。

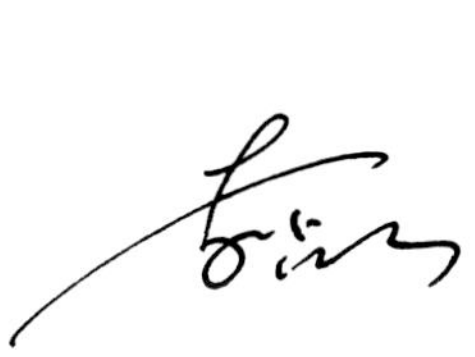

2000 年 2 月 1 日

目　录

第一章　冠状动脉解剖及变异

第一节　正常冠状动脉解剖

对于从事心导管工作的临床心血管医生来说，标准的教科书中所描述的冠状动脉解剖显然不能满足需要，为了能够正确理解和判断冠状动脉造影的结果，必须充分掌握关于冠状动脉解剖、异常及变异方面的详细知识及其放射线下的表现，本章着重对前者进行讨论，后者详见第十章。

我们通常所说的冠状动脉是指分布在心外膜下和心肌壁内、外并将血液转运到毛细血管床部分的血管。可将其分为两组：其一为分布在心外膜下和心肌壁外的部分；其二为分布在心肌壁内的部分。前者血管较粗大，冠状动脉造影可充分显现，而后者血管细小，分布密集，冠状动脉造影只能显现直径 >0.5mm 以上的血管而其他血管则不能显现。人类正常冠状动脉主要有两大支，即左冠状动脉和右冠状动脉，其余血管均由这两支血管发出分布于心脏表面及心肌中。现分述如下：

一、左冠状动脉（Left Coronary Artery，LCA）

左冠状动脉开口于升主动脉左后方的左冠窦内者占 92%，另有 8%开口于窦外。将左冠窦纵向三等分后，约 88%左冠状动脉开口于中 1/3 部分，其开口呈横位的椭圆形，位置略高于右冠状动脉开口（高 2~4mm），开口直径多在 0.41~0.5cm 之间（平均 0.48cm），可波动在 0.2~0.75cm 之间。左冠状动脉开口距窦底距离在 8~26mm 之间，其中 68.5%在 14~18mm 之间。

左冠状动脉供应左室、左房、右室前壁及室间隔前 2/3~3/4 的心肌。见图 1–1、图 1–2。

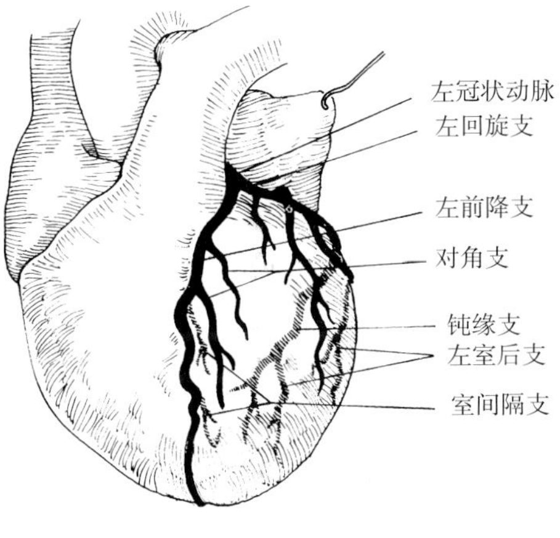

图 1–1　左冠状动脉及其分支　左前斜位

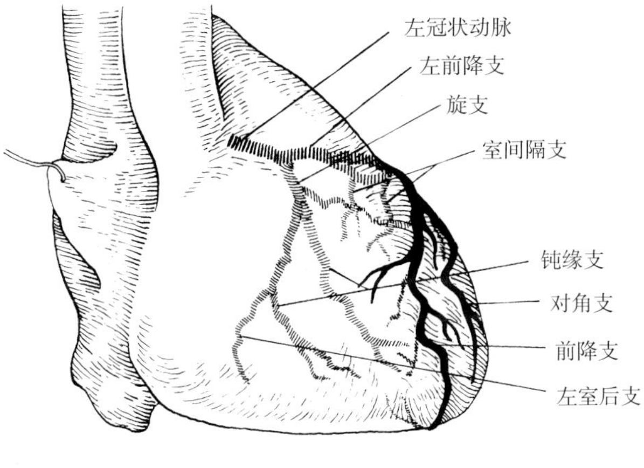

图 1–2　左冠状动脉及其分支　右前斜位

（一）左主干（Left Main Coronary Artery，LM）

左冠状动脉发出后至分支前称为左主干（Left Main Coronary Artery，LM），其长度变异较大可在数毫米至厘米之间（0.2~4cm），多在 0.6~1.0cm 之间，超过 1.6cm 与无 LM 者均少见。LM 的长度与左冠状动脉开口直径及 LM 直径大小无关。LM 的直径一般较右冠状动脉直径稍粗，行走于左心耳与肺动脉主干起始部之间，初始向左，在分支前转向心室方向走行。LM 的前方是肺动脉主干，后方是左心房的前壁，左上方是左心耳，下方是左纤维三角（left fibrous triangle）及二尖瓣环的前内侧部分。

通常情况下，LM 行至前室间沟时分为前降支和左回旋支，也可能在两者之间发出中间支。前降支与回旋支之间形成一定的夹角，最常见呈直角分开，约占 49.7%，最小夹角约为 40° ，最大可达 150° 。

（二）前降支（Left Anterior Descending Branch ，LAD）

前降支通常是左主干的直接延续，从左主干发出后弯向肺动脉圆锥的左缘，随即进入前室间沟，沿前室间沟走行，绕过心尖，终止于心脏的膈面。其中大部分终止于后室间沟的下 1/3（占 60%），一部分终止于心尖部或之前（占 30%）少部分终止于后室间沟中 1/3（占 10%），亦有部分与右冠状动脉的后降支吻合。前降支的起始部通常被左心耳所覆盖，随即走行于心脏表面心外膜下，偶有行走于心肌下的部分（心肌桥压迫的壁冠状动脉），但在心尖部，无一例外均行走于心脏表面。前降支通常供应部分左室，右室前壁及室间隔前 2/3 的血液，其分支分别向三个方向发出，即对角支（左室前支）、右室前支、前间隔支。

1. 对角支（Diagonal Branches，D，左室前支 Left anterior ventricular branches）：对角支是前降支以锐角形式向左侧发出的较大动脉分支，分布于左心室游离壁的前外侧，多数成人有 3~5 个对角支（占 80%），最多可达 9 支，口径粗细不等，完全没有对角支者很少见。一般近侧较粗大，分支也长，可达心脏钝缘；相反，远侧直径小，分支也短。当前降支发育较好时，对角支分支由近及远依次起于前降支的主干；当前降支分支少时，对角支的直径与前降支的直径相近，且多与前降支主干平行走行一段后再行至心脏钝缘（造影时极易混淆）。这类对角支一般开口于前降支的近端或上、中 1/3 交界处之前，前降支发出这种较大的对角支后，直径明显变小，而较粗的对角支沿途向两侧分出许多小分支。

2. 右室前支（Right anterior ventricular branches）：右室前支是前降支向右侧、右室前壁（右心室胸肋面）发出的数个小的动脉分支。可分为上右室前支与下右室前支，最多可达 6 支，第一右室前支分布于肺动脉圆锥处，亦称左圆锥支（见后述）。右室前支直径较对角支明显细小，偶有直径较大的右室前支开口于前降支的上、中 1/3 处，跨过右心室胸肋面远达右心室前乳头肌水平，甚至直接分布于右心室的前乳头肌上（冠状动脉造影时易与间隔支混淆）。

3. 前间隔支（Anterior Septal Artery，S）：前间隔支多发自前降支，偶起源于左主干，呈直角方向进入室间隔的肌性部分，走行自前向后，多分布于室间隔的前 2/3 部分。前间隔支的数目、大小、长短因人而异，极不一致，一般支数较多，有 8~22 支不等，以 12~17 支者多见。按其在前降支发出的先后称为第一、第二、第三……间隔支（S_1、S_2、S_3……）。第一、第二间隔支较粗大，尤其是在原发性肥厚性梗阻型心肌病的病例中更为明显。前室间隔支走行于室间隔的内后下方，分布于室间隔的前 2/3~3/4，其中第一间隔支最为重要。肥厚性梗阻型心肌病行化学消融间隔心肌治疗时，多将无水酒精注入此支。

4. 左圆锥支（Left Corus Artery，LCA）：前降支在肺动脉瓣水平向右心室胸肋面分支的一小分支，分布于肺动脉圆锥和右心室前壁，称为左圆锥支，亦是右室前支。此支常与右冠状动脉近端发出的右圆锥支（Right corus artery）相吻合形成 Vieussens 环，共同分布于肺动脉圆锥及右心室前壁。当左冠状或右冠状动脉狭窄或闭塞时，此环是重要侧支循环之一。若右冠状动脉优势明显时，左圆锥支较细小或阙如。

（三）左回旋支（Left Circumflex Branch，LCX）

与前降支延续于左主干不同的是，左回旋支几乎呈直角起自左主干，并沿左房室沟走行先向左，然后从前绕向后，终止于心脏的膈面。左回旋支主要供应左心房壁、左心室外侧壁、左心室前后壁的一部分。左回旋支在房室沟内的长度，分布到左室后壁、侧壁的血管直径与数目均有较大变异。主要分支有钝缘支、左室前支、左室后支、左房支或窦房结支。除钝缘支外，其余均可有可无。

1. 钝缘支（Obtuse Marginal Branch，OM）：钝缘支由左回旋支的近端发出，沿着心脏钝缘向下行至心尖，分布于钝缘及相邻的左心室壁（左室后壁）。该支比较恒定，且较发达，可有 1~3 支，是冠状动脉造影辨认分支的标志之一。

2. 左室前支（Left anterium ventricular branches）：左室前支由左回旋支的起始段发出，分布于左室前壁的上部，多为 1~3 支，一般较细小而起始于左回旋支近端，行向左下方并达到钝缘的分支较粗大。

3. 左室后支（Left posterior ventricular branches，PL）：左室后支为左回旋支在隔面的终末部分之一，可多达 6 支，亦可阙如，主要取决于冠状动脉的优势情况。房室结动脉起于此支。

4. 左房支（Left auticular branches）：左房支通常包括左房前支、左房中间支、左房后支。左房前支开口于左回旋支的起始段向后发出，供应左房，分布于左房前壁和心耳部。约有 40%的左房前支供应窦房结，此时特称窦房结支。左房中间支在钝缘支开口附近发出的较为常见。左房后支（左房旋支）平行于旋支绕行左房侧壁。这些心房动脉都可以经前或经后跨过心脏中线，到达上腔静脉与右房的结合部。其中，若有一支供应窦房结，则称窦房结动脉，且该支为最大的心房支。

5. Kugel 动脉：Kugel 动脉亦称房间隔前支（Anterior branch of interatrial septum）或心耳大吻合动脉，此动脉出现率较高，约占 93.03%，其中 63.64%起自右冠状动脉，24.45%起自左回旋支，同时发生者占 3.94%。平均外径为 1.2mm。可为左房前支，亦可为窦房结动脉的分支。Kugel 动脉在左回旋支近端 1~2mm 处发出，在主动脉根部后方走行，沿心房前壁达到房间沟下部，穿入房间隔内。此后约有 66%的 Kugel 动脉穿过房间隔到达后十字交叉附近，24%Kugel 动脉穿过房间隔与右窦房结动脉吻合，8%在左房壁分支成扇形分布。Kugel 动脉为重要的侧支循环途径。见图 1–3~ 图 1–5。

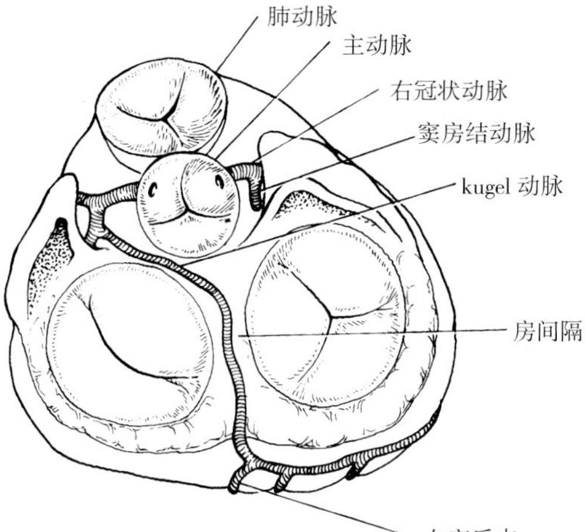

图 1–3

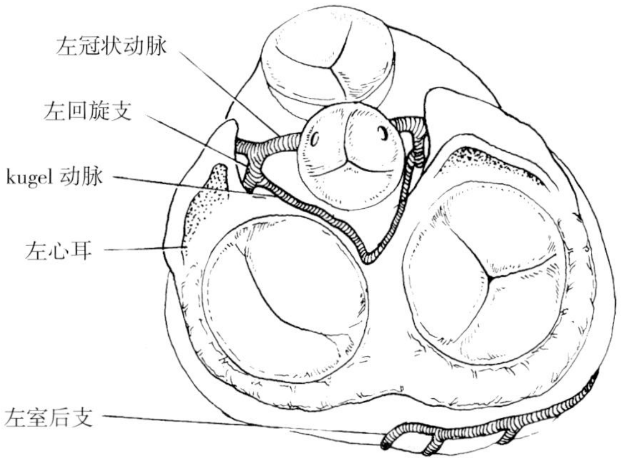

图 1–4

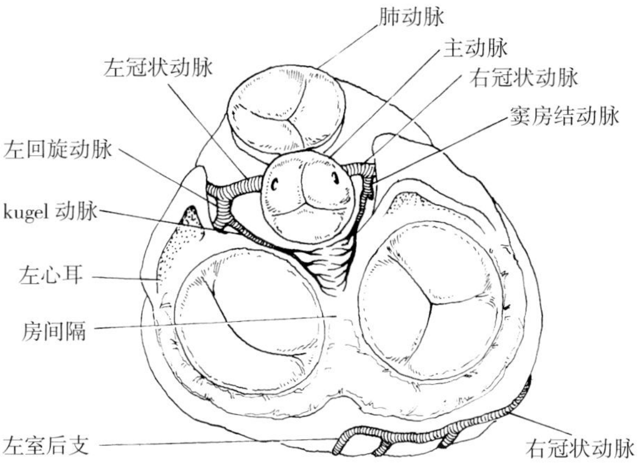

图 1–5

二、右冠状动脉（Right Coronary Artery，RCA）

右冠状动脉开口于升主动脉右前方的右冠窦内（约占 94%），约有 6%开口于窦外，将右冠窦纵向三等份后，约有 90% 开口于中 1/3 部分。其开口直径范围在 0.20~0.70cm 之间，多在 0.41~0.50cm 之间。右冠状动脉开口距窦底的距离为 8~26mm 之间，其中 65.2% 在 12~16mm 之间。右冠状动脉发出后行走于右房室沟内，在肺动脉起始部与右心耳之间向下走行，被较多的脂肪组织所包绕，通过心脏右缘至心脏隔面。在后室间沟与房室沟的交叉点（后十字交叉）附近分为左室后支和后降支（约占 88.12%），少数右冠状动脉只达到后十字交叉（在隔面房室沟与后室沟连接交叉处），左房和左室后壁由左回旋支供血（约占 7.24%），极少数右冠状动脉终止于右室隔面或锐缘部而不达到后十字交叉（分别占 2.58%、2.07%）。

右冠状动脉供应右心房，右心室前壁与心脏隔面的大部分心肌。见图 1–6、图 1–7。

（一）后降支（Posterior Descending Branches，PD）

后降支多起自右冠状动脉，为右冠状动脉走至后十字交叉时发出的一较大分支，沿后室间沟向下行

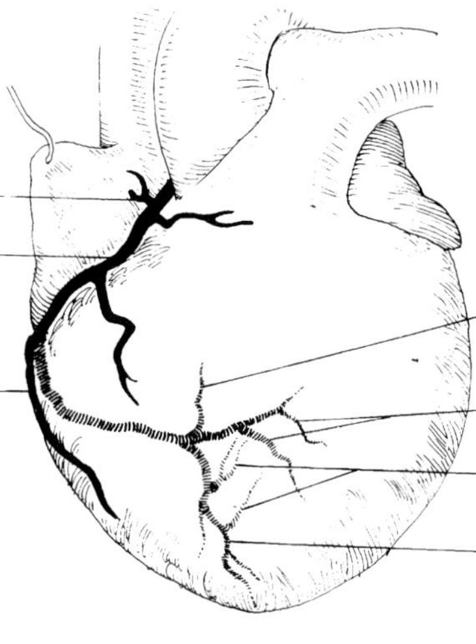

图 1-6　右冠状动脉及其分支　左前斜

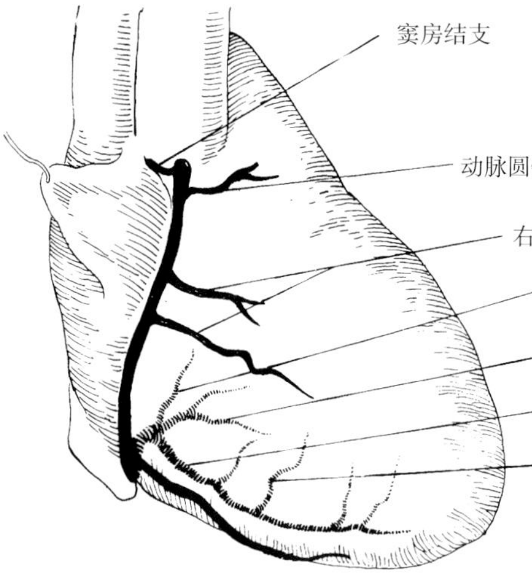

图 1-7　右冠状动脉及其分支　右前斜

走，是右冠状动脉的延续，长短及数目不一，多终止于后室间沟的中、下 1/3 段，少数终止于心尖部，甚至绕过心尖终止于前室间沟的下 1/3 处。后降支的分支可与前降支的末梢分支吻合，分布于左、右心室后壁和室间隔的后下 1/3 处。由后降支发出的后间隔支通常较前降支发出的前间隔支细小。

（二）左室后支（Posferior Branches of Left Ventricular，PL）

右冠状动脉在后十字交叉附近分支后，继续沿房室沟走行的一支动脉称左室后支，其长短不一，最长者可达心脏左缘，沿途分支分布于左心室后壁的一部分或全部及左房的一部分。房室结动脉即是由左室后支在分出后不久垂直向上发出的细小分支。左室后支的发育情况是判断左、右冠状动脉优势及均势型心脏的主要依据。

（三）锐缘支（Right Marginal Branch，AM）

锐缘支是右冠状动脉走行至右心室锐缘附近发出的沿着或平行于心下缘行走的分支，较粗大，一支多见，两支少见，有时阙如。它也是冠状动脉造影辨认分支的一个标志。

（四）右圆锥支（Right Corus Artery，CA）

右圆锥支为右冠状动脉向右室壁发出的第一分支，分布于右室肺动脉圆锥部前方，有时可于左侧同名动脉形成 Vieussens 环（见前述）。多为单支，且分布较恒定。右圆锥支可单开口于右冠窦内（详见后述）。

（五）右室前支（Right anterior ventricular branches）

右室前支为右冠状动脉主干呈直角向前发出，主要分布在右心室的胸肋面，分支数目 1~7 个不等，多数为 2~4 支。通常是分支数目多时管径细；分支数目少时，管径粗。

另外，在隔面右冠状动脉向右室发出的分支通常较少，较细，主要分布在后十字交叉附近。

（六）右房动脉（Right atrial artery）

右冠状动脉向后发出的右房动脉都很细小，其中相对恒定的一支是右房前支（Right anterior atrial branch）。右房前支是右冠状动脉的第二分支（第一分支为圆锥支），它发出分支供应右房前壁和右心耳，亦可延伸至上腔静脉开口处供应窦房结，故又称窦房结动脉（sinus node artery）通常也是右心房动脉最大的一支。此外，还有起源于锐缘部和心脏隔面的右冠状动脉心房分支，分别称为右房中间支（Right intermedian atrial branches）和右房后支（Right posterior atrial branches）供应右房侧壁和后壁。

第二节　冠状动脉的正常解剖变异

解剖变异与解剖畸形只是一种语意上的区别，在某种程度上很难区别。通常人们认为，如果任何解剖变化在人群中出现的几率大于 1%，则该种解剖变化被认定为正常解剖变异，反之则认为是解剖异常或称之为畸形。

如同人类的其他器官一样，冠状动脉在起源与分布上也有大量的解剖变异。

一、优势冠状动脉（Coronory artery dominant）

尽管“优势”这一术语，可能会产生某些误解，但它一直被医学文献用来表示哪一侧冠状动脉供应室间隔和左室的隔面部分。室间隔的隔面是由后降支供应的，同时左室的其余隔面是由一个或多个左室后支供应血。

右冠状动脉优势：右冠状动脉走行于右房室间沟并到达后十字交叉处，在后十字交叉或近后十字交叉处分出后降支后向左室隔面走行并发出一个或多个左室后支后终止，见图 1–8。

左冠状动脉优势：亦即左回旋支优势，左回旋支粗大，除发出钝缘支外，还发出左室后支和后降支，而右冠状动脉细小，未到达后十字交叉处，见图 1–9。

冠状动脉均衡型：即右冠状动脉到达后十字交叉后发出后降支和其终端分支；左室后支则起源于左回旋支，成为其终端分支。亦有左室后支及后降支均由左右冠状动脉双重发出者，见图 1–10。

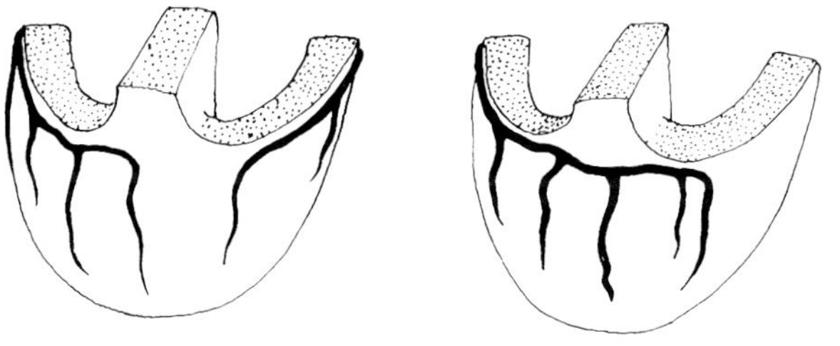

图 1–8　右优势型

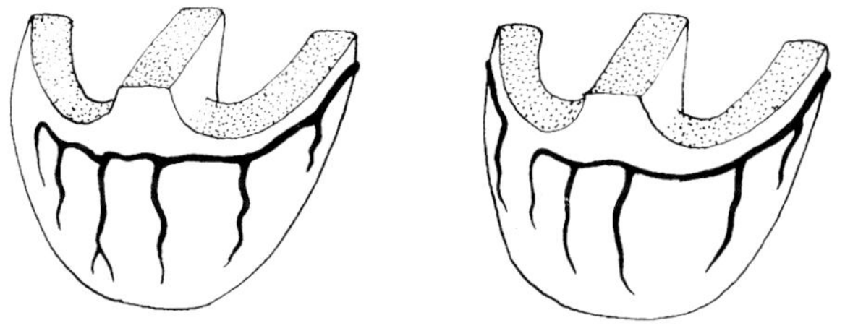

图 1–9　左优势型

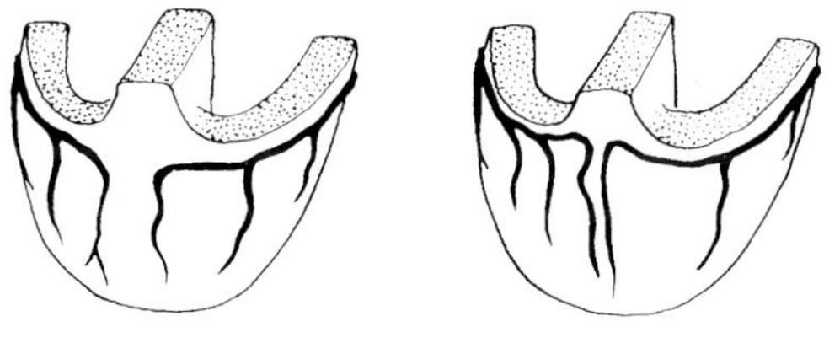

图 1–10　均衡型

一般认为，85%的人类心脏中是右冠状动脉优势型，8%~15%是左冠状动脉优势型，另外 7%~8%是冠状动脉均衡型。最近国内姚民等报告 4173 例冠状动脉造影资料中，右冠状动脉优势者占 86%，左冠状动脉优势者占 4.5%，冠状动脉均衡型者占 9.5%，男女性别间冠状动脉分布优势比例无显著差别。

对于某一冠状动脉的临床重要性，与其所供血的左室心肌多少密切相关。是否对某一病变血管实施血管重建术，即是根据该血管供应左室心肌的多少。如在左冠状动脉优势的病人中，其右冠状动脉极小或不供应左室心肌，即使右冠状动脉狭窄或完全闭塞，也非血管重建术的必需适应证。

二、圆锥动脉的起源

通常圆锥动脉是右冠状动脉的第一分支。然而，在约近半数的人类心脏中，圆锥支并不起源于冠状动脉，而是另起源于冠状动脉窦的冠状动脉开口旁，其中绝大部分起自右冠状动脉窦，少有起自左冠状动脉窦者。因圆锥动脉单开口，且检出率达 43.5%~56%，故又称副冠状动脉（Accessory coronary artery）或第三冠状动脉。发自冠状动脉的圆锥支中，右冠状动脉发出者占 96.7%，左冠状动脉占 3.3%，一般为 1~3 支，可多达 4 支，其中 1 支占绝对优势。

对于圆锥支单开口的病人，选择性右冠状动脉造影很难使圆锥支显影，除非是大量反流入右冠窦内的造影剂进入圆锥支入口。曾有大系列的成人冠状动脉造影研究显示，右冠状动脉造影时 20%的病人圆锥支显影不佳。圆锥支动脉虽不是很重要的血管，但对一侧冠状动脉完全闭塞的病人来说，圆锥支确是一个主要的侧支循环血管，具有重要的代偿作用。

三、窦房结动脉的起源

窦房结动脉 48%~65%起自右冠状动脉近端，35%~42%起自左回旋支，亦有双重发出者。窦房结动脉是供应左、右心房的主要血管。不论其开口于右冠状动脉还是左回旋支，都有一开口于对侧的小的心房支与之相连，这个心房支通常称做左（或右）房旋支。窦房结动脉开口于右冠状动脉或左回旋支近端后，而后经房间隔到窦房结，分出窦房结支和供应左、右心房游离壁的血管。

四、房室结动脉的起源

房室结动脉大多起自右冠状动脉，约占 90.61%，起自左冠状动脉者占 8.41%，左、右同时发出者仅占 0.97%。通常为一支，双支者仅占 3.2%，有时尚可阙如。平均直径为 1.5mm，最粗可达 3.0mm。

房室结动脉通常是由占优势的右冠状动脉或左回旋支到达心脏后十字交叉处或附近发出。房室结动脉一般较细小，一经发出便垂直向上沿房间隔走行，行经左右房室口之间，进入 Koch 三角，终止于房室结区域周围。

五、后降支的解剖变异

在大部分右冠状动脉优势的病人，后降支起自后十字交叉（约占 68.8%）或其附近（约 29%），然后沿左室间沟向前（心前部）走行，供应室间隔的隔面部分。大系列的冠状动脉造影资料证实，在右冠状动脉优势者中，有 23%的人后降支起源有明显的解剖变异。包括：①部分由后降支供应的区域改由右室后支或锐缘支供血；②两个后降支（约占 5.6%~24%）；③在后十字交叉前很早就发出后降支。见图 1–11。

右冠状动脉远端动脉硬化，狭窄可能累及两个后降支开口，若后降支很大，那么血管重建术就应同时处理两支后降支，以使右冠状动脉的血运重建。

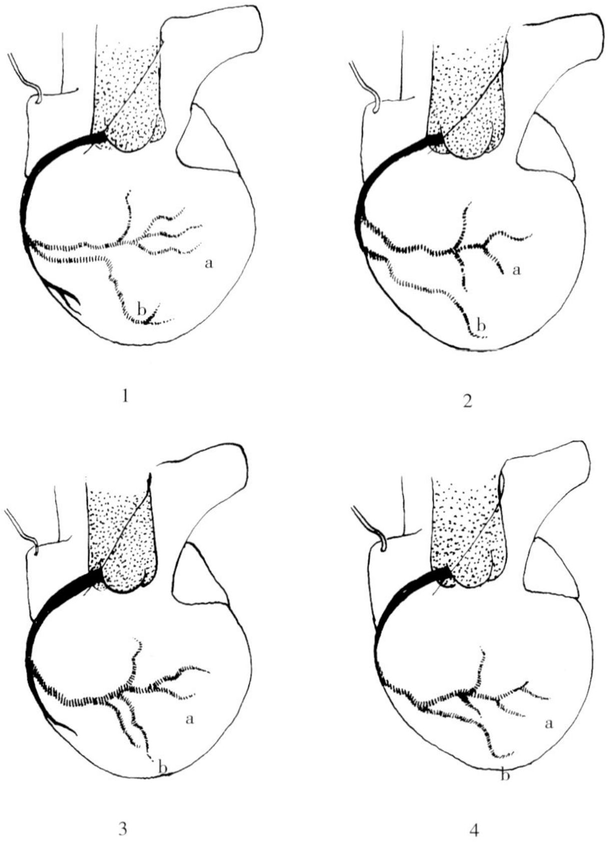

a　左室后支　b　后降支　左前斜位

图 1–11　右冠状动脉后降支变异

六、左主干短小或阙如

大约有 2%人类心脏中存在左主干短小或阙如。左主干短小是指左冠状动脉开口后 1~2mm 即分为前降支和左回旋支。左主干的阙如可见两种情况：一是左冠状动脉开口后立即分为前降支和左回旋支，即前降支与左回旋支共开口于左冠窦；二是左主干完全阙如，前降支与左回旋支分别开口于左冠窦内。以上任何一种变异都会使冠状动脉造影时产生误判。

七、中间支

中间支（Ramus medianus）指的是起源于左主干分叉部，行走于前降支与左回旋支之间，供应左室游离壁的大分支血管。此时，左冠状动脉不是两分叉而是三分叉。近年来的造影分析表明，中间支有时同前降支一样粗大，而且较左回旋支还大，因此在冠状动脉造影时应重视观察其病损情况，而不能向通常一样只能重视前降支和左回旋支。

八、前降支的长度

前降支通常沿前室间沟走行，绕过心尖，终止于心脏的膈面。然而有约 22%~30%的患者，其前降支终止于心尖部或之前。在这些病例中，其右冠状动脉的后降支较通常要长，由后降支供应部分或全部心尖部血液。前降支对心尖部心肌供血越少，就越短小。如果心尖部部分或全部有后降支供血时，远端血管直径较小的且短的前降支就不是患病的血管。此类前降支近端病变不一定必须行血管重建术，中段以远病变的血管重建术可能毫无临床意义。

九、左回旋支的长度和管径

在人类占 15%的冠状动脉左优势及均势的心脏中左回旋支均相当粗大。然而，在占 85%的右冠状动脉优势心脏中左回旋支的长度和粗细确有相当大的不同，其程度取决于右冠状动脉占优势的程度。在右冠状动脉特别优势时，右冠状动脉的远端回沿左房室沟向上走行相当一段距离，并向隔面和左室侧壁发出数目不等的分支。此类病例中，左回旋支趋于短小并可能发出一个钝缘支后即终止。当右冠状动脉优势相对弱时，右冠状动脉在后十字交叉稍远端发出 1~2 个分支供应左室隔面后终止。此类病例中，左回旋支会大一些，并发出一些分支供应左室侧壁和膈面。

十、心肌桥与壁冠状动脉

冠状动脉主支绝大部分走行于心脏表面。偶尔这些动脉的部分走行于心肌之下，这部分心肌纤维就像桥一样搭在血管的表面，故亦称这部分心肌为心肌桥（Myocardial birdging）。心肌桥下的血管称壁冠状动脉。心肌桥出现的几率各家报告不一，有作者称心肌桥见于 85.7%的人类心脏中，平均长度为 20~30mm（范围 3~69mm），心肌桥厚约 5mm，前降支占 60%，左回旋支占 14.2%，右冠状动脉占 2.8%。亦有作者称心肌桥，见于 0.5%~16%的人类心脏中，并多见于前降支的中段。辽宁省人民医院 721 例冠状动脉造影统计中，心肌桥占 2.4%，男 16 例，女 1 例，心肌桥的长度为 5~40mm，平均 30 ± 4mm，收缩期管径小 50%~99%，平均 68% ± 9%，心肌桥合并冠状动脉器质性病变时，病变均位于心肌桥近端。另外，心肌桥更多见于原发肥厚型心肌病的患者中，出现几率约占 60%以上。辽宁省人民医院 19 例原发性肥厚型心肌病的冠状动脉造影中，发现心肌桥 11 例，占 57.9%。

第三节 冠状动脉畸形

冠状动脉畸形一般可从两个方面进行分类：一是按起源、分布进行分类；二是按是否影响心肌灌注分类，亦即按是否为良性进行分类。见表 1–1。

一、按起源分布分类

1. 异常的冠状动脉起源于主动脉或其他冠状动脉。

（1）冠状动脉高位开口，即冠状动脉开口于冠状窦与主动脉分开的嵴以上。见影像图 1–1a、影像图 1–1b。

表 1-1　冠状动脉畸形分类表

冠状动脉起源异常类型	例数	发生率（%）	构成比（%）
右冠状动脉开口于左冠状动脉窦	20	0.48	40.0
右冠状动脉开口于无冠状动脉窦	4	0.096	8.0
右冠状动脉开口于左右半月瓣联合的附近	6	0.14	12.0
右冠状动脉高位开口			
开口于右冠状动脉窦上方	9	0.22	18.0
开口于无冠状动脉窦上方	2	0.048	4.0
左单支冠状动脉（Lipton L I 型）	1	0.024	2.0
左前降支、左回旋支分别开口于左冠状动脉窦	6	0.14	12.0
左回旋支开口于右冠状动脉（超右优势型）	1	0.024	2.0
左主干和右冠状动脉高位开口	1	0.024	2.0
合计	50	1.2	100

（2）冠状动脉在相应的冠状窦内多开口。

（3）冠状动脉起源于另一个冠状窦或心室，可以单开口或多开口。见影像图 1-2。

（4）起源于另一支冠状动脉主干或其分支。见影像图 1-3a、影像图 1-3b 与影像图 1-3c。

（5）所有冠状动脉干均始于一个开口。

北京阜外医院姚民等在 4173 例成人冠状动脉造影资料中发现 50 例冠状动脉开口起源异常情况，检出

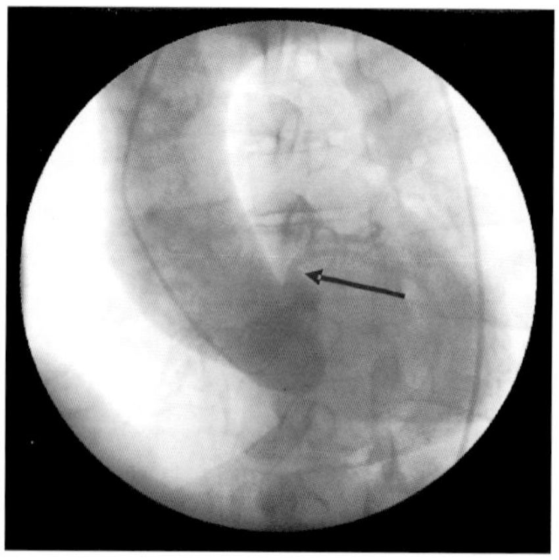

影像图 1-1a　主动脉根部非选择性造影显示 LCA 高位开口。

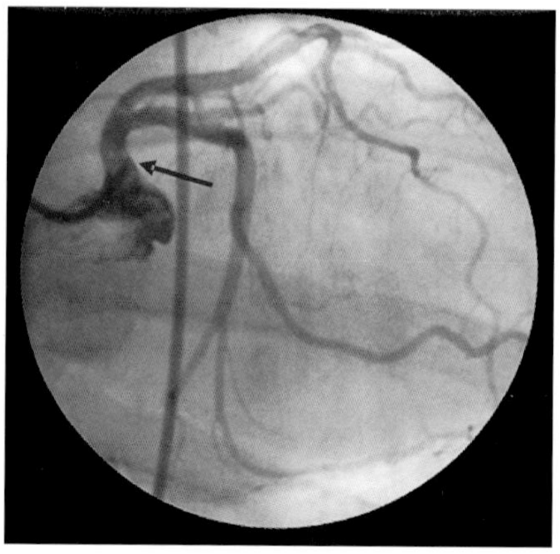

影像图 1-1b　JL4 选择性造影显示 LCA 高位开口。

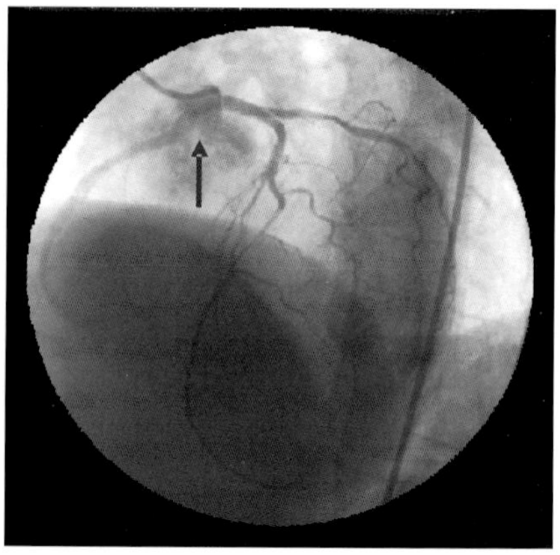

影像图 1-2　LCA 造影，RCA 同时显影显示 RCA 开口于左冠窦。

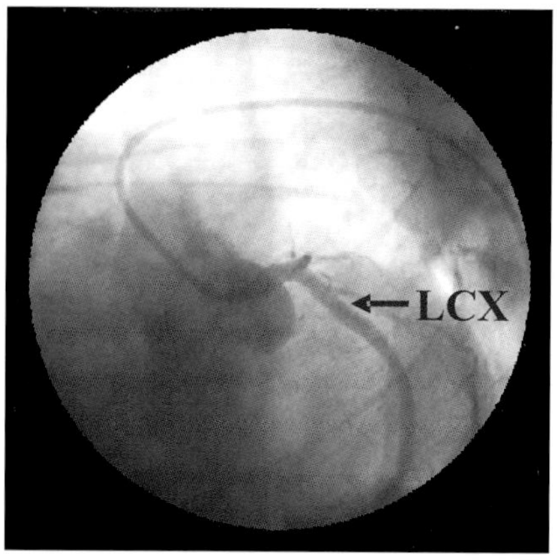

影像图 1-3a　主动脉根部非选择性造影显示 LCX 血流通畅，LAD 关闭，RCA 未显影。

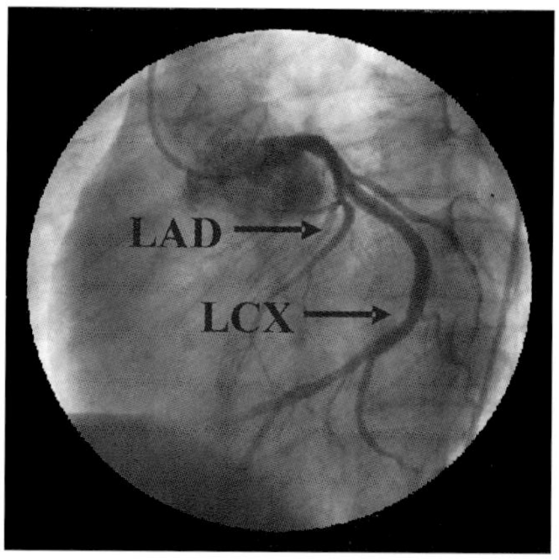

影像图 1-3b　LAD 植入支架后血流通畅，LCX 较 LAD 明显粗大。

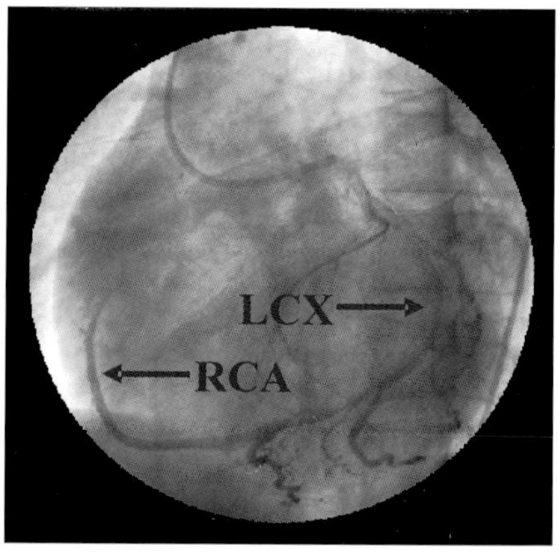

影像图 1-3c　LCA 造影显示 RCA 起源于 LCX。

率 1.2%。见表 1–1。

由表 1–1 可见，在冠状动脉开口起源异常中右冠状动脉起源异常所占比例最高（84%），其中又以右冠状动脉起源于左冠状动脉窦最多见，占 40%。左冠状动脉开口异常者占 14%，左右冠状动脉开口均异常者占 2.0%。

对于冠状动脉造影来说，这些异常的意义在于：

（1）误断冠状动脉造影影像，将某支异常开口的动脉误诊为完全闭塞。

（2）选择性冠状动脉造影时，必须能够发现开口异常的冠状动脉，这就使造影的技术难度增加了许多。

（3）除了某些沿主动脉前壁异常走行冠状动脉外（据报道此类异常可能引起冠状动脉功能不全或猝死），这些异常的冠状动脉对心肌的供血不受影响。

2. 异常的冠状动脉起源于肺循环（肺动脉）：这类异常一般均影响心肌灌注，有潜在危险性，需手术治疗。可见左主干、前降支或左回旋支起源于肺动脉。

3. 冠状动脉分支起源异常：这类畸形发生率较低，在姚民等的报告中检出率为 0.4%（13/4173），其中以窦房结动脉起源于右冠状动脉左室后支最为常见，占 38.5%（5/13）。见表 1–2。

表 1–2

冠状动脉分支起源变异类型	例数
右室支单独开口于右冠状动脉窦	1
圆锥支起源于左回旋支	2
窦房结支起源于右冠状动脉左室后支	1
窦房结支起源于右冠状动脉远端分叉前	5
右冠状动脉左室后支起源于右冠状动脉中段	1
右冠状动脉后降支起源于左前降支远端	2
左心房回旋支起源于左主干	1
合计	13

二、按是否影响心肌灌注分类

对于临床医生来说，这一分类方法，更有实际临床意义。美国 Clevelan 临床中心 Yamanaka 和 Hobbs 等总结了 126595 例冠状动脉造影资料，对发现的冠状动脉畸形进行分类统计即是采用这一分类方法。这是迄今为止病例数最大的报告。在 126595 例冠状动脉造影中发现冠状动脉畸形 1686 例，占 1.3%，其中冠状动脉的起源与分布异常占 87%，余下的冠状动静脉瘘占 13%。见表 1–3。

表 1–3

冠状动脉畸形种类	数量	发生率	构成比
良性			
LAD 与 LCX 双开口	513	0.41	30.4
LCX 起自 RSV 或右冠状动脉	467	0.37	27.7
冠状动脉起源于 PSV			
LM 起源于 PSV	1	0.0008	0.06
RCA 起源于 PSV	4	0.003	0.24
冠状动脉起自升主动脉			
LM 起自升主动脉	16	0.013	0.95
RCA 起自升主动脉	188	0.15	11.2
LCX 阙如（RCA 超优势）	4	0.003	0.24
冠状动脉间交通	3	0.002	0.18
小的冠状动静脉瘘	163	0.12	9.7
总计	1359	1.07	80.67
潜在危险			
冠状动脉起源于肺动脉（PA）			
LM 起自 PA	10	0.008	0.59

续表

冠状动脉畸形种类	数量	发生率	构成比
LAD 起自 PA	1	0.0008	0.06
LCX 起自 PA	2	0.002	0.12
冠状动脉起源于对侧冠状窦			
LM 起自 RSV	22	0.017	1.3
LAD 起自 RSV	38	0.03	2.3
RCA 起自 LSV	136	0.107	8.1
单一冠状动脉			
R–I	1	0.0008	0.06
R–II	19	0.015	1.1
R–III	5	0.004	0.30
L–I	20	0.016	1.2
L–II	11	0.009	0.65
多发、大的冠状动静脉瘘	62	0.05	3.7
总计	327	0.26	19.48

注：RSV：右冠窦，PSV：无冠窦，LSV：左冠窦，PA：肺动脉。

如表所示，前降支与左回旋支双开口及左回旋支起自右冠窦或右冠状动脉占半数以上，尽管这种异常增加了冠状动脉造影的难度，但并不影响心肌灌注，即不会引起临床症状。最严重的畸形是冠状动脉起自肺动脉，但十分罕见（少于 0.01%）。还有一种罕见的畸形是单一冠状动脉 R II_B 型，因其左主干在主动脉与肺动脉间穿行，可能发生狭窄、受压，引起猝死。

（一）影响心肌灌注及具有潜在危险性的冠状动脉畸形

1. 冠状动脉瘘（Coronary artery fistulas）：文献报告冠状动脉造影的人群中，冠状动脉瘘的检出率为 1.12%。姚民等的检出率为 0.7%。这种异常为先天性冠状动脉与心腔、冠状窦、上腔静脉或肺动脉直接相通，是冠状动脉异常引起血流动力学障碍的最常见类型。其瘘口可大可小，亦可有双瘘口。当分流进入右侧心腔、冠状窦或肺动脉时，即产生左向右分流。大部分病人因瘘口较小，没有临床症状，或是因为其他原因在接受心导管检查时偶然发现。另有一部分病人发生诸如充血性心力衰竭，亚急性细菌性心内膜炎，心肌缺血或梗死，动脉窦破裂的症状。见影像图 1–4a、影像图 1–4b。

在文献回顾的这类病人中，50%的冠状动脉瘘起源于右冠状动脉或其分支；42%起源于前降支、左回旋支或其分支；5%起源于多支血管，另有 3%的血管起源不清，最常见的分流部位是右室（占 41%），依次是右房（占 26%），肺动脉（占 17%），冠状窦（占 7%），左房（占 5%），左室（占 3%），上腔静脉（占 1%）。由上可见，潜在的左向右分流占这类病人的 90%以上。

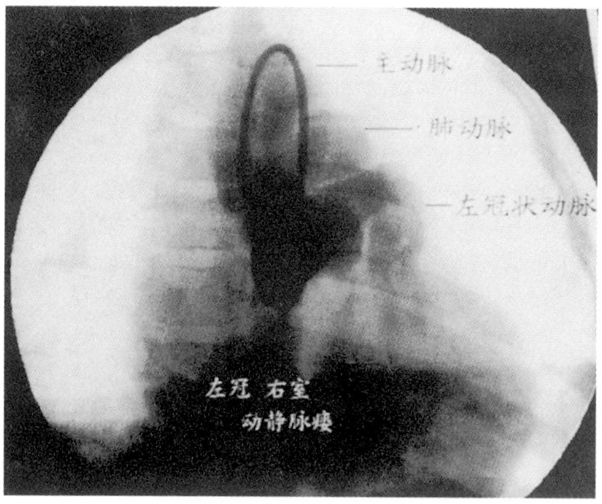

影像图 1–4a 左冠状动脉右室瘘 行左冠状动脉造影时见左冠状动脉粗大，左冠状动脉显影后右室显影，续之肺动脉显影。

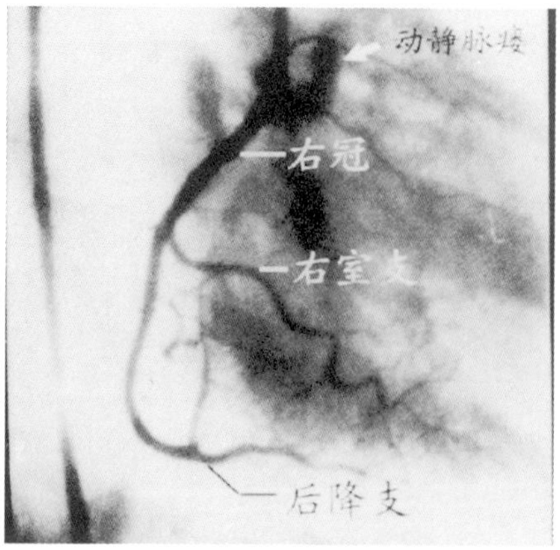

影像图 1–4b 右冠状动脉肺动脉瘘 行右冠状动脉造影同时肺动脉显影（白箭头所示区）。

国内姚民等报告，冠状动脉—右心、肺动脉系统瘘占 78.6%，冠状动脉—左心系统瘘占 21.4%，其中，冠状动脉—肺动脉瘘最常见，占 64.3%。右心室为 10.7%，左心室为 17.9%。28 例中 24 例为单一瘘道，占 85.7%，4 例为双瘘道，占 14.3%。24 例单瘘道中，18 例起自左冠状动脉（占 75%），6 例起自右冠状动脉（占 25%）。可见瘘起始血管以左冠状动脉最多见，右冠状动脉次之，左、右冠状动脉同时受累者少见。此结果与 Yamanaka Hobbs 等报告一致。见表 1–4。

表 1–4

冠状动脉瘘的类型	例数	构成比（%）
冠状动脉—右心、肺动脉系统	22	78.6
LAD—肺动脉瘘	10	
LCX—肺动脉瘘	4	
RCA—肺动脉瘘	1	
RCA—右心室瘘	3	
RCA—心小静脉瘘	1	
LAD—、LCX—肺动脉瘘	1	
LAD、RCA—肺动脉瘘	1	
LCX、RCA—肺动脉瘘	1	
冠状动脉—左心系统瘘	6	21.4
LAD—左心室瘘	3	
LCX—左心房瘘	1	
LAD—、LCX—左心室瘘	1	
RCA—左心室瘘	1	
合计	28	100

冠状动脉瘘通常是孤立的畸形，有 3%的病例有对称冠状动脉的先天性阙如。前降支与肺动脉之间的瘘口一般较小，并有多种匐形通道分流量小，故外科手术结扎并非必需。

冠状动脉造影是精确定位瘘口起源与分流部位的最可靠方法。

2. 左冠状动脉起自肺动脉：起源于肺动脉主干的冠状动脉是影响血流动力学的冠状动脉系统畸形中第二位的常见原因。大部分病例中，左冠状动脉起源于肺动脉，少部分前降支、左回旋支或右冠状动脉起源于肺动脉，亦有极少数全部冠状动脉均起源于肺动脉。本文主要论述左冠状动脉开口于肺动脉的异常。

绝大部分此类患者在婴儿期均有症状和心肌缺血迹象，多数人死于 2 岁以内。对于此类病人选择性冠状动脉造影并非必需，非选择性主动脉瓣上造影即可诊断。其影像为：左冠状动脉起源消失，右冠状动脉粗大，可见从右冠状动脉向左冠状动脉的回旋支及前降支发出的侧支循环。随后，造影剂回流出肺循环使异常开口的左冠状动脉显影。侧支循环、左冠状动脉分支与肺动脉的可见度因人而异。通常侧支循环较好的患者，其临床过程更好一些。

因为左室是由含氧量低及压力低的血液供应氧，故这类病人多发生缺血改变。侧支循环所供血液也因肺动脉的低压而分流入肺动脉，产生左向右分流及窃血现象，使左室心肌供血减少。

3. 先天性冠状动脉狭窄或阙如：先天性冠状动脉闭塞是非常罕见的异常。它可以孤立发生，也可能合并诸如钙化性主动脉硬化、主动脉瓣上狭窄、早衰征等先天性疾病。可有可无心肌缺血表现。

4. 左冠状动脉起源于右冠窦：此种异常也不十分常见。表现为左冠状动脉开口于右冠状动脉近端或直接开口于右冠窦的右冠状动脉开口处。左冠状动脉发出后，随即向左转，走行于右室圆锥部与主动脉之间，在主动脉后穿出时，血管如常人一样分出前降支和回旋支。这种血管走行只是单一冠状动脉中的一种，称 R　II_B 型。名称中“R”指的是单支右冠状动脉，“B”指的是迷走的左冠状动脉走行于右室圆锥部与主动脉之间。R II_B 型是单支冠状动脉中明确与心肌灌注相关的一种。有报告在 33 例此类病人中，有 9 例（27%）发生不明原因死亡。死亡多发生在年轻人及剧烈活动后。其死亡原因推测为左冠状动脉的急性闭塞。据其解剖特点（见图 1–12），其闭塞的部位可能在：①左冠状动脉急左转处；②在肺动脉圆锥与主动脉之间狭窄处。狭窄无论发生在何处，剧烈运动都会使其加重。无论其确切机制如何，此类病人的高危性都要求进行外科搭桥手术。

也有右冠状动脉起源于左冠窦，然后经右室圆锥和主动脉之间走行而引起心肌缺血的报告。在这类病人中左冠状动脉起源于右冠窦，既可走行于肺动脉前，也可走行于主动脉后。因为病例较少，其血流动力学意义不完全清楚。

5. 单支冠状动脉：此型中除 R　II_B 型明确与心肌灌注相关外，其他型单一冠状动脉与心肌灌注关系不确切，可能有潜在的危险性。Lipton 等按单支左、右冠状动脉及其异常冠状动脉走行分类如下：

（1）R–I 型：单支右冠状动脉，右冠状动脉与其分出的后降支及左室后支均正常。其左室后支并不像通常那样终止于左室隔面，而是沿房室沟向上走行，分出钝缘支，再沿心脏上前壁到达前室间隔沟，并分出前降支和终端分支。见图 1–13。

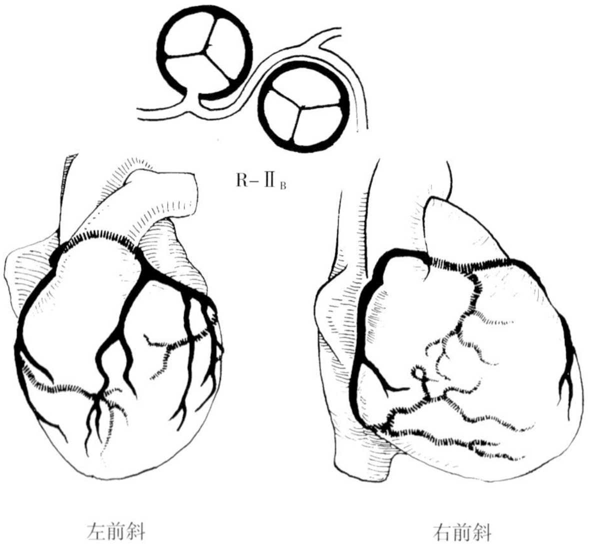

图 1–12

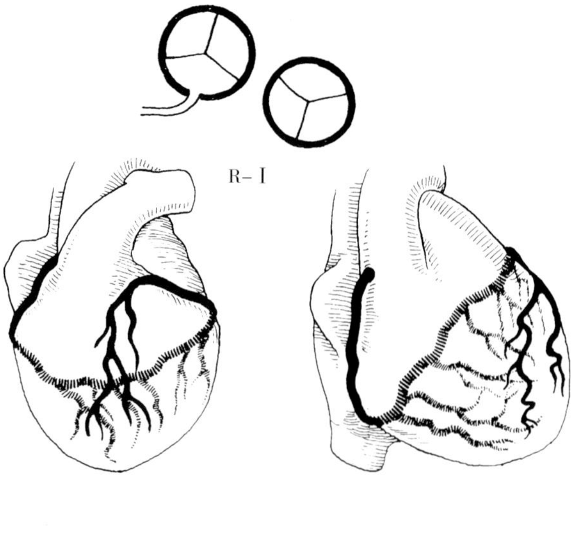

图 1–13

（2）L–I 型：与 RI 组正相反，只有单支左冠状动脉。其前降支与左回旋支和其分支均正常。然而左回旋支在心脏后十字交叉继续向上走行至通常有右冠状动脉供血的右房室沟内，分出锐缘支并终止于右房室沟的上部。见图 1–14。

（3）R–II_A 型：单支右冠状动脉。右冠状动脉与其后降支及左室后支均正常。左冠状动脉开口于右冠状动脉的近端，经前穿过右室圆锥，与前室间沟交叉时分出前降支，然后继续向下走行至左房室间沟内形成左回旋支。名称中的“A”指的是迷走的左冠状动脉经右室圆锥前走行。见图 1–15。

（4）L–II_A 型：与 R–II_A 组正相反，只有单支左冠状动脉。右冠状动脉开口于左冠状动脉分叉部或前降支处，经前到达右室圆锥部，再进一步到达右房室沟，沿房室沟像正常右冠状动脉一样走行。

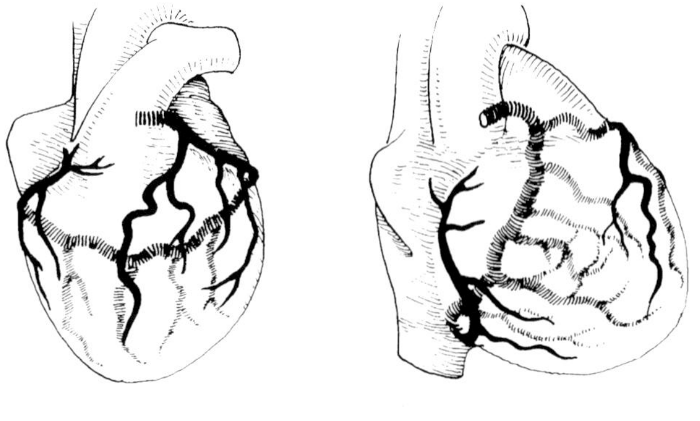

图 1–14

（5）R–II_B 型：单支右冠状动脉。如前所述。

（6）L–II_B 型：单支左冠状动脉。除了异常的左冠状动脉走行于右室圆锥部与主动脉之间外，余同 L–II_A 型。

（7）R–II_P 型：单支冠状动脉。左冠状动脉开口于右冠状动脉近端，但走行于主动脉根部之后，再走向左房室沟。在主动脉根部出现后分支为前降支与回旋支。见图 1–16、影像图 1–5a、影像图 1–5b。

（8）L–II_P 型：单支左冠状动脉。右冠状动脉开口于左冠状动脉分支处或左回旋支近端，经由主动脉根部之后向右房室沟穿行，一旦到达右房室沟，其走行与正常右冠状动脉相同。名称中的“P”指的是冠状动脉走行于主动脉根部之后。

（9）R–III 型：单支右冠状动脉。前降支开口于右冠状动脉近端，经由右室圆锥与主动脉之前进入前室间沟。左回旋支亦开口于右冠状动脉近端，但它是经由主动脉根部之后进入左房室沟。

（二）不影响心肌灌注的冠状动脉畸形

此类畸形多为冠状动脉在主动脉上起源位置的异常，即受累的冠状动脉虽开口于主动脉，却非正常位

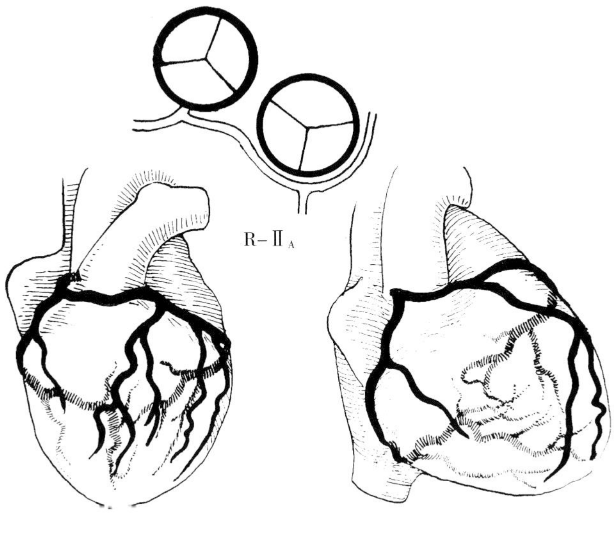

左前斜　　右前斜

图 1–15

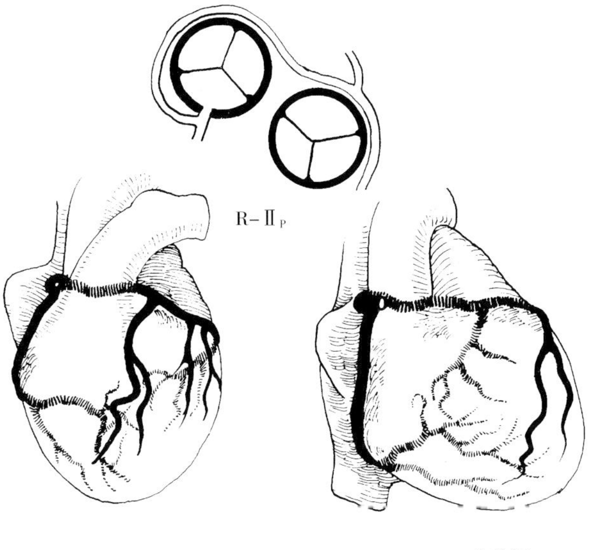

左前斜　　右前斜

图 1–16

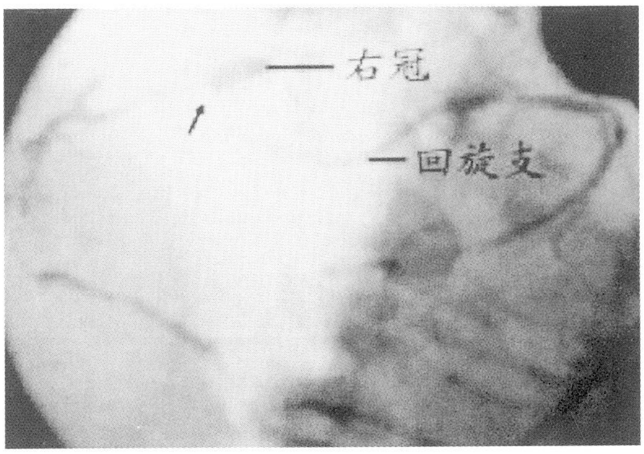

影像图 1–5a　右冠状动脉造影左回旋支起源于右冠状动脉近端箭头示左回旋支开口处。

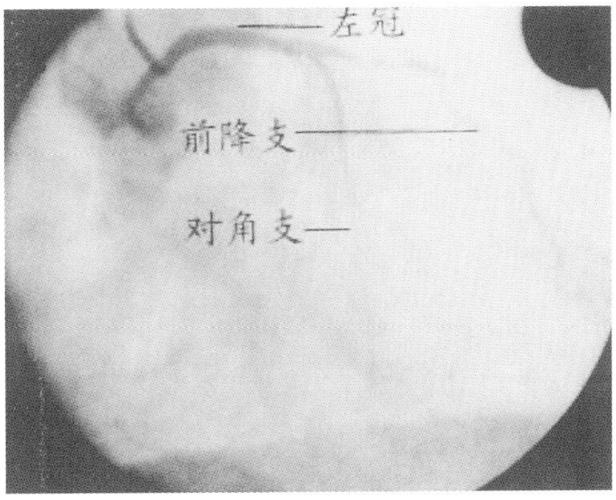

影像图 1–5b　左冠状动脉造影示左回旋支缺如。

置。由于其起源于主动脉，故冠状动脉内血压是正常的，心肌灌注不受影响。这种异常使冠状动脉造影时很难用常规导管，在预期位置发现冠状动脉开口，增加了造影操作的难度。据统计，这类畸形发生在进行冠状动脉造影成人中的 0.6%~1.0%。Yamanaka 与 Hobbs 的报告中此类畸形的检出率为 1.07%。其中以前降支与回旋支双开口（占 30.4%），左回旋支起自右冠状窦或右冠状动脉（占 27.7%）最常见，占所有畸形的 58%。本文仅对部分此类畸形进行描述。

1. 左回旋支开口于右冠窦：在冠状动脉起源异常中较为常见，占 27.7%。此型中，左回旋支即可单开口于右冠窦，亦可与右冠状动脉共开口。左回旋支发出后，绕过主动脉根部的后面走向左房室沟，一经到达房室沟其走行便同于正常左回旋支走行。如若左回旋支与右冠状动脉共开口，其诊断就相对容易些，因选择性右冠状动脉造影将会使两支血管同时显影。当左回旋支单开口于右冠窦时，选择性右冠状动脉造影就不会确切使左回旋支显影。所以，当选择性左、右冠状动脉造影完成后，未发现左回旋支时，应想到此种类型左回旋支起源异常的可能。可试用导管在右冠窦内试探异常开口部位或在右冠窦内非选择性造影，显示异常开口部位。见图 1–17、影像图 1–6a、影像图 1–6b。

2. 前降支开口于右冠窦内：此种类型异常并不十分常见。此型中，右冠状动脉起源和分布正常。前降支开口于右冠窦或与右冠状动脉共开口发出，然后行走于右室圆锥前部，继续进入前室间沟，并同正常前降支一样行走、分支。造影显示此类异常与左回旋支开口于右冠窦相似。选择性左冠状动脉造影只有左回旋支显影，如果前降支与右冠状动脉共开口，选择性右冠状动脉造影将使异常的前降支显影，若前降支单

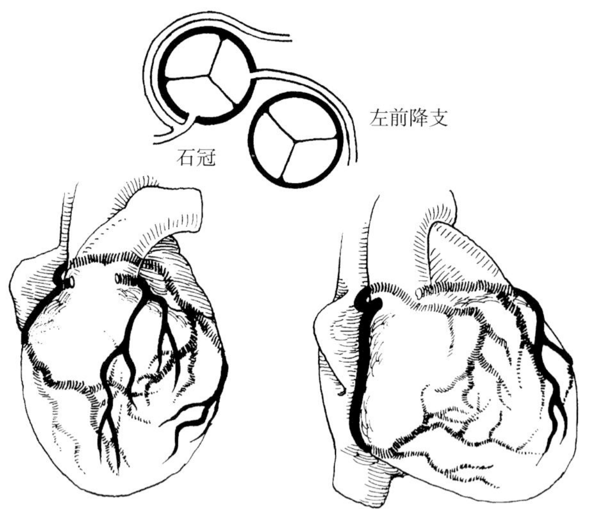

图 1-17

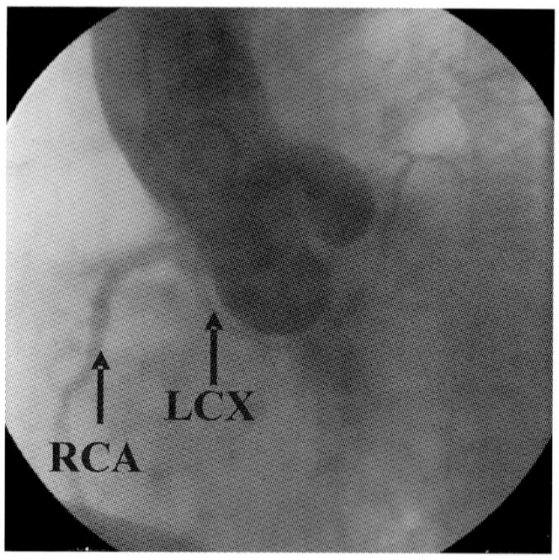

影像图 1-6a 主动脉根部非选择性造影 RCA 与 LCX 同时显影。

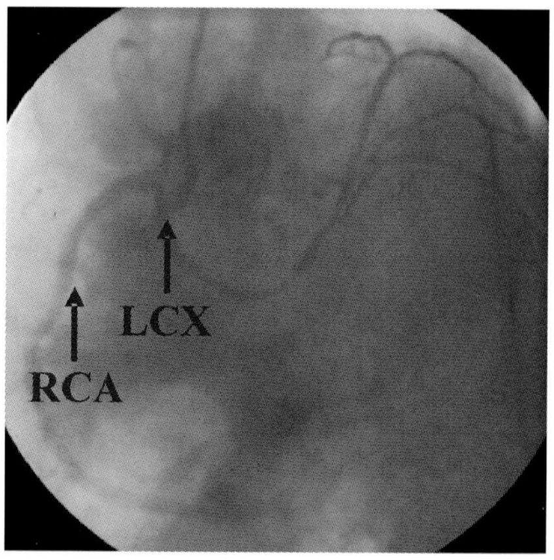

影像图 1-6b RCA 选择性造影 LCX 开口于右冠窦。

开口于右冠窦，则需找到其开口或选择性左冠窦内注入大量造影剂可使之显影。若选择性左冠状动脉造影只有左回旋支存在，应考虑以下几种情况：①左主干阙如，前降支由于左回旋支分别开口于左冠窦内；②前降支在其起始处完全闭塞；③前降支异常开口于右冠窦内，应该注意的是后者十分少见。见图 1-18。

附：心脏静脉系统（Cardiac Veins）

因冠状静脉系统在冠状动脉造影时亦有一定的参考价值，且会出现某些异常，故在此予以简述。

冠状静脉多伴相邻的冠状动脉，最后多汇总入冠状静脉窦，注入右心房，亦可有部分直接注入右心房。主要属支有心大静脉（Great cardiacvein）、心中静脉（Middle cardiac vein）、心小静脉（Small cardiac vein）。见图 1-19、影像图 1-7。

在冠状动脉造影时，冠状静脉多在动脉显影数秒后显影，没有相邻的动脉显影清晰，通常管径比相邻动脉粗大，最终流入冠状窦或某一心腔。

（1）心大静脉（Great cardiac vein）：又在左冠状静脉（Left coronary vein）的 1/3（82%），伴前降支向上行进，接受左室前静脉（3~5 支）或部分右室前壁小静脉，在左心耳下进入冠状沟并与左回旋支伴行，此时接受 3~4 支左室前静脉，1~2 支左房前静脉和 1~2 支钝缘静脉。心大静脉继续行进在左房室沟（冠状沟）内，待转向隔面后膨大形成冠状窦。亦有人将心大静脉在左心耳下转折向冠状沟之前与前降支并行的部分称为前室间静脉（Anterior interentriculor vein）。

（2）心中静脉（Middle cardiac vein）：亦称后室间静脉（posterior interventricular vein）或称右冠状动脉（right coronary vein）。起自心尖之前，在心脏隔面走行于后室间沟中，沿途接受来自左右室后静脉的血流，引流左、右心室后壁，室间隔后壁，心尖部及部分心室前壁的回血。

（3）心小静脉（Small cardiac vein）：变异较大，55%的心脏中有一支，45%的心脏中阙如。多数起自锐缘静脉，部分起自右心室后壁，在心底面沿右房室沟左行。心小静脉最终注入冠状静脉窦（9.88%~56.3%）、心中静脉（37.5%~87.65%）或直接注入右房（2.47%~6.2%）。

（4）冠状静脉窦（Coronary vein sinus）：冠状静脉窦为心大静脉延续膨大部分，多为冠状静脉窦口至钝缘静脉汇入口之间，位于心脏隔面房室沟内，窦口位于房间隔与下腔静脉瓣之间，接受绝大部分冠状静脉回血。平均长度约 32.3mm。平均直径：起始段为 8.2mm，中段为 9.2mm，末段为 10.5mm。

还有一些其他心脏静脉，因在冠状动脉造影中很难显影，在此不再详述。

冠状静脉系统偶尔也会出现异常解剖。如：冠状静脉窦直接开口于左上腔静脉，冠状静脉窦阙如，肺

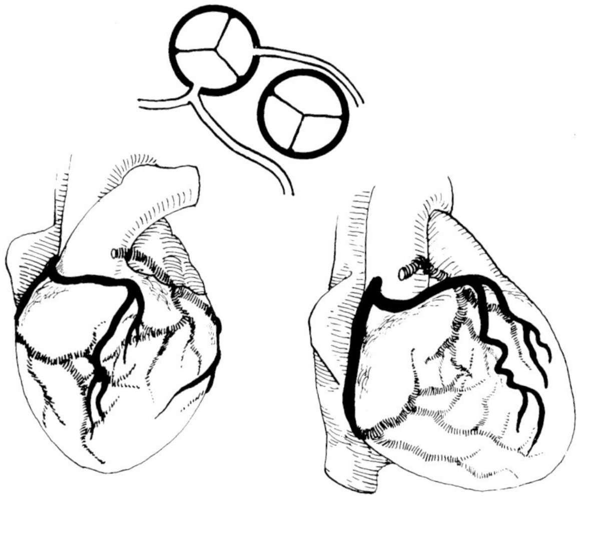

左前斜　　　　右前斜

图 1 18

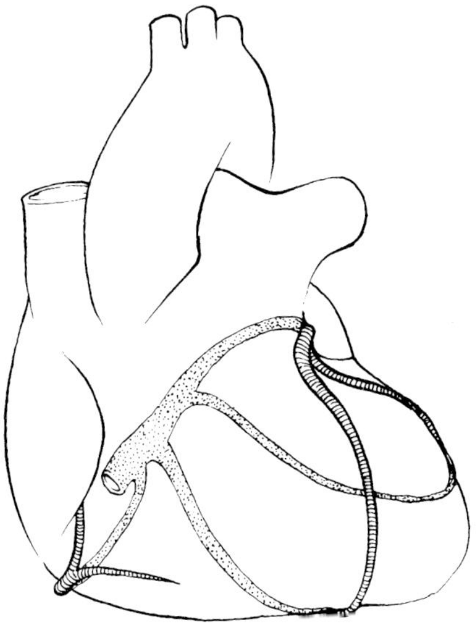

图 1-19　心静脉系统

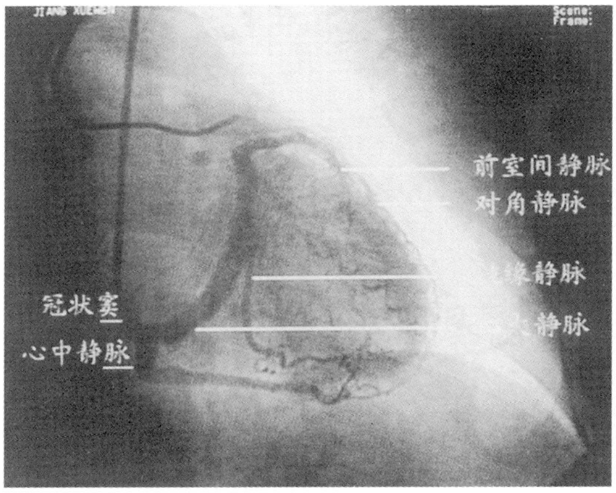

影像图 1-7　左冠状动脉造影末期示冠状静脉系统（不包括右冠状静脉系统）

静脉冠状静脉瘘等。

因心大静脉与心小静脉走行于房室沟内，故其显影处可作为房室交界的标志，前室间静脉（心大静脉于前室间沟走行部分）与后室间静脉（即心中静脉）走行于室间沟内，故其显影处可作为心室分界的标志。

附：本书模式图中各支血管及投照体位简称

LM= 左主干　　SAN= 窦房结动脉

LAD= 前降支　　AVN= 房室结动脉

LCX= 左回旋支　　RVM= 右室支

RCA= 右冠状动脉　　CB= 圆锥支

D_1，D_2= 对角支（第 1，第 2）　　PD= 后降支

S_1，S_2= 间隔支（第 1，第 2）　　PLV= 左室后支

OM_1，OM_2= 钝缘支（第 1，第 2）　　AM_1，AM_2= 锐缘支（第 1，第 2）

A= 心房支

放射学的投照位

AP= 前后位　　RAO= 右前斜　　LAO= 左前斜

LAT= 侧位　　CRA= 头位　　CAU= 足位

金元哲　赵红岩

第二章 冠状动脉粥样硬化的病理解剖学

第一节 历史回顾

动脉粥样硬化是病理解剖学词汇，这种病变的发展历史从目前有证可考的病理解剖例证中可找到参考。在解剖公元前 15 世纪的古埃及木乃伊时就发现有动脉粥样硬化的病例。另外，在我国长沙马王堆汉墓中发现的公元前 2 世纪埋藏的一直保存相当完好的女尸，经解剖后从病理学方面认定，该女尸有典型的冠状动脉硬化病变。从上述取得的病理解剖学资料中，启迪我们联想到动脉粥样硬化困扰人类生命的历史已相当悠久，且分布地域广泛，因为没有从前的流行病学调查资料可以借鉴，使我们无法确定动脉粥样硬化是否也如现在是人类死亡率名列前茅的疾病，至少它很可能也是古代的常见病和多发病。

19 世纪中期世界著名学者 Virchow 首先提出动脉粥样硬化可能是动脉壁的某种损伤造成的，这是对动脉粥样硬化病变较早的科学见解。长期以来此病变一直受到医学界特别关注。首先从病理解剖学等相关基础学科，有关临床检验和医疗等学科开展了大量研究，同时又成功地建立了冠状动脉粥样硬化的动物模型，为开展实验研究提供了方便条件，取得了在人体难以进行的实验成果。世界各国都对此病投入大量人力物力研究，开展了国际间协作，创办许多有关杂志，召开各学术会议交流经验，从而取得了各种进展。但到目前为止尚有许多理论和实际问题有待解决，例如：动脉粥样硬化的发病机制仍不清楚，尚处于几种假说阶段，如损伤反应假说、单克隆假说、脂质浸润假说等的探讨中。本节对冠状动脉硬化的病理学作重点介绍，其内容是描述客观存在的病变和演变过程，从而为研究发病机制和决定防治措施提供依据。

第二节 冠状动脉的解剖学

一、正常冠状动脉的分布

正常冠状动脉分为左右两支，其开口分别位于左、右主动脉窦内。左冠状动脉从主动脉发出之后，有一段长约 1~3cm 的主干，然后再发出几个分支。①其左前降支分布于心尖大部、左心室前壁大部、左心室乳头肌和室间隔的前 2/3 及右心室前壁偏左侧的 1/3。②其左旋支分布到左室的侧壁，又有几个较小的分支分布到左心房和主动脉根部。右冠状动脉分布到右心室前壁靠右 2/3，右心室后壁、左心室后壁、室间隔后 1/3 及房室结和窦房结。一般来讲，女性心脏和冠状动脉血管较男性小些，即使心脏重量相同，女性的冠状动脉也略小。

冠状动脉的分支变异很大，依其发育的强弱和分布范围又可分为三型：①右优势型：此型居多数，右冠状动脉发育很强，除分出后降支外，还有若干分支越过后纵沟，分布于左心室后壁。②左优势型：此型十分少见，左冠状动脉发育较强，其回旋支十分强大，形成后降支，并有若干小分支，越过后纵沟，分布于心室后壁，而右冠状动脉发育颇小。③均衡型：两侧冠状动脉发育均等，互不越过后纵沟。冠状动脉的类型与冠心病的发生有一定关系，例如发育强大的右冠状动脉如果发生狭窄性动脉粥样硬化，则很难由左侧冠状动脉的吻合支来代偿。

二、正常动脉壁的结构

正常动脉由三层构成：内膜菲薄，腔面为一层内皮细胞，能减少血流阻力；中膜较厚，主要含弹力纤维和平滑肌，大动脉以弹力纤维为主，中、小动脉以平滑肌为主；外膜主要由纤维结缔组织构成，可防止血管过度扩张。

内膜：出生时，内膜由相对薄的结缔组织构成，其中偶含有孤立的平滑肌细胞。出生时大多数结缔组织由基膜组成。随着年龄的增长，结缔组织大量增生，主要由于基膜增厚、胶原纤维和新的弹性纤维形成。随着年龄增长，内膜平滑肌细胞数呈向心性增加。动脉粥样硬化病变在内膜形成。动脉粥样硬化病变有两种形成方式：引起临床症状者，一般病变为内膜不对称增厚，并不断突向管腔，使血流减少。第二种形式是内膜增厚，伴有动脉扩张，管腔的实际直径变化很小，这样，虽然形成动脉粥样硬化的病变，但一般呈对称或向心性，几乎很少引起临床症状。

中膜：中膜为动脉的肌层，以内、外弹力层为界。弹力层由有孔的胶原纤维薄片组成，有不少孔道，大得足以使细胞和物质均能双向流通。肌层动脉的中层由相互连接的平滑肌细胞螺旋层组成，每个细胞绕以不连接的基膜，并散置着胶原纤丝和蛋白糖原，弹性动脉含有大量平滑肌细胞层，而在小的肌层动脉或小动脉中每一层相当于单一的中层。每一层的内层和外层都覆盖着弹力层。弹性动脉中层的单位数目与动物的大小以及其他因素如动脉的解剖位置之间的关系有很高的预测价值。29 层单位提示为最厚的动脉壁，具有将氧化代谢产物从主动脉腔内输送至最外层的能力，若超过 29 层单位时，必须从外层衍化成血管滋养管，为余下的外层提供养料。

外膜：外膜由较厚的致密结构组成，有大量胶原纤丝束，弹性纤维和许多成纤维细胞以及某些平滑肌细胞，它是高度的血管性组织，但也有许多神经纤维。如上所述，外膜为大的弹力动脉中层的最外面的部分，通过血管滋养管及淋巴管提供足够的养料和神经分布。Wolinsky 和 Glagov 观察到人类的腹主动脉外层缺少血管滋养管，并指出这也许是腹主动脉特别易于受到动脉粥样硬化侵犯的原因之一。Barger 等也观察到在冠状动脉内膜纤维斑块对面的外膜上见有微血管增多。应用尸体电影摄像和冠状动脉内注入硅聚合物发现，不仅有外膜血管的增多，而且在斑块内有微血管增生，这对出血和血栓形成起重要作用，也可使斑块不稳定（图 2-1）。

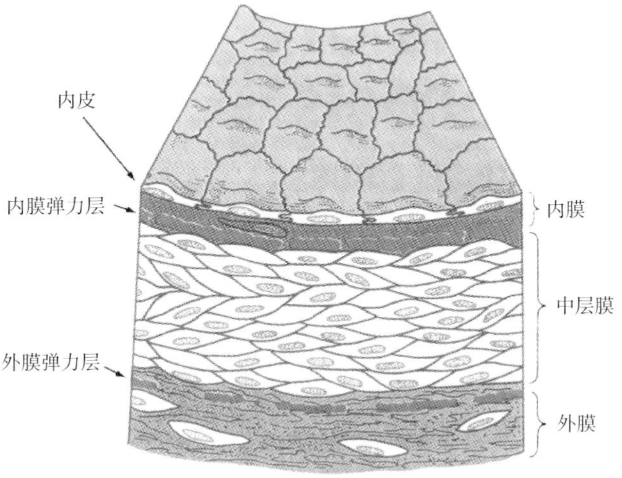

图 2-1　动脉壁的结构

第三节　冠状动脉粥样硬化的病理学

一、易发原因

冠状动脉粥样硬化是引起冠状动脉粥样硬化性心脏病（coronary heart disease）简称冠心病的主要原因，最常见的狭窄性冠状动脉疾病中，首推肌壁外冠状动脉支的动脉粥样硬化。冠状动脉近侧段易发生动脉粥样硬化。冠状动脉近侧段易发生动脉粥样硬化的原因，从解剖学上讲，它在各器官的动脉中最靠近心室，承受着最大的心收缩压的撞击。还有冠状动脉血管树随着心脏的形状必须有多次方向改变，从而使它必须承受着来自主动脉血流剪应力的负担。根据我国资料 6352 例尸检统计。病变的总检出率、狭窄检出率和平均级别皆以前降支最高，其余依次排序为：右冠状动脉、左主干或左旋支、后降支。性别差异：20~50 岁年龄段病变检出率，男高于女。60 岁以后男女无差异。根据斑块引起管腔狭窄的程度，将其分为四级：I 级：管腔狭窄在 25%以下。II 级：狭窄在 26%~50%。III 级：狭窄在 51%~75%。IV 级：狭窄在 76%以上。

二、易发部位

动脉粥样硬化斑块造成明显的狭窄部位，易出现在左冠状动脉两个分支的开始数厘米处，左前降支的近端更多发，而右冠脉的近端和远端发生此病变的程度无大差别。从冠脉的横切面上观察，粥样斑块多发生于分叉部位的外侧壁及弯曲部分的内侧壁上，因此处于左主干分叉的顶部区域基本无病变发生。许多斑块的存在部位主要沿着冠脉内侧面，即贴近心肌侧向下延伸，并不沿着心外膜侧延伸。右冠脉的上述倾向更是明显。由于冠状动脉在房室沟中行走，其弯曲的内侧面都是贴近着心肌的。值得注意的是，粥样硬化的斑块，基本不在心肌桥下出现。在左主干通常看不到明显的粥样硬化斑块，而II型高脂血症患者常出现左主干狭窄，而且多与其他三支冠状动脉的严重病变共同存在，很少有单独的左主干狭窄冠脉开口处狭窄的出现常伴有主动脉的原发病症。严重的冠状动脉病变也会伴有开口处狭窄，但在青年女性却十分罕见。

三、病理变化过程

动脉粥样硬化的发生和发展是一个复杂的病理过程（图 2–2），它发生在动脉内壁的内膜，所以是一种内膜病变，其病变能形成卵圆形直径约 1cm 局灶性的病灶，病理学上称为斑块，动脉粥样硬化斑块的形成与发展是病理学研究的核心，将其病变过程划分为以下几个阶段加以介绍。

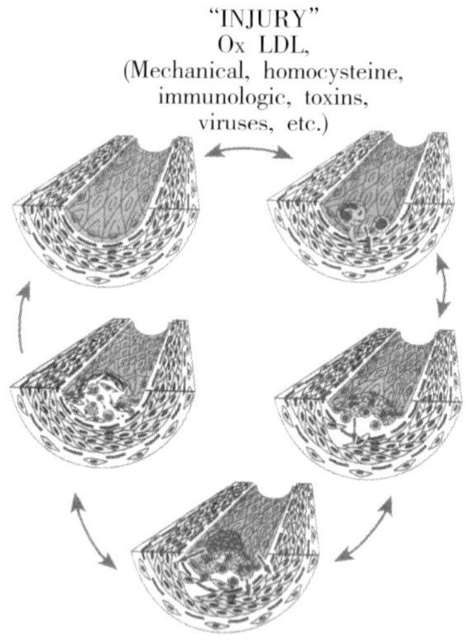

图 2–2 动脉粥样硬化的形成过程

1. 脂纹期：脂纹（Fatly Streak）也称脂质条纹，是早期的病变，它在儿童时期即可发生。尸检证明：出生不久的新生儿的主动脉壁上就能发现脂纹，9 岁以下儿童检出率达 11.5%，10~19 岁为 48.96%。肉眼仔细观察常见到后壁及分支开口处有大头针头大小的斑点或宽 1~2cm 长短不一的黄色条纹（称脂质条纹），不隆起或稍隆起于内膜表面。镜下可见由内皮细胞皱褶形成的纵嵴。

脂纹的形成多因有高脂血症或其他有害因子造成内皮损伤，使细胞膜表面的糖链形成的外被多糖（glycocalex）减少而变薄，内皮细胞之间的间隙增宽，内皮细胞上的低密度脂蛋白（LDL）受体能与血浆中 LDL 结合而摄入，并通过胞浆迁入内皮下间隙，再被内皮细胞及平滑肌细胞（SMC）所释放的氧自由基所氧化，生成氧化 LDL，Lp（a）也可变成氧化 Lp（a）。同时在动脉分叉、分支开口处及弯曲动脉凸面处因血流剪应力降低，血流速度减慢产生涡流，容易使单核细胞与内皮细胞间增加接触机会，又因内皮细胞能分泌数种黏附因子，致使单核细胞黏附于内皮表面。迁于内皮下间隙的单核细胞受平滑肌细胞分泌的单核细胞趋化蛋白 I、动脉壁细胞产生的生长因子（PDGF）与前面提及的氧化 LDL 都对单核细胞有趋化活性，促使迁入内皮下间隙的核细胞被激活并转化成为巨噬细胞。

巨噬细胞表面的清道夫受体能与氧化 LDL、氧化 Lp（a）结合并被摄入，若巨噬细胞继续摄入大量脂质后变成了泡沫细胞（foam cell），也称巨噬细胞源性泡沫细胞。大量泡沫细胞集聚就使内皮隆起和变形，形成脂纹。

此时电镜所见如下：巨噬细胞源性泡沫细胞的表面有许多突起形成的丝状伪足，其胞浆中含有大量的较小的脂质泡和溶酶体，有时也可能见到胆固醇结晶。细胞核变形呈卵圆形或接近肾形，并移位于边缘部，异染色体多呈块状靠近核膜，偶见 1~2 个核仁。

内皮细胞、巨噬细胞及平滑肌细胞都能分泌多种生长因子如 PDGF、纤维母细胞生长因子（FGF）、表皮生长因子（EGF）等，这些生长因子能使已在内膜的平滑肌细胞增生，还能使中膜平滑肌细胞发生表型转变，即由收缩型的胞浆内含大量肌丝及致密体，转变为合成型的含大量内质网、核蛋白体及线粒体等。同时平滑肌细胞穿过内弹力板窗孔迁入内皮下间隙再增生。平滑肌细胞表面也有 LDL 受体，所以也能结合和摄入 LDL 和极低密度脂蛋白（VLDL），并同样成为泡沫细胞（称肌源性泡沫细胞），它在电镜下多呈长形或有突起，但还保留着一些平滑肌细胞的特点，如胞浆内可见到肌丝和致密体。其脂质空泡稍大，数量不定，有时也能看到基底膜。

上述氧化 LDL 具有细胞毒性，当巨噬细胞摄取过量的氧化 LDL，超过巨噬细胞处理能力时就会引起巨噬细胞源性泡沫细胞破溃，从而导致细胞外脂质核心的形成。再加上平滑肌细胞的继续增生并穿插在巨噬细胞源性泡沫细胞之间，产生胶原、弹力纤维及蛋白聚糖等结缔组织的组成成分，相对来讲，此阶段胶原纤维增生并不够明显，胆固醇结晶和钙盐沉积也甚少见。如果在机体许多不利因素影响下，使病变发展演变成下述的纤维斑块阶段。

2. 纤维斑块期：纤维斑块（fibrous plaque）是灰黄色在内膜表面隆起的斑块，伴随斑块表层的胶原纤维不断增加和粥样病变，来自坏死的巨噬细胞源性泡沫细胞的脂质逐渐埋于深层，斑块由灰黄色逐渐变成瓷白色。镜检纤维斑块的超微结构复杂多样，不同斑块或同一斑块的不同部位也不相同。斑块表面形成一层纤维帽，它由多量平滑肌细胞和大量细胞外基质成分的胶质蛋白、弹力纤维、蛋白聚糖及细胞外脂质构成。纤维帽下盖着不等数量的增生的平滑肌细胞、巨噬细胞和由它们形成的两种泡沫细胞，还有细胞外脂质及基质等。

由于来自氧化 LDL 的细胞毒性作用，可能还有内皮细胞和平滑肌细胞产生的氧自由基的作用，都能引起斑块中细胞的损伤及坏死。较脆弱的巨噬细胞源性泡沫细胞坏死后，其细胞内含有的脂质暴露，形成富含胆固醇酯等脂类物质的脂质池，同时崩解的泡沫细胞还释放了许多溶酶体中含有的多种水解酶类，必然要殃及周围的其他细胞，使其破坏和崩解。上述病理发展过程就使纤维斑块演变成粥样斑块。

3. 粥样斑块期：粥样斑块（atheromatous plaque）也称粥瘤（atheroma），它呈内膜表面明显隆起的黄色斑块，其切面，表层呈瓷白色的纤维帽，深层含大量黄色粥样物质，它由脂质和崩解的细胞混合组成。镜检所见：纤维帽趋向老化，胶原陷于透明样变，平滑肌细胞被分散埋在细胞外基质中，深部有大量无定形的坏死物质，其中富含细胞外脂质，并可见胆固醇结晶。如在石蜡切片上，会看到切片后被溶掉的脂质所留下的针状空隙，还有钙化现象存在。底部和边缘部可见到肉芽组织增生，外周还有少量泡沫细胞和淋巴细胞浸润。病变严重者中层平滑肌细胞有不同程度萎缩，中膜变薄。外膜出现新生毛细血管，不同程度增生的结缔组织及淋巴细胞、浆细胞浸润。有些学者认为这种外膜炎症的出现可能是对粥样斑块中的含有高度不饱和脂质的黄色类蜡样物质（ceroid）的自身免疫反应。目前，对自身免疫反应在某些病变发生发展过程的作用已引起重视。

4. 复合病变期：随着病程延长和年龄增加，复合病变颇常见。其表现有：

（1）斑块内出血：斑块的基底与周边有许多新生毛细血管，其管壁很薄，在血流剪应力作用下，很容易破裂出血，能形成血肿，使斑块更隆起，加剧管腔的狭窄。后期陈旧的血肿机化（图 2–3）。

（2）斑块破裂：斑块破裂不仅形成溃疡而且并发血栓形成，是最危险的并发症。粥样斑块由它的纤维帽与血管腔隔开着，纤维帽的组成也是处于变化过程中，有时使纤维帽变得很薄，降低了对斑块的保护作用，使整个斑块的厚度和强度随之变化。同时见到在斑块与动脉内膜交界处常有巨噬细胞源性泡沫细胞和部分淋巴细胞、浆细胞浸润，它们在斑块破裂的部位存在，这种现象提示这类细胞（如巨噬细胞）的活动增强，再加上脂质继续聚集，可能是使纤维帽变薄，导致斑块容易碎裂，酿成不良后果的重要原因。临床方面总结的经验证明，早期存在的小斑块，因斑块小，造成狭窄的威胁性也小，其周围的侧支循环的形成也差一些，但这种小斑块一旦老化碎裂所造成的严重后果，远远超过后形成（未老化）较大些斑块所引起狭窄的影响，后者在临床上采取适当治疗包括介入治疗等能取得良好效果。因此这种斑块的易破裂性比斑块的大小更值得担心，斑块一旦具有了易破裂性质，受外界因素甚至日常活动中并不明显的诱发因素影响，可触发不良事件的发生。绝大多数斑块破裂时没有明显的临床表现，因此患者本人和医生难有预感。

（3）血栓形成：冠状动脉中形成的血栓 2/3 以上由上述斑块破裂使血栓形成物质暴露于血管腔内所引起，另 1/3 的血栓下部虽无明显破裂，但能发现内膜有小而表浅不规则的裂隙损伤，一般都出现严重的狭窄。对急性发作后猝死的病人进行镜下病理检查发现，大部分引起致死的原因是血栓性的，其中，主要成分是聚集的血小板形成的，并常混有移位来的粥样斑块物质。但有时也发现属非血栓形成的血管堵塞，它

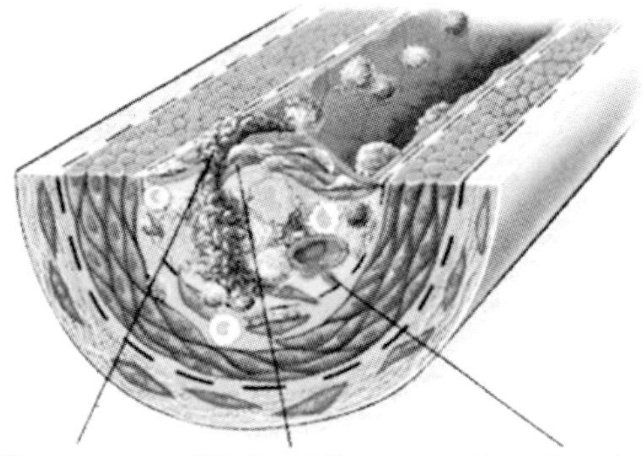

不稳定粥样斑块纤维帽的破裂及斑块溃疡极易引起血栓。它通常出现在覆盖活动性斑块的纤维帽较薄的部位，因为血流的不断冲刷可以激活巨噬细胞释放金属蛋白酶及蛋白酶，从而使基质退化血管出血，形成血栓导致缺血。

图 2-3 不稳定纤维粥样硬化斑块

由移位斑块和内膜片进入狭窄的管腔引起的。新血栓中很快出现纤维蛋白侵入血小板血栓的网络中，使血栓稳定。体内还有血栓溶解系统，对新形成血栓进行溶解，但速度较慢，不如临床上采用溶栓治疗所收到效果。陈旧血栓还可发生机化，可在一定程度上恢复该支动脉的血流，有助于梗死灶周围心肌的功能恢复。

（4）钙化：冠状动脉钙化几乎是粥样硬化所致的后果，钙盐沉积于坏死病灶或纤维帽内，动脉壁也会变硬变脆，使舒张压增高失去了弹性，使狭窄加重，但钙化的程度与狭窄的严重性及临床症状之间都没有很好的相关性。伴有糖尿病的患者常见到冠状动脉有明显的钙化。

（5）动脉扩张和动脉瘤形成：动脉瘤的形成起因于严重粥样硬化斑块底部的中膜平滑肌细胞发生不等的萎缩，逐渐承受不住来自血管内压力而扩张形成动脉扩张或动脉瘤（aneuysm）。还可有中膜撕裂形成夹层动脉瘤。

（6）慢性完全闭塞：冠状动脉慢性完全闭塞多出现在血管的前几厘米及其分支，前降支近段尤为多见。多数新的和旧的完全性闭塞都较短，多不超过 5mm，其过程是冠状动脉闭塞性血栓形成后在光镜下可以数周内并无明显变化，然后出现毛细血管、平滑肌细胞和巨噬细胞浸润而开始机化，继而基质纤维化增加，细胞减少，可以有一个或几个新生的内皮化通道穿过，此种机化的血栓可能比粥样硬化斑块还硬。

（7）移植血管的病理变化：移植大隐静脉搭桥术后 1 个月仍通畅者，在第一年内不会发生粥样硬化。但有可能会发生一种典型的自限性纤维肌性内膜增厚，然后此处会出现粥样硬化的早期改变，数年后会发生粥样硬化斑块，可以导致搭桥静脉的功能丧失。这种斑块形成的形态学变化与冠状动脉相似，但要斑块体积更大，钙化较轻，会有较多的泡沫细胞和细胞外脂质，故其斑块既大又软又脆，特别易遭破损，比动脉更容易发生血管瘤。与冠状动脉突然闭塞相似，并能自发破裂伴血栓形成，是常见的大隐静脉搭桥后期急性闭塞的原因。由于静脉管腔大无分支，更易促进血流停滞和凝血，使继发性停滞性血栓形成，这种血栓可机化，但过程十分缓慢。

动脉粥样硬化的反应—损伤假说。几种不同损伤因素可引起内皮细胞功能紊乱。与内皮细胞功能紊乱有关的参数之一，暴露于如 OxLDL 等制剂中，可增加单核细胞 / 巨噬细胞和 T- 淋巴细胞的黏附。然后，这些细胞在内皮细胞间移动并定位于内皮下。由脂质堆积的巨噬细胞变成大的泡沫细胞，并与 T- 淋巴细胞和平滑细胞共同形成脂肪条，脂肪条可以发展成中间型的纤维脂肪病变，并最终变为纤维斑块。

由于病变堆积了逐渐增多的细胞以及巨噬细胞吞噬脂质，因此一些含有脂质的巨噬细胞可能通过脱离内皮细胞的方式重新转移到血流，于是由涡流和回流等不规则血流的分支和分叉部位可成为血栓形成的部位，从而导致血小板附壁血栓的形成。这种血栓中的血小板可以释放许多强烈的生长调节因子，这些因子可与血管壁中激活的巨噬细胞和病变中的平滑肌细胞所分泌的因子结合。血小板血栓还可在已经发生的内皮分离处形成。最终，由病变细胞间形成的网络所合成和释放的生长调节因子和细胞素，可导致动脉粥样硬化病变发展成纤维斑块或进行性和复合性的病变，而网络是由巨噬细胞、平滑肌细胞、T- 淋巴细胞和内皮细胞组成。

病变形成的每一个阶段是可逆的，因此，当病变因子被清除或保护因子的干预以逆转炎症和纤维增殖过程时，可能发生病变的消退。

武海安

第三章 冠脉循环的生理和病理生理

冠脉循环包括冠状动脉近段的传输动脉、周围的阻力动脉、小动脉、毛细血管床和静脉系统。在不同的病理状态下，冠脉循环的所有组成部分都可能受累。在发达国家，冠心病占人口死亡的首位，我国冠心病的发病率也呈上升趋势。因此，了解冠脉循环的生理和病理生理过程，对防治冠心病十分必要。

第一节 冠脉循环的生理

一、冠脉血流量与心肌耗氧量

心脏是完全依赖于需氧代谢的器官，即使在静息状态下，心肌也最大限度地从动脉血中摄取氧，血液中的氧约 70%被心肌摄取。由于心肌细胞中肌红蛋白结合氧的容量小，加上心肌氧耗高，因此，心肌组织内的氧储备非常小，氧张力很低。一旦缺血或缺氧，在突然停止供血的最初几次心搏就可以显示出缺氧引起的收缩功能障碍，此时只能以增加冠脉血流量来满足心肌对氧的需求。在动物和人的检测中，均已证实了心肌氧耗与冠脉血流量之间的密切关系。

二、冠脉循环的调节

1. 远段冠脉循环的调节

（1）压力的机械作用：心肌内血流由来自于主动脉的弥散性压力及心肌张力对于血管壁施加压力，二者共同调控。当主动脉压力中等程度升高，不伴有左室前负荷变化时，冠状血流接近恒定；当主动脉压力下降时，冠状血管扩张，血流仍然恒定，直至压力 < 9.3kPa（70mmHg），达到这一点后，压力—血流呈线性关系。Could 等提出，血压波动于 9.3~20kPa（70~150mmHg）时冠脉血流有 40%的上下偏移。

由于冠状动脉系统中的大部分分支走行在心肌内，并在心内膜下构成网络，心肌的收缩使心脏壁内和心腔内的压力剧增，必将从外部对这些血管施加挤压作用，从而增加血流阻力。左室心肌血流主要发生于舒张期，收缩期血流很少或没有血流；而右室壁较薄，不能产生足够强度的心肌间压力，心肌收缩对心肌内血流挤压作用小，因而在收缩期其血流连续存在，甚至由于主动脉压升高而流量略多于舒张期。Buckberg 等的研究证明，舒张期压力——时间指数和心肌血流密切相关，即舒张期主动脉压和左室腔压力之差决定休息状态的心肌血流。正常人主动脉平均压约 9.3~10.7kPa（70~80mmHg），左室舒张末压较低(0.8~1.6kPa)(6~12mmHg)，故心肌血流主要受主动脉舒张压影响。

由于心肌内血管壁的压力是控制血流的因素，一些学者将冠脉循环的特点比作血管的瀑布（Vascular waterfall）血流现象，即心肌内有一个限定的压力，当血管内压力低于此压力时，即使灌注压并未到零，而心肌血流已降至零，故血管外压力控制着零血流压力点（图 3-1），血流开始点相当于瀑布的起点。当冠状动脉近端明显狭窄时，若其下游压力降至 2.7~4.0kPa（20~30mmHg）时，此冠状动脉供血区的心肌血流已达到零点。正常冠脉的血管床灌注压很高，因此，血管瀑布血流现象对其意义不大。

正常情况下，心肌血流的分布是不均一的，靠近心内膜的心肌纤维负荷较重，血流相对较丰富。然而，冠脉血流的机械性阻碍将导致心肌血流分布的恶化。当舒张期压力—时间间期减小时，心内膜下心肌首先受累；心肌肥厚时，由于慢性负荷增加及心肌重量增加，导致心内膜上机械压力增加。此时，心内膜的血流贮备低于心外膜，当心脏负荷增加时，若伴有冠脉内压力下降，则内膜下心肌血流将相应下降。

（2）冠状动脉血流的神经调控：冠状动脉的神经支配是相当丰富的，主要分布到平滑肌中层的外侧，

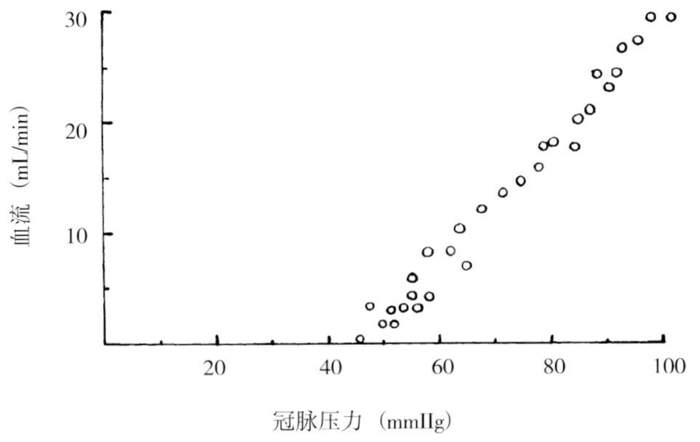

图 3-1

包括交感神经和副交感神经。交感神经刺激通过使心脏负荷增加或心肌收缩力增加而导致心肌血流增加。几项研究证明了肾上腺 α-受体兴奋的血管收缩作用对于冠脉血流所产生的调控作用；副交感神经刺激可能通过主动脉压力下降或迷走神经兴奋作用而使血管舒张。

（3）体液因素对血流的影响：目前的证据表明，由心肌细胞释放入冠状循环的代谢物质（如腺苷、乳酸、组织胺、缓激肽等）是使血管舒张的因素，它们很可能作用于小动脉平滑肌或前毛细血管括约肌处。目前研究较多的代谢物质是腺苷和前列腺素系统。

① 腺苷：一般认为心肌氧耗时的代谢产物腺苷与血管口径和局部血流调节有关。Rubio 等认为腺苷是心肌细胞代谢及冠脉阻力血管的平滑肌舒张的耦联因子，腺苷的产生及释放与心肌血流改变密切相关。正常情况下腺苷由心肌释放，并且释放量随着心肌工作负荷增大而增加。另有研究表明，星状神经节受刺激，在心肌血流增加的同时，心肌中腺苷浓度增加。而且已证实，在冠脉的平滑肌上存在腺苷受体。

② 前列腺素系统：有证据表明，前列腺素系统可能是除腺苷系统以外的第二种心肌血流调控物质，而且独立发挥作用。心肌缺血时，PGI_2 释放增加，在反应性充血时，发现冠状窦血流中存在 PGI_1。当前列腺素被消炎痛等阻断时，反应性充血亦减弱，同时冠状窦血中也测不到前列腺素类产物，而腺苷的作用并未发生改变。老年人随年龄的增加，前列腺素类产物减少，提示老化心肌的冠脉调控可能受损。

此外，血栓素Ⅱ（TXA_2）由血小板释放，它可促使心外膜冠脉及小冠脉的收缩，可参与心肌缺血及血管损伤反应；白三烯主要来源于白细胞，也可来源于血小板，冠脉内灌注白三烯 C_4 或 D_4 将同时导致冠脉血流显著下降及心肌缺血。在血管性或缺血所致损伤部位，白细胞或血小板释放的白三烯可加重心肌缺血，甚至通过溶栓使最初的冠脉闭塞解除后，白三烯仍可加重心肌缺血。提示白三烯具有促进心肌缺血过程及再灌注损伤的作用，特别是当前列腺素合成受到抑制时；内皮素（Endothelin）由血管内皮产生，具有极强的缩血管作用；乙酰胆碱的舒血管作用有赖于内皮的完整性，内皮损伤后它只能引起血管收缩。血小板聚集在局部产生的 5-HT、ADP 以及凝血素对血管的作用也同样依赖血管内皮的完整性，即血管内皮完整性是一个十分重要的机体固有的血流保障机制。

2. 近段冠脉循环的调节：冠脉造影显示心外膜冠脉的直径变化较大，病理状态下可改变血流。远段及近段冠状血管的调节在一定程度上是相互独立的。

（1）对血管活性物质的反应

①对舒血管活性物质的反应：几项观察表明，冠状动脉大血管和小血管对于同一种血管舒张性物质的反应不同。在体内，较小浓度的硝酸甘油，可使大血管（直径≥0.5mm）舒张，并能维持舒张 10 分钟，而小血管舒张仅维持 20~30 秒。除了钙离子通道阻滞剂外，大多数非硝基类血管舒张剂可使小冠脉舒张，而对大冠脉的作用甚小。

②对缩血管活性物质的反应：在体内，α- 受体激动剂使冠状动脉大血管收缩程度要强于小血管。Cohen 和 Kirk 的研究显示，血管紧张素可使大、小动脉血管同等程度的收缩。麦角新碱主要作用于小动脉血管，而对冠脉大血管作用甚小。但在闭胸动物实验中，Brum 等人运用定量冠脉造影记录麦角新碱和血管紧张素对于冠脉的作用，结果显示，二者均可以引起近段冠脉收缩，增加总体冠脉阻抗。

冠状动脉平滑肌上存在 H_1 和 H_2 组织胺受体，实验观察到，阻断狗冠脉上的 H_2 受体，则血管发生舒张；阻断 H_1 受体，则血管发生收缩。人或猪的冠脉上，H_1 受体阻断的收缩作用占优势。

（2）心外膜冠状动脉大血管的力学特性：冠脉大血管具有主动及被动运动的特性，被动运动时，冠脉直径随腔内压变化而变化，主动性运动引起血管收缩，故二者均可改变大血管的直径。冠脉系统中不同节段的血管其收缩能力不同，血管平滑肌的收缩可使所有血管的直径减小，而收缩的程度则取决于血管腔内压力。腔内压为 20mmHg 时，冠脉直径下降 30%，而当腔内压超过 140mmHg 时，血管直径不下降。对狗的一项研究显示，随着主动脉压力的变化，冠脉直径变动范围是 4.6%~8.7%。主动脉压力升高，冠脉直径增大，主动脉压力下降，冠脉直径减小。另外，血管活性物质也可调节血管直径，盐酸甲氧胺[50μg/kg·min]可使冠脉回旋支直径减小 90%，而硝酸甘油（25μg/kg）可使其直径增加 3.4%。将麦角新碱及 5-HT 直接灌注到闭胸狗的冠脉中，可引起左前降支明显狭窄，而其阻力大约增加 200%。

Poiseuillo 方程关于压力—血流的关系可用来解释冠脉循环管径变化对于血流的影响。在稳定状态下，$P=Q\times\frac{8\mu L}{\pi r^4}$，其中 P 为腔内压力，Q 为流量，r 为血管内半径，L 为长度，μ 为血黏度。根据此公式，冠脉流量与血管半径的 4 次方成反比，故血管半径的轻微改变就能通过增加阻力引起冠脉流量的显著改变。正常时冠脉阻力只有极小部分（<50%）来自心外膜下血管的阻力，而绝大部分来自心肌内直径为 10~14μm 的小动脉和微动脉血管的阻力（r），这些血管在冠脉造影时不能显示。所以，尽管冠脉大血管阻力在血管收缩及腔内压变化时可有大的改变，但与远端冠脉小血管阻力相比，其变化幅度较小，占整体阻力的比例甚小。

3. 冠状动脉侧支循环：早在 17 世纪，Richard Lower 最先阐明了冠脉之间存在吻合，以后随着人们对其解剖及其功能的研究，得出了以下观点：

（1）在正常心脏，不同的冠脉分支之间存在 40μm 甚至更长的侧支。

（2）当主要的血管阻塞直径超过 70%~75%时，已存在的侧支循环开放并发挥其功能。

（3）如果阻塞进展得缓慢，尽管侧支循环可以防止心肌坏死，但仍不能完全代替阻塞的血管，在静息时侧支可提供充足血流，但血流量是有限的。

（4）没有冠脉侧支循环吻合的急性左主干闭塞，可引起相应的透壁心肌梗死。

（5）冠脉侧支循环开放，无其他血管阻塞可引起小的、点状非透壁心肌梗死。

（6）冠状侧支循环开放，伴有其他血管阻塞，急性左主干血管闭塞可引起大的区域性透壁心肌梗死或广泛内膜下非透壁心肌梗死。

三、心肌桥

人的冠状动脉主干及其主要分支，主要走行于心外膜下脂肪组织内或心外膜的深面。有时它们可以被浅层心肌所掩盖，在心肌内走行一段距离（通常是较短的距离）后，又走行于心肌表面，掩盖冠状动脉的肌肉叫肌桥，而被心肌掩盖的动脉段叫壁冠状动脉。

人类心脏心肌桥首先在 1915 年由 Geiringer 等人报道，这种现象在左前分支中段非常普遍。尸检发现其发生率是 5.4%~85.7%。同一个血管上，肌桥出现的数目多数为 1 个，也可达 3~4 个。在进行选择性冠状动脉造影病人中心肌桥的发生率是 0.5%~7.5%。心肌桥可能影响心肌供血，在心脏收缩期，壁冠状动脉可受心肌桥的挤压而出现暂时性狭窄，称为吮吸作用。但由于冠脉血流在舒张期占主导地位，因此，心肌桥在血流动力学上并不具有重要作用。然而，部分存在心肌桥的人，在心脏收缩时可表现 ST 段下移，甚至出现心绞痛、心肌梗死。Faruqui 等人描述了左前降支心肌桥的两个有症状的病人，在接受了受累血管的肌桥切除术或行旁路静脉血管移植后，症状都得到了改善。说明在某些病人，心肌桥可能独立导致冠脉血流阻塞，甚至导致心绞痛乃至心肌梗死。心肌桥也可能是运动性猝死的原因之一。但是，心肌桥在临床冠心病的发病机理上的作用仍未十分肯定。

第二节　冠脉循环的病理生理

一、急慢性负荷对冠脉血流的影响

1. 急性负荷状态下的冠脉血流：对心脏急性负荷的研究显示：任何增加心肌负荷的刺激均使心肌对氧的需求增加，从而使心肌血流增加（见图 3–2）；动脉压力升高比容积增大或心输出量增加使心肌对氧的需求更大；剧烈运动时，血压升高，心输出量增加，心肌收缩力增强，可引起心肌血流最大程度地增加；心肌血流与心肌对氧的需求密切相关，因为即使在休息状态下，心肌对于氧的摄取亦近于最大值；绝大多数心脏容量负荷实际上都兼有压力和容量负荷，因为左室容积的增加会使室壁压增加，室壁压增加反过来可使心肌血流增加。

2. 慢性负荷状态下的冠脉血流：与急性负荷不同，慢性负荷主要引起心肌肥大。容量负荷和压力负荷增加均可引起心肌肥大，容量负荷引起离心性或扩张性肥大，压力负荷引起向心性肥大，一般伴有小的心室腔。容量负荷心肌肥厚使心肌总血流量增加（见图 3–3），但是心肌经过对新的负荷适应后，单位心肌的血流量是正常的。

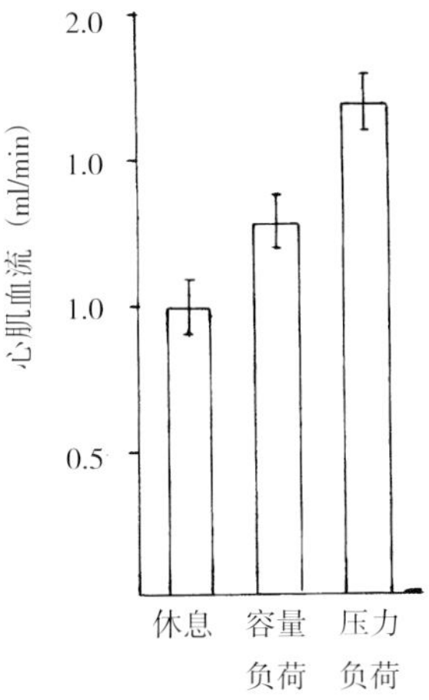

图 3–2

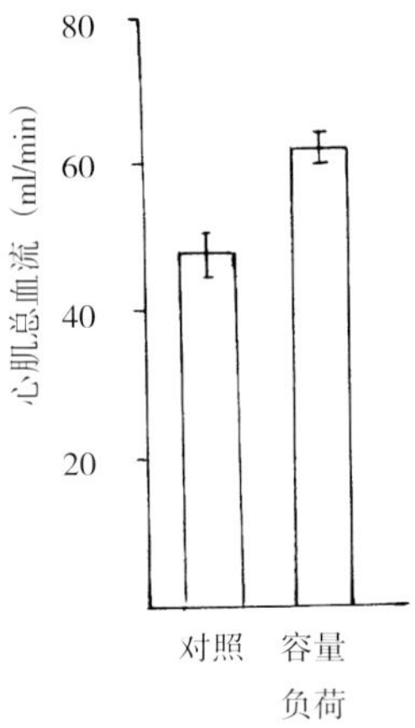

图 3–3

当心室负荷持续增加时，机体的反应首先是心肌氧耗及血流量急剧上升，然后是心肌重量逐渐增加，直到每单位心肌氧耗及血流又恢复正常。但血流分布可能发生变化，在压力负荷下，心内膜下心肌在静息状态下可满足血流供应。在心室急性负荷增加时，则可出现血流供应失衡，出现内膜下相对缺血，病人可能出现心绞痛，而冠脉是正常的。这种情况常见于高血压心脏病、主动脉狭窄等。心肌肥厚时，内膜下心肌血流相对减少也是心电图运动试验时出现 ST 段下移的原因。

慢性心肌肥厚的心肌再受到急性负荷，其心肌血流将增加，然而增加的血流不能满足心肌对氧的需求。因为肥厚心肌已使冠脉血流代偿性增加到最大限度。动物试验证明，心肌毛细血管分布不能伴随心肌肥大而相应增多，肥大心肌和毛细血管数量间的不平衡导致心肌灌注减少，最终导致心力衰竭。

当慢性负荷解除后，尽管肥大的心肌不能恢复正常，但心肌血流可恢复到非肥厚心肌的水平。心肌在肥厚基础上，如伴有冠脉近端狭窄，会限制肥厚心肌对血流的高需求，可加重心内膜下心肌缺血，甚至有发生内膜下心肌梗死的危险。

二、冠脉病变对冠脉血流的影响

1. 冠脉狭窄的诊断及其临床意义：冠状动脉粥样硬化非常普遍，它的严重程度随年龄而进展，它所引起的动脉狭窄的程度影响其功能。一般用冠状动脉管腔直径和横切面积的减少来估测狭窄及程度。目前，冠状动脉造影仍然是判断冠状动脉狭窄的“金标准”。但是，人们逐渐发现，临床症状与造影估测狭窄程度之间有差距，可能有以下原因：①估测造影下的冠状动脉狭窄有主观误差；②投照角度与病变的偏心性狭窄和不规则多处病变及长狭窄病变；③狭窄呈弥漫性，病变常被低估，心肌内血管和侧支血管难用造影剂很好显示；④导管机械的或造影剂的效应造成误差等。Marcus 在开胸的患者用冠状动脉反应性充血方法与造影法作了对比研究，认为在冠状动脉直径狭窄 10%~90%时，单用造影法难以准确判定狭窄的生理学意义。血管内超声显像（intravascular ultrasound；IVUS）是无创伤性超声技术和有创伤性的心导管技术相结合，对心血管病变进行诊断的一种新的方法，有很高的分辨力，现已被广泛应用于临床。冠状动脉在粥样硬化早期常发生代偿性扩大来缓冲由于斑块导致的血管腔狭窄。由于血管造影仅显示被造影剂充填的血管腔轮廓，所以不能发现动脉硬化的早期病变。一旦血管造影提示管腔狭窄，常为病变的中、晚期。病理及血管内超声研究发现，冠状动脉狭窄程度在40%~45%以下时，血管造影是正常的。如果病变形态为偏心性或不规则性，血管造影常低估狭窄程度，因此，血管内超声显像对早期冠心病的检出和对临床症状的解释可提供形态学的根据。

2. 冠脉狭窄的血流动力学特征：冠脉狭窄血管的压力—血流关系是非线性的，当血流超过一个临界值时，可引起阻力明显增加。狭窄≥75%可作为阻力的放大点，当达到这个点时，血管内径的很小变化就会引起通过狭窄处压力阶差的很大改变。狗动脉横断面积狭窄 75%（相当于直径狭窄 50%）可引起静息血流明显下降，这一点在冠脉上也得到了证实。冠脉总阻力 $R = R_1+R_2$，R_1 为大血管阻力，正常时可忽略不计，R_2 为小血管阻力。一旦主干血管狭窄超过一定程度，正常时忽略不计的心外膜动脉阻力（R_1）增大。为保证冠脉血流，则心肌内阻力血管必须代偿性扩张，使 R_2 减小，动用冠脉储备。随着狭窄加重，R_1 更大，小动脉进行性扩张，此时冠状循环的最大储备量开始下降，但静息血流量仍可保持正常。当冠脉严重狭窄，小冠脉扩张储备基本耗竭，冠脉血流量不再随阻力进一步降低而增加，则开始影响静息血流量，在轻微活动时，甚至安静时就可发生心肌缺血。

3. 冠脉病变时冠脉的调控：1910 年，Osler 认为冠脉舒缩功能是影响冠脉疾病的重要因素。尸检结果发现，冠脉病变主要有三种类型，即向心型、偏心型及偏心不规则型（分别占 30%、30%及 40%）。冠脉造影也证明大多数冠脉病变是偏心的，病变的部位受力学因素影响，常常发生在压力低的一侧。因此，血管分叉及弯曲处常常是病变易发生部位，且往往是偏心性病变。偏心性病变不同于同心性病变，在狭窄处有一部分动脉壁尚属正常，能对血管收缩物质及腔内压力变化作出反应而影响局部血流。Vlodaver 和 Edwards 等从尸检研究发现，384 条狭窄程度 > 50%的冠脉中，45%的冠脉在狭窄周围有 > 25%范围的正常血管壁，74%的冠脉在狭窄周围至少有 80%范围的正常血管壁。冠脉造影证实狭窄部位的几何形状与心绞痛症状不一致，而且在心肌需氧量不增加情况下，同样可发生心绞痛，这说明了血管舒缩功能在冠脉疾病中的意义。血管收缩本身对于没有狭窄的血管血流影响甚小，而不具血管收缩的狭窄本身只引起血流的轻微下降。临床研究发现，等长运动可引起正常冠脉管腔面积减小 90%，狭窄冠脉管腔面积下降 13%，狭窄部位的阻力可增加 40%。用血管舒张剂时，则出现相反的反应，故血管收缩和狭窄具有相互协同作用。偏心性病变再加上血管收缩可使血管接近闭塞。因此，从形态学角度看，狭窄似乎是固定的，但实际上其程度是可变的，这可能是构成多种多样冠心病心绞痛的原因。偏心性病变还是一种顺应性狭窄（Compliant Stenosis)，能受腔内压力影响而被动扩大。尸检证明，有顺应性的不对称性病变，在灌注压和血流阻力之间存在着相反的关系。当灌注压升高，血管阻力下降，血流增加；相反，当灌注压下降，血管阻力升高，血流减少。而在同心性病变，由于其周围被钙化性斑块包绕，见不到这种现象。此外，当存在偏心性狭窄时，远端血管的舒张会增加大冠脉的阻力。按照 Bernoulli 原理，由于存在狭窄，远端血管的舒张会使管腔内压下降，形成动力性血管阻塞；相反，增加末梢阻力可减小狭窄的危害。对开胸的狗进行试验，在没有狭窄情况下，冠脉暂时阻断会使冠脉血流大幅度增加。而在冠脉狭窄时，冠脉血流因狭窄的加重而大幅度下降。故如冠状动脉存在一个偏心性，顺应性病变，冠状血流的增加或减少取决于末梢阻力、狭窄区阻力和主动脉压的相互作用。某种程度上说，冠脉痉挛可能是上述血流动力学原理的例子，临床上具有冠脉痉挛的病人，可能具有偏心性狭窄。所以，大部分冠脉壁可能正常，对血管收缩是十分敏感的。

冠状动脉狭窄后在一定条件下可发生“窃血”现象。当冠状动脉一个分支发生狭窄，其远端的阻力血管（R_2）已动用储备，保持最大限度地扩张，以保证正常血流量。此时，若给予强扩血管药物（或运动等），可使正常冠脉支配下的心肌阻力血管扩张增加血流，而病变冠脉所属心肌的阻力血管已不能再扩张。同时，由于灌注压在正常区心肌阻力血管中有更多下降，引起狭窄区血流向正常区分流，仿佛狭窄区的血流被正常区“窃去”。当分流严重时可导致心肌缺血，且容易发生心内膜下心梗。这是临床上开展潘生丁负荷试验诊断冠心病的理论依据。

4. 冠状动脉痉挛和冠状动脉血栓形成：早在 1910 年就有人设想冠脉痉挛是心绞痛的一个原因，随着冠脉造影，Holter 心电监测和对变异型心绞痛的深入研究，冠脉痉挛再次引起重视。在进行冠状动脉造影的患者中，有 0.26%~3.4%病人有冠脉痉挛。虽然冠脉痉挛的机制尚不十分清楚，但 MacAlpin 认为冠脉痉挛足以引起血管阻塞，且最易发生在有粥样硬化病变处。在冠心病的各种类型中，冠脉痉挛在自发性心绞痛中的发病率最高（38%），非典型胸痛的发病率最低（1.2%），劳累性心绞痛为 4.3%，明显不同于对照组。因此，冠脉血管痉挛在各种类型冠心病中均起重要作用。

接近 20%的猝死病人有冠脉血栓形成，50%以上存活的心肌梗死患者也有冠脉血栓形成，而且透壁型心肌梗死血栓形成机会是心内膜下心肌梗死的 3~4 倍，有心源性休克的心肌梗死病人血栓形成机会比无心源性休克病人高 3~4 倍。大多数闭塞性血栓是短（＜2cm）而单一的，且血栓可迅速溶解。血栓的形成可能与潜在的动脉粥样硬化斑块的溃疡、出血和破裂有关。

冠状动脉痉挛和血栓形成在心肌缺血和梗死的发病上并不是两个独立的相互排斥的机制，冠状动脉痉挛可引起内膜撕裂和斑块破裂，内膜损伤可破坏前列腺素的合成及使血小板聚集，血栓形成，血小板聚集后血栓素 A_2 释放，前列腺素与血栓素 A_2 产物的不均衡可引起冠脉的持续痉挛。

5. 冠脉病变时血流速度的检测及临床意义：冠脉腔内多普勒超声血流技术，特别是经皮冠脉内多普勒血流速度描记钢丝，可以到达正常或狭窄冠脉的近端、狭窄段和远端，测定相应节段的流速，特别是由于偏心性病变的血管反应性增加、可收缩性以及冠脉痉挛导致的局部血流动力学改变，冠脉腔内多普勒超声血流技术有其独特优势。可获得以下参数：瞬时峰速（IPV）；舒张期峰值流速（PVd）；收缩期峰值流速（PVs）；平均峰值流速（MV）；舒张期平均速度（MVd）；收缩期平均速度（MVs）；舒张期速度积分（DVI）；收缩期速度积分（SVI）；1/3 和 1/2 血流分数（1/3FF（（1/2FF）；舒张期与收缩期的峰值流速比值（PVd/PVs）；舒张期与收缩期的流速积分比值（DVI/SVI）；近端与远端的流速比值（P/D）；冠脉血流储备（CFR）。虽然用冠脉造影显示狭窄的百分比可评价狭窄冠脉的生理功能，但这可能主要适用于很轻或很重的狭窄病变，却难以预测中度狭窄对血流储备产生的影响。只有局限于单支病变的患者，狭窄百分比才与预计的血流储备下降的程度相关，主要的原因是由于造影不能显示不同程度的弥漫性动脉粥样硬化。在多支病变的患者，管径狭窄 30%和管径狭窄 70%的功能意义不能仅用解剖方法来准确评价。在多数行冠脉成形术的多支病变者，除产生症状的病灶外，大多数病灶是属于中等程度的狭窄，通过运用血流储备或跨病灶压力阶差测量技术，对缺乏生理功能严重程度证据的中度狭窄者，可以免行冠脉成形手术。因此，对 30%~70%中等狭窄的病灶，应根据血流储备或跨病灶压力阶差的测量来决定是否需要行成形术。在 PTCA 过程中钢丝可留置于狭窄远端监测流速变化，用于评价介入治疗即刻的生理效果。另外，有报道急性心肌梗死 PTCA 过程中，若球囊扩张后 10 分钟内冠脉血流先上升再下降，则冠脉急性闭塞的可能性极大，且这一现象出现于临床症状、心电图改变及冠脉造影显示再闭塞之前。因此，PTCA 过程中测定冠脉流速对导管介入术后并发症的预测有重要意义。以往在人体只能通过冠脉造影对侧支血管作主观定性评价，多普勒导引钢丝系统使定量测定侧支循环流速成为可能，并可用于研究药物和机械性因素对侧支血流的影响。冠脉微血管病变可发生在严重主动脉狭窄、左室肥厚、糖尿病以及 X 综合征时，这些患者的冠脉造影可能显示心外膜冠脉正常，但也可以引起心绞痛或心肌缺血，通过用冠脉腔内多普勒超声血流技术测定 CFR 即可以确定引起心绞痛或心肌缺血的原因。此外，冠脉流速指标（远端 CFR 和近端与远端的平均峰值流速比值）的残留异常尚能够预测心脏缺血事件的发生。

齐国先 贾志梅

第四章　冠状动脉造影术的历史沿革

介入心脏病学是专门研究通过体外心导管操作进行心脏病诊断和治疗的学科，由介入性诊断和介入性治疗两部分组成。人类对在体心脏的介入性探索早在19世纪初就开始了，当时只是在动物的在体心血管系统进行基础的生理和病理研究。在此基础上，逐渐形成了以后临床上广为采用的心导管检查术，选择性心血管造影术等，统称为介入性诊断技术。直到20世纪60年代末，随着科学技术的发展和对心血管疾病认识的逐渐加深以及对各种传统观念的突破，才陆续出现了介入性治疗技术，并与介入性诊断技术一起逐渐发展成为具有心脏病学诊断和治疗意义的专门学科——现代介入心脏病学。介入心脏病学近一百年的发展，汇集了一代代心脏病学专家的创新意识，严谨的科学作风和无私奉献精神。

早在1844年，Bernard就在其生理学研究中，将导管插入了动物心脏。但直到1929年，才由德国医生Forssmann开始尝试在临床上进行心导管检查的可能性，并首先在自己身上进行了人类首例心脏导管检查术。他将一根导管从自己的左肘前静脉插入，借助荧光屏监视，将导管经腋静脉，锁骨下静脉，上腔静脉送入了右心房，并摄下了医学史上第一张心导管胸片，从此拉开了人类心导管检查的序幕。Forssmann还将浓缩的碘化钠溶液经导管注入心腔内，摄下了第一张右心室造影片。1930年，Klein首次经右心导管测量人类心排出血量，1941年，Cournand和Richards等在右心导管检查中按Fick氏原理计算心排血量和进行血流动力学研究。1956年，Cournand、Richard和Forssmann因为在心导管检查研究方面的卓越成就，共同获得了诺贝尔生理学奖。

长久以来，人们在认识周围世界的时候，也想了解自己。1945年，Warren在行右心导管时，心导管经房间隔进入左心房和肺静脉，并采血进行了血氧含量测定，用导管的方法诊断了第1例房间隔缺损。1947年，Dexter将右心导管送达肺静脉。1950年Zimmerman和Larson对1例病人施行左心导管检查术，他们切开一侧肱动脉，插入导管并经升主动脉逆行进入左心室，测定心腔压力及采集血液标本。具有重要里程碑意义的是，Seldinger于1953年创立了经皮血管穿刺术，从而结束了心导管操作需要进行血管切开的历史，至此，心导管介入性诊断技术逐渐发展成熟。国内在1951年开展右心导管检查术，1954年开展左心导管术。

对冠状动脉的介入性检查始于一个偶然事件。1959年，儿科心脏病专家Sones经肱动脉插入导管进行主动脉造影时，无意中将大量造影剂选择性注入右冠状动脉，结果病人突然发生了室颤，术者迅速回撤导管，并嘱病人咳嗽，结果室颤自行转复为窦性心动过缓并逐渐恢复正常。Sones推测，既然病人室颤可自行恢复，提示注入少量造影剂进行冠状动脉造影可能会很安全，后来大量的基础和临床研究证明Sones的推断是正确的。1967年，Judkins采用穿刺股动脉的方法进行选择性冠状动脉造影，使这一技术进一步完善并得以广泛推广应用。

国内在1973年开展选择性冠状动脉造影术。目前冠状动脉的介入性诊断及治疗技术进入了快速、稳定发展阶段，并已达到或接近国外同步水平。

放射设备、电子设备的革新和进步以及造影剂的改进，使心血管图像的显影日趋完善。同时高分辨透视图像、电视录像和激光视盘、数字减影术，使操作者能即刻清晰地获得造影图像。某些设备还具备有即时定量分析程序，使冠状动脉造影为冠状动脉介入治疗提供更直接、更准确的信息。医学工程学、临床医学及介入心脏病学相互促进，迅猛发展，21世纪的介入心脏病学在临床医学中所占的位置将越来越重要。

邓重信　栗印军

第五章　现代化导管室建设

导管室是采用无菌的有创性心导管技术，在 X 线指示下进行各种有创检查和治疗的场所。它是一个医务人员在 X 射线下进行操作的无菌手术室。

第一节　导管室的设置

一、手术操作室

手术操作室是导管室的中心部位，各种手术操作都在这个中心场所内进行。导管室应有良好的放射防护设施，建立导管室时，其四周及天棚需有铅板屏障，以作为放射防护的必要设施见图 5–1。另外，导管室的操作室应宽敞，面积在 $40m^2$ 或者更大。

操作室内设有 X 线影像系统、DSA、心电及压力监护仪、导管储藏柜、多导生理记录仪、主动脉内气囊反搏（IABP）、血管内超声显像设备、血管内旋磨设备（Rotablator）、血管内放射治疗设备、除颤器、呼吸机及其他抢救设备及药品等。

二、准备室

供术者洗手消毒，护士整理和清洗手术器械和导管等使用。一般要求面积在 $16\sim20m^2$，内设洗手室、导管冲洗池、导管冲洗专用水龙头等，另外，还要设有敷料和手术器具整理、打包使用的台桌，面积约 $6\sim8m^2$ 大小。

三、控制室

供放射技术员或医生进行录影、录像操作的场所。以铅玻璃与操作室隔离开，设有 X 线机操作控制台、监护器、刻盘机、录影、录像设备。一般要求面积在 $15m^2$ 左右。见图 5–2。

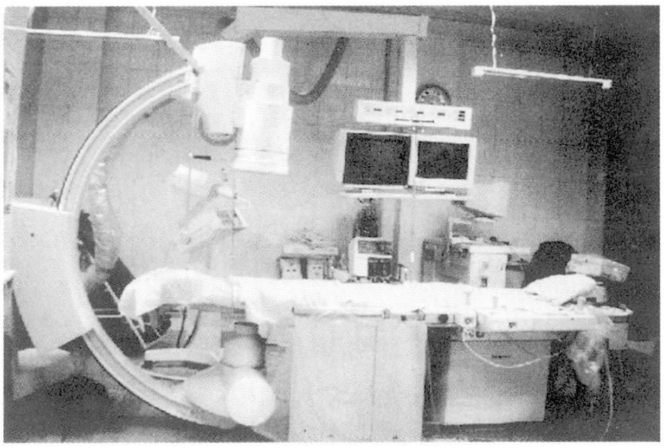

图 5–1　手术操作室

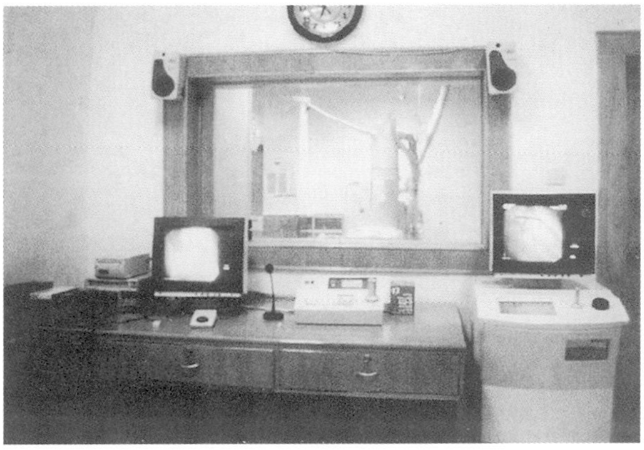

图 5–2　控制室

四、更衣室

分男更衣室和女更衣室，分别供男、女医务人员操作前后更衣使用。一般要求每间面积各 $10m^2$ 左右，配置衣柜。还应配套设有洗手间、淋浴间等。

第二节 设 备

现代导管室的最大特点就是仪器设备等装备的现代化。

一、X 线机

心血管系统检查的专用 X 线机，能连续摄片，影像增强器、X 线管球、C 形臂及导管检查床构成了 X 线机的主体部分。旋转 C 形臂可随意调换 X 线机的主体部分。一般功率 500~1000mA，电压 100~150kV。目前在国际、国内使用较多的大型 X 线机有：Siemens 公司、Phyllipgs 公司、GE 公司、日本岛津公司等生产的 X 线机。

二、影像增强器

安置于 C 形臂上。心血管系统使用的影像增强器为 $114.3mm^2$（4.5″）、$152.4mm^2$（6″）、$228.0mm^2$（9″）。高质量影像增强器可减少 X 线照射量。

三、电影摄像机

在影像增强器上安置一台电视摄像机，直接记录或拍摄影像，拍照速度 24~80 帧 /s。可由电影胶片或电脑光盘保存这些录影资料。

四、电视录像系统

在影像增强器上安置一台电视摄像机，直接记录影像增强器的输出图像，记录造影全过程，能以不同速度回放，并可以随意冻结。

五、导管检查床

床面与 X 线机相连，位于 C 形臂上下两端之间。床面能垂直升降，左右平移、头脚方向平移，并能随意固定在任何位置。通过 C 形臂的旋转，拍摄或透视各种体位下的影像。见图 5–3。

六、高压注射器

能在数秒内把造影剂注入心脏或大血管内，使心血管系统显影。注射压力为 $5\sim20kg/m^2$，注射速度为 15~20ml/s。见图 5–4。

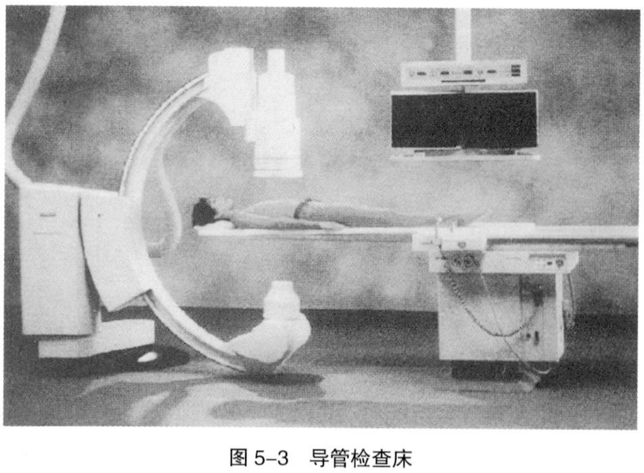

图 5–3 导管检查床

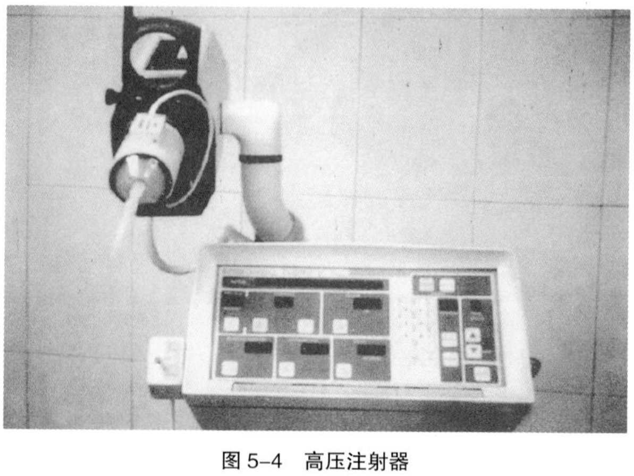

图 5–4 高压注射器

七、高分辨透视荧光屏

显示影像增强器显示出的图像，使术者在透视或录影时能方便而清晰地实时观察心脏结构，造影图像及导管位置等。

八、数字减影装置（DSAS）

它将 X 线影像进行数字化处理，消除干扰，使需要的图像更清晰。主要用于血管造影。

九、刻盘机

将录影或录像资料储存于光盘上的电脑装置。此时光盘可作为病例资料永久保存。

十、多导生理记录仪

能同时处理心电信号和血压信号，记录体表 12 导联心电图及同步心腔内多导联心电图。是一种具有实时记录、实时显示、实时打印功能的高智能计算机。可用于心电监护及心内电生理检查。见图 5–5。

十一、血压监测仪系统

血压是反映人体循环系统机能的重要指标之一，冠状动脉造影中进行压力监测是保证手术安全及成功的重要前提，冠状动脉造影过程中应同时进行无创血压（Noninvasive Blood Pressure，NBP）和有创血压（Invasive Blood Pressure，IBP）监测。

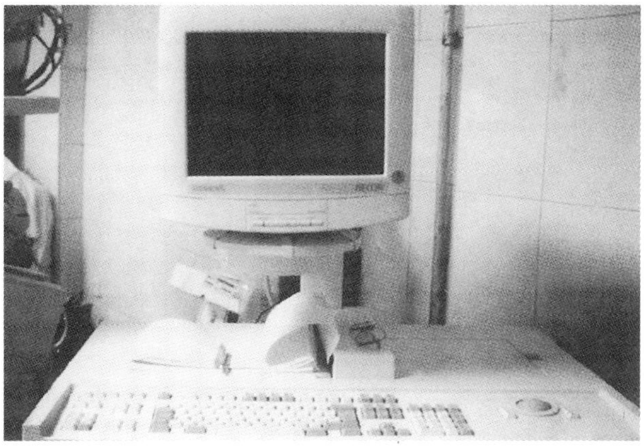

图 5–5　多导生理记录仪

NBP 采用标准袖带，常规缚于所测肢体，另一端插入监测仪的 NP 插座上，设置高低报警界（当血压超出所设置范围时，机器本身会自动发出声、光报警），测量的收缩压、舒张压及平均动脉压都以数码显示于监测屏幕上。测压间隔为 10 ~ 30 分钟。选用部位多为肱动脉。

IBP 测压为直接连续测压法，测压系统由心导管、串联三通、压力连接导管、传感器和生理记录仪组成。IBP 测压为直接感知血液内的压强，通过心导管直接置于动脉血管内或冠状动脉内，通过连接延伸管、传感器及监测仪，传感器将导管内液体压转换为电信号输入监测仪，将其转换成数字和波形，显示于屏幕上。

有创血压是冠状动脉造影及介入治疗过程中主要的压力监测手段。

十二、射线防护设备

X 线对人体有害，进行介入性操作的医护人员应进行射线防护。防护设备有铅屏、铅帘、铅衣、铅裙、铅帽、铅眼镜、铅围脖、铅手套等。

十三、手术器械设备

用于介入性操作的穿刺针、鞘管、导丝、各式球囊、电极导管、导引导管。主动脉内气囊反搏（IABP），血管内超声显像设备，血管内旋磨设备（Rotablator），血管内放射治疗设备。

主动脉内球囊反搏装置是将一个带气囊的导管置于降主动脉近端，当心室舒张时气囊快速膨胀，以增加主动脉内舒张压，从而提高冠状动脉灌注压，增加冠状动脉供血；心室收缩时，在主动脉瓣开放前，气囊快速抽空排气，以减轻左室射血阻力，降低左室后负荷，从而减少左室做功，改善心功能。临床上主要应用于急性心肌梗死并发心源性休克或急性心梗并发急性机械并发症。见图 5–6。

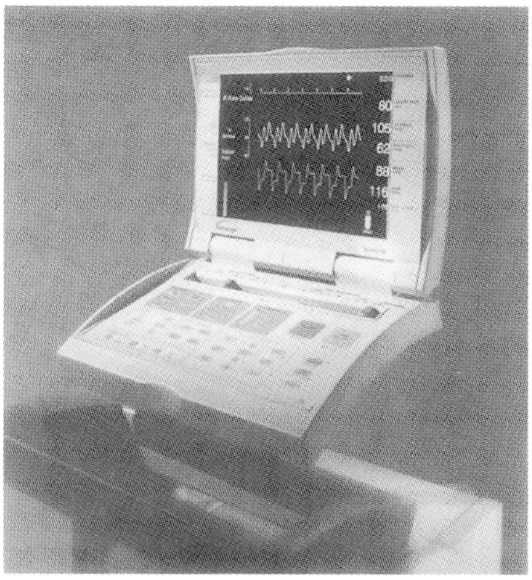

图 5–6 主动脉球囊反搏装置

十四、救护设备

包括直流电复律除颤器、人工心脏起搏装置、给氧设备、呼吸机、简易人工呼吸器、气管切开器械、心包穿刺器、吸引器、开胸手术器械等。这些设备必须有专人定期检测其功能状况，并时刻保持其功能完好状态。

十五、药品

用于抗过敏、抗心律失常、扩冠、镇静升压、溶栓、抗凝、呼吸兴奋等方面的常备药物。包括利多卡因、葡萄糖、生理盐水、氢化可的松、异丙嗪、苯海拉明、肝素、阿托品、ATP、心律平、异搏定、苯妥因钠、心得安、胺碘酮、速尿、西地兰、硝普钠、肾上腺素、异丙肾上腺素、多巴胺、间羟胺、多巴酚丁胺、硝酸甘油、吗啡、可拉明、氢化考的松、地塞米松、尿激酶等。

第三节 导管室工作人员

一、组成

(1) 医师：心内科医师 2~3 名，应为主治医师以上职称。

(2) 护士：高年资护士 3~4 名，均应工作 5 年以上。

(3) 技术员：放射技术员 1 名，心电技术员 1 名。

心内科医师应参与病人的临床诊疗工作，导管室护士及技术员专管导管室工作，导管室及其组成人员由心内科统一管理。

二、技能与职责

(1) 内科医师：必须有扎实的理论基础，严谨的工作作风，熟练的导管操作技术及丰富的临床经验。精通导管操作技术及影像学、X 线防护知识，具有处理手术并发症及紧急抢救的应变能力。心内科医师必须熟悉病人资料，提出手术方案，术中团结协作。操作认真细心，术后及时完成手术记录，写出诊治报告。

(2) 护士：应具备 5 年以上的临床护理工作经验，需反应敏捷，配合介入医师工作。熟悉抢救设备及抢救药物。熟悉各式手术的操作程序，熟悉导管型号与规则。其工作范围是术前消毒，检查器械，术中配合医师，术后清洗整理。

(3) 放射技术员：应受过放射技术专业培训，熟悉 X 线机、电影摄片、胶片冲洗技术，熟悉刻盘机的操作，熟悉高压注射器的使用，具备排除简单机器故障的能力。术前检查机器确保机器正常工作。术中配合术者调节 X 线投照体位，拍片及显像信息处理，保管显像信息资料。

(4) 心电技术员：需受专业心电技术培训，熟练操作多导生理记录仪、起搏分析仪、临时及永久起搏器等。并负责检查仪器，确保其处于功能良好状态。术中集中精力监测心电及压力变化，配合医师进行心电生理检查，并登记记录。术后进行信息资料处理与保管。

张 明

第六章　冠状动脉造影的适应证与禁忌证

第一节　适应证的发展与争鸣

冠状动脉造影初期应用范围较广。Sones 曾经说过："只要操作医生称职合格，设备完善，患者可以接受其危险性，只有显示冠状动脉才能解决临床问题，都有冠脉造影的指证。"其具体适应证有：① 近期心绞痛。② 主动脉硬化。③ 有高脂血症或猝死家族史。④ 外科血管重建术的术后观察。⑤ 中度或轻度冠状动脉粥样硬化，每隔三年常规体检。⑥ 如果心肌梗死为冠心病的首发症状，则在梗死后 4~6 周内进行。Sones 还提出应尽最大努力做冠状动脉造影，在临床症状出现之前检查冠状动脉血管病变，以便在心肌梗死发生之前行血管重建术。

无疑 Sones 的冠状动脉造影适应证较广。而当时持反对意见的则称冠状动脉造影根本没必要。另一部分人则认为稳定性心绞痛无疑需做冠状动脉造影，但对不稳定性心绞痛持异议。因为有人认为在此组人群中，冠状动脉造影可以激发出心肌梗死。

当静息心电图有异常，患者可能有高血压性心脏病、肥厚性心肌病、二尖瓣脱垂等。这种疾病可用超声心动图探查出来；缺血性心肌病可引起心绞痛、心律失常、心功能不全，这些疾病可由超声心动图、分级递增运动试验、运动心电图或 ^{201}Tc 心肌显像等检查出来，此期的冠状动脉造影较少。

20 世纪 80 年代以前，冠状动脉造影多数是为了配合外科手术而进行的术前检查。此时期尚未出现 PTCA 等经皮穿刺冠状动脉腔内成形术。这个时期的冠状动脉造影适应证有：

1. 急性心肌缺血

（1）近期发作的心绞痛，呈进行性加重，内科药物治疗没有改善。

（2）中间综合征：是冠状动脉造影和外科血管重建术的主要适应证。因该人群中内科治疗第一年死亡率可达 37.5%，11%需外科血管重建。此时患者病情极不稳定，容易发生急性心肌梗死，冠状动脉造影可以导致或诱发急性心肌梗死。

（3）进行性心绞痛：经最佳内科治疗后可成为慢性心肌缺血，可以无创性检查看是否需要做冠状动脉造影。

（4）急性心肌梗死：当心肌梗死后 4~6 小时内能做外科手术的必须做冠状动脉造影（超过该时间，心肌的不可逆损害已经发生）。Ben 对此提出异议，他认为某些患者完全心肌梗死可推迟到 24~48 小时。他在治疗两天以上的急性心肌梗死方面取得了理想的效果。

2. 亚急性缺血性心脏病

（1）亚急性心绞痛，初发或进行性加重。

（2）亚急性心绞痛，自发的或进行性加重。

（3）心肌梗死伴有卧位性心绞痛、加重性心绞痛、心律失常或心源性休克，用药物不能控制。

3. 慢性缺血性心脏病

（1）稳定性心绞痛伴有功能障碍和高危患者。

（2）慢性进行性心绞痛：用很恰当的内科治疗不能控制的心绞痛。

（3）陈旧性心肌梗死：如果有心绞痛或运动试验阳性，或由于室壁瘤经药物治疗不能好转的及伴有心功能不全、心律失常者。

（4）无症状心肌缺血：当病人没有心绞痛症状，而运动试验、动态心电图或心肌显像显示出心肌缺血或者病员有高脂血症、猝死的家族史，均具有做冠状动脉造影的指征。

4. 其他指征

(1) 非典型胸痛在无创性检查后仍不能确诊者。

(2) 30 岁以上的瓣膜病患者行外科手术。

(3) 不明原因的慢性心功能不全疑有冠状动脉疾病者。

(4) 主动脉狭窄或主动脉发育不良者（有 1/3 左右伴随冠状动脉病变），有反复发作的心绞痛者。

1987 年美国心脏病学院和美国心脏病学会制定了选择性冠状动脉造影的适应证，详见表 6-1。

表 6-1 冠状动脉造影适应证

A. 无症状的患者
- 1. 非侵入性检查发现高危冠心病的根源，如左主干病变、多支血管病变、左室功能受损
- 2. 患者的职业对其他人的安全有影响，如飞行员、汽车司机、消防队员、警察、运动员等
- 3. 可疑冠心病患者复苏成功后

B. 有症状的患者
- 1. 药物、PTCA、溶栓或搭桥手术治疗效果不好的患者
- 2. 不稳定型心绞痛
- 3. 变异型心绞痛
- 4. 心绞痛合并下列情况者
  - a. 非侵入性检查发现高危冠心病的根据
  - b. 同时有心肌梗死、高血压的历史和心电图 ST-T 改变
  - c. 不能耐受药物治疗
  - d. 基于职业的生活习惯的考虑
  - e. 反复不明原因的肺水肿
- 5. 有心绞痛或非侵入性检查发现心肌缺血证据的患者在施行血管手术前
- 6. 心肺复苏成功，但没有急性心肌梗死的患者

C. 不典型胸痛
- 1. 心电图和核素负荷试验提示高危冠脉病变
- 2. 怀疑冠脉痉挛
- 3. 伴有左心功能不全的症状或征象

D. 急性心肌梗死恢复期
- 1. 休息或轻微活动后出现心绞痛
- 2. 左心功能不全，特别是伴有反复心肌缺血或明显的室性心律失常
- 3. 非侵入性检查发现心肌缺血证据
- 4. 非 Q 波心肌梗死

E. 瓣膜疾病
- 1. 欲施行瓣膜手术，胸部不适，心电图提示冠心病
- 2. ＞35 岁的男性患者，绝经后的女性患者欲施行瓣膜手术

F. 先天性心脏病
- 1. 有冠心病症状或征象的患者
- 2. 怀疑冠脉畸形
- 3. ＞40 岁的男性患者，绝经后的女性患者欲施行根治手术

G. 其他情况
- 1. 主动脉病
- 2. 无明显原因的、收缩功能正常的左心衰竭
- 3. ＞35 岁的男子或绝经后的女性肥厚型心肌病患者伴心绞痛，药物治疗无效欲施行手术

第二节　选择性冠状动脉造影的现代适应证

冠状动脉造影术适用于：① 对冠状动脉疾病和左室功能损害的确诊；② 各种血管重建术术前准确判定左室功能和冠状动脉病变；③ 评价患者预后。冠状动脉造影术不仅能准确地判断冠状动脉内病变程度和范围，还可以通过指出受损害血管数量及受损心肌的范围，准确地判断预后。

一、用于诊断目的

1. 不典型胸痛，临床上难以确定诊断。如胸痛综合征、上腹部症状（如胃、食道症状），需与心绞痛鉴别者。

2. 有典型的缺血性心绞痛症状。心电图、运动试验、心肌断层显像或多巴酚丁胺负荷试验等无创性检查有心肌缺血征象者。

3. 不明原因的心脏扩大、心律失常、心功能不全者。

4. 原发性心脏骤停经心肺复苏者。

5. 心电图示束枝传导阻滞，T 波低平、倒置或高耸，非特异性 ST–T 改变者。

6. 冠状动脉腔内成形术（激光、旋切、旋磨、PTCA 等）或 CABG 术后反复发作的不能控制的心绞痛。

7. 无症状但怀疑有冠心病，而准确诊断对就业（如飞机驾驶员、高空作业）或保险事业非常重要者。

二、用于治疗目的

对临床上确诊为冠心病者，当考虑需要采用经皮冠状动脉腔内成形术（PTCA）或主动脉—冠状动脉旁路移植术（CABG）时，必须先进行冠状动脉造影及左心室造影，明确病变的部位、程度及左心室的功能情况，以便正确选择适应证，指导治疗方案的执行。另外，选择性冠状动脉造影还应用于瓣膜病、先天性心脏病等非冠心病的心脏手术前。

1. 临床上已明确诊断冠心病，欲行冠状动脉内血管成形术或外科搭桥术者。

2. 急性心肌梗死出现下列情况时，应考虑急诊冠状动脉造影：

（1）发病 6 小时以内的急性心肌梗死或发病在 6 小时以上仍有持续性胸痛者，拟行急诊 PTCA 术者。

（2）急性心肌梗死并发室间隔穿孔或乳头肌断裂，导致心源性休克或急性泵衰竭，经过积极内科治疗病情仍无法控制者，需行急诊手术治疗。此时的冠状动脉造影及左心室造影应在主动脉内球囊反搏（IABP）辅助下进行，以明确心肌梗死和室间隔穿孔的部位、范围以及冠状动脉病变，以便制订手术方案。对于经过内科治疗后病情平稳者，可争取在 4~6 周后造影，以便行必要的外科治疗。

（3）梗死后心绞痛：经过积极内科治疗不能控制者，包括经药物静脉溶栓治疗再通或未通而反复胸痛者。梗死后心绞痛常见于非透壁心肌梗死或透壁性心肌梗死冠状动脉自发再通或溶栓再通，此时梗死区及周围有存活心肌，但由于冠状动脉仍有严重的器质性狭窄，该部分心肌仍处于缺血状态。另外，非梗死相关动脉严重狭窄，使远离梗死区的心肌缺血，也是梗死后心绞痛的原因之一。梗死后心绞痛可能发生再梗死或梗死延展，应及早行冠状动脉造影术，以便及早行血管重建。

3. 心肌梗死后无症状者一般不需进行冠状动脉造影。以下情况则是冠状动脉造影指征：较年轻患者，无创性检查（包括 Holter 监测、运动试验或运动放射核素心肌灌注扫描）显示有心肌缺血证据者。

心肌梗死后无症状者经近年来对其进行冠状动脉造影发现大多数患者为梗死血管再通，但残留高度狭窄。对这部分病人是否进行择期 PTCA 尚存在争议。而另一部分患者梗死相关血管完全闭塞或血流 TIMI 仅为 I~II 级，并可见侧支循环建立，心肌梗死后心肌损伤的量随缺血时间、通过病变血管残存前向血流以及侧循环情况的不同而不同，分为重伤心肌（maimed myocardium）、顿抑心肌（stunning myocardium）、冬眠心肌（hibernational myocardium）和完全坏死心肌（narcoted my–ocardiuim）。而晚期再灌注（＞6 小时）仍可使前三者恢复心功能，结果使心肌梗死范围减少，限制左室扩大，改善左室重构并减少致命性心律失常的发生，有助于降低病死率，改善预后。Bernardi 等发现 IRA（梗死相关动脉）持续闭塞 6~24 天再通，可使急性心肌梗死患者的 3 年死亡率降至 70%。因此，即使梗死后非常晚，IRA 再通也可起到降低死亡率和改善远期预后的作用。所以，我们认为对急性心肌梗死后无症状者也应进行冠状动脉造影，明确 IRA 血流情况，如果存在 IRA TIMI 血流 0~II 级，应进行 PTCA 处理。

4. 陈旧性心肌梗死

（1）新近发生心绞痛经内科积极药物治疗效果不佳，推测新的冠状动脉血管发生狭窄需行 PTCA 或 CABG 术。

（2）陈旧性心肌梗死并发室壁瘤：对心肌梗死后无创性检查（如超声心动图、放射核素心室造影及磁共振等）提示室壁瘤，临床上有心功能减低，严重心律失常及心绞痛，应进行冠状动脉及左心室造影，明确瘤体部位大小，有无二尖瓣反流、心肌运动及冠状动脉病变，以便决定手术方案。对室壁瘤小（小于左心室容量 30%），临床无任何症状者，可行内科药物治疗。

5. 血管成形术后及主动脉——冠状动脉旁路移植术后心绞痛复发，药物治疗不能控制，需考虑进一步血运重建治疗者。

6. 瓣膜病患者欲行换瓣术前，年龄在 45 岁以上，在人工瓣膜置换术前应进行冠状动脉造影，以除外合并存在的冠状动脉狭窄病变。

7. 先天性心脏病。对个别临床上出现心肌缺血表现者，可于心室造影时行冠状动脉造影。另外，大动脉转位或法乐四联症等合并冠状动脉畸形者。

8. 梗阻性肥厚型心肌病

① 中年以上（>45 岁）；② 有胸痛症状；③ 欲行化学消融术于胸外科手术前，术前应行冠状动脉造影。

9. 其他非心血管疾病：胸膜腔大手术前需排除冠心病者。因为这些大手术前常需了解冠状动脉有无病变，并对左心室功能进行评价。

三、用于评价目的

1. 预后评价：评价血管重建术后心脏功能、冠状动脉循环血流的恢复情况及侧支循环建立情况。

2. 临床治疗转归与随访

① PTCA 或 CABG 术后是否发生冠状动脉再狭窄；② 急性心肌梗死溶栓后冠状动脉再通情况；③ 心脏移植术后冠状动脉血流情况。

3. 科研工作评价：各种新技术以及新产品的临床效果评价。如冠状动脉内支架置入术（肝素包被支架、放射性血管内支架、生物降解支架等）、旋切术、旋磨术、激光成形术、激光心肌打孔术等应用初期，为新技术广泛应用于临床的前期阶段。

四、急诊冠状动脉造影术适应证

多数为治疗目的而进行，其适应证如下：

1. 不稳定心绞痛反复发作，已成为梗死前兆。

2. 急性心肌梗死需立即行急诊 PTCA 术或冠状动脉搭桥术。

3. 急性心肌梗死后反复发作性胸痛、心律失常，用药物难以控制，需立即行 PTCA 术或搭桥术。

4. 急性心肌梗死合并乳头肌断裂、二尖瓣反流、室间隔穿孔、心源性休克，需立即行外科手术，术前对冠状动脉情况的了解。

5. 急性心肌梗死溶栓治疗后，冠状动脉血流恢复的评价或拟行挽救性 PTCA 术者。

6. 血管重建术后疑有冠状动脉内亚急性血栓形成者。

7. 剧烈胸痛不能与急性心肌梗死鉴别，为防止盲目溶栓而无端造成出血并发症，需立即行诊断性冠状动脉造影者。主要指胸痛伴束枝传导阻滞、巨大倒置 T 波、ST 段抬高或降低等心电图异常情况。如 Q 波性心肌炎、心肌病、部分高血压性心脏病、X 综合征、神经官能症等。

第三节　禁忌证

可以说冠状动脉造影术没有禁忌证，而且 AHA/ACC（美国心脏病学会和美国心脏病协会）也没有特殊规定。某些学者，如 Sones 和 Boltaxe 则认为还存在禁忌证，某些疾病（如部分急性心肌梗死、晚期癌症等）行血管成形术或外科血管重建术对延长生命没有作用，而且无端地增加操作风险，属不可取之列。

相对禁忌证：

1. 不能控制的严重充血性心力衰竭。
2. 严重肝、肾功能障碍。
3. 发热及感染性疾病。
4. 碘制剂过敏者。
5. 急性心肌炎。
6. 凝血功能障碍者。
7. 低钾血症：低血钾时心脏兴奋阈值低，在心脏导管操作时易诱发出室速、室颤，导致病员严重的血流动力学改变。
8. 预后不好的心理或躯体疾病。严重的痴呆或病情呈进行性加重的精神障碍，晚期播散性癌肿，冠状动脉造影显然没有任何治疗价值。

第四节　适应证应注意点

由于冠状动脉造影属创伤性检查，对病员身体有一定程度的损害（尽管这种风险很小），而且经济上要承担一定的费用，因此冠状动脉造影术还不能作为常规的检查手段。

一、条件与适应证

1. 导管室条件：导管室应设有性能良好的心血管造影机、心电血压监测系统、良好的无菌卫生条件、急救设备（如心脏除颤器）及药品。
2. 人员技术条件：需要有经验的导管操作者以及与之能配合的，有一定经验的助手，训练有素的心电、X 光设备监控人员，训练有素的能做急诊搭桥术或其他心脏手术或心脏外科手术组。
3. 患者体重应与造影机匹配：Sones 曾经提出体重超过 150kg 是造影禁忌证，其原因有二：一是需要机器有更大的 X 线发射性能；二是由于体重过大，吸收 X 线的组织过多，使辐射转变为散射，减低影像的清晰度。
4. 心电图示 III° 房室传导阻滞者，应在临时起搏器工作下进行，以保证病患的安全。
5. 心源性休克、泵衰竭情况下，应在 IABP 的辅助下进行。冠状动脉造影只能做 1~2 个投照角度，不进行心室造影，以免增加心脏负荷，使循环衰竭加重。

二、时机与适应证

1. 6 小时以上的急性心肌梗死是否需要做急诊冠状动脉造影是有争议的。有一点是明确的，即如果不是为了治疗目的（即内科或外科的血管重建术）则是禁忌的。有人认为 6 小时以上的冠状动脉造影是禁忌的：他们认为此时的冠状动脉造影可能会使缺血性的心肌转变为出血性的心肌，使梗死范围扩大；而且从治疗意义上讲，6 小时以上的心肌梗死介入或外科手术治疗价值不大，因此时的心肌基本已经坏死，此时的抢救治疗已没有意义，只会增加手术操作的风险（血管再堵塞、血栓形成、血管急性关闭）。另外，近期有人则认为 6 小时以上的心肌梗死血管再通后的晚期再灌注（>6 小时）有利于梗死心肌的愈合，改善左室功能，进一步防止左心室扩张，减少左室重构，因此，6 小时以上的血管重建术仍有治疗意义。

我们认为，急性心肌梗死如果已经超过 6 小时而且无心肌缺血症状和心电图 ST 抬高者，可以推迟至心肌梗死后 1 周再做冠状动脉造影，因为此时做介入性治疗更安全。这时的血管活性物质的释放已趋稳定，术中操作时急性血管关闭，冠状动脉或支架内亚急性血栓形成或再狭窄的形成等情况较少。此时为了治疗目的的冠状动脉造影是适当的。

2. 45 岁以上男性是否常规做冠状动脉造影，以往曾有人建议为了防止急性心肌梗死的发生，45 岁以上男性需每隔 3 年常规做冠状动脉造影检查，如有冠状动脉狭窄倾向（冠脉内粥样斑块形成，冠心病易患因素的存在）更应该如此。我们认为该类人群可常规做平板运动试验，ECT、多巴酚丁胺负荷试验，Holter 心电图等，如果有心肌缺血表现或者患者有高血压病、糖尿病、高脂血症、肥胖、家族遗传史等冠心病危险因素可以做此检查，否则没有必要做每隔 3 年的常规冠状动脉造影。

20 世纪 50 年代 Sones 和 60 年代 Judkins 开展 CAG 成为冠心病诊疗上的里程碑。现在 CAG 已经成为诊断冠心病最可靠的手段，被誉为诊断冠心病的金标准。ACC 和 AHA 的 CAG 委员会 1999 年重新制定了 CAG 适应证，以指导心血管医生更合理地选择 CAG。

I 级适应证：有证据显示和 / 或普遍赞同进行 CAG 是有用的和有意义的；II 级适应证：与进行 CAG 的有用性（有效性）存在互相抵制的证据和 / 或分歧的观点；IIa 级：证据偏重于有用性（有效性），IIb 级：证据较少证实其有用性（有效性）；III 级适应证：有证据显示和 / 或普遍赞同进行 CAG 是无用的（无效的），甚至在某些情况下可能是有害的。有人统计 I 级适应证的冠状动脉造影其冠状动脉病变阳性率达 98.2%，IIa 级适应证冠状动脉病变阳性率达 94.6%，IIb 级适应证冠状动脉病变阳性率 65.9%，III 级适应证冠状动脉病变阳性率 5.6%。

张薇薇

第七章　冠状动脉造影的术前准备

选择性冠状动脉造影与一般的无创性检查如超声心动图、心电图及负荷试验不同。因其具有创伤性，故有一定危险性。术前在理论、操作及仪器设备上要有充分的准备。除要求有一个配合默契、技术娴熟的操作班子外，还需要检查仪器性能，复习病史，根据无创性检查结果，粗略地估计冠状动脉阻塞的部位及程度，准备好急救设备及药品。

第一节　完成冠状动脉造影必需的工作人员及职责

完成一次冠状动脉造影，至少需 5 名工作人员密切配合。包括术者、助手各 1 名，护士 1 名，心电监护及放射线技术员各 1 名。如需全麻时，可临时配一名麻醉师。为保证病人安全，使检查和治疗成功，参加人员应分工明确，各尽其责。

一、术者和助手

1. 参加术前讨论，提出诊断意见和确定检查指征。
2. 制定操作方案和检查所用器材。
3. 估计术中意外和制定处理方案。
4. 做好术后记录、结果报告并观察病情变化。

二、配合手术护士

1. 参加术前讨论，了解每次术前方案。
2. 准备器械、敷料、穿刺针、导丝、扩张器及导管等。
3. 准备术中必备的药物，包括急救药物和造影剂，并按术者要求随时投入意外抢救。
4. 完成术后器械清洗、整理和消毒。

三、心电监护技术员

1. 患者平卧导管床上后，立即连接心电监护导线，并观察示波，记录术前心电图。
2. 准备好测压系统，定标压、校正压力和压力基线，随时准备记录并报告压力值。
3. 监测心电示波，操作中一旦发现心律失常，随时向术者报告，必要时做记录。
4. 术后整理各种记录，并向经治医生交代注意事项。

四、X 线技术员

1. 术前检查机器，保证 X 线机、电视机、电影机、高压注射器和录像系统工作正常。
2. 术中配合术者操作 X 线机拍摄和透视，并根据需要随时录像和回放。
3. 每次操作结束，都要检查 X 线机及附属设备，以备下次工作时机器能正常运行。

第二节　完成冠状动脉造影必需的设备及抢救药品

一、设备

选择性冠状动脉造影是向冠状动脉内注入造影剂来显示冠脉解剖及病变情况的一种特殊的 X 线检查方法。要求性能较好的 X 线机需能够进行电影摄片。一般需要 800~1000mA 的 X 线机，电压为 100~150kV。这样才能保证以 0.1 秒以下的曝光时间进行电影拍摄或投照。这种大型 X 线机需配有影像增强装置、电视录像系统、电影摄像机、高压注射器、可移动的导管床、C 形臂支持系统。除此之外，还需要有多导生理记录仪（能进行心电监护及测压）、器械台、心脏除颤器、主动脉内球囊反搏泵（IABP）、喉镜、气管导管、吸氧系统等。

二、药品

冠状动脉造影是一种相对安全的有创性检查，但有时因冠状动脉病变严重，离子紊乱或操作不当仍可发生严重心律失常（如室颤）等严重并发症而危及生命，故术前应准备各种抢救药品。各种抢救药品参考如下：

注射剂：肾上腺素、去甲肾上腺素、异丙肾上腺素、利多卡因、阿托品、硝酸甘油、心律平、多巴胺、间羟胺、可拉明、回苏灵、洛贝林、西地兰、速尿、地塞米松、杜冷丁、安定等。

片剂：硝酸甘油、消心痛、地尔硫䓬、硝苯地平等。

三、准备心脏临时起搏系统

对于术前有明显缓慢型心律失常，如显著窦性心动过缓、房室传导阻滞、主动脉瓣狭窄伴右束支传导阻滞、左心功能显著减退以及急性下壁心肌梗死急诊行冠状动脉造影时，需准备右心室心内膜临时起搏系统。

第三节　术前讨论

为保证病人安全，使检查或治疗成功，有关人员应参加术前讨论。术前讨论应解决以下问题：① 了解病情，确定是否为冠状动脉造影适应证。② 通过病史、体征及心电图、平板运动试验、动态心电图、超声心动图、心脏核医学等无创性检查结果，对冠脉病变部位、程度作出粗略估计，以利术前各项准备和预测可能发生的问题。③ 大多数病人在冠状动脉造影术后，根据病情可直接选择介入治疗，故在冠状动脉造影术前应该对病人病变有应对可能进行的冠状动脉介入手术做必要的准备。④ 全面了解病人造影前的周身状况，如有无贫血、离子紊乱、心衰等，必要时在术前予以纠正。⑤ 决定术者、助手。

术前讨论是冠状动脉造影前必要的一个步骤，能解决和预测许多重要的问题。因此，各级医师，特别是术者和助手要高度重视。即使是开展冠状动脉造影例数较多、技术较熟练的单位，也不能忽视术前讨论，将其流于形式。

第四节　冠状动脉造影术前有关的检查

包括常规心电图、心电图负荷试验、超声心动图、胸部 X 线片、血尿便常规、出凝血时间、血型、凝血酶原时间、肝功、肾功、传染性肝炎及其相关抗原、血糖、血脂、血离子。对于急性心肌梗死及不稳定型心绞痛者，还需做心肌酶学的测定（CK、SGOT、LDH 及 CK-MB）。经济条件允许者，还可做动态心电图和核素心肌显像（ECT），以便对所患冠心病的类型、性质及程度、心功能状态、有无心律失常等情况做一定的了解。

值得重视的是，术者或助手在术前一定亲自检查病人双侧股动脉、足背动脉、肱动脉、桡动脉搏动情况。其目的在于：① 选择插管位置。通常选择右侧鼓动脉穿刺，但若有右侧鼓动脉搏动不良或已行多次穿刺，或穿刺后已有血肿发生，可选择左侧股动脉。若双侧股动脉均存在上述问题或既往介入性检查提示双侧髂动脉严重迂曲、导管难以通过，则可选择桡动脉或肱动脉。② 对术后是否出现术侧动脉血栓的评价。

第五节　术前用药及皮肤准备

一般来讲，冠状动脉造影检查无需术前用药。但有些病人则需适当用药。如心功能不全、心律失常、严重高血压、频发严重心绞痛等，应予相应治疗，待病情相对稳定后再行冠状动脉造影。因血钾偏低，心肌应激性增高，也可致严重心律失常。辽宁省人民医院曾遇一例血钾 3.2mmol/L，冠状动脉造影术中频发室性心动过速。对此种病人可在术前 2~3 天给予 5 %葡萄糖 500ml、10%氯化钾 10ml、25%硫酸镁 10ml，每日 1 次静点，以增加心肌膜稳定性，防止发生心律失常。对有明显变异性心绞痛者，为防止冠状动脉造影术中发生冠状动脉痉挛，可在术前 2~3 天开始服用钙拮抗剂和 / 或硝酸盐类药物。对于精神紧张者，术前夜间可给予少量镇静剂。

一些病人在冠状动脉造影术后，根据病变情况直接进行冠状动脉介入手术，如急性冠脉综合征，这类病人术前要给予充分的抗血小板治疗。阿司匹林可给 300mg 立即嚼服，以后每天 100~300mg。值得一提的是，ADP 受体拮抗剂类的抗血小板药（噻吩并吡啶衍生物）氯吡格雷应给负荷量 300mg 立即口服，以后每天口服 75mg。术前至少提前 6 小时给予氯吡格雷 300mg 负荷剂量，如时间小于 6 小时，则给予 600mg 负荷剂量，术后推荐应用阿司匹林和一种噻吩并吡啶衍生物，首选氯吡格雷，并至少持续 9~12 个月。

冠状动脉造影应做局部皮肤准备，即术区备皮。如经股动脉穿刺，应做腹股沟区备皮，如经桡动脉或肱动脉穿刺，做相应区域备皮。备皮应双侧进行，以便一侧穿刺失败随时改行对侧。

第六节　和患者术前谈话

由于冠状动脉造影术在我国尚未普及和推广，并且具有创伤性，绝大多数患者缺乏对此项检查技术的了解和正确理解，普遍存在一定的思想顾虑和恐惧感。术前结合各项非创伤性检查资料充分向患者说明冠状动脉造影术的必要性和术中操作步骤是非常必要的，由接受过冠状动脉造影的患者向病人本人及家属谈自己造影前后的体会，这对患者充分理解该项检查的必要性、危险性和术中配合问题均有极大益处。和患者的术前谈话，对于帮助患者树立信心、消除顾虑和恐惧心理是不可缺少的。

第七节　病人术前训练

冠状动脉造影过程中，可对患者造成一定的不适，如动脉穿刺前的皮肤麻醉、穿刺时的疼痛、左室造影时的灼热感、心悸以及向冠状动脉内推注造影剂时的胸闷、甚至诱发心绞痛等，往往给患者造成心理压力，严重时会诱发患者动脉血管痉挛。此外，摄片时要求病人憋气，摄片后要求病人强有力的咳嗽，以促使造影剂从冠状动脉内排空。因此，术中患者的充分配合非常重要。所以，作为术者和助手，在术前除给患者讲清主要操作步骤外，还应给患者讲清造影过程中出现这些不适的原因和克服的办法，并指导病人做必要的练习，使患者在术中密切配合。

病人在术后要平卧 8~12 小时，部分病人因体位受限而不能排尿以致不得不接受导尿，故在术前可嘱病人做平卧位排尿训练。

第八节　办理同意手术的术前协议书

由于冠状动脉造影术是一项有一定危险性的创伤性检查技术，依照我国法律，应在与患者充分谈话，取得患者同意手术检查的基础上，进一步向患者家属交代病情，说明该项检查的意义、必要性、预计费用和可能出现的各种意外。在家属充分了解和理解后，常规办理患者家属的签字手续。签字表应统一印制，表中应注明所施诊疗术的名称、时间、术中术后可能发生的各种意外。办理好的“协议书”应附在病历中妥善保存，具有法律作用。

现附辽宁省人民医院“选择性冠状动脉造影术前协议书”，供参考。

辽宁省人民医院
选择性冠状动脉造影术前协议书

姓名：　　性别：　　年龄：　　科：　　病室：　　床：　　住院号：	
临床诊断	
手术时间：　　年　　月　　日　　时	
手术医师：	助手：
术中术后可能发生的并发症和危险性 1. 麻醉意外、过敏反应 2. 出血、血肿、动静脉炎、血管痉挛、血管撕裂、血管夹层、继发性血管狭窄、闭塞、动脉瘤 3. 局部或全身感染、败血症、急性心衰、休克、DIC 4. 急性心肌梗死或其他重要脏器栓塞 5. 严重心律失常 6. 心包填塞 7. 瓣膜损伤造成瓣膜关闭不全 8. 导管打结、断裂 9. 死亡及其他意外情况	
患者家属签字	医师： 时间：

第九节　经治医师向导管室递送“冠状动脉造影申请单”，书写术前医嘱

经治医师在完成术前讨论，与患者及家属谈话，签写术前协议书后，应填写“冠状动脉造影申请单”，并至少提前一日送达导管室，以便导管室做术前准备。

“冠状动脉造影申请单”应包括病人姓名、性别、年龄、临床诊断、造影时间、造影术的名称、麻醉方式、术者、助手等，并注明所用造影剂的种类。同时根据病人的具体情况，注明有无特殊要求，如是否需右心室心内膜临时起搏等。

现附辽宁省人民医院“冠状动脉造影申请单”，供参考。

经治医师在行选择性冠状动脉造影术前一日应书写术前医嘱。术前医嘱内容和形式可参考如下：

日期	时间	医　嘱	医师	
×日 ×月	上午8时	拟于明日在局麻下行选择性冠状动脉造影术	×	×
		双腹股沟区备皮	×	×
		明晨禁食水，术前30分钟安定10mg，肌注	×	×

注：造影过程中，病人可能因精神紧张、疼痛等致迷走神经反射或某些药物（如造影剂、杜冷丁）影响会出现恶心、呕吐，为防止因呕吐而发生误吸，故术前要求病人禁食水。但需用少量水送服当次口服药（不禁药）。如系急诊冠状动脉造影，应加服阿司匹林、氯吡格雷、β-受体拮抗剂等。

辽宁省人民医院

冠状动脉造影申请单

病　房：　　　　电影、减影号：

住院号：　　　　X线号：

CT号：

姓　名	性　别	年　龄	身　高	体　重	血　压
住　址					
临床症状：					
体征：					
实验室检查（肝、肾功能，凝血酶原时间，血红蛋白、纤维蛋白原定量）：					

续表

心电图结果：
X线、CT所见：
超声心动图、B型超声所见：
临床诊断：
心血管造影（导管）收费通知单 病房： 患者姓名： 20 年 月 日 住院号： 检查费： 经手人：

（冠状动脉造影申请单：背面）

申请单背面

造影部位及方式：			
检查方法： 周围静脉注射： 导管法：穿刺血管 导管种类、型号、数目：			
造影剂名称、用量、浓度、注射速度：			
摄影方式（电影、减影、录像）：			
碘过敏实验	结果： 签字：	麻药过敏实验	结果： 签字：
特殊要求：			
申请医师：		申请时间：	

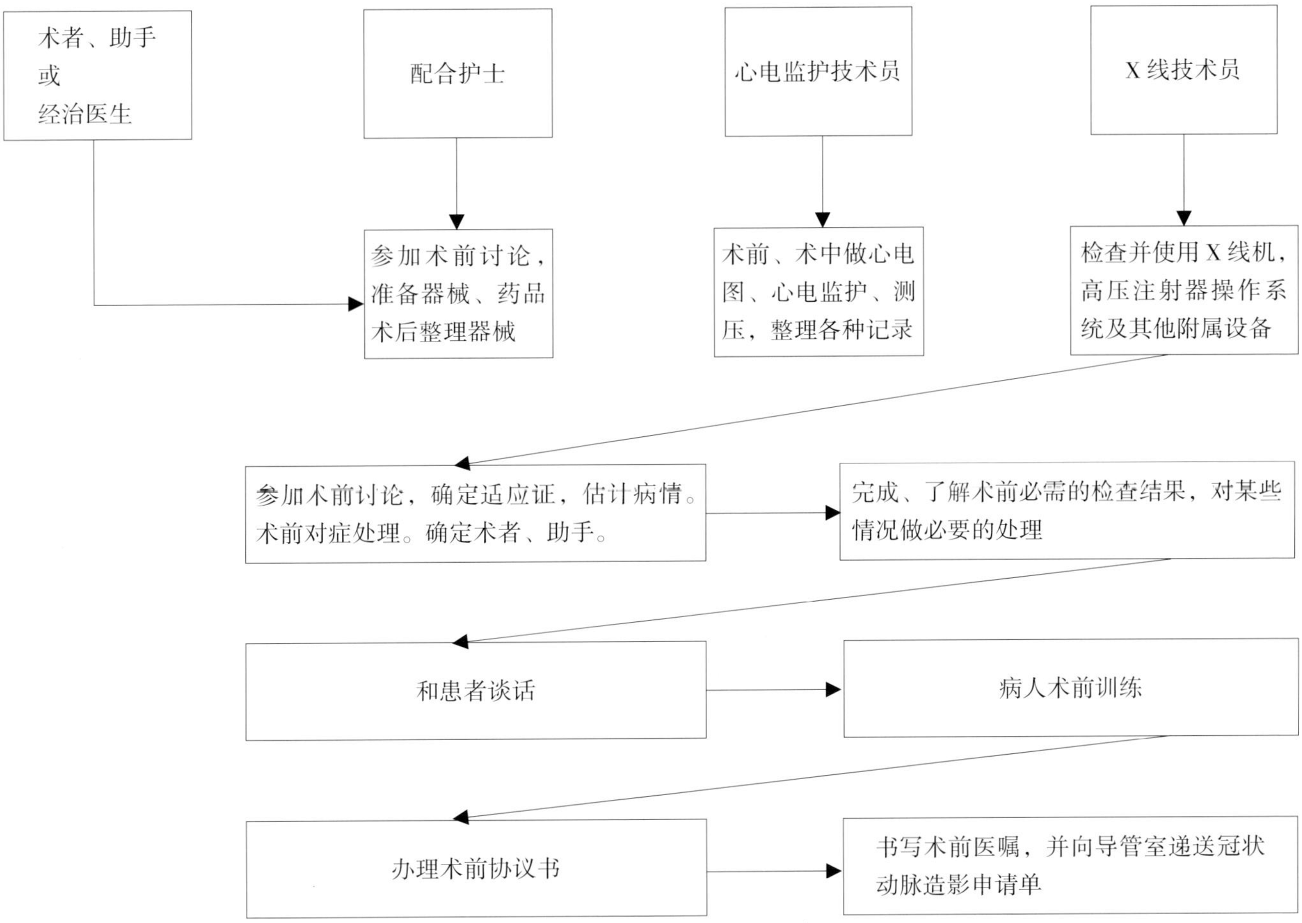

第十节　保　险

随着人们生活水平的提高和社会的进步，与人们健康相关的各类保险业务将日趋完善。我国现行的基本医疗保险制度已在全国大多数医院普遍施行。基本医疗保险及其他保险业务与冠状动脉造影术及介入治疗如何进行联系，可根据各地具体情况，按政策执行。

栗印军

第八章 冠状动脉造影的操作

第一节 血管入路及方法

冠状动脉造影多取四肢动脉为入路，尤以取股动脉为主。近年有些术者取肱动脉或桡动脉穿刺为入路。

一、股动脉解剖

股三角由腹股沟韧带，外侧的缝匠肌和内侧的股长收肌围成。股动脉在腹股沟韧带中点稍内侧经血管腔隙进入腹部，在股三角处位置最浅。它的内侧是股静脉，外侧是股神经。见图 8-1。

腹股沟韧带下方 2cm 左右为股横纹，见图 8-2。在股横纹中点偏内侧可触及股动脉搏动。

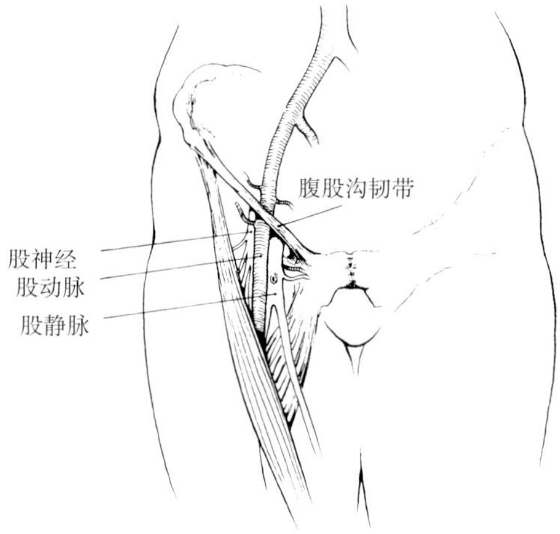

图 8-1 穿刺点定位

腹股沟血管解剖关系显示股静脉在股动脉内侧

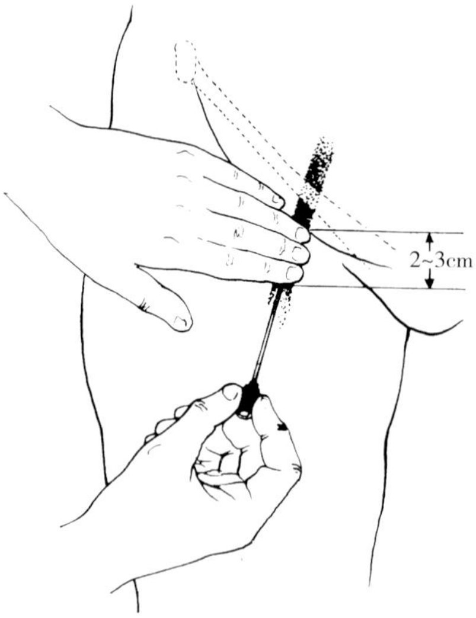

图 8-2 股动脉体表定位

二、股动脉穿刺方法

冠心病病人的外周血管有时因硬化而扭曲，使股动脉穿刺或推送导管有困难，故需改行另一侧股动脉穿刺，所以应常规消毒双侧腹股沟区皮肤。消毒范围是上至腹部脐水平，下至膝关节上，向外向内均达下肢前后中线。外阴部不要用碘酒涂抹，因对皮肤刺激强，用无菌巾遮盖即可。双腿略分开并稍外旋，便于暴露股动脉穿刺区，双腿中间便于摆放导管及术中所用器械。全身铺无菌大单，上至病人颈部（露出头面部），下至导管床全部覆盖。

由于术者站在病人右侧，故多选用右股动脉。术者以左手食指、中指和无名指沿腹横纹中点偏内侧触查股动脉搏动。手法由轻至重，逐渐向深部加压，感知动脉搏动，抬起手向内（或外）稍移动换一个点再按下触摸股动脉，切不可左右推动皮肤查找股动脉，造成穿刺点移位而穿刺失败。如触到股动脉后，可以左手食指在病人足侧、无名指在病人头侧方向排列，当三个手指均触到股动脉搏动时，三个手指尖的排列即指示了股动脉的走行方向，这就是穿刺针的走行方向。根据病人的胖瘦及手指压的深度，大概判断一下股动脉的深浅，以便估计一下入针的深度。

穿刺点选择在股横纹下 2~3cm，股动脉搏动的正下方。穿刺点过于靠近股横纹，可能使穿刺针进入动脉壁的位置越过腹股沟韧带，术后无法压迫止血，造成腹膜后血肿，甚至失血性休克。穿刺点过低，则因股动脉进入收肌管，位置较深，不易成功；而且有股深动脉、股浅动脉、股外侧动脉、股内侧动脉分支，易刺中分支，导丝不易进入股动脉；另外，股静脉渐走行于股动脉下方，易造成动静脉瘘。

局部浸润麻醉多用 1%利多卡因（2%利多卡因稀释 1 倍）。麻醉用针头最好是一次性注射器的 7 号新针头，减少病人疼痛，减少紧张造成的血管痉挛。沿股动脉走行及穿刺针走行注入 4~6ml 麻药。初学者可边抽回血边注药，试探一下股动脉的位置和深度。但对于急性心肌梗死溶栓者或拟行 PTCA 者，麻醉针头最好不要刺入股动脉，减少动脉损伤，减少出血、血肿的并发症。

局麻后，用手术刀尖端在股横纹下 2~3cm 处（股动脉搏动最强点下方），做一与股横纹平行的，约 3mm 的切口。不必用止血钳分离皮下组织，减少对组织损伤，减少术后瘢痕硬结的形成。用 10ml 一次性塑料注射器（吸入 2~3ml1%利多卡因，因有些病人较胖，7 号针头较短，未能浸润麻醉至股动脉周围），接 18 号静脉穿刺针（不带针芯的穿刺针），针头斜面向上（将针头斜面与注射器刻度面一致，以标示针头斜面方向）。针尖指向左手食指、中指、无名指、尖所指示的股动脉搏动方向，经皮肤切口刺入皮下组织，针与皮肤成角 30°~45°（角度大于 45° 时，送入动脉鞘时易打折，造成血管损伤和血肿）。穿刺针刺入 3cm 后（或病人感觉局部疼痛时）可少量注入局麻药，边回抽边刺入，待感觉到针尖触及股动脉搏动后，快速刺入 2mm 左右，回抽注射器，可见有回血，说明刺入血管，左手指固定穿刺针，右手取下注射器，观察有血呈搏动性喷出，提示刺入动脉。

动脉穿刺切忌刺穿动脉后壁，造成局部出血血肿。所以目前带针芯的动脉穿刺针已被淘汰。不要把穿刺针插到底，再退针抽回血。如经验不足，可在局麻充分（尤其是深度）后，用不带注射器的穿刺针刺入，一旦刺动脉壁，即有血液喷出，省去回抽的步骤。如果穿刺针已进入很深未刺入动脉，千万不要只把针退回一半就向另一方向刺入，一定要把针全部退出到皮肤，重新调整方向直行刺入，呈扇面状逐步向内（或外）分次试探，不可在进针时左右牵拉皮肤及皮下组织，使进针方向改变，造成不必要的损伤。一定要触及动脉搏动后，再依靠腕力快速刺入动脉，不可过深，以防刺穿动脉后壁。有些老年人皮下组织疏松，动脉硬化较重，穿刺针刺入时，动脉滚动，可用左手食指、中指于股横纹稍下方处夹住股动脉固定，有利于刺入股动脉。再有某些医院反复使用旧穿刺针，针尖已钝或已带倒钩，也是造成穿刺困难的原因，常常是反复试穿不成功，术中渗血不止，术后发生动脉瘤、血肿，结果得不偿失。所以建议不要重复使用旧穿刺针。尤其是以往曾行过股动脉穿刺，局部已有硬结者，旧穿刺针常常给病人带来痛苦，给术者带来尴尬。

股动脉穿刺的几个要点：① 不可穿刺点太高（股横纹下 2cm），防止越过腹股沟韧带。② 左手探查股动脉走行及固定股动脉只许垂直压向皮肤，不可左右推动皮肤。③ 入针感到动脉搏动后再刺入动脉，不可刺穿动脉后侧壁。④ 一次未成功，只许完全退出穿刺针呈扇形再刺入，不许在皮下组织内改变进针方向再刺入。⑤ 最好使用新穿刺针。⑥ 入针与皮肤呈 30°~45° 角，针头斜面向上，见图 8-3。

三、桡动脉解剖

以往导管多较粗（7F 或 8F），故当下肢动脉有问题不能采用股动脉穿刺时，多采用切开肱动脉的方法。因为肱动脉与正中神经并行，穿刺法易损伤正中神经，切开法在术后缝合修补肱动脉的鞘管入口时要很仔细，防止将肱动脉缝窄或渗血，笔者曾有一例穿刺法误伤正中神经和切开法血肿的并发症教训，故不再采用肱动脉入路。目前造影导管多采用 5F 或 6F 导管，可以经桡动脉插入，而桡动脉与正中神经由桡侧腕屈肌腱分开，减少了误伤桡动脉的机会。见图 8-4。

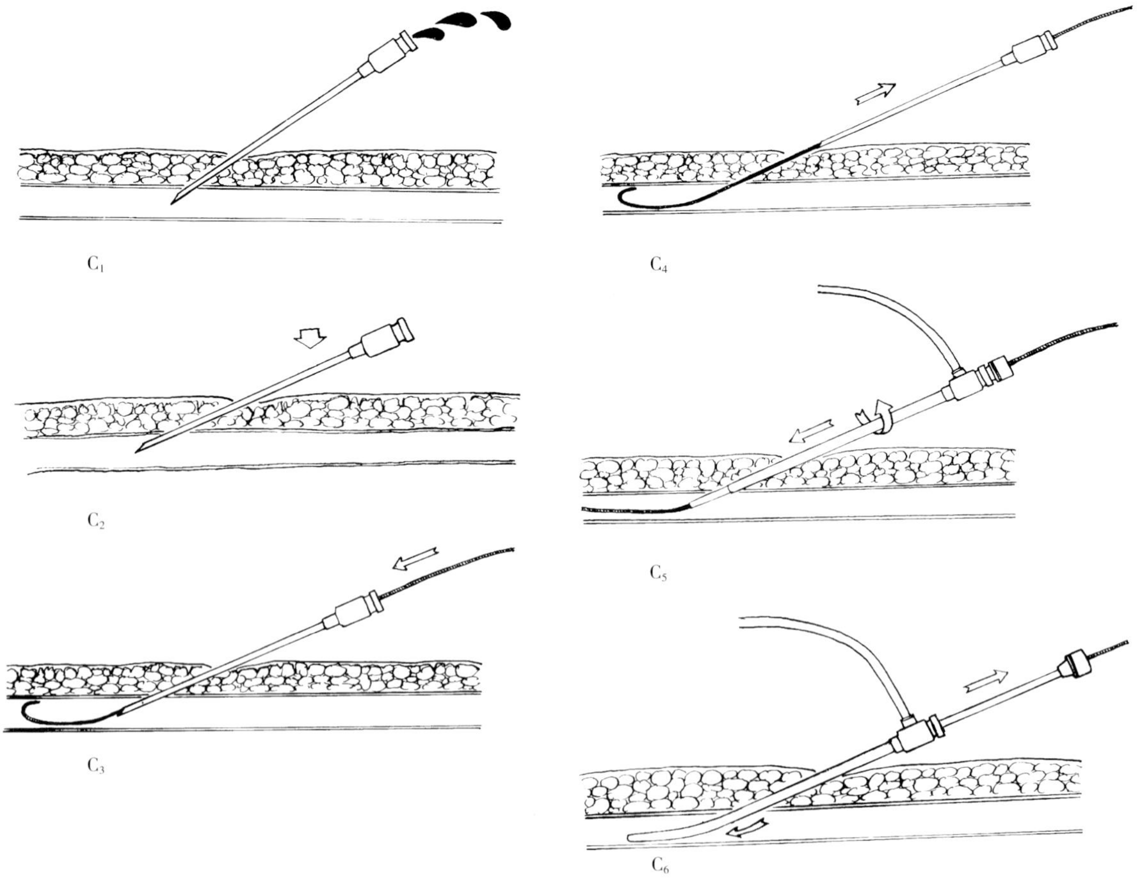

图 8-3　动脉穿刺流程示意图

四、桡动脉穿刺法

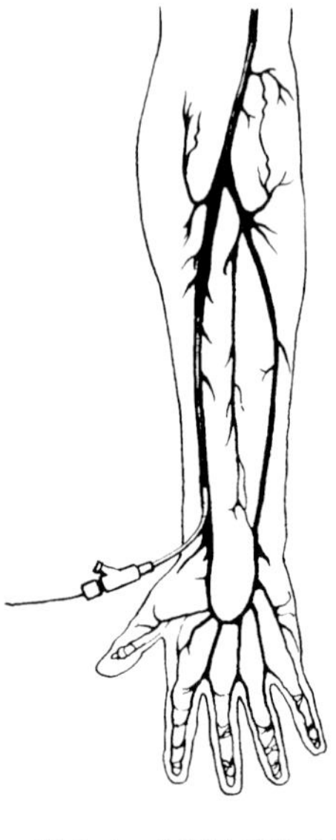

图 8-4　前臂的动脉（掌侧面）

因为传统的心血管造影机按照医生站在病人右侧操作设计，故多选用患者右上肢桡动脉，用托架将患者右上肢托住，与身体成 45° 夹角，有些患者会出现导管不易通过腋动脉、锁骨下动脉时可临时将上肢与身体成 90° 夹角，以利导管通过。如欲做胸主动脉以下如腹主动脉、髂动脉、股动脉造影，最好选用左上肢动脉，因为左锁骨下动脉进入降主动脉容易，而右锁骨下动脉经无名动脉开口在主动脉弓的升主动脉侧，导管不易越过主动脉弓进入降主动脉。

消毒铺无菌巾后，取腕横纹近端 3cm 左右为穿刺点，桡动脉表浅易触及，在其上方用 1%利多卡因浸润麻醉，麻药不可过多，否则局部胀起不易摸清桡动脉搏动。用手术刀尖轻轻划开皮肤约 3mm，注意刀尖不可过深，以防伤及桡动脉。穿刺针与皮肤呈 30°~45° 角入针，刺入桡动脉，仍要注意不要刺穿血管后壁，见到动脉血喷出后，引入导引钢丝，退出穿刺针，再补充少量麻药浸润桡动脉，减少由于疼痛诱发的桡动脉痉挛。沿导引钢丝置入 6F 动脉鞘。

五、建立动脉通道

穿刺针刺入动脉后，选用能通过穿刺针内孔及扩张管内孔的导丝，一般多与动脉鞘配套封装，直径为 0.035in，长度在 30~40cm 之间，最好使用“J”形导丝（即软头为弧形），因为圆弧形导丝经穿刺针进入动脉后自动弯曲，头端直径变大，不易刺穿血管壁，不易进入动脉壁夹层，也不易进入其他分支血管。“J”形导丝可通过一个塑料导入装置将前端变直送入穿刺针内，也可用右手拇指食指捏住J形头3cm处，右手小指将导丝捏压在掌心近大鱼际部，拇指、食指向外牵拉导丝，即可将导丝前端弯头拉直而送入穿刺针内。如果穿刺针喷血良好，而导丝送入阻力较大，应在X线透视下观察。如果导丝在穿刺针头出口处打折，可能是穿刺针斜面一半在血管内，另一半在血管壁上，应旋转穿刺针斜面方向或稍移动穿刺针深浅，再试推入导引钢丝。如果导丝已越过穿刺针注入造影剂观察血管走行是否扭曲，是否穿入小动脉分支，是否穿入动脉夹层等，不要随便拔出穿刺针再穿刺，增加动脉损伤机会。如果造影观察穿入小动脉分支，则需重新穿刺，如穿入动脉夹层，最好换另一侧肢体桡（股）动脉再行穿刺。如属动脉扭曲，可使用直头超滑导丝在透视下轻柔地送入导丝，切勿使蛮力，强行插入导丝。对于股、髂动脉扭曲狭窄的动脉鞘插入方法后面将详细介绍。

导丝应尽可能多向血管内送入，以便探查近端血管走行情况，防止动脉鞘进入动脉后，导管不能进入的情况发生。如果导丝送入顺利，透视下见导丝远端走行正确，则可退出穿刺针，用左手食指、中指、无名指三指共同按压股动脉穿刺点的近心端，防止动脉出血。

动脉鞘管从5F~8F不等，目前多使用6F动脉鞘。6F动脉鞘内直径2mm，长度一般在18cm左右，鞘管体外端有止血活瓣，可防止动脉血外流。同时在鞘管体外端还有一侧位管道，可用于测量股动脉压力，注入药物或造影剂。动脉鞘远端呈梭状，包住鞘管内的扩张管，便于随扩张管穿过动脉壁。有少数单位重复使用动脉鞘，动脉鞘远端损坏了，用剪刀将其剪断，结果动脉鞘与扩张管之间有很大的缝隙，在送入动脉鞘时，扩张管扩开的动脉壁不能圆滑地导入动脉鞘残端，并易造成动脉壁的不规则损伤，造成出血、血肿及血管损伤，见图8－5。笔者认为，动脉鞘远端损坏，有折痕，止血阀漏血的旧动脉鞘不宜再用。过期的动脉鞘因为塑料老化易断裂，亦不宜再用。送入动脉鞘时，助手应拉直导丝，边插入动脉鞘边抽拉导丝，如导丝及动脉鞘均活动顺利，说明动脉鞘是顺着导丝轴向导入动脉，而没有导丝或动脉鞘打折。

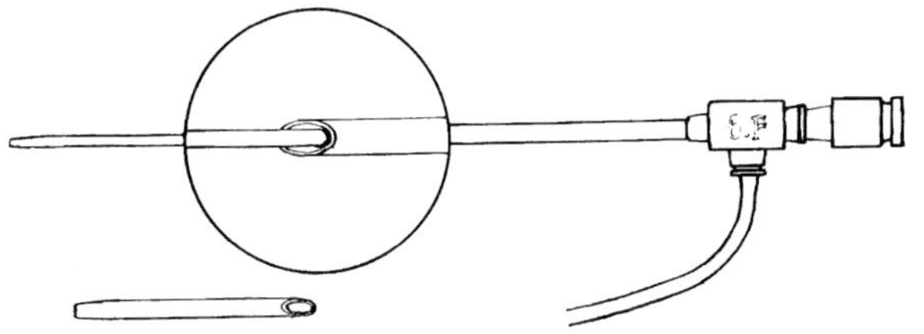

图8–5　动脉鞘远端剪掉之后与扩张管之间有很大的缝隙

如果股动脉、髂动脉扭曲严重，应使用145cm超滑导丝逐渐抵达腹主动脉或用一长动脉鞘和较细扩张管支持下使导丝逐渐达降主动脉，再插入30cm的长动脉鞘，越过并矫直扭曲的股髂动脉，以利于送入导管。见图8–6。

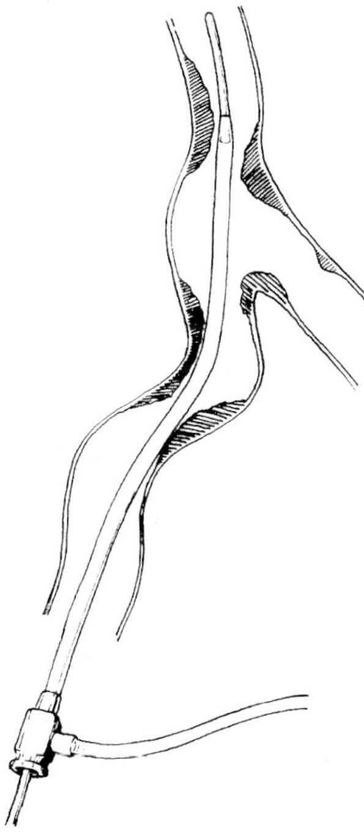

图8–6　长动脉鞘越过并矫正扭曲的股动脉

第二节　注意事项

一、肝素问题

动脉鞘管可以用肝素盐水（生理盐水500ml加入2000U肝素）冲洗，并将侧管内注入肝素盐水。在动脉鞘未顺利进入动脉前，尽可能不使用肝素盐水，防止反复穿刺造成血肿及动脉夹层。只有病人高凝状态，多次发生凝血块堵住穿刺针时，才可用肝素盐水冲洗穿刺针。动脉鞘进入动脉后，立即经侧管注入肝素2000U。目前国内医院多使用非离子型造影剂，容易结成血栓。如果使用离子型造影剂（如低渗泛影葡胺，Oxabrix），若术者操作技术非常熟练，从动脉穿刺开始，完成左室造影及左、右冠状动脉造影在 15 分钟之内结束，可以不使用肝素。

二、压力监测

有的单位以股动脉侧管连接压力监测，目的之一是检查压力监测系统有无故障，之二是检查患者血压是否稳定，血压太低要用升压药，血压太高（大于 180/100mmHg）要用钙拮抗剂、镇静药，使血压稳定后再开始造影。

在进行冠状动脉造影时，以往由于使用 8F 造影导管，易造成导管在冠状动脉口的嵌顿，故监测冠状动脉口的压力十分重要。目前多使用 6F 造影导管，其直径只有 2mm，这种导管在左、右冠状动脉口嵌顿机会较少，但仍有嵌顿现象发生，故应重视冠状动脉口压力的监测。造影导管在冠状动脉口嵌顿时，除压力衰减外，尚有心跳减弱、减慢及造影剂滞留不排空等征象，此时应立即后撤导管离开冠状动脉开口。有些单位重复使用监测压力用的三联三通，因导向开关反复扭动造成磨损松旷，封闭不良，在推注造影剂时的高速虹吸作用，可将空气注入冠状动脉内。故提倡监测冠状动脉开口压力时用新的三联三通。在 PTCA 时监测冠状动脉口压力更为重要，因为导管直径大，操作时间长，手术风险大。

三、心电监测

病人进入导管室，躺在导管床上就要进行心电监护。多数医院心电监测只有一个肢体导联，故只能做心率和心律失常的监测，而作为心肌缺血的监测远远不够。如果使用可透 X 光的带导线电极监测胸前导联心电图，又不妨碍冠状动脉造影的 X 线影像是最理想的。可惜这样做的医院不多，这种电极贴片国内有售。如有心律失常，如室速、频发室性早搏，应用药物控制（如应用利多卡因静点）；如有窦性心动过缓，应静脉用阿托品 0.5~2mg，使心率提升至 60 次 /min 以上（前列腺肥大者阿托品剂量可偏小）；如有Ⅱ度以上房室传导阻滞，应安置临时起搏后再开始造影。

四、术前用药

由于患者紧张、导管刺激等因素，可造成突发冠状动脉事件，所以镇静药物作为常规，可术前半小时口服安定 10mg 或术前静注安定 10~20mg 或肌注非那根 25mg（也可静注非那根 25mg）。造影剂过敏是很严重的并发症，虽不多见，但十分危险，故常规给地塞米松 5~10mg 静脉注入有益无害。

五、术后护理

术后要严密监视病人意识，表情、血压、心率、心律等多项指标。术者、助手、护士都不可忽视，应随时做好应急处理和抢救的准备，详见并发症处理部分。

第三节 冠状动脉造影的导管操作技巧

在冠状动脉造影前，先行左室造影，其好处在于：①猪尾导管因其特殊的构型、容易通过相对扭曲的动脉，也不易进入大动脉夹层，故先用猪尾导管由股动脉至升主动脉，起到探路作用并且相对安全。②经猪尾导管测量左室舒张末压，了解心功能情况，对患者病情有初步了解。③经过左室造影了解左室运动情况，估价心功能。④通过观察左室节段性运动异常，分析可能的病变血管，在未做冠状动脉造影情况下对冠状动脉病变做间接了解。为增加冠状动脉造影的安全性、先选择与室壁运动异常区域对应的冠状动脉进行造影；如左室前壁心尖运动减弱，可怀疑左前降支病变，则先行左冠状动脉造影；如左室下壁基底段运动减弱，可怀疑右冠状动脉病变而先行右冠状动脉造影。多数情况下，狭窄非常严重或完全闭塞的血管造影风险较小，因这样的血管多为受血支，而病变较轻或正常血管为供血支，如造影时因导管刺激等原因致冠状动脉痉挛，则影响整个心脏血供而发生危险，故要非常小心。⑤左室造影后一旦发生造影剂过敏反应，比较容易迅速判断出原因，利于用药抢救，如果先做冠状动脉造影，当出现突然血压下降，不易分清是造影剂过敏还是冠状动脉出了问题。笔者曾遇一例患者在先做了左室造影，突然血压为“0”，立即判断为造影剂过敏，很快静注肾上腺素 4mg，去甲肾上腺素 24mg，地塞米松 20mg，并快速扩容，终于转危为安。只有在急性心肌梗死、不稳定型心绞痛、超声心动图提示心功能极差的病人，才先做冠状动脉造影，后做左室造影。另外，先做左室造影还可提供左右冠状动脉开口及走行的线索，可及早发现冠状动脉开口异常、阙如或完全闭塞等情况，避免在冠状动脉造影时不必要地浪费时间及造影剂。左室造影的导管操作详见第十一章。

一、冠状动脉造影的导管

常用的冠状动脉造影导管如图 8－7。造影导管外径从 5F 至 8F 不等，早年由于技术工艺简陋，主要使用非造影导管，导管又脆又硬，既易阻塞冠状动脉开口，又易诱发冠状动脉痉挛，还容易断落在血管内。近几年由于工艺的改进，导管可有钢丝网缠绕加固，不易折断，内腔流量增大，外径变小，比如目前的 6F 造影导管流量约等于 20 世纪 80 年代 8F 造影管的流量，导管柔软，而跟随性、操纵性改善。导管尖端增加软头，减少对冠状动脉开口的损伤。有些公司生产的冠状动脉造影导管前段再接一段稍软的导管，逐渐降低导管前端的刚性，进一步减少对冠状动脉开口的刺激和损伤。

5F 导管比较软，操作性差，易损坏，需技术熟练者用。7F 以上造影导管基本上趋于淘汰，目前多使用 6F 造影导管。

冠状动脉造影 90%以上均使用 Judkins 导管，仅在少数冠状动脉开口异常情况下选用其他造型的导管。而 Sones 导管即使在经上肢动脉入路行冠状动脉造影时也很少用，操作繁琐，只有对冠状动脉影像比较熟悉的人才用 Sones 导管（但也只限于少数情况下）。而 Amplatz 导管是作为 Judkins 导管的补充，很多情况要用，所以开展冠状动脉造影的单位必备 AL－Ⅰ和 AL－Ⅱ型导管。AL－Ⅰ可用来做开口上翘的左、右冠状动脉及开口于主动脉前壁的右冠状动脉造影，而 AL－Ⅱ则用于升主动脉很宽、左冠状动脉主干上翘或靠后者。

常用的 Judkins 导管代号为“J”，左冠状动脉造影导管为“L”，右冠状动脉造影导管为“R”，根据其远端转折弧度分为 3.5cm、4.0cm、5.0cm。英文缩写代号为 JL–3.5、JI–4.0、JL–5.0，JR3.5、JR4.0、JR5.0。

还有些导管是用于各种不同情况，如图 8－8，详见第十六章论述。

二、右冠状动脉造影

以直径 0.035in，长 145cm 的 J 形导丝穿入 JR_4 导管中，可以防止导管中心腔出血；增加导管在血管内行进的支持力，防止导管打折；根据导丝与导管前端的指向调整导管的走行。经股（桡）动脉鞘管进入股（桡）动脉后，将 J 形导丝前端突出导管外 3~5cm，用以调整导丝走行。在 X 线透视下推动导管床观察导

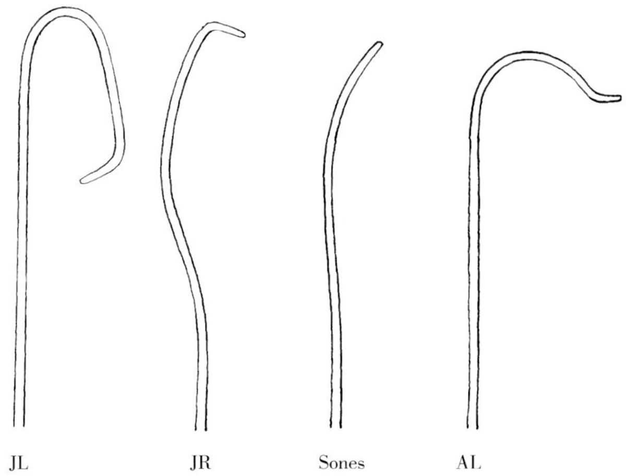

图 8–7 常用的冠状动脉造影导管

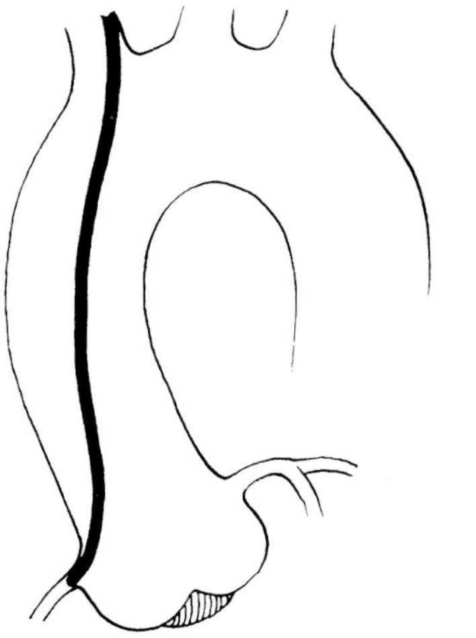

图 8–8 Sones 导管右冠状动脉造影

丝及导管前端走向，防止导管进入对侧髂动脉或在主动脉弓处进入颈总动脉、无名动脉及其他动脉分支。如导管推进有阻力，要透视观察导管走行是否正确，血管是否重度扭曲。如血管扭曲，要固定导管推进导丝，动作尽量轻柔，防止损伤血管或强力牵拉血管，造成血管牵张反射，血压下降。如血管扭曲重，最好使用长动脉鞘及超滑导丝。如导丝走向大致正确，导管走行不很扭曲，而导丝不易前行，最好保留导管，撤出导丝，注入造影剂观察是否进入动脉夹层或是近端动脉有狭窄。使用J形导丝一般不易进入动脉夹层，所以尽量不要使用直头导丝，用力也不要过于粗暴。如已进入动脉夹层，要小心回撤导管，找到真腔后再进导丝，如动脉夹层严重，就要取对侧肢体动脉重新穿刺入路。如果造影发现动脉狭窄，可将导丝口对准狭窄部位，换用0.032~0.018英寸的直头导丝小心地试行通过，直至导丝达到主动脉后，再将导丝顺导丝推进，切不可使用暴力将粥样硬化斑块插裂或使导丝及导管进入血管壁夹层内。

导引导丝越过主动脉弓达升主动脉后，固定导丝体外端，不再送入导丝，沿导丝推送造影导管至升主动脉根部，抽出导丝，以注满肝素盐水的注射器连于导管尾端，回抽导管内气泡，见到回血后再将肝素盐水注入2ml左右充满导管，防止导管内血栓形成。再将导管尾端连接于三联三通上，观察主动脉内压力及波形。

因右冠状动脉开口于右冠状窦，比较靠前，所以X线增强器取左前斜位45°，大致可使右冠状动脉开口处于投影的切线位。

右冠状动脉造影导管进入升主动脉后，其尖端指向左侧，右冠状动脉开口于右冠状窦内稍上方，术者将左手无名指压住动脉鞘侧管根部，防止动脉鞘脱出，左手拇指、食指轻捏住导管起固定作用，一旦导管尖进入右冠状动脉口后再用力固定导管，防止导管尖进入右冠动脉口后再用力固定导管，防止导管弹出冠状动脉口，右手拇指、食指捏住导管体外部的尾端，将动脉鞘外的导管拉直，边回撤导管边旋转导管，注意要将回撤和旋转导管合为一个动作，即螺旋动作。因为动脉鞘尾端有止血阀，原位转动导管会将导管扭成“麻花”状，而并未将扭力传送至导管远端，只有呈螺旋形边后撤边旋转导管，才能在运动中扭动导管，并将扭力传运至导管远端。由于导管长110cm，在体内多处扭曲转折，扭力传送有时间差，故转动速度要慢，等待导管尖的转动，多数情况下旋转导管约180°，导管即到位，切不可连续同方向旋转导管，否则，可使导管打结或扭坏。见图8－9。

在观察到导管尖端有插入现象（导管尖端轻轻弹入右冠状动脉口）后，立即观察动脉压力有无下降，压力波形有无方形的嵌顿波，如无变化，可由助手关闭压力测试三通开关，用连接的装造影剂的注射器轻轻回抽顺利并见少量回血，证明导管内没有血栓，注入少量造影剂，证实导管确实插入右冠状动脉后，继续监测冠状动脉口压力，将X光影像放大至6~7英寸，再透视并注入少量造影剂，调整导管床位置，以屏

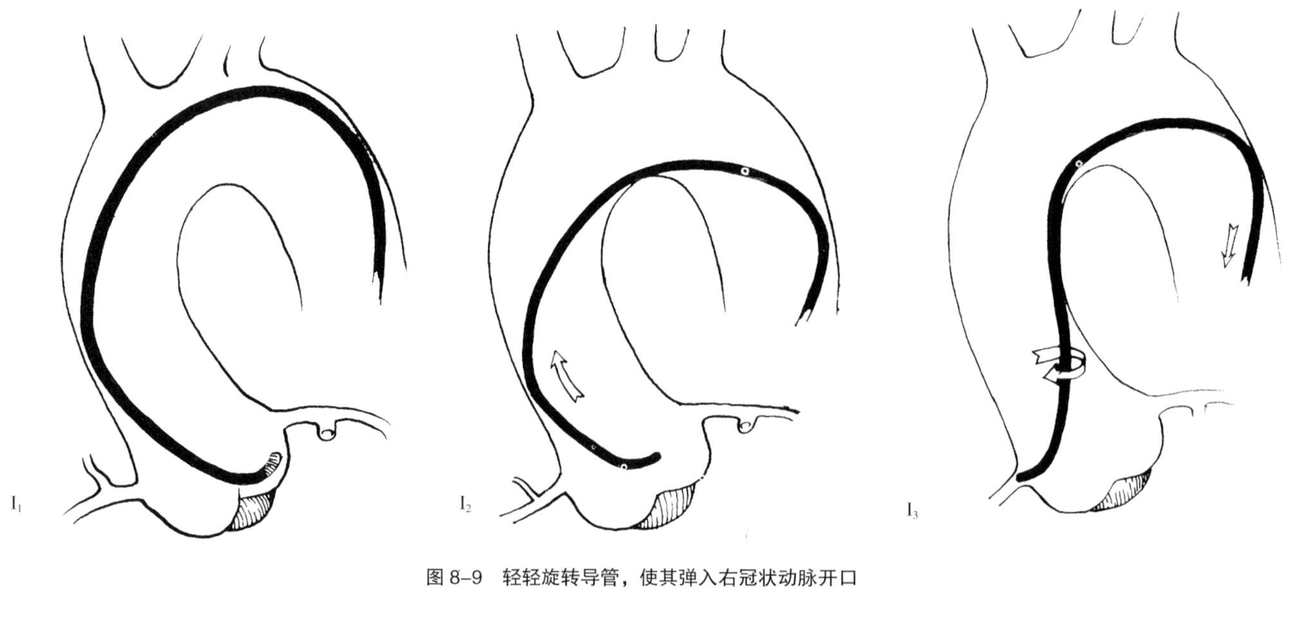

图8–9 轻轻旋转导管，使其弹入右冠状动脉开口

幕下恰好包括全部右冠状动脉影像为佳。最后正式记录右冠状动脉造影图像，或是电影，或是数字化录像，或是电视录像。

注意：①每次注入造影剂前都要回抽，以防将血栓或气体注入冠状动脉内，这要成为一个习惯动作。②只有注入造影剂的一瞬间时关闭压力监测，其余时间都要开放压力监测，以随时了解冠状动脉口的压力。③注入造影剂要恰好有一点造影剂向冠状动脉口外反流，这样的流速和注入压力正好，如注入速度过快，导管可因反作用力而弹出冠状动脉口；如注入流量太少，则血管开口病变无法判断，造影剂与血液分层流入冠状动脉，不能区分是正常冠状动脉还是血管夹层。④造影剂注入时间：从血管开口到远端均显影即停止注入造影剂，但此时应继续踩住记录脚闸，直至造影剂随血流消散为止。造影剂注入时间过短，不能观察到血管全貌，注入时间过长，心脏缺血及造影剂反应可引起心脏骤停，多数情况下，注入 2 个心跳周期的造影剂即可。造影剂要在踩下记录脚闸，屏幕上出现了导管与心脏的空白影像后注入，必要时可延长影像记录时间，以记录侧支循环像。也就是说，要记录从无造影剂→充满造影剂的血管像→无造影剂的影像。术者的手脚工作程序是：脚踩下记录脚闸→看到导管与心脏的空白影像→手开始推注造影剂至全程冠状动脉显影 ›手停止注入造影剂→观察到造影剂消散后再松开记录脚闸。要注意手脚的工作顺序，不要手足齐动齐停。⑤由于每个人的冠状动脉粗细大小不等，注入造影剂的流速和流量要根据造影时影像情况临时迅速调整，切不可只顾低头看注射器注入几毫升造影剂，而不顾冠状动脉大小的实际需要。故此本文不提冠状动脉造影每次注入造影剂多少毫升，以免误导，而且初学者往往是造影剂流速低而注射时间过长，总量过少，既影响诊断，又危险。⑥影像放大要恰好能包括全部冠状动脉血管床，小影像放射线量小，但对血管内膜病变的诊断不利。记录速度如采用 12.5 帧 /s，则影像跳动，最好采用 25~50 帧 /s，影像稳定。心脏跳动时，各个血管支的扭动和互相遮挡可以在某一瞬间定格，以观察清楚某些微小局限病变记录的速度，速度越快，对 X 光机要求越高，放射线量越大。⑦行冠状动脉造影时，术者要注意冠状动脉病变，这时不能兼看血压和心电监测，此时助手和护士要协助看护监测系统和病人神态，而术者要根据心影搏动的快慢和强度间接判断病人的心率、心律和血压，切不可只注意影像而忽视病人生命体征。⑧一个体位造影结束后，立即监测血压、心率，并嘱患者大声咳嗽，以提高胸腔压力，提高冠状动脉灌注压，加快造影剂排出。

右冠状动脉造影常规为 2 个体位；左前斜 45° 和右前斜 30° 。有时为了观察后降支和左室后支情况，加作左前斜 40° 加头位 20° 或后前位（正位）加头位 20° 投照。

右冠状动脉造影导管不到位的原因及处理方法：

最常见的右冠状动脉造影导管不到位的原因是 JR4.0 导管远端弧度与病人的升主动脉长度、宽度不相适应。由于受身高、高血压及主动脉瓣病变的影响，升主动脉或较短、较细或较长、较宽，这时可经右冠状动脉造影导管在主动脉窦部用力注射造影剂（或观察左室造影图像，升主动脉造影图像），借以观察导管与右冠状动脉开口的关系。

如果导管转向右冠状窦后，用力注射造影剂，发现右冠状动脉开口在导管尖端上方，需更换小 1 号导管（如 JR3.5），如右冠状动脉开口在导管尖端下方，需更换长 1 号导管（如 JR5.0）。如图 8-10。

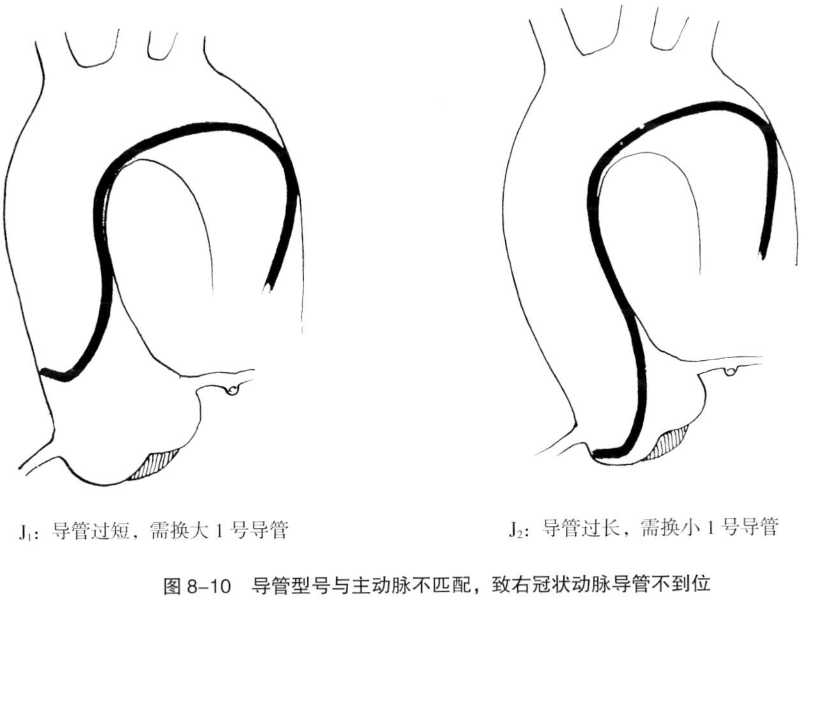

J_1：导管过短，需换大 1 号导管　　J_2：导管过长，需换小 1 号导管

图 8-10　导管型号与主动脉不匹配，致右冠状动脉导管不到位

如果右冠状动脉开口走行向上

翘，Judkins 导管一般不容易挂住右冠状动脉开口，这时需换用 Amplstz 导管，如 AR–Ⅰ、AR–Ⅱ或 AL–Ⅰ。如图 8–11。

如果右冠状动脉开口于升主动脉前壁上，则要用 AL–Ⅰ导管在升主动脉窦部从下向上螺旋形边注射造影剂边寻找右冠状动脉开口，有经验者可很快找到右冠状动脉开口，并不用扫描式寻找。图 8–12。

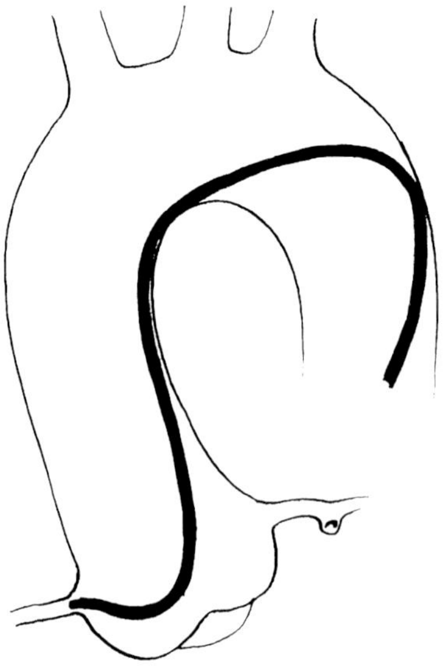

图 8–11 Amplatz 导管尖端上翘，适合右冠状动脉开口上翘情况

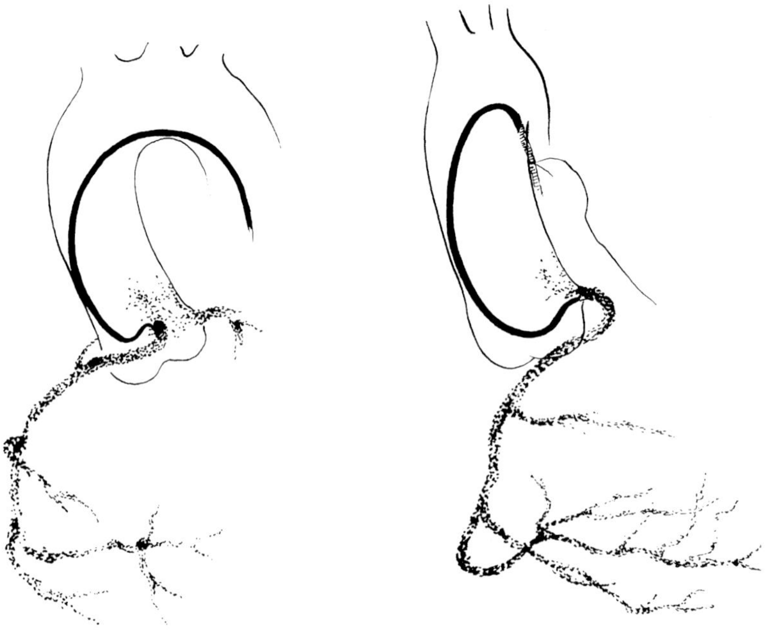

L₁：左前斜位　　L₂：右前斜位

图 8–12 右冠状动脉开口于升主动脉前壁上

对于怀疑右冠状动脉闭塞或右冠状动脉阙如者，可行升主动脉造影（左前斜位），证实确无右冠状动脉。对于冠状动脉左优势型者，因右冠状动脉较细小，插管也较困难。有时由于圆锥支单独开口，右冠状动脉导管插入圆锥支，造影示动脉细小，且向肺动脉方向走行，病人常诉胸痛，造影剂不排空，要立即撤除导管，重新在其下方寻找右冠状动脉开口，不要误诊为右冠状动脉闭塞。

三、左冠状动脉造影

以 0.035in，145cm J 形导丝穿入 JL–4 导管中，导丝与导管开口齐头，插入动脉鞘后，在未出动脉鞘近心端出口之前，将 J 形导丝先送过导管开口外 5cm 左右，用导丝将 JL 型导管前端的反折撑开。如果导管在进入冠状动脉开口之前就反折回来，必须重新插入导丝使前端反折撑开，再送入导管，因为 Jl 型导管是靠其前端反折在升主动脉处自然折回而钩住左冠状动脉开口的，所以必须保持 JL 型导管前端始终处于打开状态。在将近主动脉弓时，可将 J 形导丝外端与导管前端开口距离缩短至 3cm 左右，以利于导管沿主动脉弓转向升主动脉，反之易进入左颈总（左锁骨下）动脉。J 形导丝越过主动脉弓 3~4cm 后即可固定导丝不再前进，只推动导管前行。见图 8–13。

左冠状动脉造影导管前端继续前行，失去导丝的支持就会依其原始形态的弹力反折，自然弹向左冠状动脉开口。左冠状动脉插管相对容易，只要导管弧度适合升主动脉宽度和长度，一般均自然到位，需注意的是，JL 型导管开始反折的时机和位置是左冠状动脉造影插管到位的关键。如果过早地拔出导丝，使导管过早反折，则导管不能钩住左冠状动脉开口；如导丝直达升主动脉根冠状动脉开口下方，这是初学者常犯的错误，再向上撤导管时，不能容易地找到左冠状动脉开口，尤其国内外大部分教科书均以左前斜 45° 介绍左冠状动脉造影方法，一旦导管不能自动弹入冠状动脉开口，寻找左冠状动脉开口就比较困难了。见图

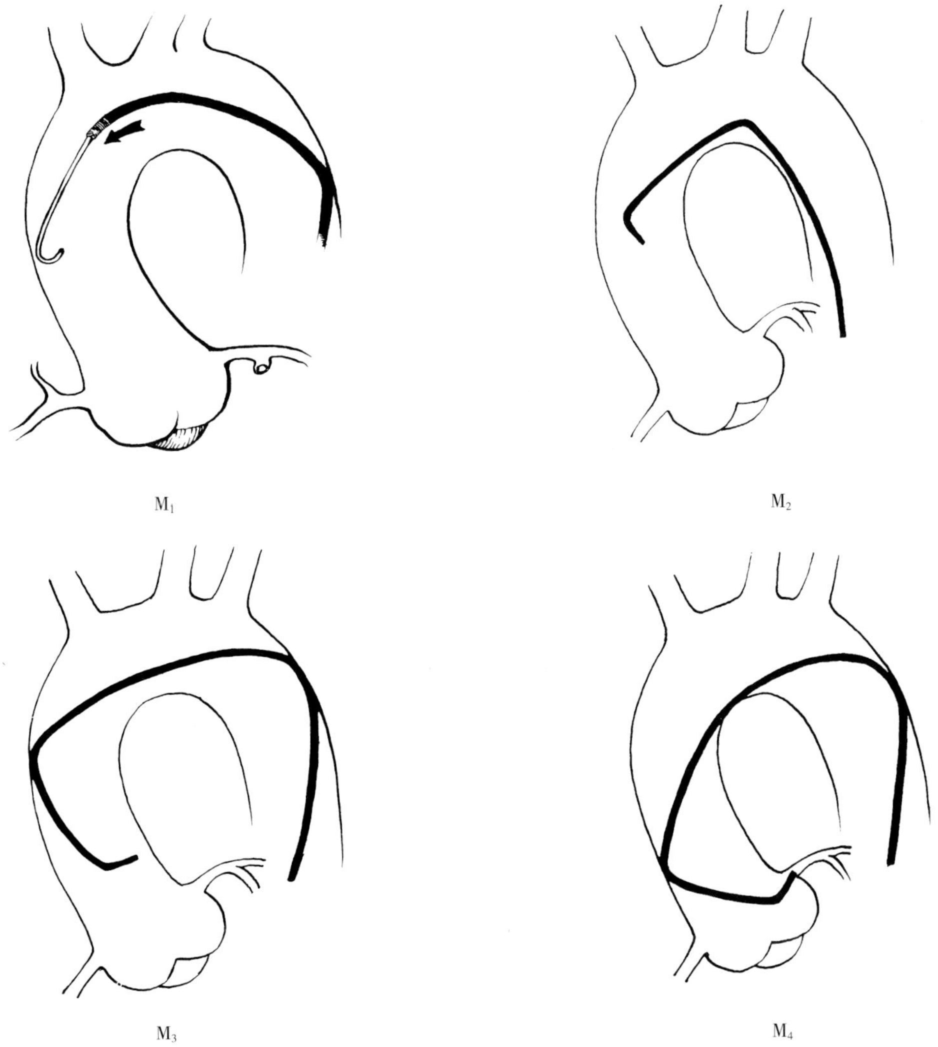

图 8-13　J 形导丝越过主动脉弓后固定，继续推送左冠状动脉造影导管

8-14、图 8-15。

根据图 8-14 可知，左冠状动脉开口在左前斜位、右前斜位，后前位均可判断，但最接近切线部位的是右前斜位 30°，所以一旦左冠状动脉导管插入困难，建议使用右前斜位调整导管容易成功。

左冠状动脉导管反折长度的选择，以右前斜位 30° 为例，图 8-16。

左冠状动脉造影时，导管容易过深地插入前降支，造成超选造影，易误诊为回旋支阙如或闭塞，所以一定要稍用力注射造影剂，使回旋支显影。发现导管插入过深，要稍回撤导管至左主干开口。

左主干有狭窄的左冠状动脉造影，操作要轻柔、准确和迅速，造影剂不易过多，一般造影 2 个体位即可，不必过多地操作，以免造成患者冠状动脉损伤或心跳骤停。

有主动脉瓣狭窄和关闭不全者，血流冲击力大，导管在升主动脉上下跳动，导管尖端易损伤左主干开口，操作要十分小心。

左冠状动脉造影常规体位：右前斜位 30° 加足位 20°~25°；右前斜位 30° 加头位 20°~25°；

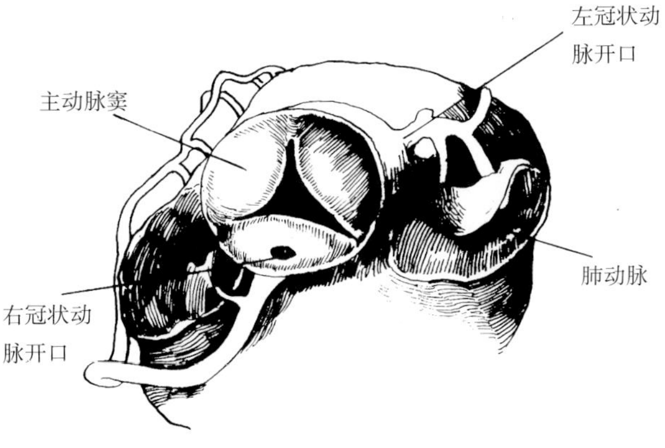

图 8-14　主动脉窦与冠状动脉开口

后前位（正位）加头位 20°~25° ；后前位加足位 20°~25° ；左前斜位 45° 加足位 20°~25° ；左前斜位 45° 加头位 20°~25° ；左侧位。各种体位所观察到的冠状动脉影像及所显示最清楚的动脉部位详见第九章。

为了防止导管长时间堵住冠状动脉开口和由于长时间的操作方法的导管内血栓形成，加快冠状动脉造影的操作是必要的，其关键是熟悉各种体位下导管在荧屏上的位置。如果熟悉各种投照体位导管在心影中的位置，可以不必反复试验性注射造影剂，而迅速调整好体位进行造影记录。图 8-17 是各种投照体位下导管在荧屏中的位置和冠状动脉的走行。

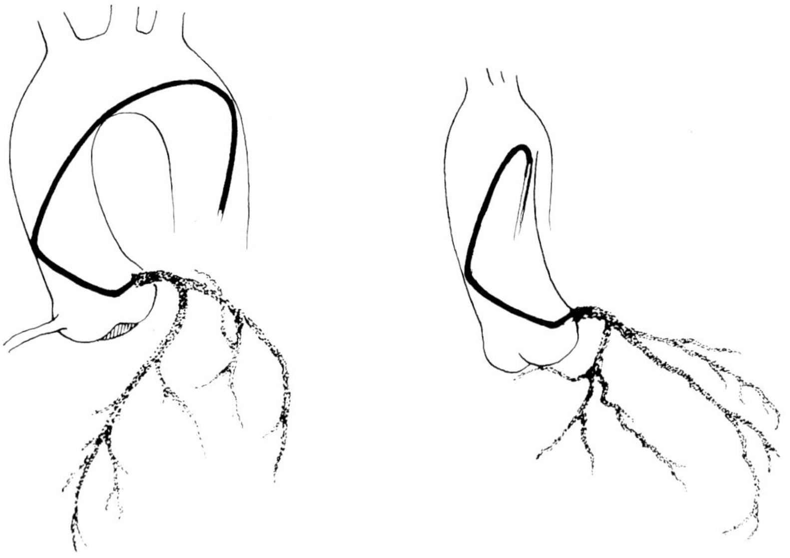

O_1：左前斜位 45°　　O_2：右前斜位 30°

图 8-15　左冠状动脉开口、导管形状与 X 线投影体位

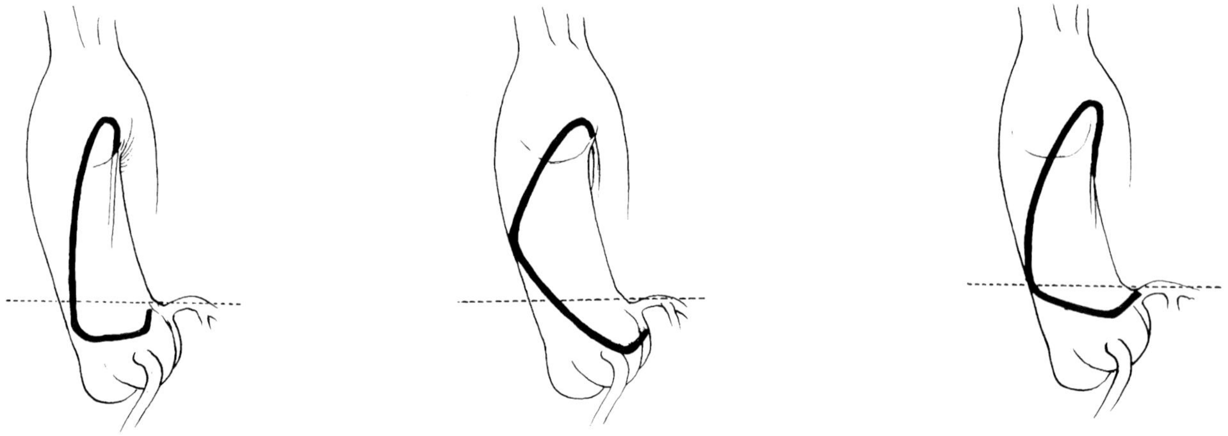

P_1　右前斜位 30°

P_1：导管远端的第一个反折点低于左冠状动脉开口，导管容易反折成原始形状，说明导管反折短了，应换用反折稍长的导管。

P_2　右前斜位 30°

P_2：导管远端第一个反折高于导管尖端及左冠状动脉开口，反折不能坐下去，说明导管反折过长，应换用反折稍短的导管。

P_3　右前斜位 30°

P_3　右前斜位 30°　P_3：导管远端第一个反折与导管尖端及左冠状动脉开口在一个水平面上，说明导管反折弧度合适。

图 8-16　左冠状动脉导管反折长度的选择

对于左冠状动脉造影，采用右前斜位及后前位时，导管尖端位于荧屏左上角；左前斜位时，导管尖端位于荧屏中央，上 1/3 与下 2/3 交界处。而对于右冠状动脉造影，导管尖端均在荧屏左侧偏上；左前斜位时，要注意将肺与心影交界置于荧屏左侧；右前斜位时，要注意恰好暴露荧屏右侧的左室心尖为宜。

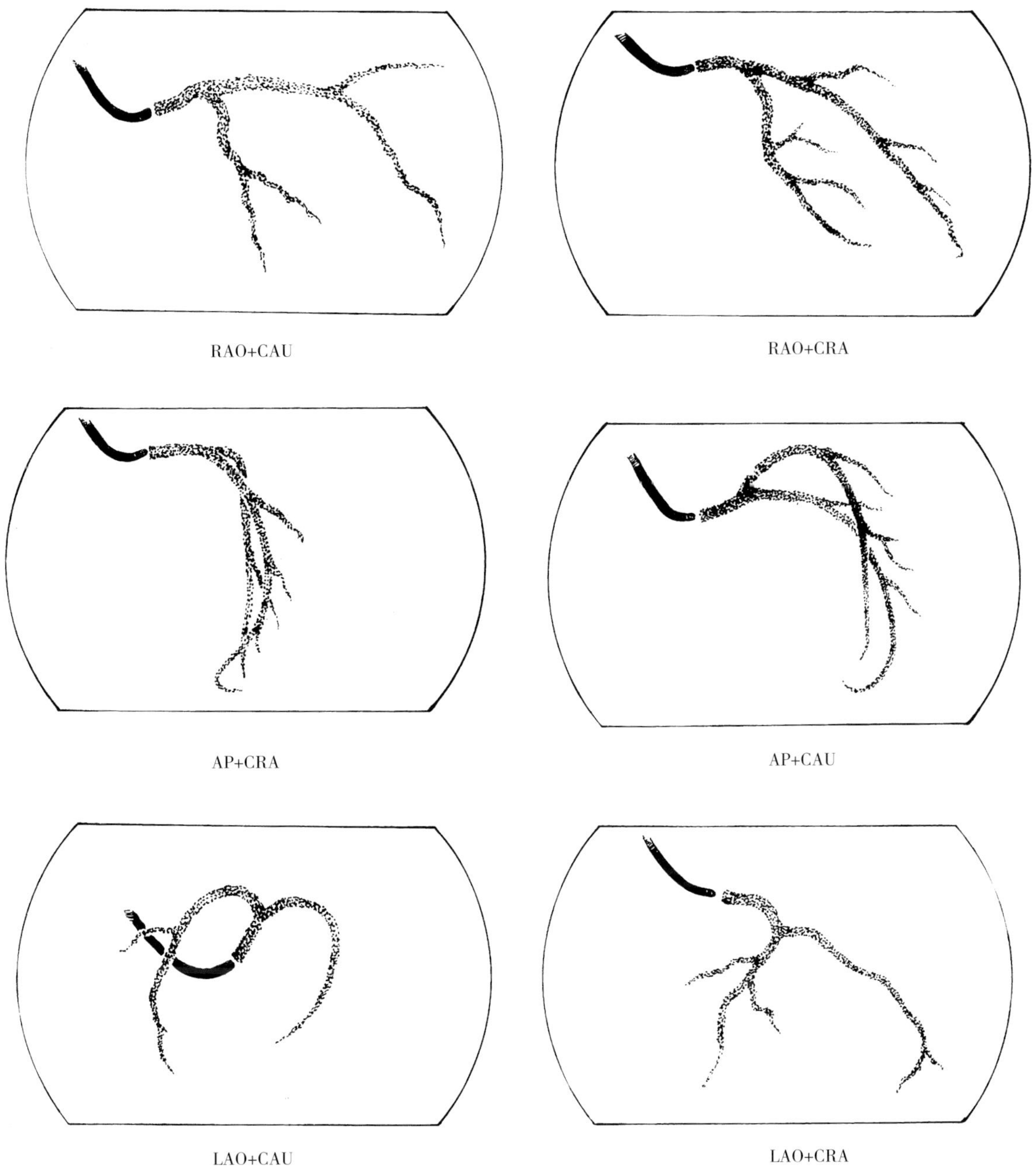

图 8–17　各种投照体位下导管在荧屏中的位置和冠状动脉的走行

RAO：右前斜位　LAO：左前斜位

CRA：头位　　　CAU：足位

AP：后前位

由于某些体位膈肌的影响，最好在正式造影前，先嘱受检者深吸气，使膈肌下移，移出荧屏下方外，重新移床定好位后，让病人换口气，重新吸气屏住呼吸，再开始正式造影记录。如果事先没有嘱病人吸气定位，正式造影时再吸气，造成心影移动，冠状动脉远端就不能记录完整了。

由于 X 线球管在各个角度旋转投照，术者要移动导管床来满足影像位置的要求。在各个角度下移床的方向和距离要反复多练，才能得心应手。一般在第一个体位投照完后，影像增强器移向哪个方向（即左、右前斜位加头、足位），床要向相反方向稍许移动。需注意的是，由于影像是放大的，移床的距离相对较小。取左侧位造影时，病人双上肢妨碍影像，应嘱受检者将双上肢上举抱头，用升床和降床改变投照位置，直至胸骨边缘在荧屏左侧为止。由于头位、足位的投照，加大了导管床和病人的夹角，在移动球管时，要注意球管撞在导管床上损坏 X 线球管。目前多数 X 光机均有球管防撞自动保护装置，但仍应眼观六路，谨慎操作。

由于目前心血管造影机多采用计算机测量自动曝光技术，但是在膈肌、心影和肺组织之间的软组织厚度和透 X 线率相差太大，在某些体位，由于肺和心影交界，冠状动脉血管造影曝光不均匀；膈肌脊柱的遮挡影中，血管影像有时看不清；而与肺组织交界处，曝光过度使得血管看起来变细，把无病变的血管误诊为病变血管，甚至有些 X 光机呈现影像“黑边”或“亮斑”，根本无法诊断血管情况。为了使组织各部位曝光均匀，所以有些机器上设有遮光板，旋转遮光板使其遮挡肺或其他透光较多的区域，以达到均匀曝光的目的。但有的机器（如 GE）上通过电子程控来解决不均匀曝光问题，没有遮光板。

第四节　其他导管的一些操作

Amplatz 导管：Amplatz 导管分为 AR-I、AR-Ⅱ、AL-Ⅰ，AL-Ⅱ。其远端弧度逐渐加宽。也有的公司产品不分左右 Amplatz，一律编号为 1、2、3、4、5。

Amplatz 导管不作为一线首选导管使用，只在某些冠状动脉开口变异的情况下使用。在 PTCA 时，有时为了增加支持力或指向，偶用 Amplatz 导管。

在右冠状动脉开口上翘时选用 AR-I 或 AR-Ⅱ有时也用 AL-Ⅰ。AR-I 和 AR-Ⅱ导管在升主动脉内可随意转动或定位，但有时对升主动脉过宽者，由于导管弯头过小，接触不到动脉壁，也就不能插入右冠状动脉开口。AL-Ⅰ可用做右或左冠状动脉造影，但如果右冠状动脉开口较低，AL-Ⅰ很容易插入右冠状动脉内较深，操作时宜小心。用 AL-Ⅰ导管行左冠状动脉造影时，先将导管尖转向左冠状动脉方向，然后将导管送到主动脉窦部，再将导丝沿导管向前推送，导丝沿升主动脉壁上行 3~5cm，固定导丝，再沿导丝推送 AL-Ⅰ导管，此时导管沿导丝滑行，当导管尖端上翘（所谓导管“抬起头”）时，再抽出导丝，慢慢上提导管，边提导管边注入造影剂，观察左冠状动脉开口位置，适当旋转调整导管尖端指向，可插入左冠状动脉开口。由于左冠状动脉开口位置较右冠状动脉开口高一些，有些人升主动脉较宽，就要选用 AL-Ⅱ型导管。由于 AL-Ⅱ型导管弧度一般均宽于升主动脉宽度，故应避免将 AL-Ⅱ型导管在升主动脉段旋转，否则会使导管打折。最好在主动脉弓部旋转好导管尖方向，再送至升主动脉根部，靠主动脉窦壁或导丝将导管尖“抬头”，然后上提导管，可插入左冠状动脉开口。但 AL-Ⅱ导管容易进入左回旋支，操作要小心。AL 导管在撤离冠状动脉开口时要注意操作导管的手法和方向。见图 8-18。

A：AL 导管底弯部低于导管开口，应向里推送导管，用底部做支撑点，导管尖后退，离开冠状动脉开口，再旋转导管尖，使之完全偏离冠状动脉开口，最后拔导管。

B：如 AL 导管底部高于冠状动脉开口，则可直接后撤导管离开冠状动脉开口。

撤 AL 导管时，要仔细观察导管尖端是向冠状动脉内插入还是向外退出。如果回撤导管时，导管反面向冠状动脉内插入，则应向内推送导管，使导管尖端离开冠状动脉开口。稍有不慎，会造成冠状动脉损伤。切不可不看透视影像而直接拔出导管。

Sones 导管：Sones 导管目前已很少用，可经上肢也可经下肢使用。可以兼作左、右冠状动脉造影及左室造影。但做左室造影时，造影剂流速不可过大（应限于 10ml/s 内），否则导管会由于造影剂的喷出产生后座力而弹出左室。

一根 Sones 导管可以兼做左右冠状动脉造影，但有时升主动脉扭曲者，做右冠状动脉造影合适的导管往往在行左冠状动脉造影时弧度不够长，还要更换长弧度导管。Sones 导管寻找冠状动脉开口不如 Judkins 导管方便，故应用较少。

经桡（肱）动脉行冠状动脉造影时，注意外展上肢，减小肱动脉与锁骨下动脉夹角，以便于导丝及导管通过。如需更换导管，最好在前一根导管未撤到锁骨下动脉之前使用长交换导丝更换导管，减少对锁骨

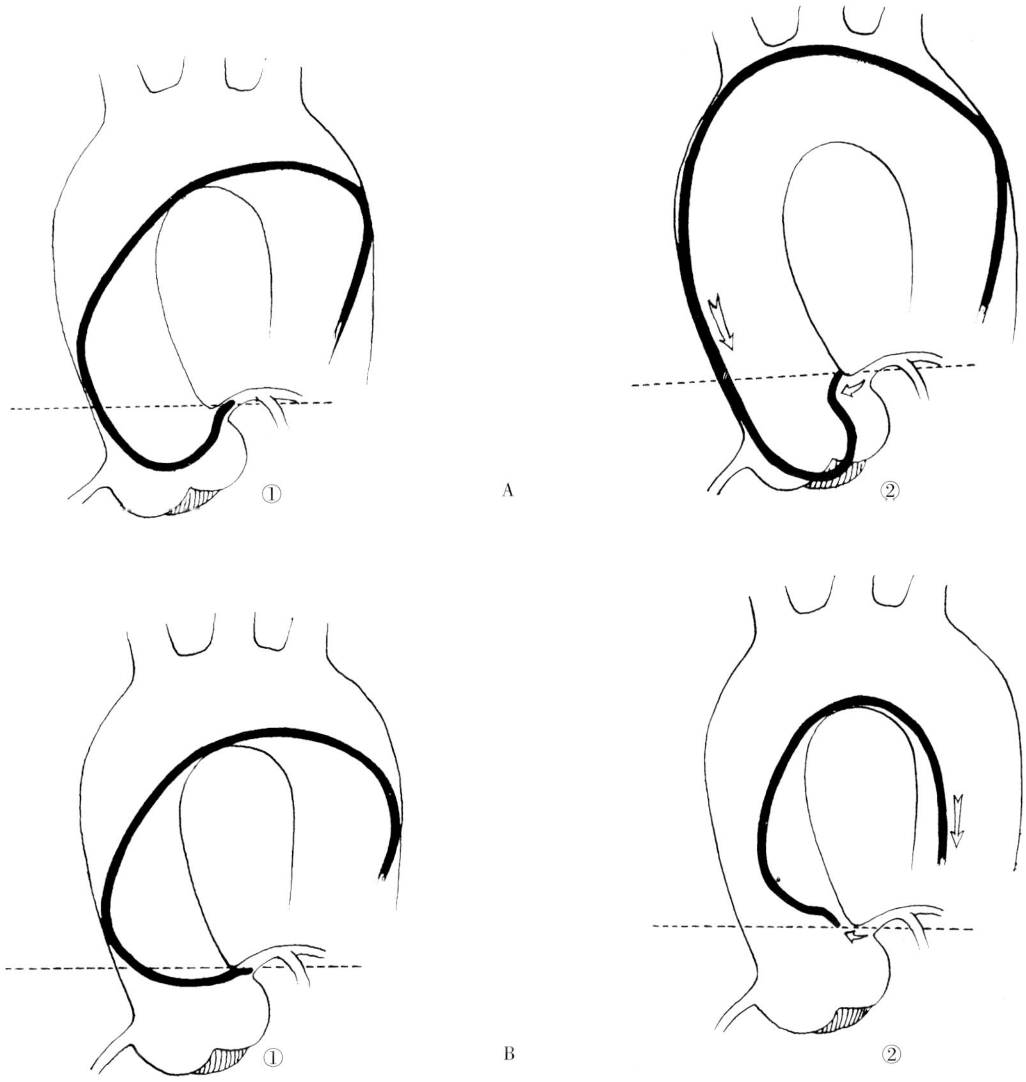

图 8-18　AL 导管撤离冠状动脉开口的办法

下动脉的损伤。

吕树铮　栗印军

第九章 桡动脉穿刺技术

冠状动脉介入诊治的常用入路有股动脉、肱动脉及桡动脉。在腕部桡侧腕屈肌腱的外侧可清楚摸到桡动脉搏动，桡动脉位置表浅，相对固定，因此穿刺插管比较容易。经桡动脉 PCI 具有出血和血管并发症少、病人痛苦小、减少住院时间和住院费用等优点，因而经桡动脉行 PCI 也逐年增多。在经桡动脉冠状动脉介入诊治中，桡动脉穿刺技术至关重要。

第一节 桡动脉的解剖学基础

前臂和手掌是由桡动脉、尺动脉双重供血。桡、尺动脉通过掌深弓和掌浅弓在手掌部相互吻合交通，形成丰富的侧支循环，见图 9-1，因此，即使桡动脉闭塞，由于有尺动脉丰富的侧支循环，前臂和手掌也不容易发生缺血；且桡动脉附近无重要血管、神经，其周围有骨性组织易压迫，因此经桡动脉是 PCI 操作的理想途径。研究表明，只有约 10%的患者桡—尺动脉侧支循环不好或尺动脉本身有病变，当桡动脉闭塞时会出现手部缺血。1929 年，Edgar V. Allen 首次提出检测桡—尺动脉侧支循环情况的 Allen's 试验。为防止桡动脉穿刺后手部缺血，术前应常规行 Allen's 试验。见图 9-2。

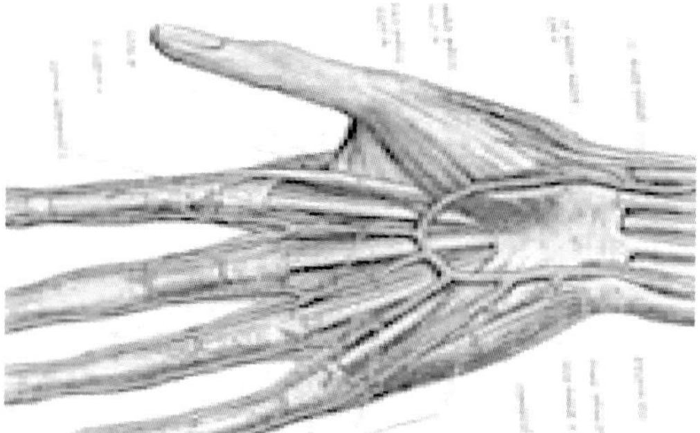

图 9-1 手掌丰富的侧支循环

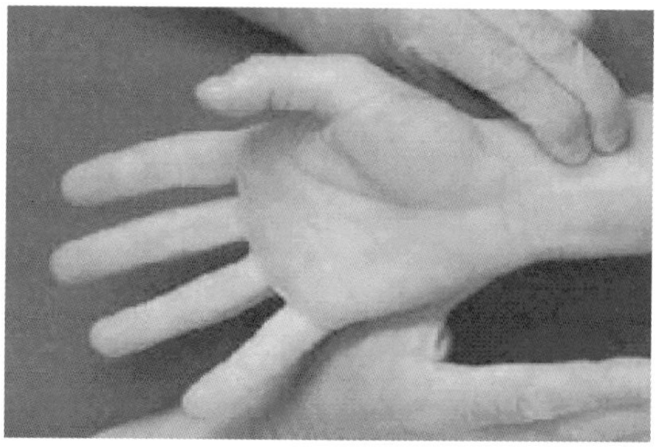

图 9-2 Allen's 试验

Allen's 试验方法：术者用双手同时按压住患者桡动脉和尺动脉，嘱患者反复用力握拳和展开手掌，重复 5~7 次至手掌变白，松开对尺动脉的压迫，继续压迫桡动脉，观察手掌颜色变化。若手掌颜色在 10 秒钟内迅速由白变红或恢复正常，则 Allen's 试验呈阳性，说明桡动脉和尺动脉之间存在良好的侧支循环，可进行桡动脉穿刺；相反，若手掌颜色在 10 秒钟内未变红或恢复正常，则 Allen's 试验呈阴性，说明桡动脉和尺动脉之间侧支循环不良，不宜做桡动脉穿刺。

对于不能配合的病人，可采用改良的 Allen's 试验：采用多普勒血流检测仪或手指体积描记图以判断手掌部的血流供应及平行循环供血情况。

第二节 桡动脉造影的病例选择

一、适应证

适用于桡动脉搏动好、Allen's 试验阳性者。

存在下述情况冠脉造影首选桡动脉：

(1) 股动脉或髂动脉有病变，如高度狭窄或闭塞、血管扭曲、夹层等，无法经下肢途径插管；

(2) 腹主动脉或降主动脉瘤形成，经下肢途径插管有危险者；

(3) 股动脉搏动极弱或患者过胖，经下肢途径穿刺有困难者；

(4) 心功能不全不能长时间平卧或需立即转运、搬动的患者，下肢径路不易固定，压迫止血有困难者；

(5) 有脊柱病变不能平卧者。

二、绝对禁忌证

(1) 无桡动脉搏动；

(2) Allen's 试验阴性者；

(3) 肾透析者桡动脉造瘘桡动静脉短路。

三、相对禁忌证

(1) 桡动脉搏动差或细小者，尤其矮小的老年妇女；

(2) 全身动脉钙化严重者锁骨下动脉弯曲，操作困难；

(3) 胸廓成型术后，血管走行变异者；

(4) 既往有大血管异常的病史，如主动脉根部异常或锁骨下动脉异常；

(5) 不能用右桡动脉行右位心冠状动脉或左内乳动脉造影，也不能用左桡动脉行右内乳动脉造影；

(6) 同时需要进行用 7F 以上鞘管完成治疗者。

第三节　术前准备

(1) 签署冠脉造影同意书；

(2) 备皮：将右前臂和手腕部的体毛刮净，摘掉手表、手镯、戒指等，同时腹股沟备皮以备桡动脉穿刺失败时用；

(3) 做碘过敏试验；

(4) 在左上肢 / 下肢建立静脉通路；

(5) 嘱患者放松，必要时给予镇静剂，以防止桡动脉痉挛。

第四节　桡动脉穿刺操作

1. 患者体位：患者取平卧位，右上肢自然外伸、外展，与身体成 45° 夹角，由托架托住，将腕部垫起以利于穿刺，手掌用绷带固定在托架上。有些患者导管不易通过腋动脉—锁骨下动脉段时，可将上肢与身体成 90° 夹角，以利导管通过。

2. 消毒铺巾：常规消毒铺巾，消毒包括肘关节和整个手掌，同时消毒双侧腹股沟部备用。

3. 穿刺点定位：穿刺前应摸清桡动脉走行，选择桡动脉搏动最强、走行直的部位穿刺。一般取腕横纹近端 3cm 处，桡动脉表浅易触及。若该部位桡动脉迂曲，应避开，再向近心端移 1~2cm。

4. 局部麻醉：在桡动脉上方用 1%~2%的利多卡因 1ml 做局部浸润麻醉，针尖基本与皮肤平行，避开浅表静脉，过深易伤及动脉。注意麻药不可过多，否则局部胀起不易摸清桡动脉搏动。见图 9–3A。

5. 穿刺：

(1) 用桡动脉专用穿刺包，见图 9–4，内含 21 号穿刺针、25cm 0.019in 直导丝及 11 inch 6F 动脉鞘管。以左手食指、中指、无名指确定桡动脉位置及走行，右手持穿刺针在桡动脉上方进行穿刺，穿刺针与皮肤呈 30°~45° 角，进针方向应与桡动脉走行方向一致。见图 9–3B。

(2) 桡动脉前壁 / 侧壁穿刺法（如以 Cordis 或 Diger 穿刺针穿刺）：穿刺针刺入桡动脉后可见穿刺针尾

部有血液喷出，注意尽量不要刺穿血管后壁。以左手固定针柄，右手将直导丝送入针腔并小心向前推进。见图 9-3C。

（3）桡动脉透壁穿刺法（如以 TERUMO 或静脉留置针穿刺）：穿刺针刺入桡动脉后可见针内有回血，继续进针穿透桡动脉，左手固定针柄，右手拔出针芯后，缓慢退针至针尾部有血液喷出，再送入导丝；将导丝送入后，左手食指、拇指固定导丝，中指及无名指共同按压住桡动脉穿刺点的近心端，防止动脉出血。右手退出穿刺针，再补充少量麻药浸润桡动脉，以减少因疼痛诱发的桡动脉痉挛。用手术刀刀尖朝上轻轻划开皮肤约 3mm，注意刀尖不可过深，以防伤及桡动脉，沿直导丝置入带有扩张管的动脉鞘管，送鞘管时注意一定要使导丝尾端露出鞘管，然后保留鞘管退出导丝和扩张管。见图 9-3D。

（4）动脉鞘管的选择：动脉鞘管从 5F~8F 不等。经桡动脉造影多选用 5F 或 6F，易于插管。鞘管体外口有止血活瓣，可防止更换导管时出血。鞘管体外端还有一侧位管道，可用于测量动脉压力、输液、注入药物或造影剂以及采集血标本等。

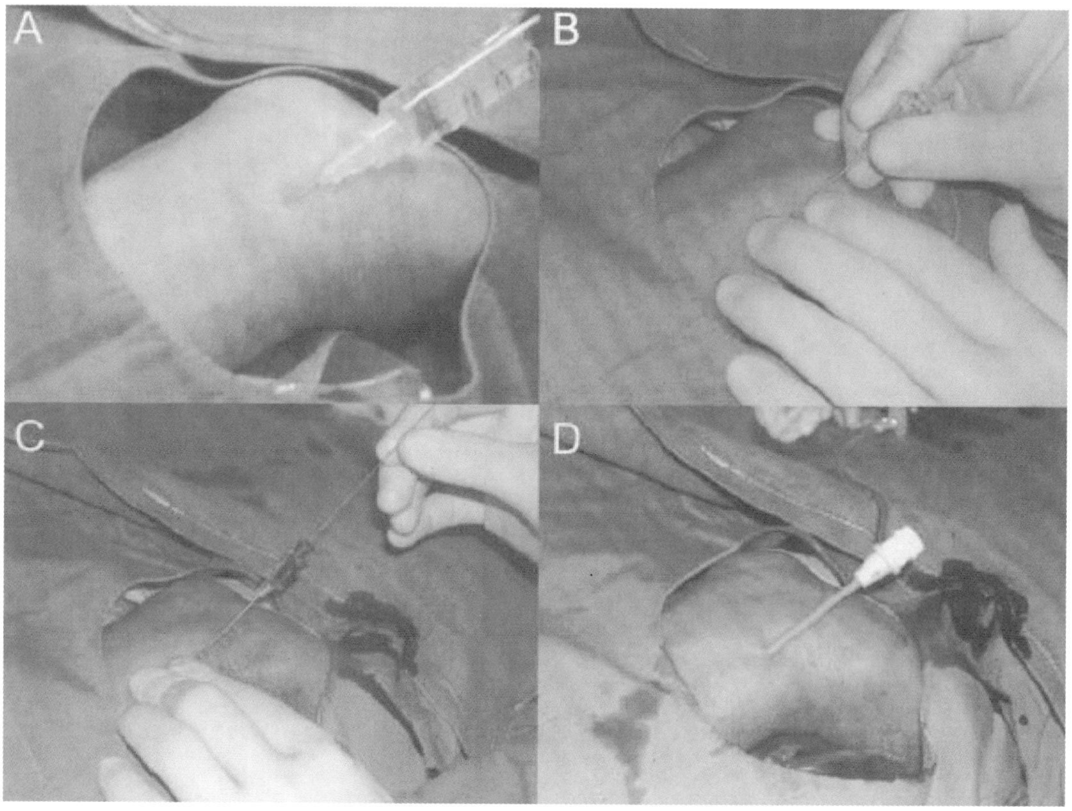

图 9-3 桡动脉穿刺

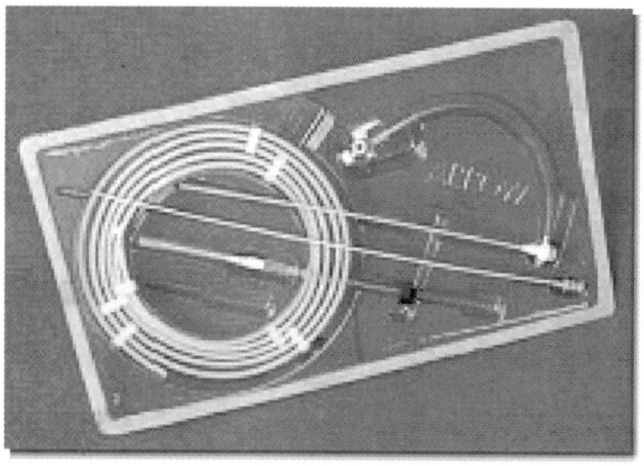

图 9-4 桡动脉专用穿刺包

第五节 注意事项

1. 桡动脉穿刺尽量第一针成功。如果穿刺部位出现血肿，需按压 5 分钟或更长时间，再行穿刺应在第一次穿刺部位近心端 1~2cm 处。

2. 桡动脉穿刺成功后，向穿刺针内送导丝的动作一定要轻柔，切忌用暴力推送，一旦遇到阻力，应再透视观察，可能是导丝顶在动脉壁上，稍后退导丝，一边旋转穿刺针调整方向一边再向前推送，直到钢丝超过尺骨鹰嘴水平。如果导丝仍不能顺利推进，则应退出导丝，观察针头是否确实在血管腔内，如在动脉腔内，针尾喷血通畅，此时再送入导丝。如仍有困难，可经穿刺针注射 3~5ml 造影剂，观察动脉走行，可能是桡动脉弯曲、痉挛、狭窄，需经穿刺针注入血管扩张药或换用亲水涂层的超滑导丝，也可能是桡动脉闭塞、导丝进入小的血管分支或进入血管的内膜下引起夹层，需立即撤出导丝。少数情况为桡动脉起源异常。

3. 置鞘管前皮肤切开要充分，以防止进鞘困难造成桡动脉痉挛或鞘管端部损伤造成进鞘时损伤桡动脉。

4. 皮肤切开宜选用圆头刀片，见图 9-5，切开方向尽量与皮肤平行，要避免皮肤切开过深而直接损伤桡动脉。

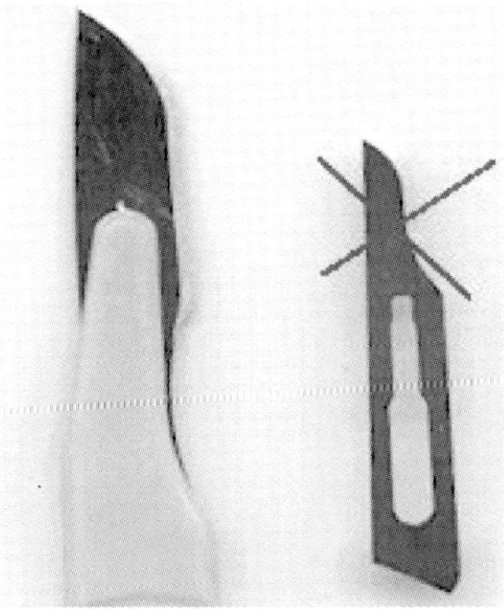

图 9-5　宜选用圆头刀片

5. 只要患者血压允许，穿刺成功后经穿刺针或鞘送入 1cm 时经鞘注射硝酸甘油 200μg 或硝酸甘油 200μg + 地尔硫䓬5mg + 利多卡因 50mg（鸡尾酒）以防止桡动脉痉挛。

6. 应用长鞘（20~23cm）可以减少导管与桡动脉壁的接触，从而减少桡动脉痉挛的发生，但可能在术后因桡动脉痉挛而不易拔出，国外有应用润滑剂涂层或带侧孔的长鞘来减少拔鞘困难的发生率。

7. 桡动脉穿刺最理想的是一次成功，因为反复穿刺容易导致桡动脉痉挛，但是，并不是所有穿刺都能够一次成功，操作时应该根据病人的具体情况由远至近进行穿刺。

8. 一般经桡动脉 PCI 选用右桡动脉，因为如果患者需要行冠脉搭桥术，可能会取左侧桡动脉，因此应尽量保护左桡动脉。

第六节　经桡动脉技术可能发生的问题及处理方法

1. 桡动脉细小、痉挛（图 9-6）：桡动脉为肌性动脉，其血管动力活动以 α_1- 受体兴奋为主，β- 受体分布少，因此 β- 受体阻滞剂的应用与桡动脉痉挛的发生无关。为防止桡动脉发生痉挛，可选用 5F 导管操作，术前嘱患者充分放松，选用润滑剂涂层动脉鞘或长鞘，经鞘给硝酸甘油 200μg + 地尔硫䓬5mg + 利多卡因 50mg（鸡尾酒），术中交换导丝。一旦发生痉挛，可嘱病人放松，经静脉给吗啡或其他镇静剂，经鞘给地尔硫䓬5mg 或舌下含服硝酸甘油。

严重痉挛并桡动脉损伤者需行外科修补术。桡动脉痉挛的发生率与术者操作的熟练程度成反比。一般来说，穿刺成功率高，操作轻柔，操作时间短，则桡动脉痉挛发生少。桡动脉严重痉挛不能缓解者应及时改经股动脉途径。

2. 桡动脉狭窄、先天性桡动脉环（图 9-7）、桡动脉及锁骨下动脉和 / 或头臂动脉迂曲（图 9-8~ 图 9-10）：桡动脉环的发生率约为 0.2%~0.5%。经桡动脉途径血管迂曲者可选用 TERUMO 超滑导丝或亲水导

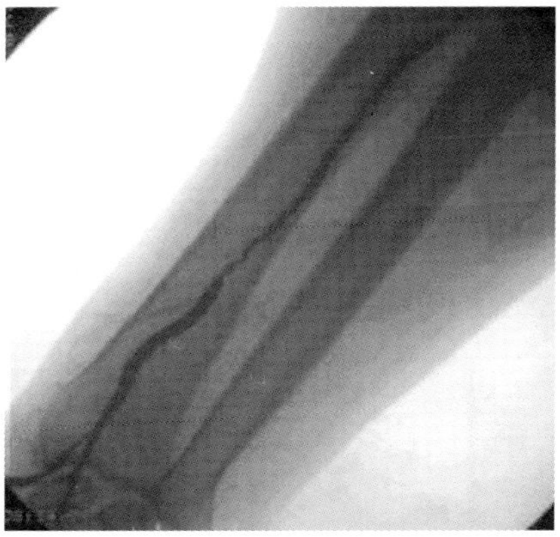

图 9-6　桡动脉痉挛

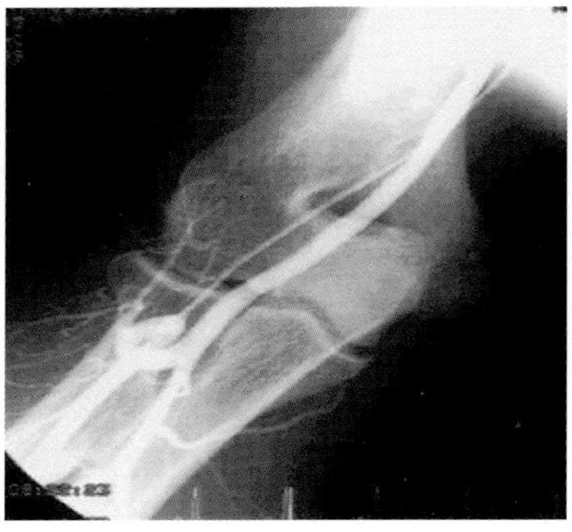

图 9-7　桡动脉环

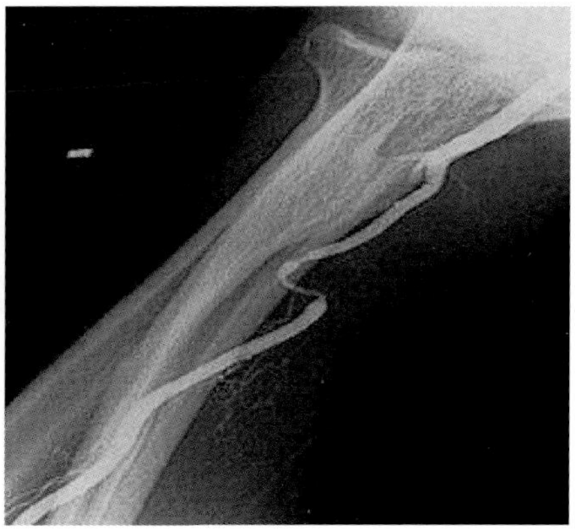

图 9-8　桡动脉迂曲痉挛

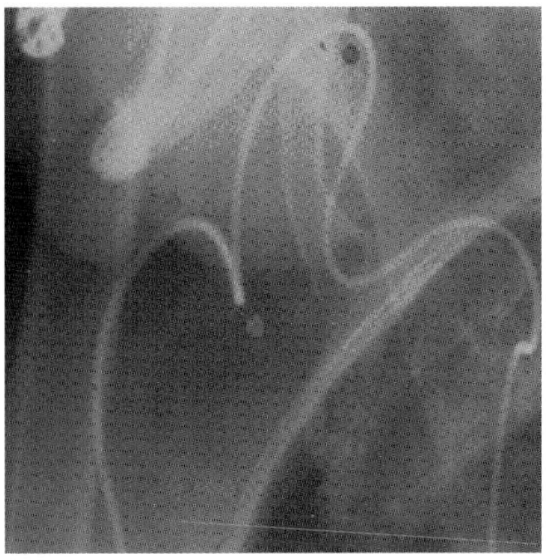

图 9-9 头臂动脉迂曲

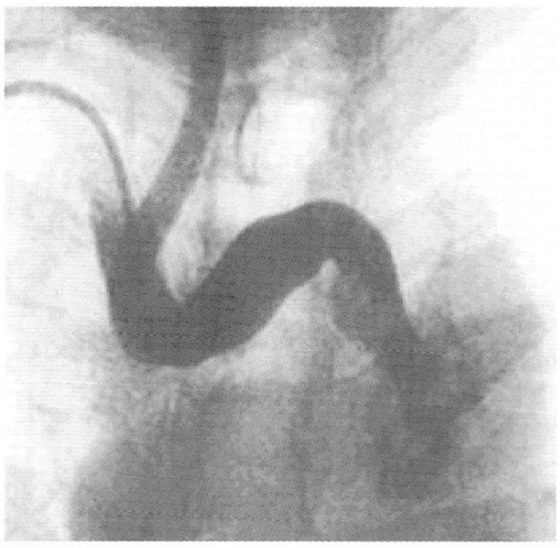

图 9-10 锁骨下动脉迂曲

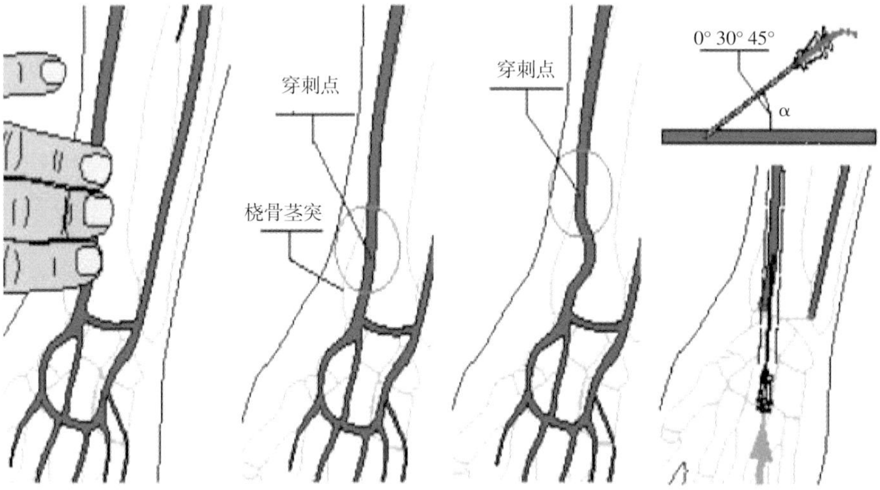

图 9-11 桡动脉多发分支及穿刺部位选择

丝，若不易通过则改经股动脉途径。需注意的是，超滑导丝易穿入分支，可形成组织渗透，有发生组织血肿等并发症的可能性，因此操作时要小心。

3. 桡动脉起源异常：约 9.5%的桡动脉起源异常，可在略近心端重新穿刺。一般仅有 2.6%经桡动脉途径失败而需更改经股动脉途径。

4. 桡动脉周围异常多发小分支：一般选桡骨茎突近心端 1cm 处作为穿刺点，避免穿刺小分支。见图 9-11。

5. 皮肤切开不充分造成鞘管端部损伤而损伤桡动脉：此时应重新置入导丝，压迫穿刺局部，更换大一号（6F 换 7F）动脉鞘，若仍局部出血则局部加压包扎改经股动脉通路。

6. 头臂动脉迂曲并夹层：不宜用超滑导丝以免进入假腔造成严重并发症，应改经股动脉途径。

7. 局部出血或血肿：应立即局部压迫至少 5 分钟至出血停止或血肿无进行性扩大，此时可选距穿刺点近心端 2cm 左右再穿刺或改经股动脉途径。若局部血肿进行性扩大，应立即拔出鞘管，加压包扎，必要时在超声指导下加压包扎。如果伴有前臂血肿，需局部弹力绷带加压包扎。

8. 鞘管送入困难：桡动脉细小或痉挛，导丝穿入组织间隙（图 9-12）或进入分支，鞘管端部损伤或鞘管表面不光滑及皮肤切开不充分时，可发生鞘管送入困难。此时可经穿刺针或鞘管行桡动脉造影，若证实痉挛，应经鞘给抗痉挛药；也可重新调整导丝检查通路；检查皮肤切开是否充分。

9. 拔除鞘管压迫后手部肿胀：桡动脉加压包扎后因腕部弹力绷带压迫可能造成静脉回流受阻而手部变紫或肿胀，此时应耐心向病人解释，必要时稍松绷带。

10. 拔除鞘管后桡动脉出血不止：多发生于血压较高或桡动脉本身粥样硬化的患者。此时应袖带监测血压，积极降压，检查压迫点是否正确，用纱布块局部垫高桡动脉穿刺部位以增加压迫力度。

11. 局部疼痛：应耐心向病人解释并检查是否有局部并发症。

12. 桡动脉闭塞：触及桡动脉搏动良好并不等于桡动脉通畅（图 9-13）。经桡动脉介入治疗后桡动脉闭塞在住院期间的发生率为 6%~10%，随访期间发生率为 4%。若术前行 Allen’s 试验阳性，一般不会发生手部缺血。桡动脉闭塞应行造影证实。

13. 动静脉瘘：桡动脉周围无重要静脉，因此发生动静脉瘘的几率很小。发现局部血管杂音怀疑动静脉瘘者，需行血管超声。证实动静脉瘘者应长期随访，若动静脉瘘不能自行闭合、进行性扩大或伴明显不适者，应行外科手术处理。

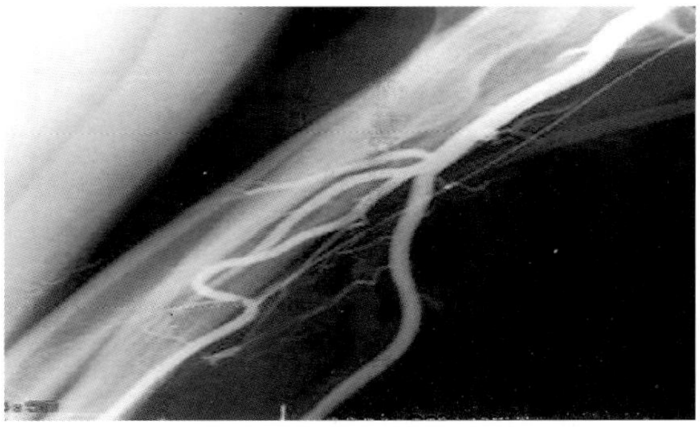

图 9-12　导丝穿破动脉壁穿入组织间隙

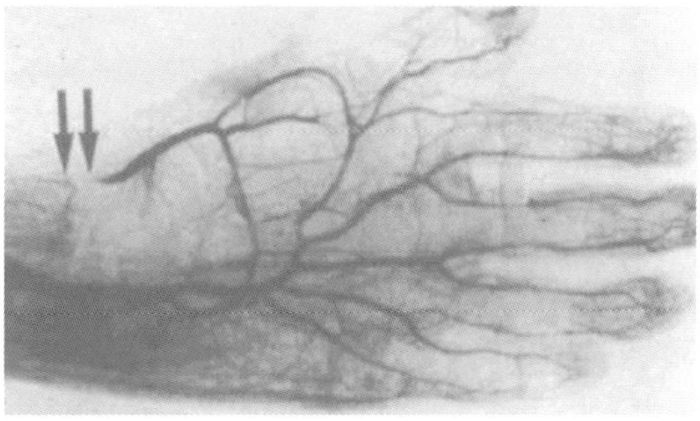

图 9-13　造影示桡动脉闭塞

14. 腕管综合征：桡动脉穿刺或置管后局部组织增生、穿刺点渗血/出血可能造成腕管综合征。主要表现为正中神经受压，患者三个半手指感觉异常、麻木或刺痛，严重时手指活动障碍，鱼际肌萎缩。治疗大多需手术减压，严重者发生缺血性肌挛缩、坏疽等，造成功能丧失甚至截肢。注意穿刺后尽量避免在同一肢体测量血压。

贾三庆　王　雷

第十章 冠状动脉的放射影像学

人类冠状动脉除左主干、左前降支、回旋支的近段 1/3 和右冠状动脉的近段 1/2 为比较固定的分支外，其余部分冠状动脉分支存在许多的正常解剖变异，因此要系统地描述人类冠状动脉血管树是很困难的。

为了更好地从放射解剖学角度来了解冠状动脉走行，我们必须熟悉下列三点：

1. 心脏在胸腔中的位置。
2. 造影过程中所应用的视角体位与胸腔中的心脏之间的相对关系。
3. 正常冠状动脉的大体解剖走行与变异。

第一节 心脏在胸腔中的位置及其与放射角度的相对关系

胸腔横断观，心脏长轴指向左前，与矢状面呈 45°~60° 角。这个概念非常重要，它可以帮助我们理解为什么左前斜位 60° 时，我们的视线是从心尖穿过。而右前斜 30° 时，我们看到的是心脏侧面，视线恰巧垂直通过心脏长轴。左前斜 60° 和右前斜 30° 是冠状动脉造影术中最常用的体位，此时视线通过的是心脏的横断面和纵断面，我们看到的恰是心脏的正面观和心脏的侧面观。

当我们熟悉了心脏在胸腔中的空间定位及其与各种放射视角之间的相互关系后，那就很容易去分析冠状动脉主血管在放射影像中不同体位下的走行。见图 10–1。

因为冠状动脉主血管走行于心脏表面的房室沟和室间沟内，我们可以想象左右房室沟形成一个完整的环，而前后室间沟则形成一个与其垂直的大半个椭圆环。两环垂直相交的下后点正是房间沟，室间沟和左右房室沟的交汇处，解剖上称为心后十字。两环垂直相交的前上点因为肺动脉和主动脉发出，所以没有形成解剖上的十字交叉。

右前斜位观时，室间沟走行垂直于视线，所以暴露最充分。而房室沟则平行于视线显得短缩。左前斜位时情况正相反，室间沟显得短缩。在左侧位时，左主干短缩最明显呈点状。此时我们看到的正是左室前壁和侧壁的交角处，所以室间沟的起始部和左房室沟的前 1/3 暴露最佳。见图 10–2 及影像图 10–1。

第二节 右冠状动脉及其分支

人类冠状动脉 70% 为右优势型。右冠状动脉主干走行于右房室沟内，在心后十字之前分支为后降支动脉和右房室动脉。

右冠状动脉的第一个分支为圆锥动脉，它发出后向上向前走行绕过肺动脉圆锥部。见影像图 10–2。病理情况下可与前降支动脉相交通形成“Vieussen’s”环。有时圆锥动脉可独立开口于右冠状窦内。冠状动脉造影时，若误将造影导管超选进入独立开口的圆锥动脉，易引起心室颤动。有时也易把发育较大的独立开口圆锥动脉误为发育较小的右冠状动脉主干。这时注意该动脉的走行及分布有助于鉴别，有时动脉开口处逆流的造影剂可进入右冠状动脉内而显该动脉轮廓，这有助于提示造影导管超选进入了分支动脉。

右冠状动脉的第二个分支是窦房结动脉，它发出后向上向后走行在右心房的表面，然后分为上下两支向窦房结供血，见影像图 10–2。窦房结动脉是右冠状动脉心房分支中最长最大的动脉，供血于右心房肌的大部分，并有分支到达左心房。大多数心房梗死都是这支动脉闭塞引起的。由于窦房结动脉起源于右冠状动脉近端（60%）或左回旋支近端（40%），见影像图 10–3。在下壁或侧壁心肌梗死时，若合并房性心律失常或心房梗死，常提示病变涉及到右冠状动脉或左回旋支动脉近端，往往梗死面积较大。极少见的情况下，窦房结动脉也可发自右冠状动脉远端，见影像图 10–4 或左回旋支动脉远端见影像图 10–5。

发出窦房结动脉后，右冠状动脉继续沿右房室沟下行，沿途发出数目不等的小动脉分别供血于右心室和右心房。右前斜 30° 可最大限度展开心房与心室的侧面，划分心房与心室的房室沟位于两者之间（右冠状动脉主干走行于其中），见影像图 10–6。在这个角度下行右冠状动脉造影，可清楚地区分向后走行的右心房支和向前走行的右心室支，右心室支多数较细小，有时也会有一支较粗大。再向下方走行，右冠状动脉将固定地发出粗大的锐缘支动脉，它因走行于右心室后侧面形成的锐角缘上而得名。冠状动脉造影时，右心室的锐角缘恰好位于右冠状动脉的第二个弯曲处，见影像图 10–7。右心室支动脉长度变异较大，可延伸至前室间沟，见影像图 10–8，病理情况下可与左前降支动脉形成侧支循环。少见情况下，右心室动脉可发自右冠状动脉的近端，甚至有独立开口于右冠状窦者。右冠状动脉造影时若导管误超选进入该动脉，易误认为右冠状动脉主干 100%闭塞或将其判为发育较小的右冠状动脉主干。右冠状动脉造影时，常见右心室支动脉起始部走行呈一个半环样结构，这是由于右冠状动脉主干深埋于右房室沟内，右心室支动脉发出后首先要通过深深的房室沟，然后才能到达右心室表面。根据右心室支动脉起始部环的大小，可进一步判断右房室沟的深度，这对外科可能有帮助。由于房室沟内充满了脂肪组织，而脂肪组织透过 X 线的能力比心肌组织强，所以在右前斜位透视时，会看到一条随心脏收缩和舒张而活跃移动的浅色透光带，这条透光带就是右冠状动脉造影时可作参考。右冠状动脉发出 1~3 条心房支动脉，病理情况下，心房支动脉间或与圆锥动脉间可形成侧支循环。

右冠状动脉在形成影像上的第二弯曲之后，继续沿右房室沟走行，在心后十字之前分出后降支动脉。后降支动脉发出后斜行通过右心室下壁，并转角向前走行于后室间沟内，形成前述椭圆环的下半部分，并沿途发出数支后间隔支动脉。左前斜位 60° ，视线通过心脏长轴，此时由室间沟形成的椭圆环呈短缩状，走行于其中的后降支动脉也呈短缩影像，这可能使该血管的病变遗漏。若取右前斜 30° ，可最大限度暴露室间沟所形成的椭圆环，后降支动脉也伸展充分，病变暴露无遗。有时右前斜 30° 可能使后降支动脉与左心室后支动脉影像重叠，掩盖病变或造成分析困难，见影像图 10–9。注意寻找垂直发出的后间隔支动脉有助于确定后降支动脉的走行或加头尾倾角均有助于分开这两支动脉。标准前后位加头倾 20°~25° 是分开后降支动脉和右房室动脉及其分支的最佳体位，在这个角度下可充分暴露右冠状动脉后三叉及其邻近血管段的病变，见影像图 10–10。后降支动脉走行有许多变异，除上述最常见类型外，还有：

（1）后降支动脉从心后十字发出，并斜行通过右心室下壁后再进入后室间沟。

（2）双后降支动脉均走行于后室间沟内，见影像图 10–11。

（3）从心后十字只发出很小的后降支动脉供血于室间隔的后基底段。一支又长又大的锐缘支动脉斜行通过右心室下壁，从膈面进入后室间沟供血于室间隔的下 1/3。而室间隔的其余 2/3 和心尖则由前降支动脉供血。

（4）少见的情况下，后降支完全由锐缘支动脉延续而成，而右房室动脉极小且无分支。

右冠状动脉在后十字之前分出后降支动脉后，继续沿右房室沟走行延续而成右房室动脉，也称右后侧支动脉。右房室动脉在继续沿房室沟走行过程中，在跨过后降支静脉处形成一个倒 U 字形结构。这个倒 U 字形恰巧位于心后十字处，是心脏的重要解剖标志之一，代表后室间沟和房室沟的会合处，见影像图 10–12。由于个体差异，这个倒 U 字形结构在造影时可能十分明确或看不出。右房室动脉通过心后十字进入左房室沟，并沿途发出数支左心室后支动脉，供血于左心室下基底部。有时可见右房室动脉远段 1/3（已进入左房室沟内）发出数个心房支动脉，供血于左心房下壁靠近二尖瓣环的心房肌。从右房室动脉倒 U 字形顶点垂直发出的一支小动脉（偶见为 2~3 支）称房室结动脉，供血于房室结，见影像图 10–13，偶可见房室结动脉起源于左回旋支末端，见影像图 10–14。

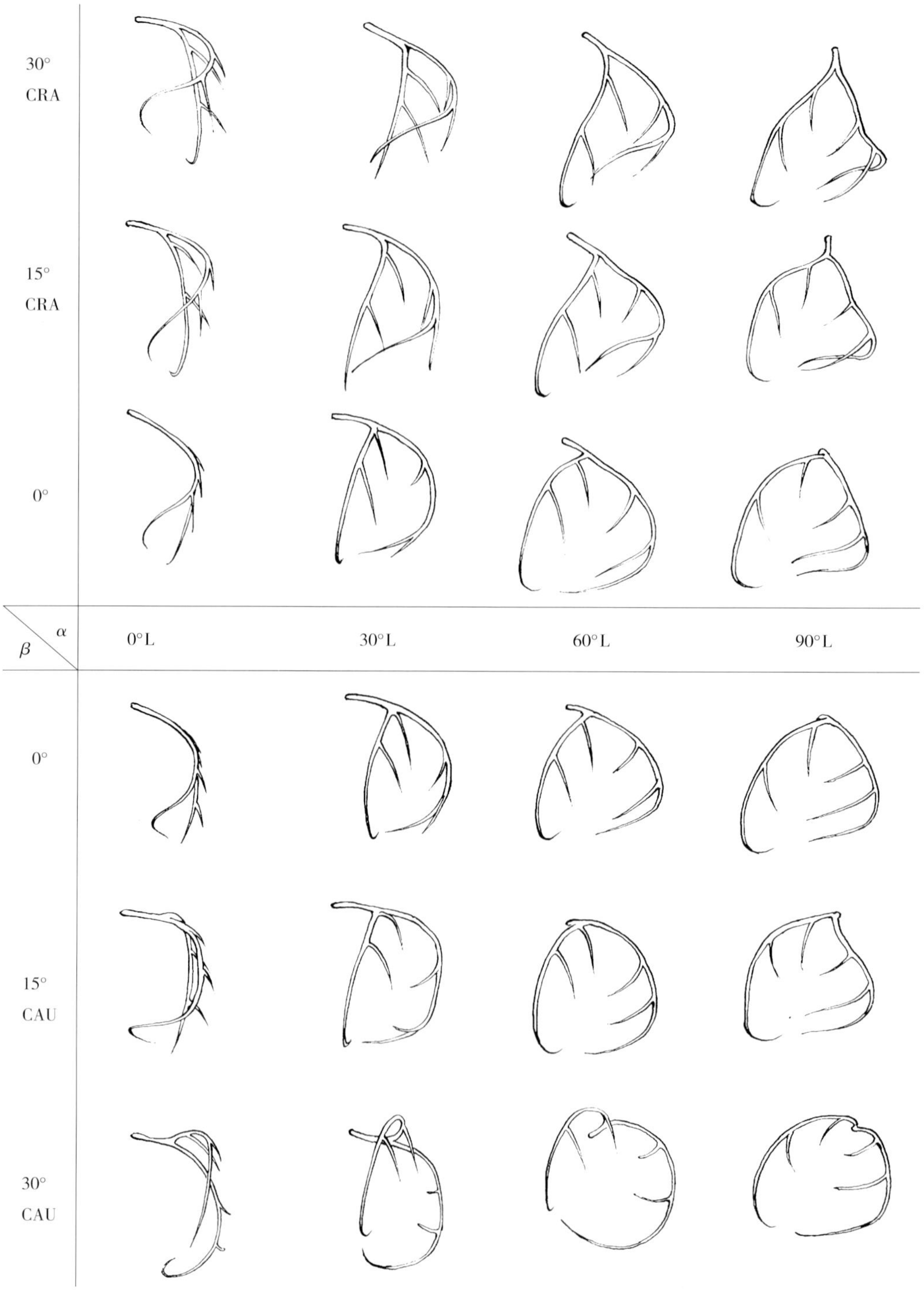

图 10–1　左冠状动脉主要血管

1. 随着右前斜位逐渐加大变化：a.左主干明显短缩；b.前降支与左回旋支逐渐分开，在达到右前斜位 60°~75° 时，前降支显影达最长，同时间隔支
2. 随左前斜位逐渐加大变化：各血管走行与相应的右前斜位影像呈镜像改变，在左前斜位达 75°~90° 时，前降支显影最长。
3. 随头倾位逐渐加大的变化：a.左主干、前降支近段和回旋支近段逐渐伸长，特别是在左前斜或右前斜 60°~75° 时；b.前降支和左回旋支近段逐渐
4. 随尾倾逐渐加大的变化；a.左主干长度逐渐加大，特别是在左和右前斜角度较大时；b.前降支近端移向影像的顶端，并在左前斜 30° 至右前斜或右前斜时前三叉可清晰显现。

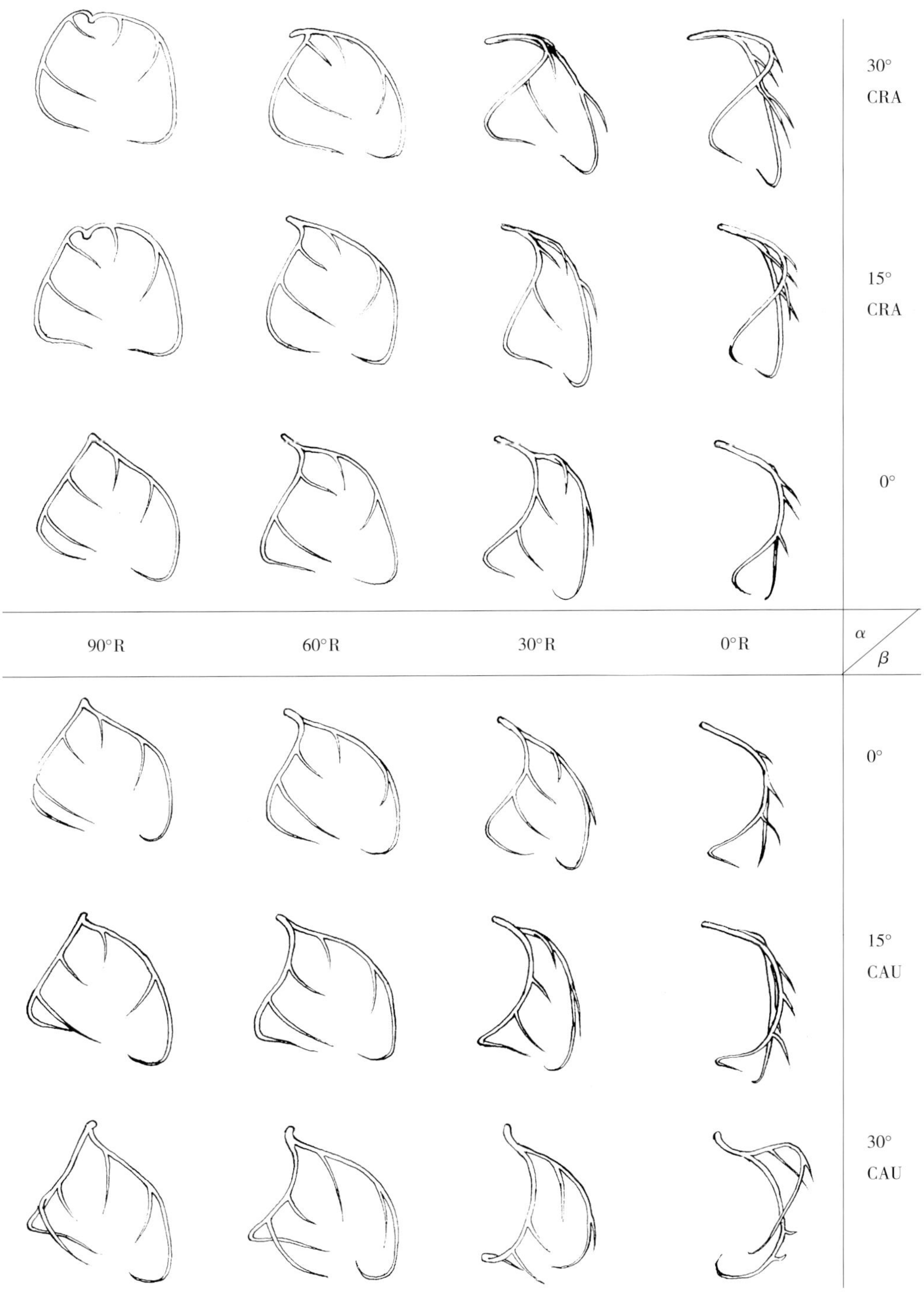

在不同体位下走行示意图

血管由互相重叠变为完全分开；c.在右前斜位 60°~90° 时，左回旋支和钝缘支显影最佳。

分开，特别是在左前斜或右前斜位 30° 时最明显。c.左回旋支血管向视野的上方移动，造成与其他血管重叠。

30° 时与回旋支近端分开，右前斜尾倾时对角支显影清楚；c.右前斜时左回旋支与钝缘支及对角支重叠，左前斜角度较大时可清晰显现。在加大左

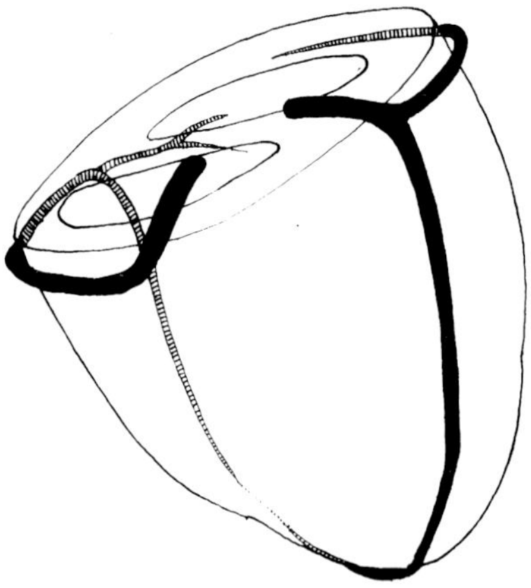

图 10-2

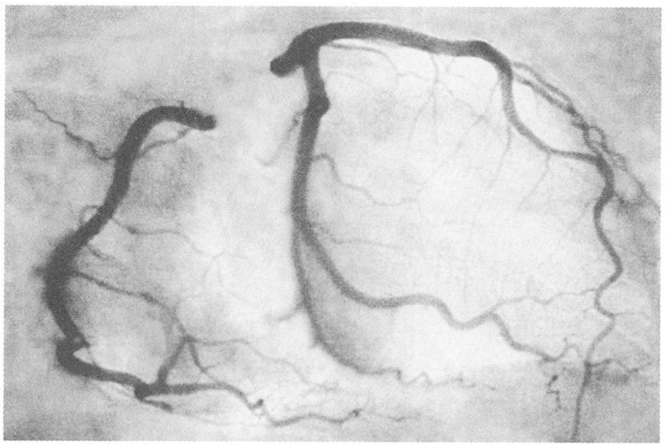

影像图 10-1　示左右冠状动脉在右前斜位 30° 时图像。右冠状动脉开口比左冠状动脉开口略低 1~2cm。走行在室间沟内的前降支和后降支充分展开，而走行于房室沟内的右冠状动脉主干，右房室动脉及回旋支动脉呈短缩状态。右房室动脉形成的倒 U 字形结构示心后十字所在。

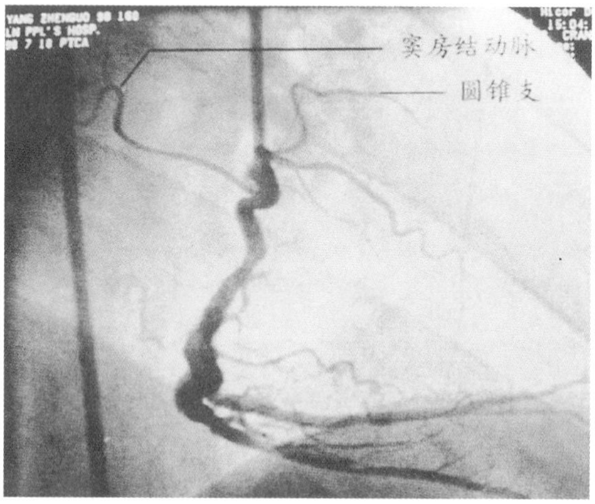

影像图 10-2　示右前斜 30° 右冠状动脉造影示向右上方走行的圆锥动脉和向左上方走行的窦房结动脉，后者到达窦房结区时分为上下两条分支。

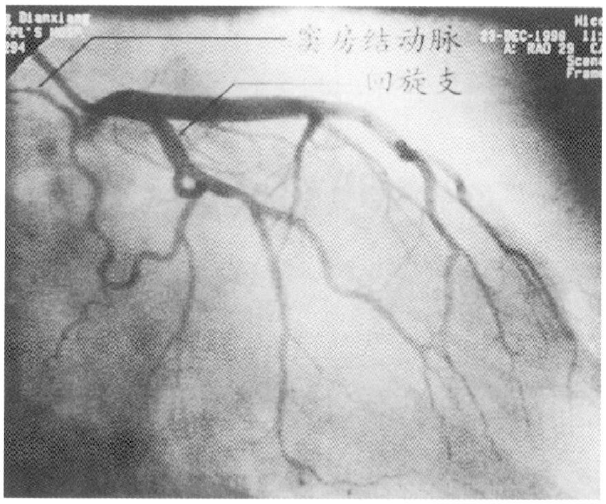

影像图 10-3　示窦房结动脉发自左回旋支动脉近端。

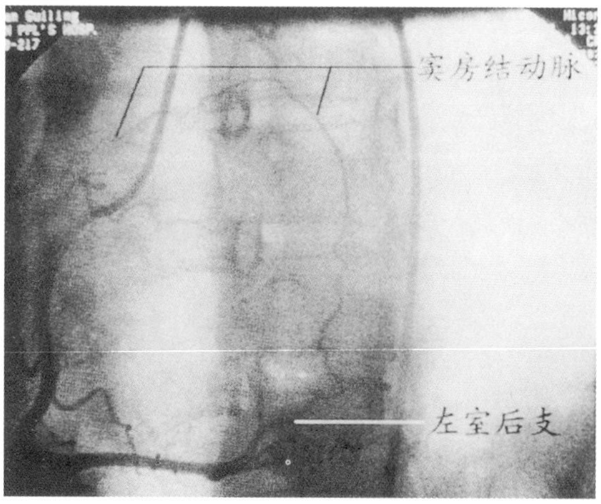

影像图 10-4　示窦房结动脉发自右冠状动脉远端。该窦房结动脉由右房室动脉延续而成，持续走行通过左房室沟而后到达窦房结区。

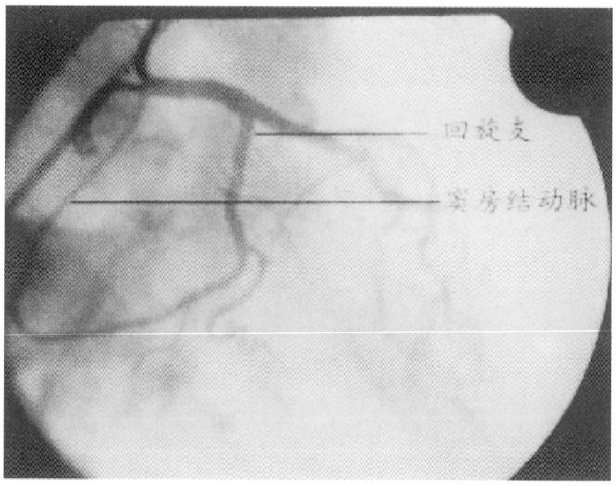

影像图 10-5　示窦房结动脉发自回旋支动脉远端，该窦房结动脉由回旋支动脉延续而生成。

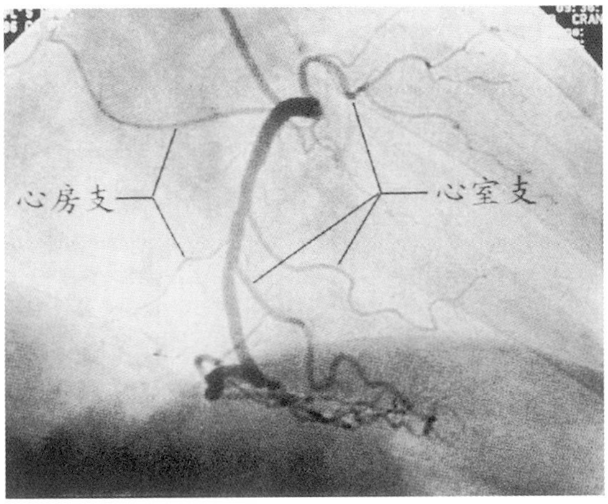

影像图 10-6　示右前斜 30° 造影，右冠状动脉发出的心房支和心室支动脉。窦房结动脉是最大的心房支。心室支包括圆锥动脉、右心室动脉、锐缘支动脉。

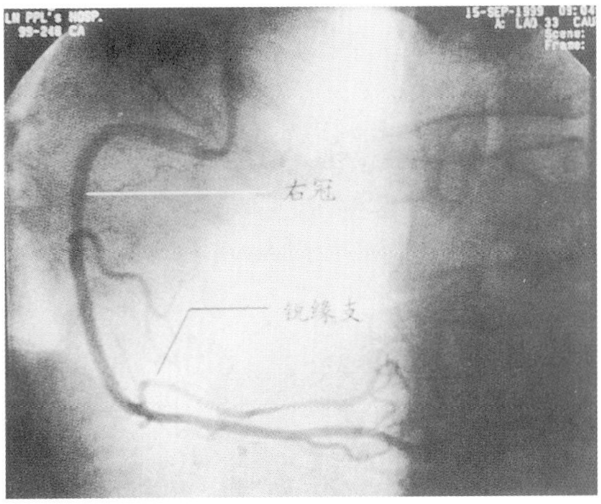

影像图 10-7　示在右冠状动脉第二个转折处发出的锐缘支动脉。

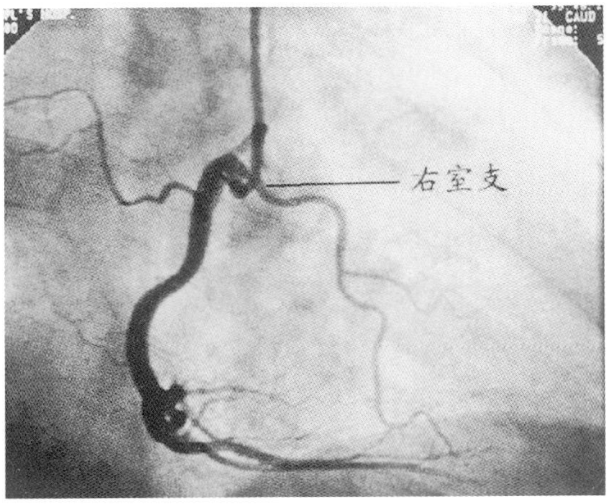

影像图 10-8　示右前斜 30° ，于右冠状动脉开口处发出的右心室动脉，该动脉发出后向前向下走行分布于右心室前侧壁。与高位发出的右心室动脉不同的是，圆锥动脉在右冠状动脉近端发出后向前向上走行，分布于肺动脉圆锥区。

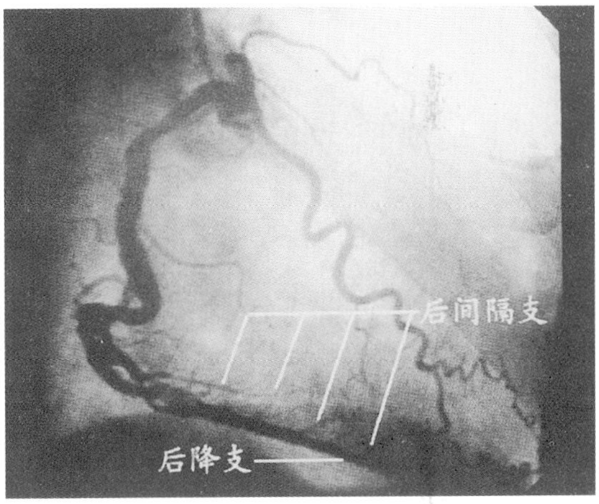

影像图 10-9　示右冠状动脉造影虽可充分展示后降动脉支的长度，但由于与右房室动脉和左室后支互相重叠，可能掩盖某些病变形象。

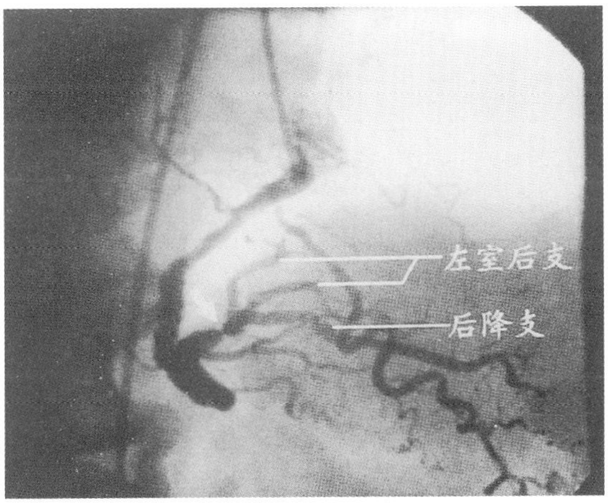

影像图 10-10　示前后位加头倾位，右冠状动脉造影时充分暴露出后三叉被掩盖的病变。后三叉是指右冠状动脉主干远端及向前延续而生成的后降支动脉和右房室动脉三者的交汇处。

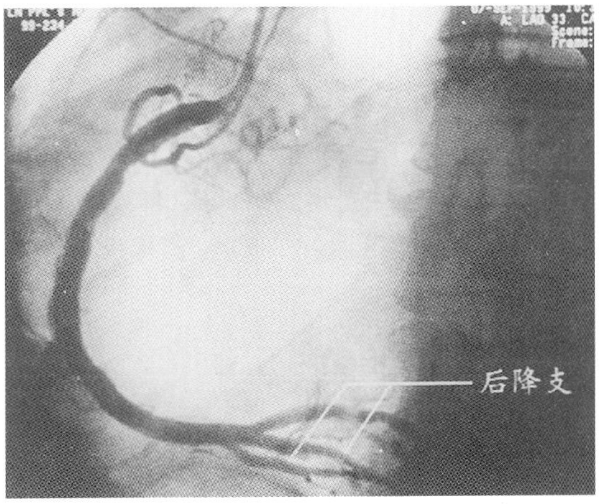

影像图 10-11　示双后降支结构。

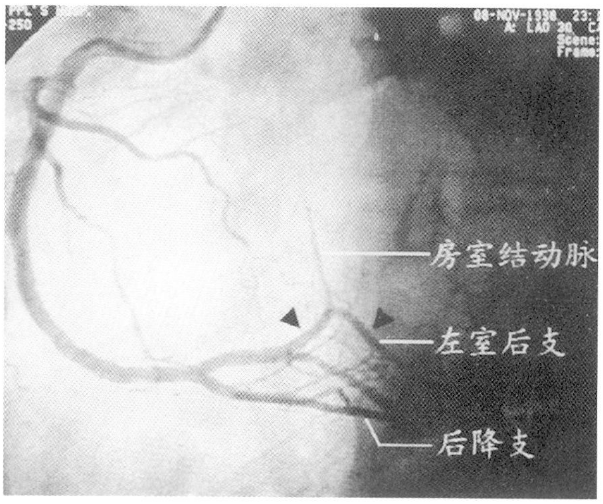

影像图 10-12 黑色三角形箭头示右房室动脉在跨过后降支静脉时形成的倒 U 字形结构，在此倒 U 字形结构的顶点垂直发出房室结动脉。

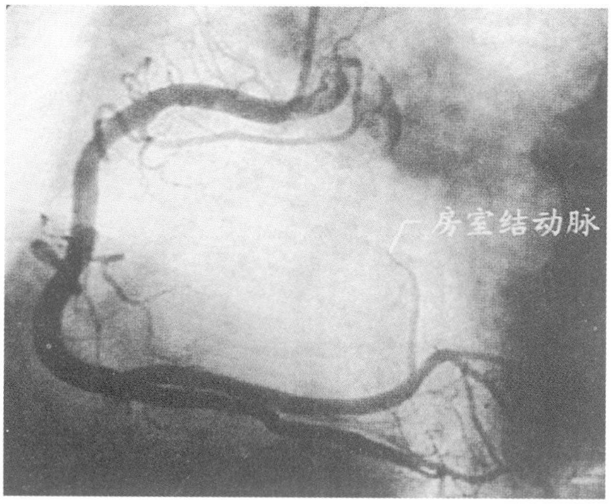

影像图 10-13 示房室结动脉发自倒 U 字形结构的顶点之前。该右冠状动脉在第二转折处之后立即发出后降支动脉，是少见的变异。

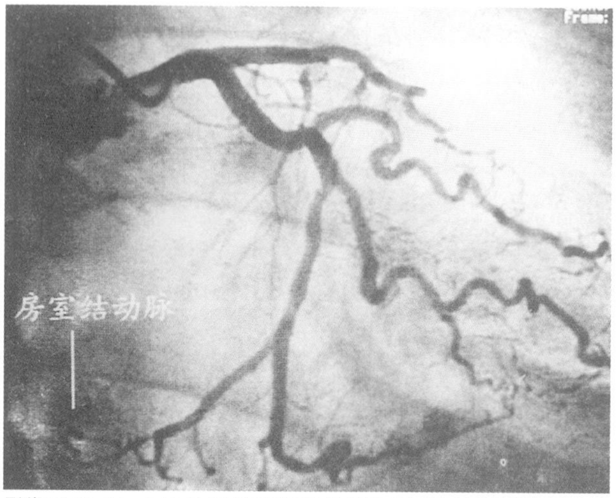

影像图 10-14 示少见情况下房室结动脉发自回旋支动脉的远端。该回旋支动脉的第三、第四、第五分支为左心室后支，而回旋支动脉末端垂直向上发出的是房室结动脉。

第三节 左冠状动脉及其分支

一、左主干

左主干发自左冠状窦，发出后横行向左走行并略偏背侧或腹侧，绕过肺动脉后，走行于左心耳下到达前室间沟。整个走行像是一个问号的上半部分，问号下半部分的直行段即为延续而成的左前降支。左主干的长度从几毫米到 3~4cm 不等，并且没有分支。有时左主干极短，以致形成左前降支动脉和回旋支动脉双开口于左冠状窦，见影像图 10-15、影像图 10-16。当左主干非常短时，冠状动脉造影导管易超选进入左前降支动脉或左回旋支动脉，造成左回旋支动脉或左前降支动脉完全闭塞的假象，应引起注意。

充分暴露左主干的最佳体位是前后位或浅右前斜位或浅左前斜位，一般角度不超过 15° ，而脊柱影仍与心影重叠，但左主干恰好位于脊柱影之外时。

在这个体位下可清楚看到左主干的长度和其延伸为左前降支的过程，亦可见回旋支动脉从左主干垂直发出的情况。

二、左前降支动脉及分支

左前降支动脉为左主干的延伸。左主干的远段和左前降支动脉的近中段在矢状面是指向腹侧的，而后左前降支动脉向下形成一个指向尾侧的弯曲。左前降支动脉近段在右前斜位 15°~30° 暴露最清楚，因该动脉段走行于前室间沟内，形成椭圆环的上半部分，在这个体位下恰与射线垂直。左前斜位时，左前降支动脉近段短缩，而其中远段却暴露较好，这是由于左前降支动脉中远端走行略呈足倾有关。在左前降支动脉近段完全关闭时，左前斜位冠状动脉造影我们只能看到一个像纽扣样的残端，而右前斜位却可暴露整个闭塞血管残端的形态和长度，见影像图 10-17、影像图 10-18。由于造影剂在管腔中流动时呈分层运动，靠近管壁的造影剂比管腔中心区造影剂流动要慢。当左前斜位冠状动脉造影时，可见左前降支动脉近段呈现

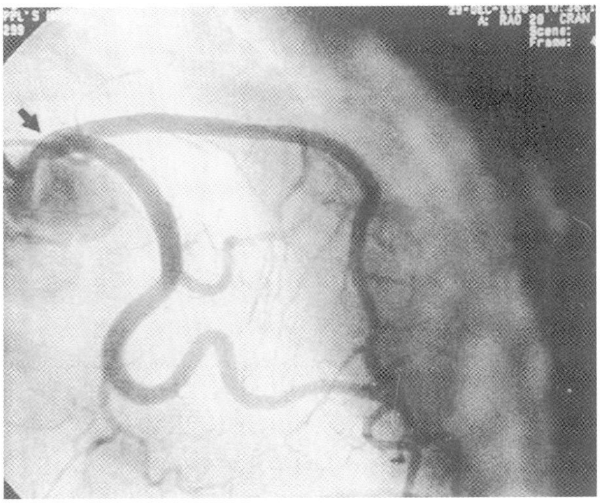

影像图 10–15　黑箭头极短的左主干结构，估计左主干长度只有几毫米或接近于双开口结构。

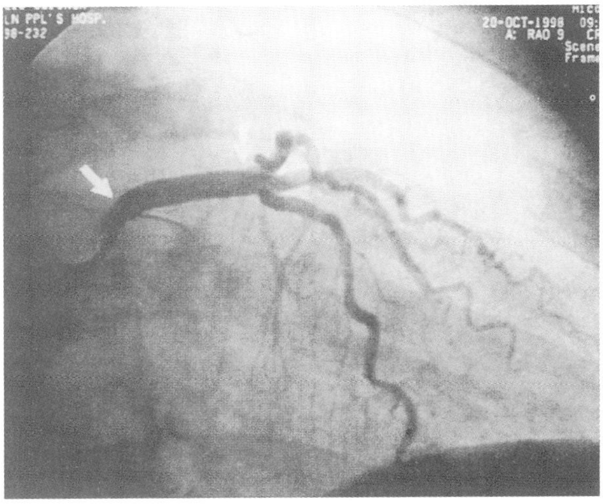

影像图 10–16　箭头所示为粗大而长的左主干结构，左主干沿途没有分支。

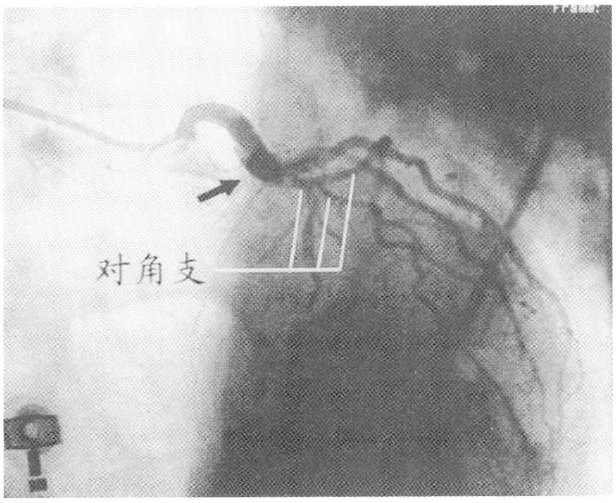

影像图 10–17　示左前斜 60°，左冠状动脉造影，由于左前降支在近段已 100%关闭，造影只能显示一个呈纽扣状的残端结构。

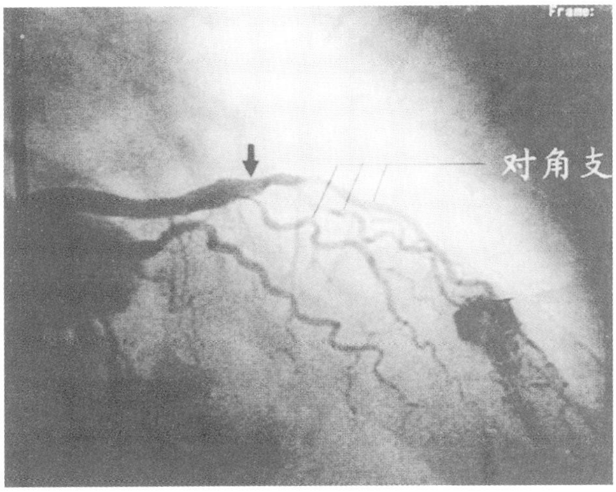

影像图 10–18　示右前斜位左冠状动脉造影，黑箭头所示为左前降支 100%关闭的残端，在此体位下可清楚看到残端形态和长度。

类似指环结构的影像，这就充分说明左前降支动脉在这个体位下是显著短缩的。在这个体位行左冠状动脉造影有可能遗漏左前降支动脉近段的重要病变。左前降支动脉远端走行略呈尾倾，在左前斜位和右前斜位下均可清楚暴露。

在人类 70%的左前降支动脉绕过心尖，供血于心尖区和不多于 1/3 的膈面心肌，见影像图 10–19。另外，15%左前降支动脉较长，可供血于心尖区和大于 1/3 的膈面心肌。再有 15%的左前降支动脉较短，不能绕过心尖，其膈面心肌完全由后降支供血，见影像图 10–20。左前降支动脉越长，其对该心脏的功能意义就越大。有时左前降支动脉在心尖部分分为两支，分别供血于心尖区的前部和下部，称前返动脉分支和后返动脉分支，见影像图 10–21。

左前降支动脉的两个主要分支是间隔支动脉和对角支动脉。它也有一些小分支通向右心室表面，但在正常生理情况下很难看到。病理情况下，这些小动脉扩张与右冠状动脉的圆锥支动脉形成 Vieussen's 环。

间隔支动脉由左前降支动脉垂直发出，进入室间隔后供血于相应部位。右前斜位冠状动脉造影时，可清楚显现由左前降支动脉垂直发出的数支间隔支动脉，见影像图 10–22。间隔支动脉的存在可帮助区分左前降支动脉主干与对角支动脉主干。左前斜位时，垂直发出的间隔支动脉与左前降支动脉形成类似梳子样的结构，见影像图 10–23。前间隔支动脉供血于室间隔的上 2/3 和整个心尖区。室间隔的下 1/3 由来自后降支的后间隔支动脉供血。病理情况下，前间隔支动脉和后间隔支动脉形成最常见侧支循环。间隔支动脉走

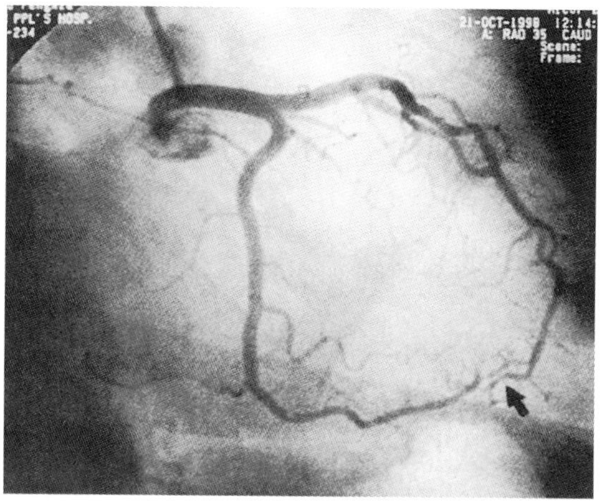

影像图 10–19　示左前降支动脉绕过心尖。本幅左冠状动脉造影图像为右前斜 35°，加尾倾 20°，所以回旋支相对放大。

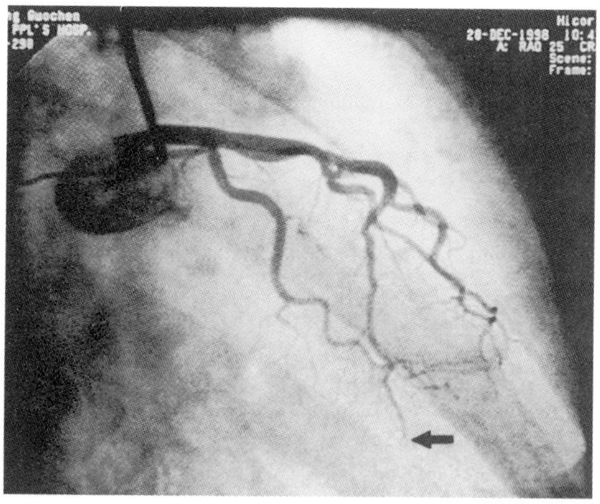

影像图 10–20　示左前降支较短，不绕过心尖。

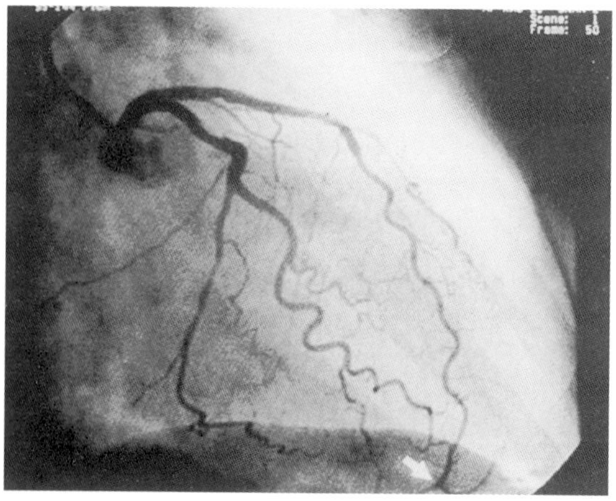

影像图 10–21　白色箭头示左前降支动脉在心尖处分为向下后走行的后返动脉和向前上走行的前返动脉。

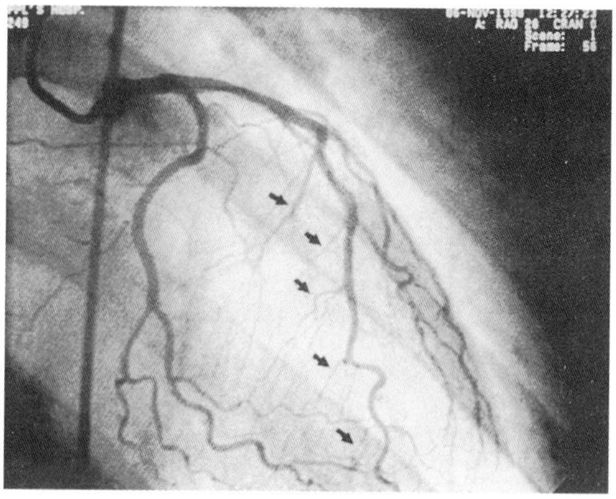

影像图 10–22　右前斜 30° 左冠状动脉造影示前降支动脉沿途发出的数支间隔支动脉，供血于室间隔的上 2/3 区和心尖区。

行于室间隔肌肉内，属心肌内血管，但其走行更靠近右心室侧，所以在心室收缩时很少受到挤压。某些病理情况下，例如肥厚型梗阻性心肌病，由于室间隔肥厚使间隔支动脉受压。冠状动脉造影时可见心脏收缩时间隔支动脉显影消失，心脏舒张时才显现出来，这称为挤奶现象。有时第一间隔支动脉发育极好，口径大小类似于对角支动脉，并发出数个穿隔分支供血于室间隔的重要部分，可称其为第一主间隔支动脉，见影像图 10–24。在第一主间隔支动脉以下的左前降支动脉闭塞时，不会形成大面积梗死。第一间隔支动脉还供血于 HISH 束和房室结。对角支动脉走行于左心室表面，因其走行于相互垂直的左前降支动脉和左回旋支动脉之间而得名。有时第一对角支动脉起源点太高，以致开口于左主干（位于左前降支动脉和左回旋支动脉之间）形成三分叉结构，即左主干并排发出左前降支动脉，第一对角支动脉和回旋支动脉。此时也称第一对角支动脉为中间支动脉，见影像图 10–25。罕见情况下，也有左主干发出两支对角支动脉者，形成四分叉结构，见影像图 10–26。在右前斜位时，要特别注意区分左前降支动脉和对角支动脉。左冠状动脉造影时，取右前斜 15°，左前降支动脉占有心影上缘很少部分后就向下走向心尖；当右前斜位加大到 20°~35° 时，左前降支动脉近段逐渐向由对角支动脉占据的心影上边缘靠拢；右前斜 60°，左前降支动脉走行于心影的上边缘内，左主干短缩，对角支动脉走行于左前降支动脉之下方。

除非右前斜位达 60°~70°，通常对角支动脉均位于心影之内而达不到心影的上边缘，然后便转向下向心尖走行。因第一对角支动脉走行于心影的上边缘之下，当左前降支动脉近段完全闭塞而行右前斜位冠状动脉造影时，可能将代偿扩张的第一对角支误认为是左前降支动脉，见影像图 10—27、影像图 10—28。在右前斜位冠状动脉造影时，第一对角支动脉的近段与左前降支动脉重叠，并慢慢分开形成一个很小的锐

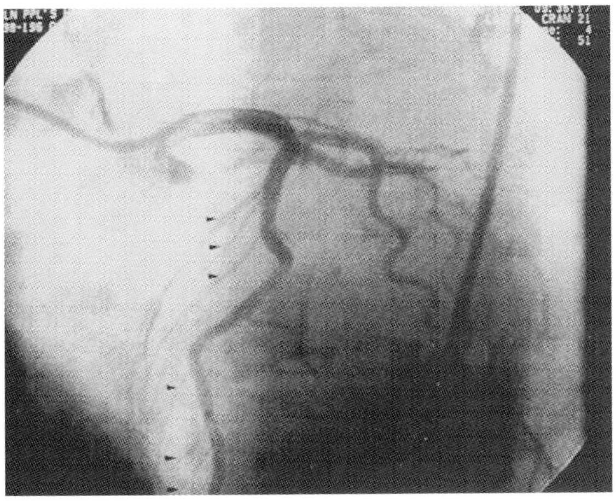

影像图 10–23　左前斜 45°，左冠状动脉造影示左前降支动脉发出的数条间隔支动脉呈梳子样结构。

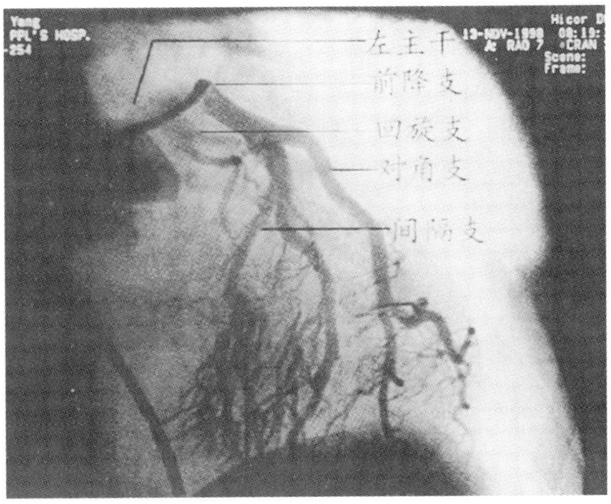

影像图 10–24　示第一主间隔支动脉，该主间隔支动脉口径与前降支动脉几乎相同，向下分成数支间隔支动脉并互相交通，供血于室间隔大部区域。该患者为肥厚性心肌病病人，由于冠状血管粗大，血流量大，6F 造影管只有超选进入前降支时才能获得满意的造影图像。

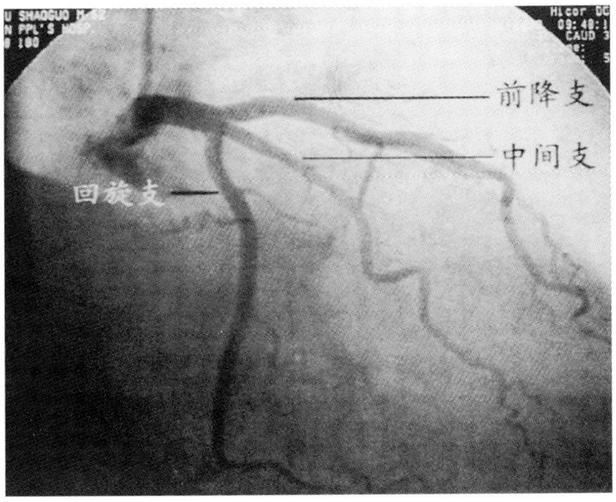

影像图 10–25　示三分叉结构，左主干除分出左前降支动脉和回旋支动脉外，还发出中间支动脉，中间支动脉供血区同对角支动脉供血区相同，所以也有称其为对角支动脉者。

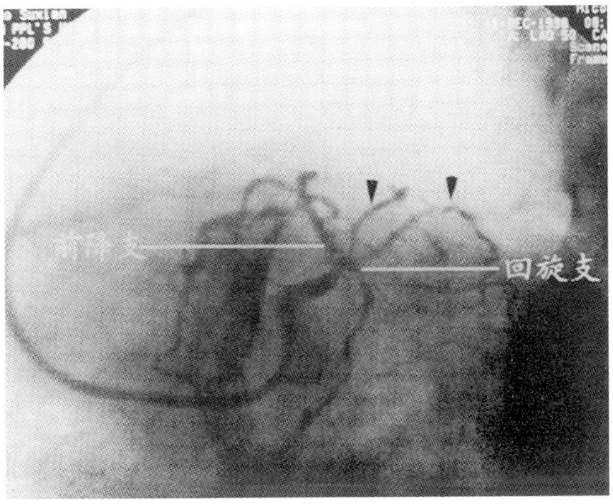

影像图 10–26　示四分叉结构，黑色箭头示左主干发出的两支中间支动脉。

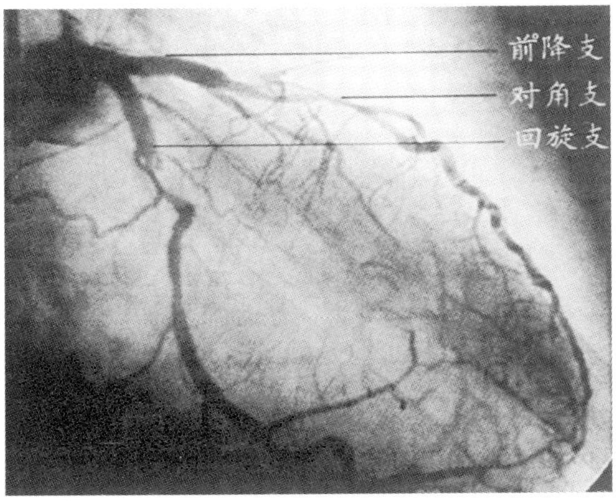

影像图 10–27　右前斜位左冠状动脉造影，左前降支动脉在近端100%关闭，走行在心影上方的代偿扩张的对角支动脉易被误认为是左前降支动脉，而真正的左前降支动脉应走行于对角支动脉的内侧。

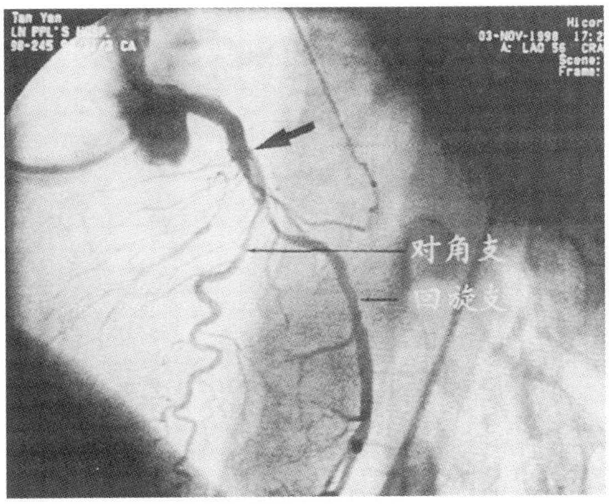

影像图 10–28　左前斜位造影示左前降支动脉近端已 100%关闭。

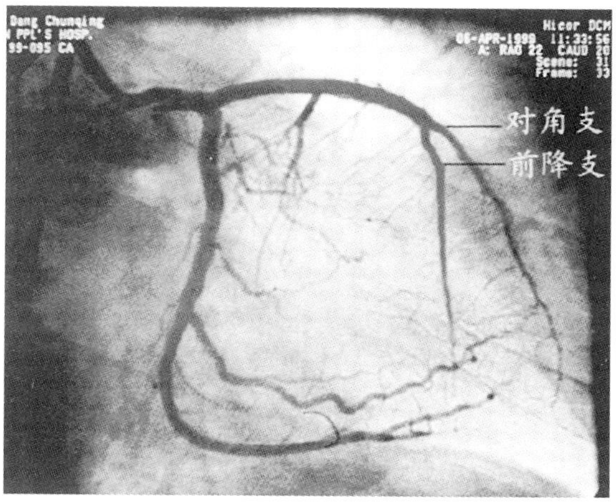

影像图 10–29　示前降支与对角支动脉形成的双筒猎枪样结构。

角，像藏族人使用的双筒猎枪一样，见影像图 10－29。两支动脉的重叠部分可能使重要病变遗漏。有时左前降支动脉也可与左回旋支动脉发出的高侧缘支动脉相重叠。为了区分一个动脉分支是来自左回旋支动脉还是来自左前降支动脉，观察这个动脉分支在心脏收缩期的运动方向很有帮助。左前降支动脉及其分支在心脏收缩期的运动方向是向下向后，而回旋支动脉及其分支在心脏收缩期的运动方向是向上向前。回旋支动脉及其分支在心脏收缩期的运动幅度要大于左前降支动脉及其分支。两支动脉及其分支的相对运动类似于剪刀的开合运动。

第一对角支动脉或来自回旋支动脉的高侧缘支动脉与左前降支动脉重叠，可能会使这些动脉上的重要病变被相互遮盖，采用左侧位投照有可能解决这个问题。左侧位冠状动脉造影时，左主干完全短缩呈纽扣状的一个点，但左前降支动脉和左回旋支动脉的起始部却暴露较好。此时左前降支动脉位于心影的上界，而对角支动脉发出后向下向前走行。对角支动脉起始部与左前降支动脉形成一个锐角。但若对角支起始点较高时，则仍可能与左前降支动脉有一定程度的重叠。

当第一对角支动脉发出特别早而形成中间支时，即左主干呈三叉或四叉状结构，这种互相重叠的影像将很难进行分解。现代冠心病病理学提示我们，冠状动脉粥样硬化最常发生的部位就是各大血管分支的近段。正是这些近段的病变对病人临床症状的影响最大，并对病人生命构成威胁。所以对左主干及其主要大分支近段的放射解剖学研究尤为重要。

左前斜 40°~60° 角行冠状动脉造影时，左前降支动脉和对角支动脉充分展开（射线由心尖通过心脏长轴，将左心室游离壁的血管充分暴露）。但是，正如我们上面讨论的那样，这两支动脉在这个体位下向前侧走行的程度明显大于向足侧走行的程度，即血管走行与射线略呈平行，因而造成严重的血管短缩现象。为了解决血管短缩的现象，就要使血管走向的长轴尽可能地与射线成垂直方向。使射线在人体的矢状面上形成头侧位倾斜或足侧位倾斜，即头倾或足倾，是解决这个矛盾的关键。

矢状面的头倾或足倾角度一般在 20°~30° 左右，因为超过 30° 的倾斜会使心影与肝脏的影像互相重叠，致使冠状动脉成像质量受影响。20°~30° 角的头倾或足倾，足以使左前降支动脉的短缩现象减少到可以接受的程度。通过简单的计算可以解释这个问题。如果一条血管的长轴与射线方向成 0° ，那么我们看到的血管只是一个点状结构，即完全短缩。如果这条血管的长轴与射线方向成 90° 角，我们将看到一条完全没有短缩的血管影像。如果角度为 45° ，根据 cosine45° 投影计算为 0.707，我们看到的血管投影长度为实际长度的 70%，即短缩了 30%。当投照角度为 30° ，血管短缩 50%。当角度小于 30° ，短缩率急剧加大。投照角度为 20° ，则短缩 66%；投照角度为 10° ，则短缩 82%；投照角度为 0° ，则短缩达 100%。可见投照角度在 40° 以上时，血管短缩相对较小。如果我们采用头倾或足倾位 20°~30° ，可使一个成角 20°~30° 的血管短缩减少 1 倍以上。

当采用右前斜位行冠状动脉造影时，如发现左前降支动脉近段水平向下成角≤20° 或与第一对角支动脉（或回旋支动脉发出的高侧缘支动脉）近段互相重叠时，应采用左前斜位加头倾的角度来进一步暴露可能存在的病变，见影像图 10–30、影像图 10–31、影像图 10–32。有时左前降支动脉近段发出后向上走行并成角，应特别注意此时如采用头倾位可能加重血管的短缩现象；而不是减小短缩，见影像图 10–33、影像图 10–34、影像图 10–35。例如右前斜位冠状动脉造影，左前降支近段水平向上成角 10° ，此时血管短缩率为 82%；如加头倾角 10° ，则射线入射角为 0° ，血管呈完全短缩形象；如加头倾角 20° ，则射线入射角为－10° ，血管短缩率为 82%，与射线入射角为＋10° 时相同。这种情况下应改用足倾位可以明显改善短缩现象。

简而言之，头倾位用于前降支动脉近段血管走行呈水平向下成角或第一对角支动脉（或回旋支动脉发

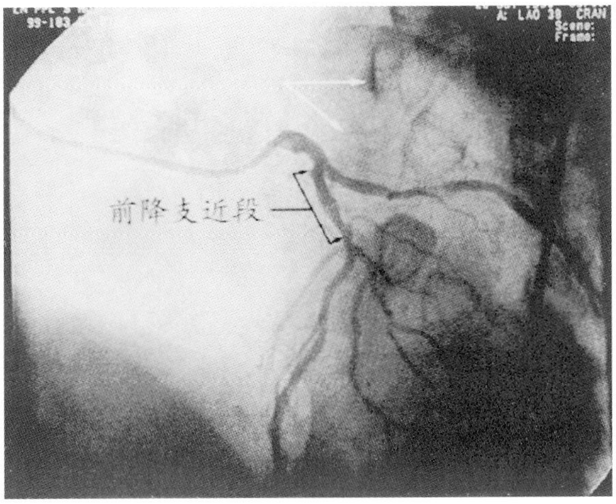

影像图 10-30　示右前斜位左冠状动脉造影，左前降支近段血管斜向下方走行（水平向下成角）。

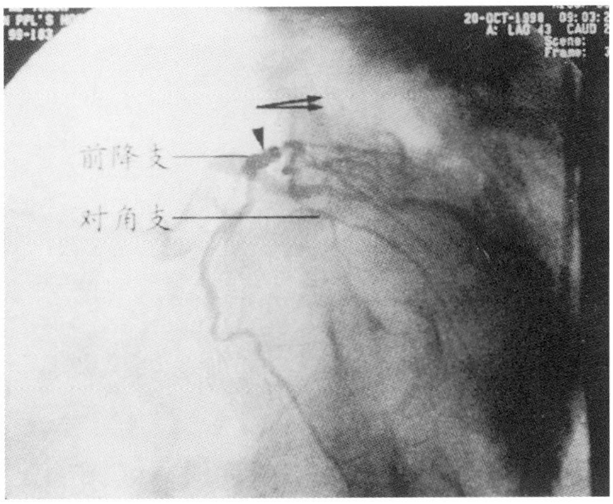

影像图 10-31　当采用左前斜加足倾位时，则投照角度与血管走行夹角减小，血管呈明显短缩影像。黑色箭头示前降支近段血管短缩。

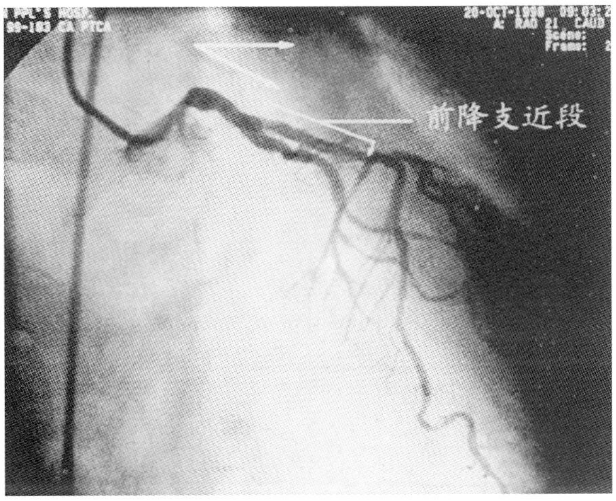

影像图 10-32　当采用左前斜加头倾位时，则投照角度与血管走行夹角加大，可清楚暴露该段血管。

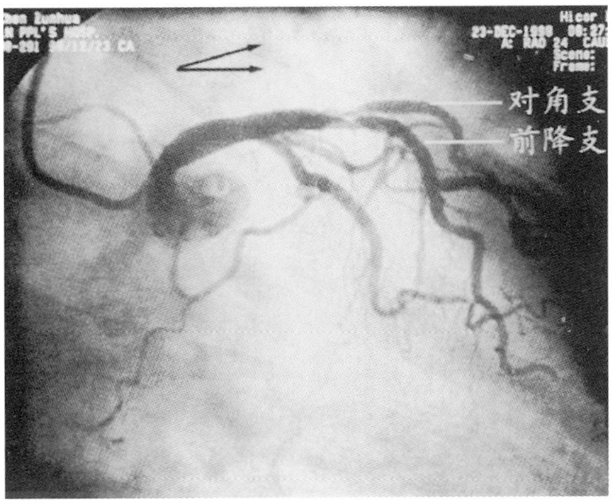

影像图 10-33　示右前斜位左冠状动脉造影，左前降支动脉近段呈水平向上成角走行。

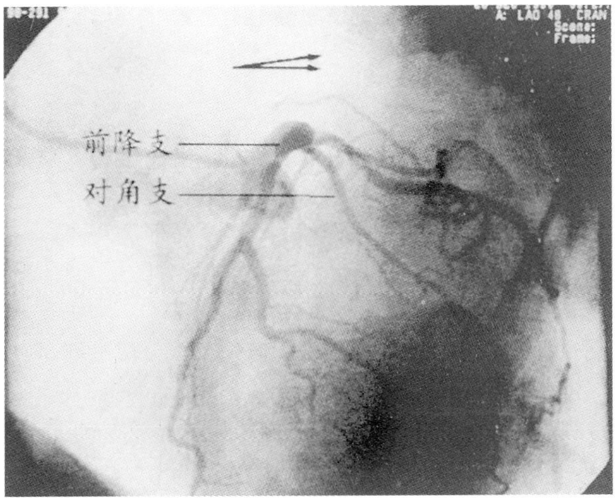

影像图 10-34　当采用左前斜位加头倾位时，投照角度与血管走行夹角减小，该段血管呈短缩影像。

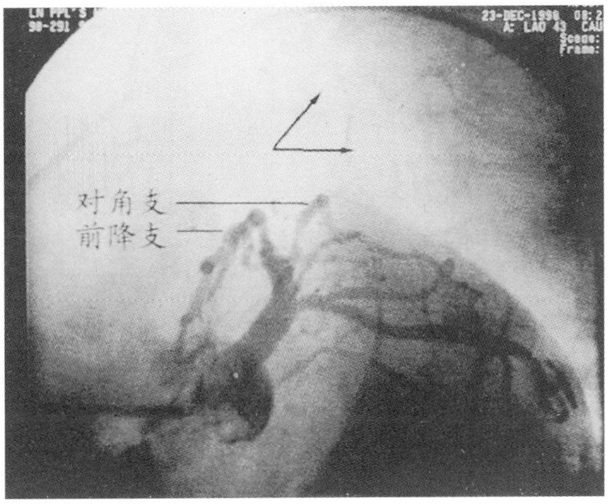

影像图 10-35　若采用左前斜加足倾位，则投照角度与血管走行夹角加大，可充分暴露该段血管。

出的高侧缘支动脉）与其互相重叠时。足倾位用于左前降支动脉近段血管走行呈水平向上成角时。经验证明，左前斜位加头倾可清楚暴露绝大多数左冠状动脉近段的病变（约占全体病变的40%），约2%的病变只有在这个特定的体温下才能暴露出来。所以对所有的冠状动脉造影病人均应采用此体位。

三、左回旋支动脉及其分支

左回旋支动脉从左主干成直角发出，走行于左房室沟内，在到达左室钝角缘时开始分支，见影像图10–36。左回旋支动脉分支变异较大。常见变异有三种：

1. 动脉走行到达心脏钝角缘时，主干离开房室沟，转而走行于左心室侧壁上，延续而成第一钝角缘支动脉。这时往往在房室沟内仍有一细小动脉继续前行，称其为回旋支动脉远端，见影像图10–37。

2. 左回旋支动脉主干在心脏钝角缘处分成两支，分别走行于心脏侧壁，称为第一钝角缘支动脉和第二钝角缘支动脉。一般情况下，第二钝角缘支动脉比第一钝角缘支的粗大，见影像图10–38。

3. 左回旋支动脉主干在房室沟内持续走行直达心脏的后侧面，在心脏钝角缘处发出一支较小的钝角缘支动脉。在到达心脏膈面时发出左室后支动脉，尔后继续前行跨过心后十字延伸形成左房室动脉，见影像图10–39。

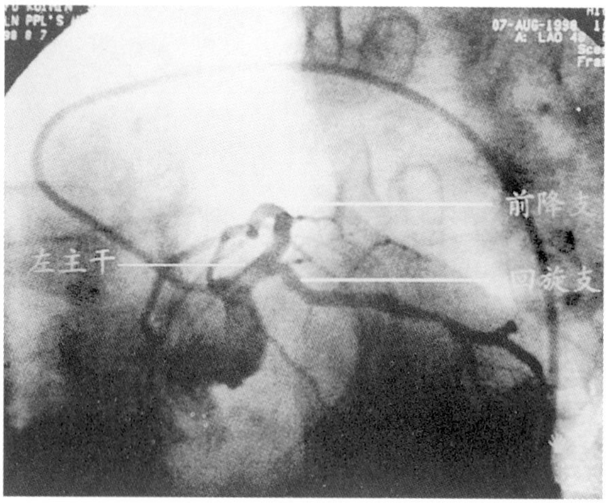

影像图10–36 示左前斜加足倾位左冠状动脉造影，回旋支动脉由左主干呈直角发出。

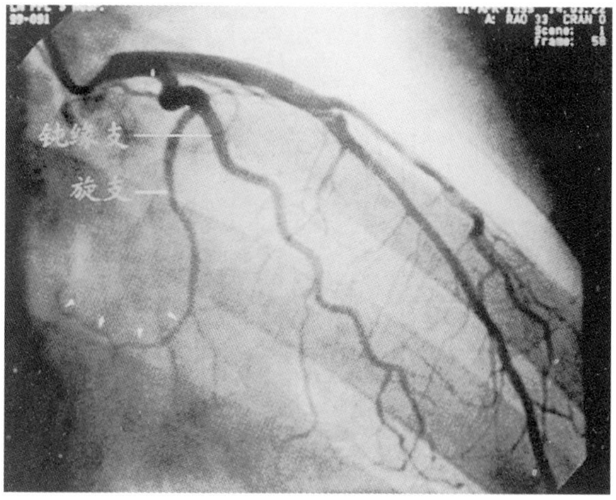

影像图10–37 示回旋支动脉在发出第一大钝角缘支动脉后继续沿房室沟走行，箭头所示为回旋支远段。

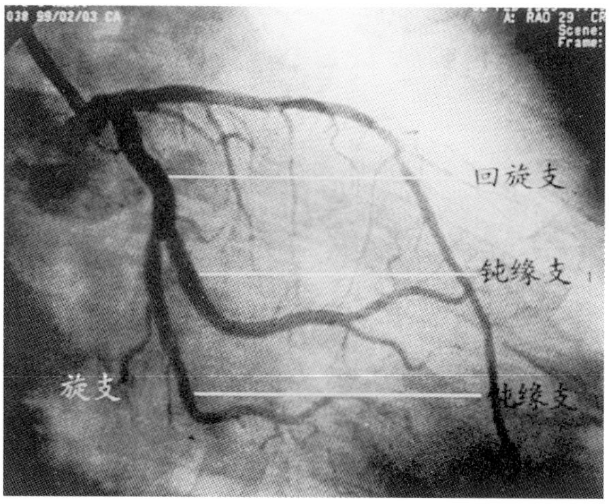

影像图10–38 示回旋支走行的第二种类型，即回旋支延续走行分为第一和第二大钝角缘支。

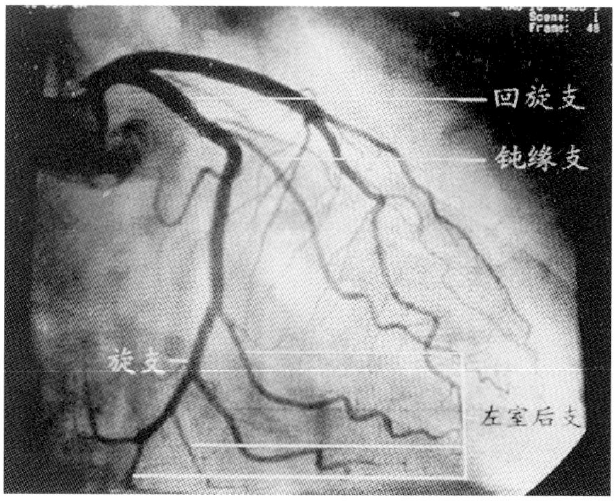

影像图10–39 示回旋支走行的第三种类型，在发出较小的第一钝角缘支动脉，再继续前行达心后十字，并向上垂直发出房室结动脉。

左回旋支动脉主干走行于左房室沟内，左前斜位 60° 时，该动脉主干走行与射线成 90°，因此暴露最清楚。左前斜位 30°~40° 时（心影恰好位于脊柱影之外），钝角缘支动脉位于心影的侧界上，而回旋支动脉远段向内弯曲走向心影中心（二尖瓣环处）。在造影的静脉期，冠状静脉窦显影时，可以更准确地现出房室沟的位置及其各分支动脉的关系。当左回旋支动脉在心脏钝角缘处延续而成钝角缘支动脉时，其走向在左前斜位时与射线所成角度较小，造影显示该动脉明显缩短。如该钝角缘支动脉比较迂曲，则容易在血管转折处形成狭窄的假象，此时采用右前斜位造影可进一步明确诊断。同理，对左回旋支动脉的分支左室后支动脉也应如此。

在人类，40%的窦房结动脉是在左回旋支动脉近段 3cm 内发出。窦房结动脉心房的 Bachman's 传导束走行，到达窦房结区后分成上下两支供血于该区。回旋支动脉还不固定地发出一些心房动脉。正如右冠状动脉一样，在左前斜位时很难区分哪些是心房支，哪些是心室支。采用右前斜位造影，此时左回旋支动脉位于心房和心室之间的房室沟内，向前走行的是心室支，向后走行的是心房支。

有时，第一钝角支动脉起源于回旋支动脉近端数毫米之内，左前斜位时走行于左室的前侧壁（类似于左前降支发出的第一对角支动脉）时，我们称该分支为高侧缘支动脉。高侧缘支动脉供血于左心室侧壁，见影像图 10-40、影像图 10-41。

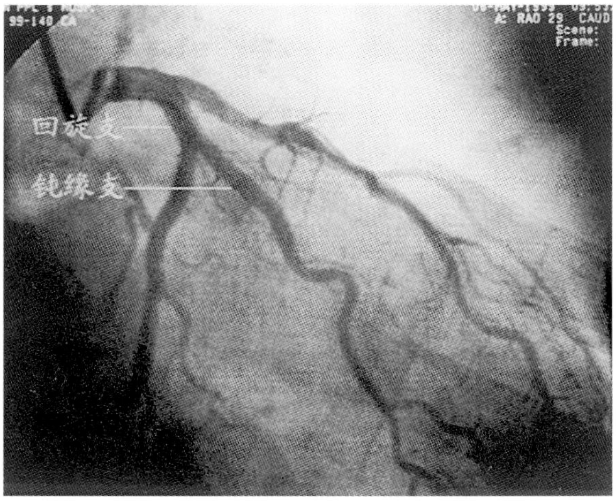

影像图 10-40　示右前斜位左冠状动脉造影，回旋支近端发出的高侧缘支动脉。

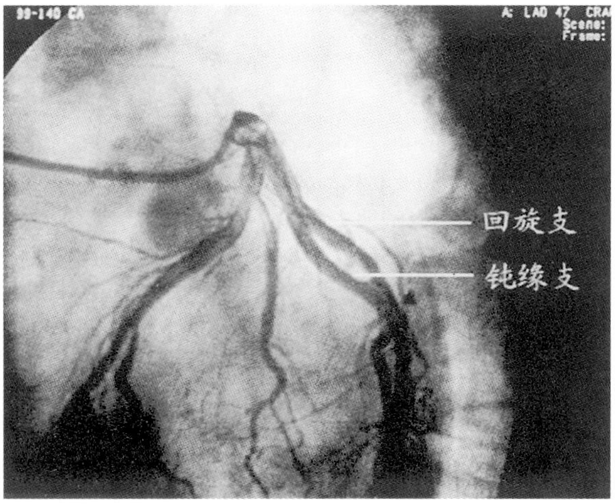

影像图 10-41　当左前斜位时，示高侧缘支动脉走行分布于左心室侧壁（与前降支发出的对角支动脉供血区相同）。

左回旋支动脉与右冠状动脉及左前降支动脉形成一个互相平衡的结构。当右冠状动脉发育较大时，其发出的左室后支动脉就多，而回旋支发育较小。当左前降支动脉发出较高的第一对角支动脉或存在中间支动脉时，回旋支动脉就很少有高侧缘支动脉发出。反之，回旋支动脉常有高侧缘支动脉发出。某些常见的病理情况下，这些动脉分支的开口处完全闭塞，只有在冠状动脉造影的晚期可通过侧支循环形成较淡的血管影像。如果冠状动脉造影发现左前降支动脉没有高位的第一对角支动脉发出，而回旋支动脉又没有高侧缘支动脉发出或发现右冠状动脉和左回旋支动脉均没有发出左室后支动脉时，应注意寻找或考虑这些动脉开口处病变，以解释临床上心脏侧壁缺血的征象。

第四节　冠状动脉分段

为了便于对冠状动脉造影结果的分析及描述，对冠状动脉血管树进行分段是必要的。

1. 右冠状动脉分段

（1）近段：起始于右冠状动脉开口部到第一个较大的右室支动脉发出处或右冠状动脉的第一个弯曲部。

（2）中段：始于第一个较大的右室支动脉发出处，到锐角缘支动脉发出处（恰好位于右冠状动脉的第二个弯曲部，右心室的锐角缘上）。

(3) 远段：起于锐角缘支动脉，到后室间沟止（向后延续为右房室动脉）。冠状动脉造影时，可通过右房室支动脉形成的倒 U 字形来确定后室间沟的位置，后降支动脉也起源在附近。

2. 左前降支动脉分段

(1) 近段：左主干末端到第一间隔支动脉或第一对角支动脉发出处。

(2) 中段：第一间隔支动脉到左前降支动脉转角处（走行方向由向前转为向下），此处常有第二对角支动脉发出。

(3) 远段：左前降支动脉转角处以下部分，包括返动脉。

3. 回旋支动脉分段

(1) 近段：从开口部到第一钝角缘支动脉发出处，如有高侧缘支动脉发出应排除在外。

(2) 远段：从第一钝角缘支动脉发出处起，到回旋支动脉终末，当右冠状动脉优势时，这一段非常细小。而当左冠状动脉优势时或平衡时，它可以延伸跨过心后十字形成左房室动脉。

第五节 正常冠状动脉血管树评价

一、冠状动脉分布优势类型

习惯上将冠状动脉的分别类型分为：

1. 右冠状动脉优势型。
2. 左冠状动脉优势型。
3. 均衡型。

最常见的冠状动脉分布类型为右冠状动脉优势型。右冠状动脉主干贯穿右房室沟全程，然后分支形成后降支动脉和右房室支动脉。右房室支动脉在心后十字处形成倒 U 字形结构，进入左房室沟和分出左室后支动脉，供血于左心室下壁，见影像图 10–42、影像图 10–43。在左前斜位时，发自右冠状动脉的左室后支走行呈凹面向左的弯曲。若左室后支动脉发自左冠状动脉的回旋支，其走行呈凹面向右的弯曲。当右冠状动脉或回旋支动脉弯曲闭塞时，左室后支可通过侧支循环而充盈，据此可通过其走行弯曲的朝向来判断其是发自右冠状动脉还是回旋支动脉。

右冠状动脉优势并不意味着右冠状动脉供血于心脏的大部分心肌或右冠状动脉比左冠状动脉更重要。即使是右冠状动脉优势分布的心脏，承担左心室供血的主要血管仍然是左冠状动脉。当初提出冠状动脉分

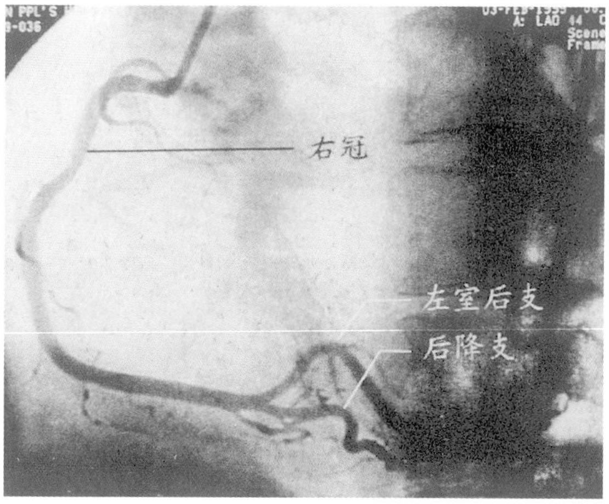

影像图 10–42 示右冠状动脉优势型，右冠状动脉在分出后降支动脉后继续前行延续形成右房室动脉，并经过心后十字形成倒 U 字形结构，再向前沿左房室沟走行并分出左室后支动脉。

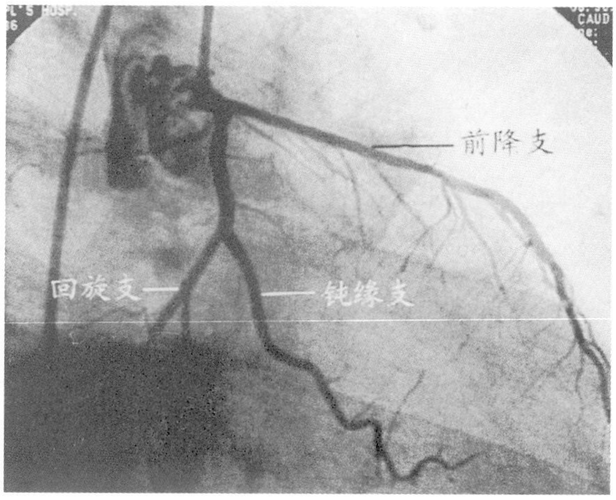

影像图 10–43 当右冠状动脉优势型时，左回旋支动脉相对较小。

布的优势概念时，只是考虑到是哪一支冠状动脉向左心室的膈面供血。换言之，右冠状动脉优势的真正含义是左心室膈面和后壁的血供主要来自右冠状动脉。

少见的情况下，约为人类的5%左右，优势的右冠状动脉发出三支以上的左室后支动脉，其中有的左室后支动脉延伸到达左心室的侧壁供血，这是右冠状动脉供血对左心室来讲就同左冠状动脉一样重要，我们称这种冠状动脉分布类型为右冠状动脉超优势型。在右冠状动脉超优势分布的心脏，回旋支动脉发育常极细小，见影像图10–44、影像图10–45。因为整个心脏的大血管（右冠状动脉，左前降支动脉和左回旋支动脉）及其分支处于一个相互平衡之中，一支血管发育粗大，其相对应的必然发育细小。不会出现两个相对应的血管均发育粗大，形成双重供血现象；亦不会出现大面积心肌无相应供血血管的现象。若冠脉造影发现大面积心肌内无相应供血血管时，应考虑该区域心肌供血血管在开口处100%闭塞。

左冠状动脉优势型是指右冠状动脉不向左心室供血。右冠状动脉主干在右房室沟走行长短不等的距离后，逐渐分支，最后延续为锐角缘支动脉。锐角缘支动脉是右冠状动脉负担最重的分支。正如上面我们所论述的那样，心脏各大血管的分布处于互相平衡之中，左冠状动脉优势时，右冠状动脉发育短小，其相应的供血区域则由发育较大的回旋支动脉接替。在发出钝角缘支动脉后，发育良好的左回旋支动脉继续延左房室沟前行，一直到通过心后十字延续而成左房室动脉，并发出后降支和房室结动脉，这是左冠状动脉优势的基本特点，见影像图10–46、影像图10–47。左冠状动脉优势时，右冠状动脉不向左心室供血，因此

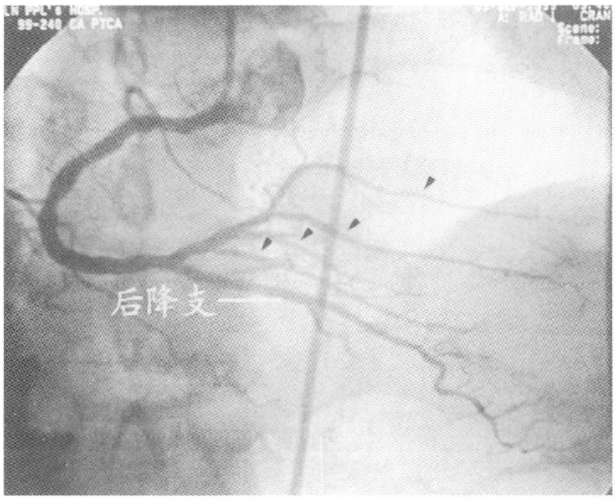

影像图10–44　示右冠状动脉超优势型，右冠状动脉在分出后降支后形成右房室动脉，右房室动脉跨过心后十字沿左房室沟走行，沿途分出四支较大的左室后支动脉（黑色箭头所示）。

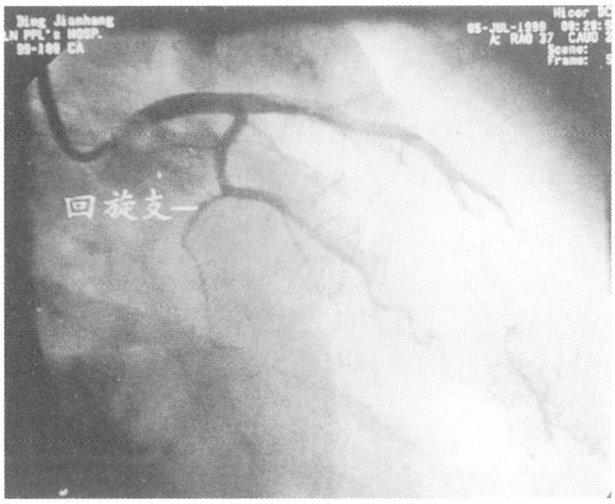

影像图10–45　当右冠状动脉发育为超优势型时，左回旋支动脉发育极细小。

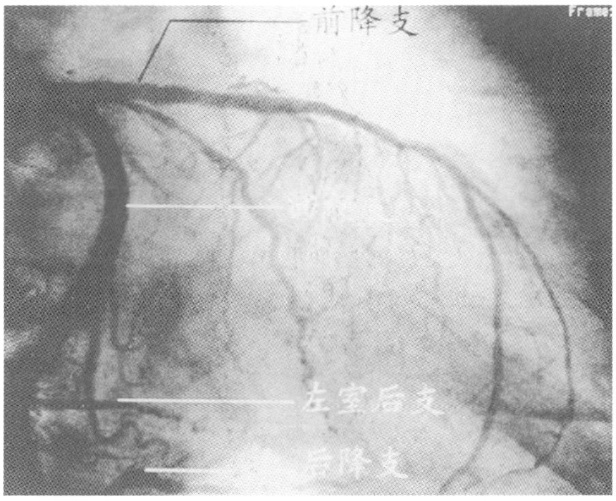

影像图10–46　示左冠状动脉优势型，左回旋支动脉较粗大，不但发出左室后支动脉，还向前走行形成左房室动脉跨过心后十字(倒U字结构）并延续形成后降支动脉。

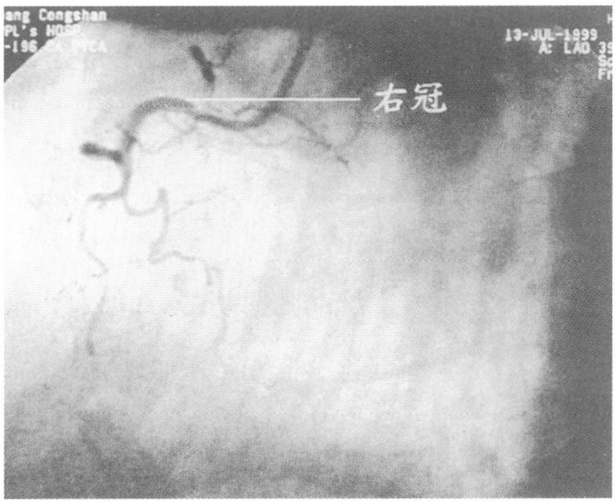

影像图10–47　左冠状动脉优势时，右冠状动脉发育较小，但固定发出锐缘支动脉。

其生理功能意义较小。只有在病理情况下，例如左前降支动脉开口部100%关闭时，右冠状动脉发出的圆锥动脉可代偿扩张，形成向前降支动脉供血的侧支循环（Vieussen's 环）。

左冠状动脉优势可以有各种变异类型。有时回旋支动脉可以发育极其粗大，以致于可称之为回旋支动脉优势型，见影像图10-48、影像图10-49。还有的病人右冠状动脉发育尚好，其远端几乎到达心后十字，这时与冠状动脉分布均衡型很难区别。总之，左冠状动脉分布优势型的心脏，其回旋支动脉发育程度可有不同。

冠状动脉分布均衡型是指：右冠状动脉走行通过全部右房室沟，其末端可达到心后十字前发出后降支动脉。但其不能延伸进入左房室沟。即右冠状动脉远端没有形成右房室动脉，也就无左室后支动脉发出。这时的左回旋支动脉在发出钝角缘支动脉后，继续沿左房室沟前进，行进过程中发出多支左室后支动脉供血于左心室的膈面，见影像图10-50、影像图10-51。

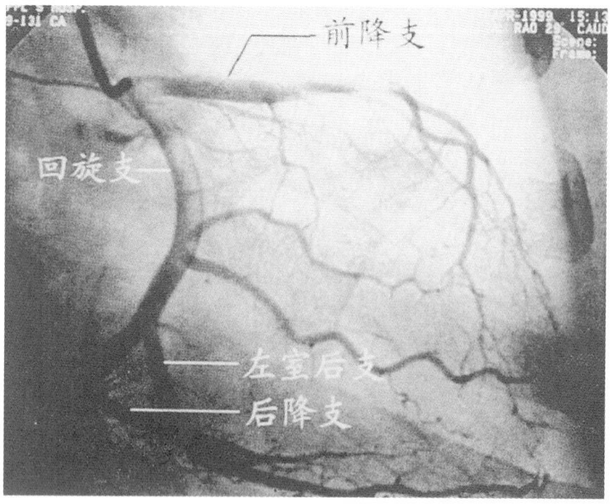

影像图10-48　示左回旋支动脉优势型。左回旋支动脉不但发出左室后支动脉和后降支动脉，还发出两支较大的钝缘支动脉，此时前降支动脉发育亦较小。

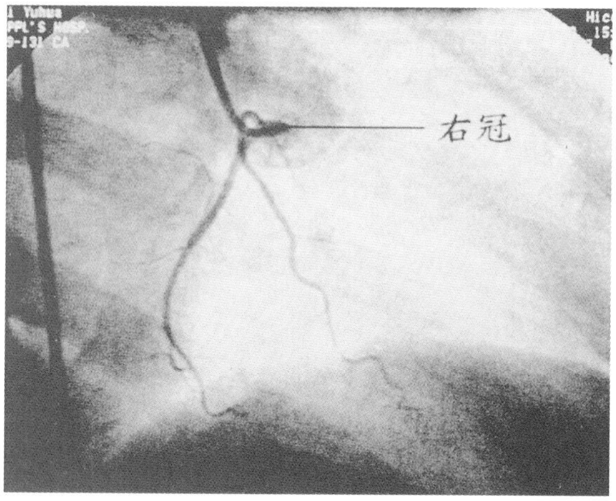

影像图10-49　左回旋支动脉超优势时，右冠状动脉极细小，甚至无固定的锐缘支动脉发出。

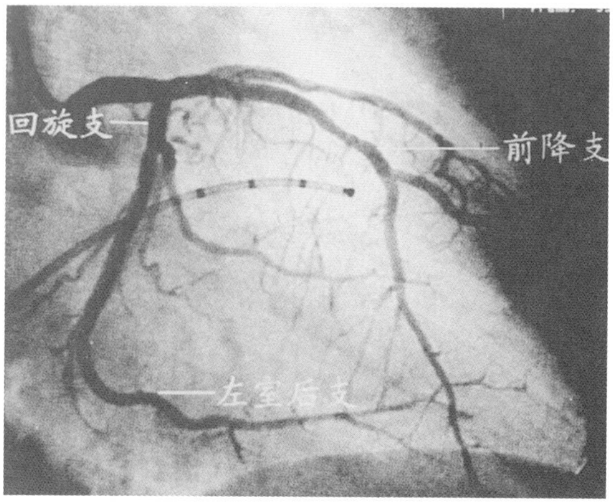

影像图10-50　冠状动脉均衡型，由左回旋支动脉发出左室后支动脉。

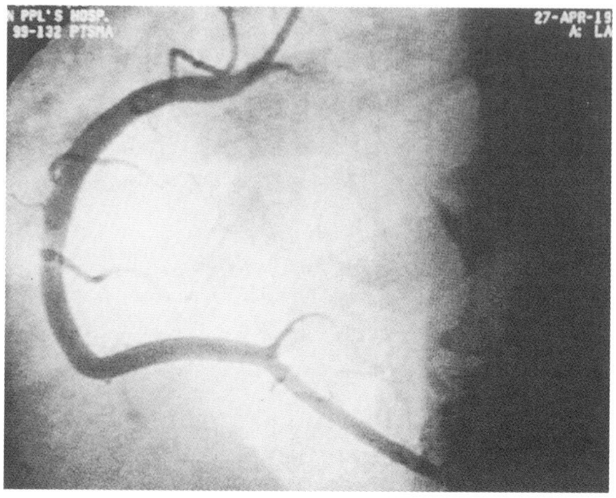
影像图10-51　冠状动脉均衡型，由右冠状动脉发出后降支动脉，但右冠状动脉远端没有形成右房室动脉，也无左室后支动脉发出。

二、左前降支动脉的长度

在评价冠状动脉分布类型的同时，讨论在前降支动脉的长度及发育也是十分重要的问题。正常情况下，绝大多数的左前降支动脉都能到达心尖部，并供于该区域。有时左前降支动脉发育很长，不但到达心尖部，而且还绕过心尖直达左心室膈面。这种情况下，若发生左前降支动脉近端关闭，将形成大面积心肌梗死，造成泵衰竭和心源性休克。因此有人称这种发育较长的左前降支动脉为寡妇制造者（widow maker）。根据冠状动脉分布相互平衡的理论，在前降支动脉发育较长时，后降支动脉发育必然较短，反之亦然。少见情况下，左前降支动脉发育特长，可绕过心尖并占据较多的后室间沟，供血于整个左心室的膈面。这种左前降支动脉的临床意义可想而知，极其重要。有时左前降支动脉发育短小，不能到达心尖部，其向左心室供血的比例减少，其生理功能上的重要性降低。

在分析左前降支动脉供血区域时，应注意是否有中间支动脉由左主干发出或是否由较大的第一对角支动脉由左前降支动脉近端数毫米外发出。这种情况下，如左前降支动脉在第一对角支动脉发出后完全闭塞，则其所造成的病理损害意义降低。

三、冠状动脉分布类型的临床意义

心脏上没有任何一块心肌没有血液供应，同时也没有任何一块心肌会得到双重供血，整个冠状动脉血管树的分布是相互均衡的。例如，右冠状动脉发育优势者其回旋支动脉就细小，反之亦然。前降支动脉发育较长时其后降支动脉发育将较短小，反之亦然。我们必须牢记这个基本原理，这在分析冠状动脉分布类型的临床意义时非常重要。当冠状动脉分布为右冠状动脉优势时，我们就不会因回旋支动脉过于细小而感到困惑。当冠状动脉分布类型确定下来后，如果发现有较大的血管阙如时，应考虑到该血管在开口部就已闭塞。这种情况下，心室造影会发现相应的供血区域室壁运动障碍。若心室造影未见异常，应考虑下面几个方面因素：

1. 丰富的侧支循环防止了心肌坏死，这种情况下应有明确的侧支循环形成。

2. 造影导管超选进入分支血管，例如右冠状动脉造影时，导管超选进入圆锥动脉，造成右冠状动脉近端闭塞的假象，此时应轻撤导管再造影可鉴别。

3. 冠状动脉起源异常，例如回旋支动脉起源于右冠状动脉，左前降支动脉起源于右瓦氏窦等。

如果发现心脏有供血阙如区，应考虑至少是冠状动脉二级分支（如对角支动脉、缘支动脉……）的开口闭塞病变。有时心肌急性缺血或梗死时，冠状动脉造影确实找不到合理的解释，这常见于心脏侧壁。为了减少这种现象，冠状动脉造影时，图像采集的时间要足够长，直到血流的静脉期，可能会发现通过细小侧支循环而充盈的影像极淡的病变血管显影。所以在分析冠状动脉造影时，首先判断冠状动脉分布类型，然后再分析病理现象。

关于病人预后的判断，冠状动脉分布类型也有其重要意义。不论是药物治疗还是外科手术搭桥，一般来讲，右冠状动脉和回旋支动脉病变的预后基本相同。这个结论对于一个病人群体来讲是无可厚非的，因人类大多数为右冠状动脉优势型，且统计学处理已将少数偏倚去除。而对于那些右冠状动脉超优势分布类型的人讲，其右冠状动脉供血于左心室相当部分，特别是那些后降支动脉较长而供血于左心室心尖者，其右冠状动脉病变的意义绝不亚于左前降支动脉病变的意义。某些所谓回旋支动脉优势分布者，由于其回旋支动脉发育特大，而左前降支动脉发育相对较小，如果发生回旋支动脉近端完全闭塞，则可能发生致命的心肌梗死，其病理意义远大于左前降支病变的意义。由于冠状动脉分布类型不同，各血管所具有的临床意义也会因人而变化。所以用所谓的单支病变、双支病变或三支病变来涵盖一个病人的冠状动脉病变情况显然是不同的。只根据病变血管所具有的病变类型来判断病人的预后，显然不够准确。必须同时考虑该病变血管在冠状动脉分布中所占有的地位，即在整个心肌供血中所占的比重，才能更准确地判断病人的长期预后。在选择治疗方案和比较各种治疗方法的效果时，应考虑到冠状动脉血管树的分布情况。

李占全

第十一章　冠状动脉造影结果判断

冠状动脉造影结果判断的正确与否受多方面因素的影响，也直接影响冠状动脉造影目的的最终实现。术者作为冠状动脉造影结果获取的第一质量保证人，高标准、严要求贯穿整个冠状动脉造影过程是非常重要和必要的。这就要求术者不仅要有对患者高度负责的责任心，还要掌握冠状动脉造影的高超技术：包括掌握正常冠状动脉的立体构型、常见的生理变异、冠状动脉粥样硬化（狭窄）的形态学特征、冠状动脉造影结果判断的正确方法和熟练掌握导管操作技术等。

第一节　冠状动脉造影正常的概念和个体差异

冠状动脉造影正常指在多个必要的或常用的投照体位上清晰地显露了全部冠状动脉的开口、分叉和血管全程，冠状动脉及其分支无阙如，从开口至末端逐渐变细，管壁光滑而柔软，无狭窄或扩张等，血流 TIMI　Ⅲ级，见影像图 11-1a~d。冠状动脉痉挛、迂曲和管壁轻度钙化被划入冠状动脉正常范畴，心肌桥压迫现象多数学者认为属冠状动脉正常范畴。

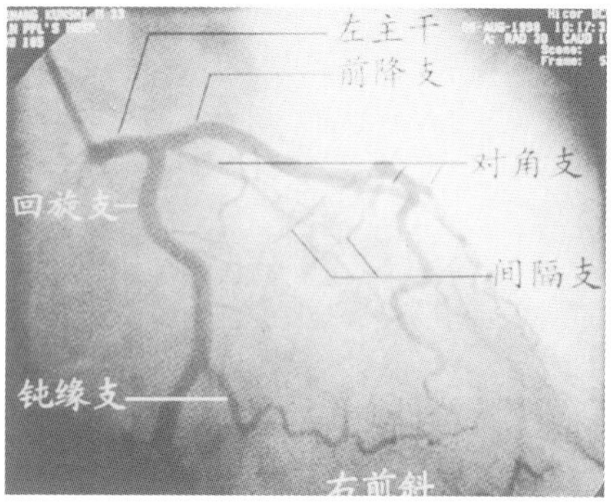

影像图 11-1a　正常左冠状动脉右前斜位造影图像，左前降支位于左上，左回旋支位于右下。

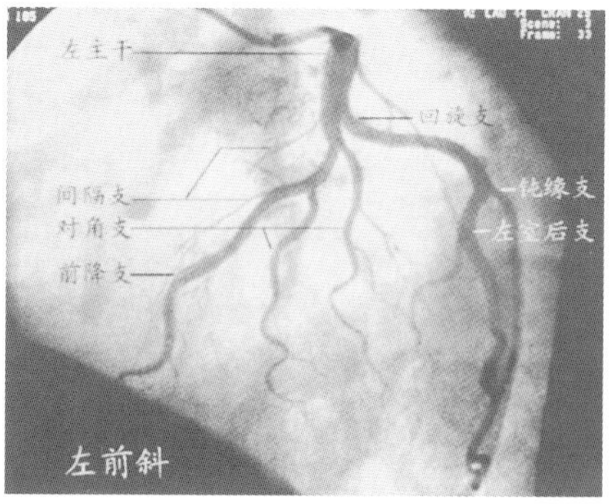

影像图 11-1b　正常左冠状动脉左前斜头倾位造影图像，左前降支位于右下，左回旋支位于左下。

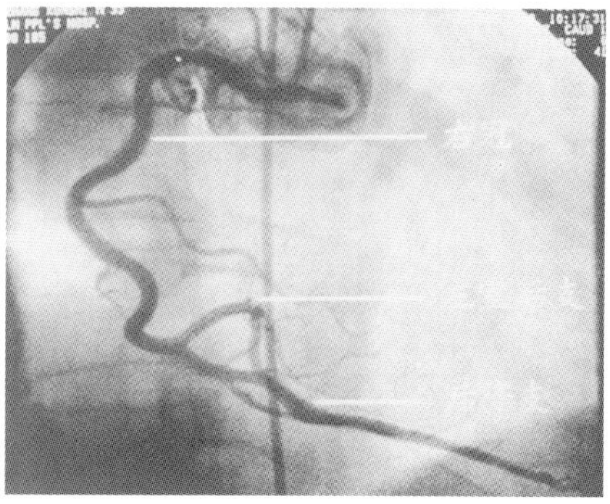
影像图 11-1c　正常右冠状动脉右前斜位造影图像，右冠状动脉如同字母 L，左室后支和后降支走行同左前斜位时。

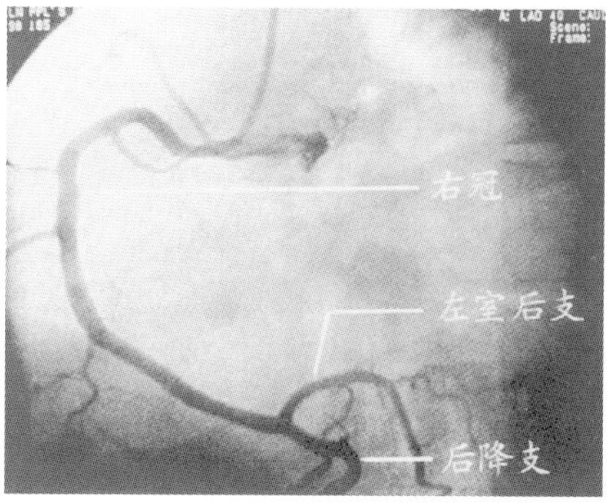

影像图 11-1d　正常右冠状动脉左前斜位造影图像，右冠状动脉如同字母 C，左室后支向左上走行、后降支向左下走行。

冠状动脉造影正常并不表明冠状动脉在病理解剖意义上也完全正常，大量直接和间接证据支持这一观点：①同是冠状动脉造影，正常的冠状动脉在动态影像上表现的管壁光滑度和硬度不尽相同，绝大多数年轻人其冠状动脉管壁光滑而柔软，多数老年人其冠状动脉管壁欠光滑且较硬。②冠状动脉内超声检查发现冠状动脉造影正常的冠状动脉约 2/3 存在不同程度的动脉粥样硬化，表现为内膜增厚和脂质沉积，其中 17%的血管存在 13%~70%的狭窄。③冠状动脉病理证明冠状动脉粥样硬化从青少年时期就开始了，冠状动脉造影正常的冠状动脉约 75%存在不同程度的动脉粥样硬化。

正常冠状动脉在不同个体间存在一些差异，主要表现为相同名称的主干血管其直径、长短和分支数量不同。通常男性冠状动脉较粗大，女性冠状动脉较细小。肥厚型心肌病患者和部分酗酒者冠状动脉较粗大。左主干多数 4.0~4.5mm 粗，1~2cm 长，个别人无左主干，前降支和回旋支分别开口于左冠状动脉窦。前降支多数 3.0~3.5mm 粗，沿前室间沟到达心尖，少数绕过心尖到达膈面，个别为 2 支（与较粗大的对角支区别方法：前降支有间隔支发出，对角支无间隔支发出）或细而短，发出 2 支较大的对角支和 2~3 支较小的间隔支。回旋支多数 3.0mm 粗，沿左侧房室沟到达膈面，发出 1~2 支较大的钝缘支和 / 或左心室支。左优势型回旋支粗而长，右优势型回旋支细而小。右冠状动脉多数 3.0~3.5mm 粗，沿右侧房室沟到达膈面后十字交叉后分成后降支和左室后侧支，发出 1~2 支较大的锐缘支和 / 或右心室支。右优势型右冠状动脉粗而长，左优势型右冠状动脉细而短。细短的右冠状动脉需与导管超选进入高位开口的右心室支或锐缘支相鉴别：细短的右冠状动脉有分支血管并为左优势型冠状动脉，否则应高度怀疑导管超选。人的胖瘦影响心脏的位置，瘦人心脏垂位，胖人心脏横位，选择造影投照角度时应因人而异，不同的病人选择相同的投照体位进行冠状动脉造影不完全合适。

第二节　冠状动脉造影片的阅读方法

初学者养成良好的阅读冠状动脉造影片的习惯非常重要，因为在实际工作中发现一些初学者常常在阅读冠状动脉造影片时就找冠状动脉是否存在狭窄，而不习惯先看主干血管及其主要分支是否存在，是否正常。作者曾多次遇见阅片者认为冠状动脉造影正常的冠状动脉其左主干口存在严重狭窄的问题。

正确的阅片方法是：一看左主干、前降支及主要分支、回旋支及主要分支和右冠状动脉及主要分支是否存在，是否暴露清楚和有无生理变异；二看左主干口、前三叉、主要分叉口、右冠状动脉口和后三叉是否暴露清楚；三看上述各血管及分叉部位是否存在狭窄；四看是否存在可疑狭窄及其他问题，如狭窄较轻或局部造影剂充填浅淡等。最后将造影结果与术前根据病史和其他辅助检查作出的术前诊断相比较，相互印证，作出结论。当然机械地按照上述顺序阅读冠状动脉造影片既死板又浪费时间，而应将其融合在一起同时进行，一遍没有阅读清晰或判断准确，可以反复多次阅读。无论个人阅读习惯怎样，上述各部分都应包括。

第三节　冠状动脉狭窄的判断方法

冠状动脉狭窄的判断方法有三种。①目测直径法；②计算机密度测定法（QCA）；③冠状动脉内超声面积测定法。国际上广泛使用的方法是目测直径法，目测直径法即通过目测判断狭窄处的狭窄占狭窄处两端正常血管直径的百分比的方法，见示意图 11-1。Proudilit 将冠状动脉造影显示的冠状动脉狭窄程度分为六级：一级，正常，冠状动脉无狭窄；二级，轻度狭窄，狭窄 <30%；三级，中度狭窄，狭窄介于 30%~50%；四级，重度狭窄，狭窄介于 50%~90%；五级，次全闭塞，狭窄 >90%；六级，完全闭塞，无血流通过。临床上医生表述狭窄程度多用百分比（如狭窄 70%）和程度（如次全关闭），极少用级别（如四级）。

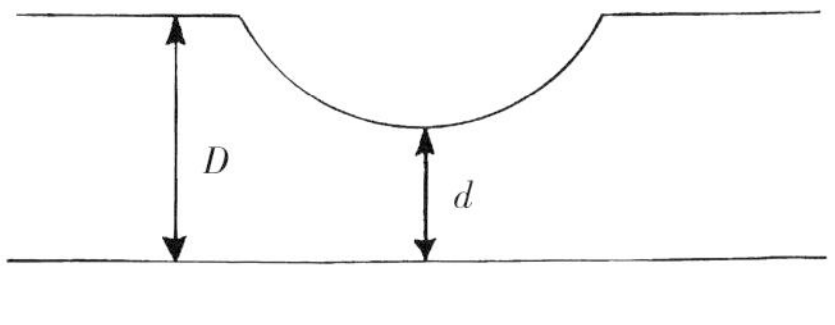

$$狭窄（\%）=\frac{D-d}{D}\times 100\%$$

图 11-1　示意图

目测直径法简单易学，应用方便，准确率高，但也存在一些问题，最主要的是狭窄程度的确定受主观因素影响较大，表现为对同一狭窄不同的判断人判断的结果可能不同，对同一狭窄同一判断人在不同时间判断的结果可能也不同，特别是在偏心性狭窄的判断上更易出现偏差。不过这一偏差并不显著，而且偏差会随着判断人经验的不断积累而不断减小。初学者使用目测直径法有时可能偏差较大，解决办法：①经常大量阅读冠状动脉造影片，反复阅读同一份造影片，每次阅读完都写出报告，并将自己的报告与有经验的结果判断人的报告相比较，经常向有经验的结果判断人请教学习；②先判断狭窄百分比，再判断不狭窄部分的百分比，最后将这两个百分比相加，如结果等于 100%说明结果判断比较准确，否则大于或小于 100%都说明结果判断有偏差。特别应该注意的是在判断狭窄程度时一定要在造影片动态下判断，不应在静态下判断，因为静态下判断有时会导致结果严重偏差。

弥补目测直径法主观因素对最终结果的不利影响可以采用计算机密度测定法（QCA），先进的心血管造影机分析软包中都带有这一软件，它可以准确地测定正常血管的直径、血管的狭窄程度和狭窄长度等，应用方便。有人认为该方法对中等程度狭窄测定更为准确，而对严重狭窄的测定可能低估。另外，使用这一方法需要一简单学习过程，耗时长于目测直径法。所以，通常只在 PCI 治疗时需准确植入支架时才使用。

冠状动脉内超声面积测定法是利用送入冠状动脉内的超声导管发出的可以清晰分辨血管内膜、中层和外膜的 10~30MHz 频率的超声波通过圈边法测定超声导管所在部位的冠状动脉管腔横断面积（狭窄程度），它是判断冠状动脉狭窄程度的准确方法。冠状动脉面积狭窄程度与直径狭窄程度的关系可以利用圆面积计算公式粗略推算，对应关系是：面积狭窄 75%、90%和 99%分别对应直径狭窄 50%、70%和 90%。冠状动脉内超声检查发现冠状动脉狭窄几乎都存在不同程度偏心情况，多数狭窄的管腔呈“类圆”形，少部分呈不规则形。冠状动脉内超声面积测定法判断冠状动脉狭窄程度，与目测直径法和计算机密度测定法相比，有时差别很大。

第四节　冠状动脉狭窄的形态特征

冠状动脉狭窄是冠状动脉粥样硬化引起冠状动脉病理改变中最常见和最具特征性的表现，在冠状动脉造影的影像上所反映的形态特征主要有：

一、向心性狭窄

指狭窄部位的冠状动脉粥样硬化斑块以冠状动脉管腔中心线为中心均匀地向内缩窄，冠状动脉造影显示狭窄程度在不同的投照角度均相同，见影像图 11–2。真正意义上的称向心性狭窄极少见，冠状动脉病理解剖和冠状动脉内超声检查均证实了这一点，因此，严格地说，向心性狭窄指是没有明显偏心的狭窄。

二、偏心性狭窄

指狭窄部位的冠状动脉粥样硬化斑块向冠状动脉管腔中心线不均匀缩窄或从一侧向管腔内不均匀缩窄，冠状动脉造影显示狭窄程度在不同的投照角度不同，见影像图 11–3。确定偏心性狭窄的狭窄程度以不同投照角度中所显示的最重的狭窄为准。个别偏心性狭窄在常规投照角度上显示狭窄无、很轻或仅是局部造影剂充填浅淡，而在某一投照角度却很重，因此，对于临床上判断冠状动脉有狭窄而冠状动脉造影未发现狭窄或仅有轻度狭窄，应特别注意是否存在投照角度不足问题，这时最好选择非常规角度先少量注射造影剂查找是否存在严重狭窄，必要时造影留存。

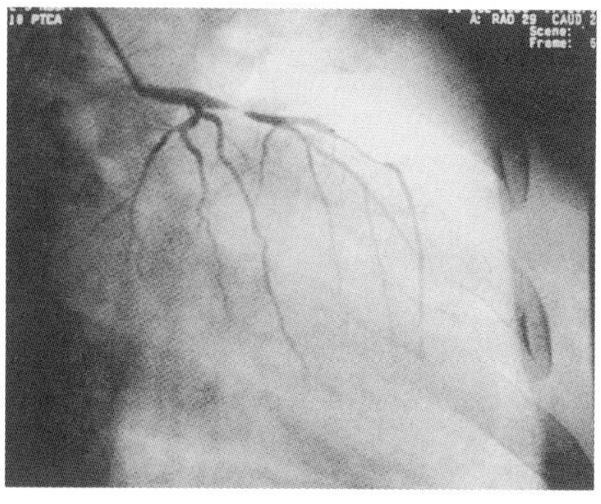

影像图 11–2　右前斜位显示左前降支近段一向心性狭窄病变，病变处狭窄以血管中心轴为准向内均匀地狭窄。

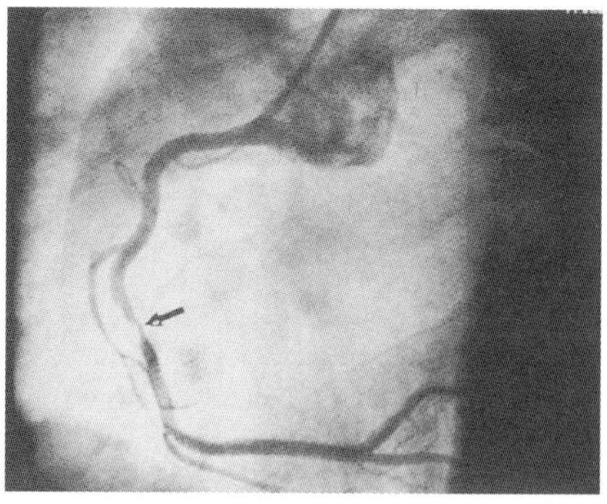

影像图 11–3a　左前斜位显示右冠状动脉中段一偏心性狭窄病变，右侧较重，左侧较轻。

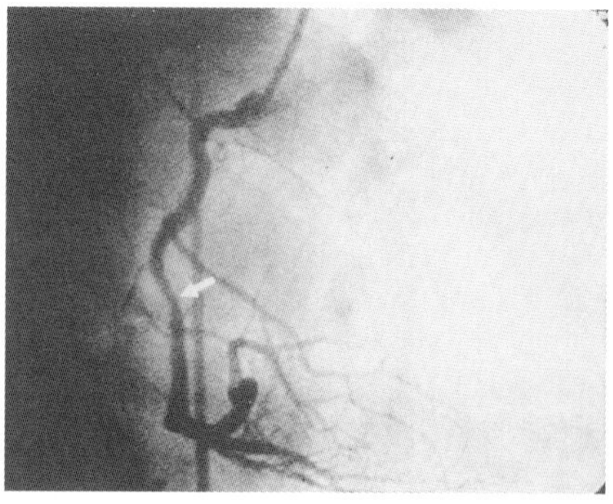

影像图 11–3b　改用右前斜位显示 11–3a 同一病变，与其比较其狭窄程度和偏心程度都有所减轻，进一步证实为偏心狭窄病变。

三、局限性狭窄

指狭窄长度小于 10mm 的狭窄。极少见的局限性狭窄只有 1~2mm 长，其非常容易因投照角度不当而未被显示或即使被显示也因认识不足而被忽视，见影像图 11-4。

四、管状狭窄

指狭窄长度介于 10~20mm 的狭窄。它是冠状动脉造影时最常见的狭窄，见影像图 11-5。

五、弥漫性狭窄

指狭窄长度大于 20mm 的狭窄。该狭窄多见于高龄或伴发糖尿病的冠心病患者，常伴有较明显的钙化，它对冠状动脉血流动力学的影响远严重于局限性狭窄和管状狭窄。弥漫性狭窄可能导致造影结果判断失误：①正常粗大的冠状动脉发生狭窄后被误判为非粗大的冠状动脉无或仅有轻度狭窄；②弥漫性狭窄中更严重的狭窄因失去其两端正常血管的判断参考而低估其狭窄程度；③弥漫性狭窄中较轻的狭窄或正常血管段因失去其两端正常血管的判断参考而误判其为局部血管扩张。

六、不规则狭窄

指狭窄程度小于 25%的弥漫性狭窄，见影像图 11-6。该狭窄对冠状动脉血流动力学的影响较轻，但其较易诱发冠状动脉痉挛，部分纤维帽较薄而脂质核较大的斑块较易破裂而诱发急性血栓形成。

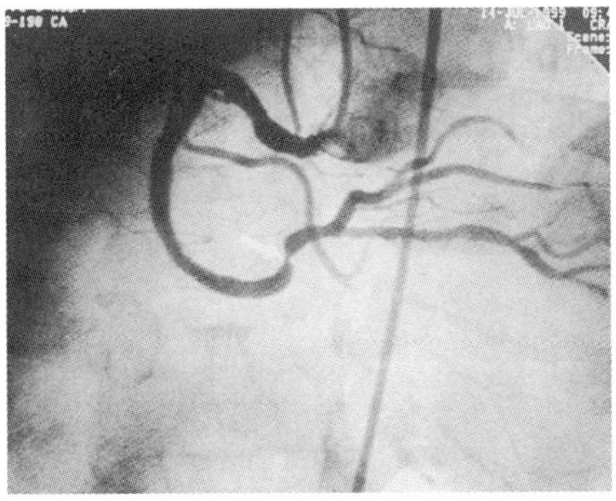

影像图 11-4　右冠状动脉远段一狭窄病变如箭头所示，其长度约为 3.0mm（6F 造影导管），故为局限性病变。

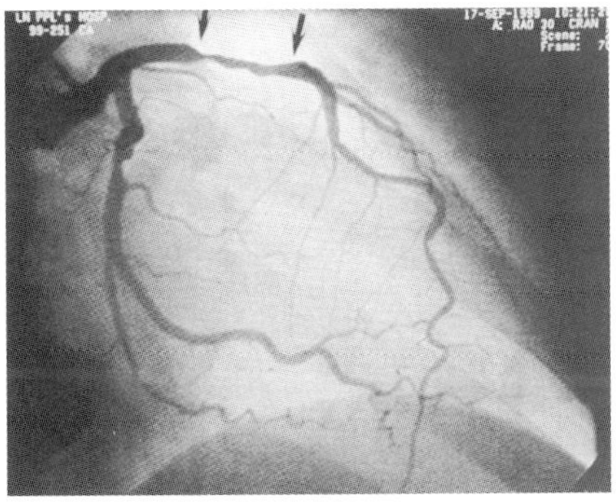

影像图 11-5　箭头所示为左前降支近段一管状狭窄病变，其长度大于 10mm，小于 20mm（6F 造影导管）。

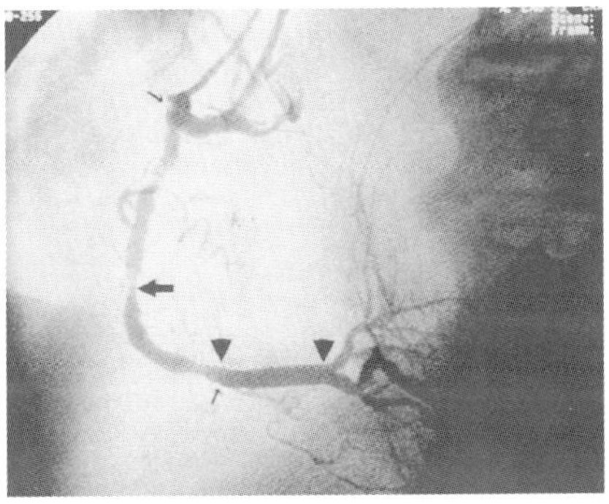

影像图 11-6　此图显示右冠状动脉近段的不规则狭窄病变，因该右冠状动脉近段均为病变血管，故按照其远段正常的血管为标准进行判断，其近段血管狭窄程度基本小于 25%。▲正常血管段　↑不规则狭窄　↑狭窄处

七、管腔闭塞

指冠状动脉完全闭塞，血流中断，造影显示冠状动脉在某一部位突然截断，无造影剂通过。管腔闭塞可以发生在任何管径的冠状动脉上，如发生在主干血管上则极易被发现，见影像图 11-7。但如发生在分支血管上则有时不易被发现，因为分支血管的数目并不确定。管腔闭塞部位可以在冠状动脉的任何部位，如闭塞在近中段则易被发现，但闭塞在远端则不易被发现，特别是闭塞在分支血管的起始处时则极不易被发现。因此，对于临床上诊断或高度怀疑心肌梗死，而冠状动脉造影正常时，以下几点注意有助于作出正确判断：①左心室造影有无运动明显减弱或无运动的心肌节段，如有则应努力寻找闭塞血管。②有无侧支循环存在，如有则应努力寻找闭塞血管。③选择几个不常用体位进行造影，努力寻找有无分支血管开口闭塞。④心肌梗死由冠状动脉较长时间痉挛所致。另外，冠状动脉造影有时会发现临床上无心肌梗死病史，

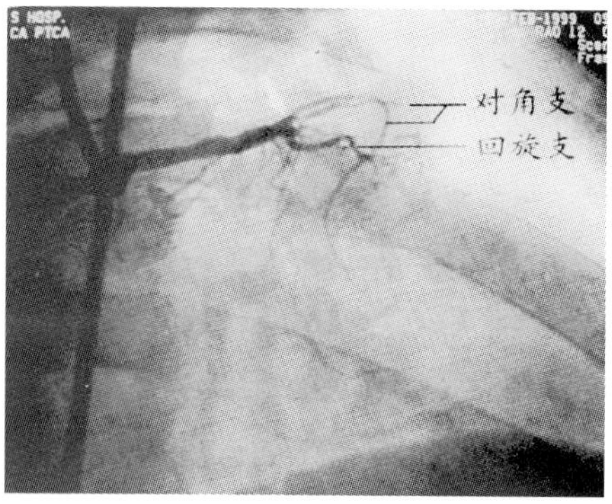

影像图 11–7a 右前斜位显示左前降支近端完全闭塞，远端无血流通过，关闭处似有血栓存在。此为急性广泛前壁心肌梗死患者的急诊冠状动脉造影图像。

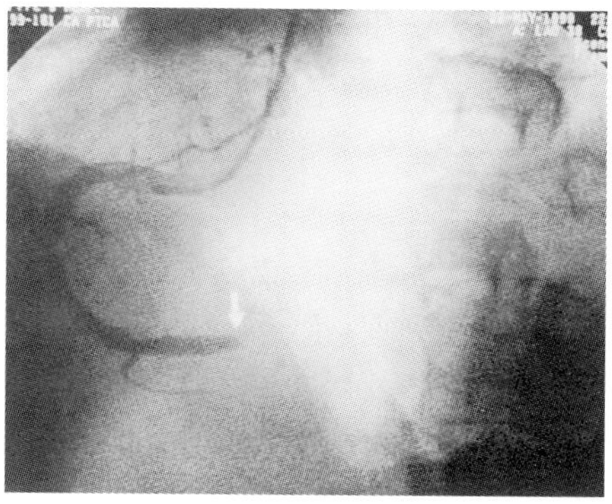

影像图 11–7b 急性下壁心肌梗死患者的急诊冠状动脉造影图像，显示右冠状动脉远段血管完全关闭，如箭头所示。

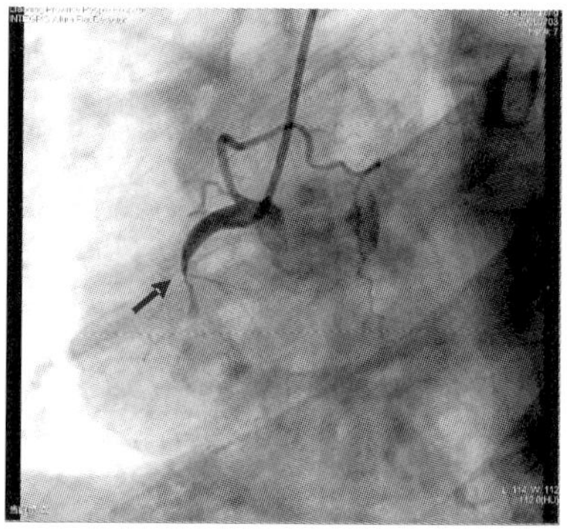

影像图 11–8 右冠脉近端闭塞呈“鼠尾”。

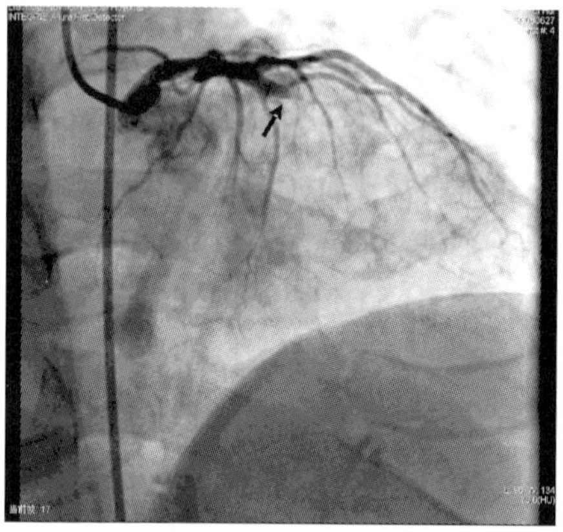

影像图 11–9 该患者为急性前壁心肌梗死，造影显示左前降支中段呈“齐头截断”。

心电图上也无心肌梗死图形的病人其冠状动脉已发生管腔闭塞，产生这一临床与造影不相符的原因是：①该冠状动脉发生管腔闭塞的过程非常缓慢，或同时形成了较好的侧支循环；②闭塞的血管相对较小，发病时症状不明显。闭塞的管腔末端形态不同其蕴含的意义也不尽相同，形态呈逐渐变细的“鼠尾”样多表明管腔闭塞的过程较缓慢，见影像图 11–8。形态呈“齐头截断”样多表明管腔闭塞可能在管腔狭窄的基础上有突然形成血栓的过程，见影像图 11–9。

第五节 冠状动脉狭窄的划分

冠状动脉狭窄有多种划分方法。按形态特征分为：局限性狭窄、弥漫性狭窄和向心性狭窄和偏心性狭窄等；按狭窄程度分为：轻度狭窄、中度狭窄、重度狭窄等；按狭窄所在的部位分为：近段狭窄、远段狭窄等；按狭窄所在的血管名称分为：前降支狭窄、右冠状动脉狭窄等；按狭窄所累及血管的支数分为：单支血管狭窄、三支血管狭窄等。以上划分方法清晰明了，但在实际应用时往往是联合使用，如前降支近段偏心性狭窄。通常将冠状动脉划分为三支（系统）：前降支（系统）、回旋支（系统）和右冠状动脉（系统），前降支（系统）包括对角支和间隔支等，回旋支（系统）包括钝缘支和左房支等，右冠状动脉（系统）包括锐缘支等。左主干和中间支通常单独划分。以下就几个较为特殊的狭窄予以提示。

一、左主干狭窄

左主干狭窄是严重威胁患者生命安全的狭窄，但一些冠状动脉造影经验不足的医生又往往在这一狭窄造影和判断上犯错误，主要表现在造影前对左主干狭窄估计不足而导致导管操作相对粗暴和未发现左主干狭窄。造影前提示可能存在左主干狭窄的信息有：①患者存在静息严重心绞痛或轻微活动诱发严重心绞痛；②心绞痛发作时心电图变化不明显或 avR 导联 ST 段抬高。怀疑可能存在左主干狭窄时，最好不直接将造影导管送入左主干，而是在左主干口外少量注射造影剂观察左主干后再根据情况进行造影，造影时最好在必要或充分暴露各冠状动脉血管及狭窄的前提下尽可能少地选择投照体位，特别是狭窄存在于左主干口时，以免较长时间造影不慎损伤左主干口。造影时除清晰可见的左主干狭窄外提示可能存在左主干狭窄的信息有：①压力监测出现压力衰减或压力波形出现升降支对称；②造影时左主干某一部位造影剂充填浅淡；③左主干口造影剂反流全部或部分失去喇叭口样散开而出现柱状反流，见影像图 11–10；④造影剂消散缓慢。多阅片和养成先看左主干后看其他冠状动脉的习惯是避免遗漏左主干狭窄的重要方法。

二、右冠状动脉开口或近开口狭窄

右冠状动脉造影前临床提示右冠状动脉开口或近开口处存在狭窄的信息极少，但右冠状动脉开口或近开口狭窄在右冠状动脉造影时室颤的发生几率却很大，其主要原因是导管嵌顿或超选进入圆锥动脉所致。造影时右冠状动脉开口或近开口狭窄的识别方法相同于左主干狭窄造影时的识别方法。解决办法是将导管嵌摆放在右冠状动脉口外不进入到右冠状动脉内进行造影，见影像图 11–11。

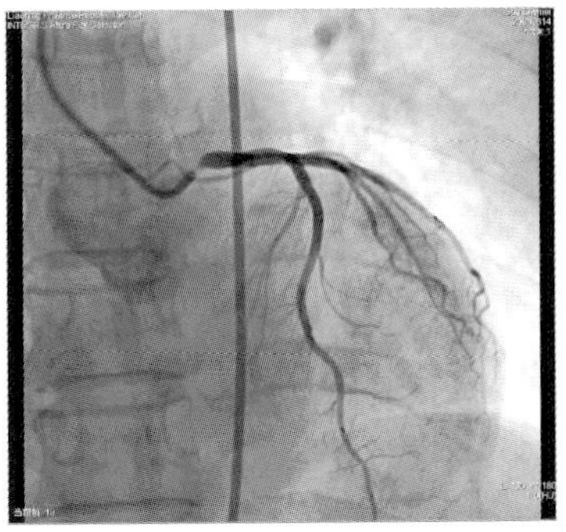

影像图 11–10　左主干口造影剂反流失去喇叭口样散开而呈柱状反流

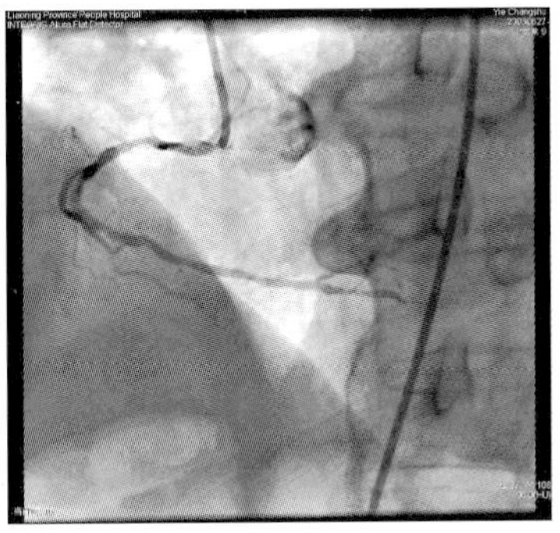

影像图 11–11　右冠开口严重病变，可将导管摆放在右冠状动脉口外、不进入右冠内进行造影

三、分叉处狭窄

指冠状动脉主干与其分支血管交汇处存在狭窄。分型方法不尽相同，这里介绍最常用的方法，分为五型，见示意图 11–2 与影像图。Ⅰ型：冠状动脉主干血管狭窄处分出一较大分支，分支开口处也存在狭窄，见影像图 11–12a，该型为真正意义上的分叉处狭窄；Ⅱ型：冠状动脉主干血管狭窄处分出一较大分支，分支开口处无狭窄，见影像图 11–12b；Ⅲ型：冠状动脉主干血管狭窄贴近处分出一较大分支，分支开口处也存在狭窄，见影像图 11–12c；Ⅳ型：冠状动脉主干血管狭窄贴近处分出一较大分支，分支开口处无狭窄；Ⅴ型：冠状动脉主干血管正常，分支血管开口处存在狭窄。分叉处狭窄不少见，当在造影时发现分叉处存在轻度狭窄或造影剂充填浅淡应采用多个投造体位暴露分叉处。通常将左主干分为前降支和回旋支处称为前三叉，将右冠状动脉分为后降支和左心室后侧支处称为后三叉。

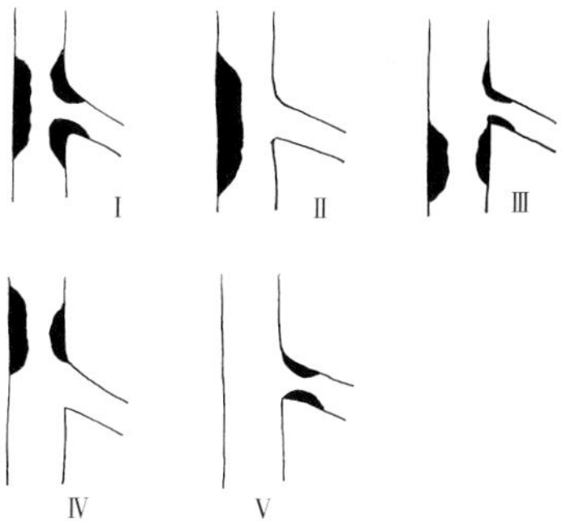

图 11–2　分叉处病变示意图

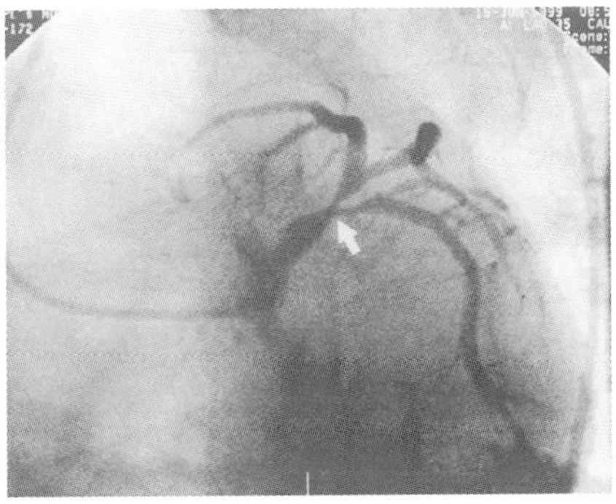

影像图 11–12a　左主干远端及左前降支和左回旋支开口处均存在有严重狭窄（箭头所示），此为Ⅰ型分叉处病变。

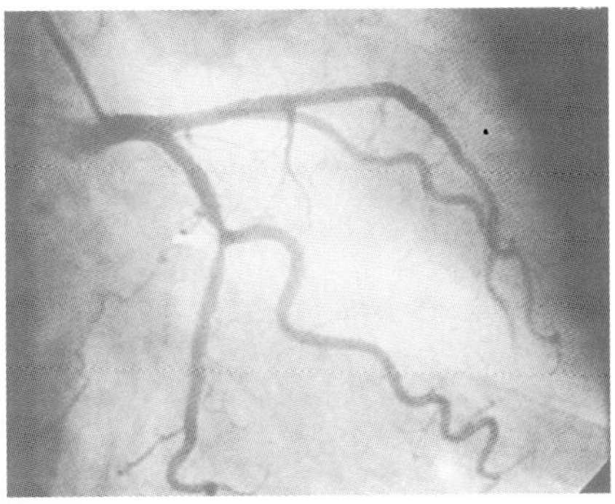

影像图 11–12b　左回旋支近中段血管（主干血管）发出第一钝缘支处有一严重狭窄，但第一钝缘支（分支血管）开口并未被病变所累及，此为Ⅱ型分叉处病变。

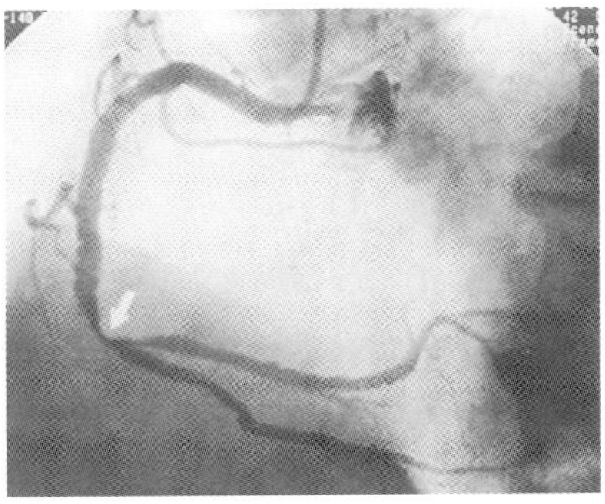

影像图 11–12c　右冠状动脉远段（主干血管）在分叉处有一狭窄病变（箭头所示），该病变累及到左室后侧支血管分叉处（分支血管），此为Ⅲ型分叉处病变。

四、成角狭窄

指狭窄处冠状动脉弯曲度≥45°。角度的测定方法：在舒张期取使狭窄处血管无短缩的投照角度，以狭窄为中心，分别在近心端和远心端血管上画一条线，两直线在血管弯曲处外侧近心端形成的夹角度数即为成角狭窄的弯曲度。见示意图 11–3 与影像图 11–13。成角狭窄的意义在于对其行介入治疗时器械通过相对困难，扩张后易于形成夹层等。

五、桥血管狭窄

冠状动脉搭桥术使用的桥血管分为两种，一种是动脉血管，多采用内乳动脉或桡动脉，见影像图 11-14；另一种是静脉血管，多采用大隐静脉，见影像图 11-15。具体病人使用的桥血管可为单纯动脉、单纯静脉或动静脉联合。静脉桥上的狭窄斑块较易脱落，造影桥血管时注意避免。

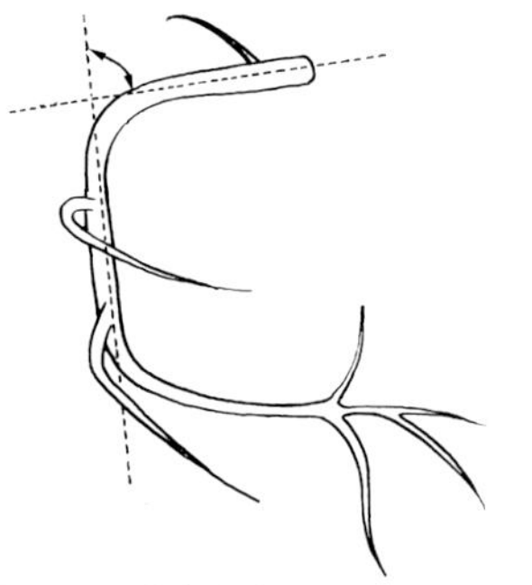

图 11-3 成角病变度数测定示意图

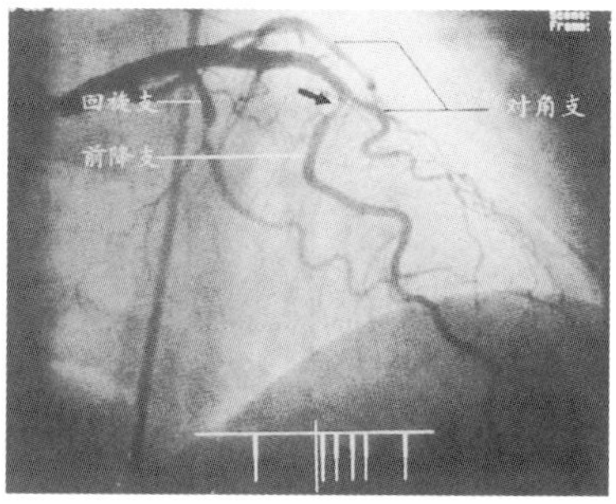

影像图 11-13 左前降支血管比较迂曲，在其分出第二对角支处呈明显转角样，箭头所示该处有一高度狭窄病变，即成角病变。

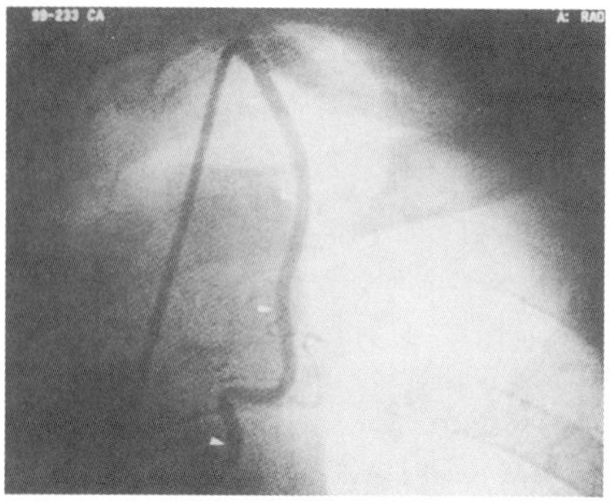

影像图 11-14a 此图示 5 年前搭桥于左前降支的左内乳动脉近段，血管光滑无狭窄。

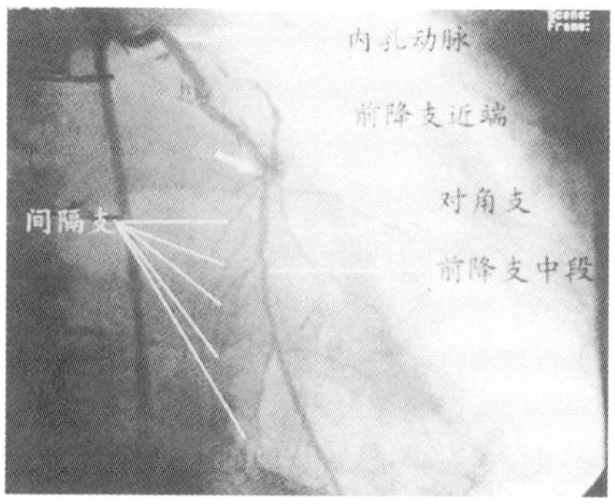

影像图 11-14b 图示 11-14a 中内乳动脉的远段搭于左前降支近段，其内乳动脉，内乳动脉及左前降支吻合口，和左前降支中远段均无明显狭窄存在。

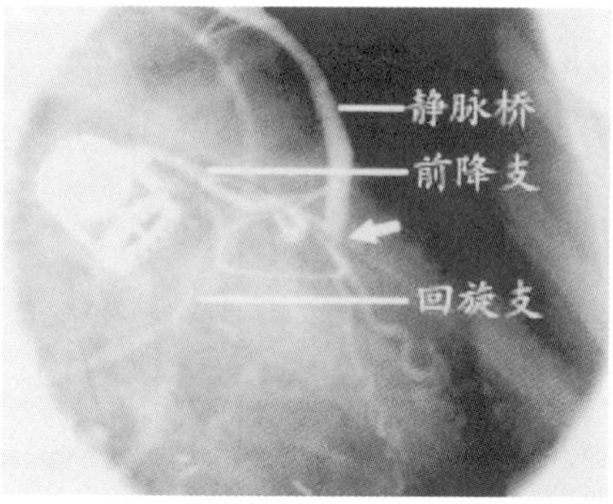

影像图 11-15 图示 2 年前搭桥于第一对角支的大隐静脉远段血管，其大隐静脉远段，大隐静脉及第一对角支吻合口，和第一对角支远段血管无明显狭窄存在。

六、不稳定狭窄（斑块）

不稳定狭窄（斑块）在冠状动脉造影时很难被发现，但因其意义重要在此做一提示：造影前近日患者心绞痛发作较前频繁或加重，造影时狭窄局部不同程度模糊不清，狭窄血管血流速度不同程度减缓或正常。准确发现和及时处理不稳定狭窄（斑块）可避免急性心肌梗死的发生。冠状动脉内超声检查有利于进一步明确不稳定狭窄（斑块）的存在。

第六节 冠状动脉造影其他异常所见

冠状动脉造影除常见狭窄外，其他异常也时有所见，这些异常可能影响对狭窄的判断，自身意义也很重要。

一、“瘤样”扩张

指冠状动脉粥样硬化或先天因素改变破坏了血管壁内层及内弹力纤维层，冠状动脉造影显示冠状动脉管壁不同程度向外扩张，扩张的纵向长度 >7mm 称冠状动脉扩张，见影像图 11-16。其发生率在冠状动脉造影或尸检中约为 1.5%。扩张的纵向长度 <7mm 称冠状动脉瘤，见影像图 11-17。

冠状动脉扩张可单独存在，也可与冠状动脉狭窄同时存在。它可导致冠状动脉造影时对狭窄结果判断出现偏差：误将长段轻度冠状动脉扩张当成正常冠状动脉；误将长段冠状动脉扩张中存在的正常冠状动脉当成狭窄；过高估计冠状动脉扩张段中狭窄的狭窄程度。

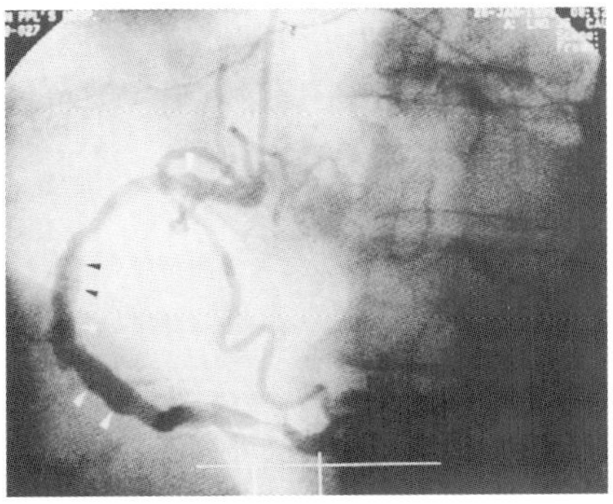

影像图 11-16　箭头所示的右冠状动脉中远段血管直径明显粗大于箭头所示的管径正常的右冠状动脉起始段，且管壁略不规则，长度约大于 30mm。此为冠状动脉扩张。

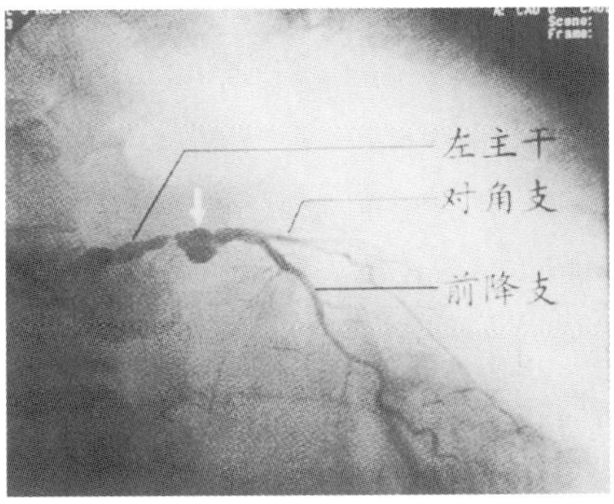

影像图 11-17　左主干远端严重狭窄，左前降支起始段明显呈“瘤样”向外扩张（箭头所示），突出于正常血管壁以外。此为冠状动脉瘤。

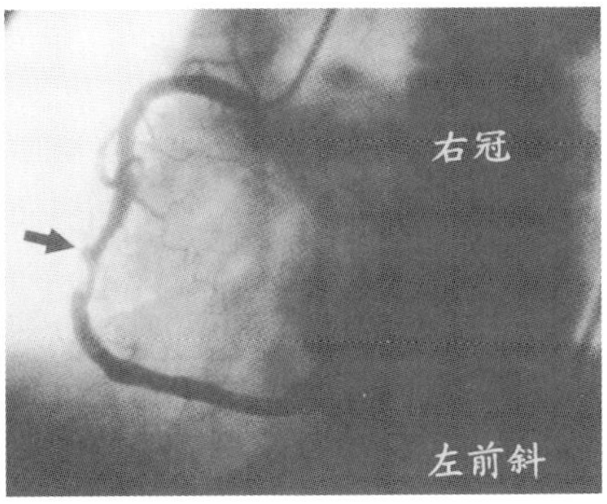

影像图 11-18　此为一不稳定心绞痛患者的右冠状动脉造影图像，箭头所指部位见一位于血管壁以内，但明显侵入狭窄斑块以内的龛影，即溃疡。

二、溃疡

指冠状动脉粥样硬化斑块逐渐破坏，在斑块内形成缺损，冠状动脉造影显示血管壁内出现龛影或瘤样改变，见影像图 11-18。

冠状动脉溃疡具有重要的临床意义，它是动脉粥样硬化斑块不稳定状态，极易诱发局部血栓形成而导致管腔闭塞。冠状动脉溃疡与冠状动脉瘤的区别在于，发生机制上前者为粥样硬化斑块内的破坏缺损，后者为血管壁本身的局限性向外扩张，影像上前者位于正常血管壁内，后者位于正常血管壁外。

三、钙化

指钙质在冠状动脉管壁内或粥样硬化斑块内沉积，X线透视显示沿冠状动脉走行分布的密度不均的高密度影像，见影像图 11-19。普通X线透视仍是目前确定有无冠状动脉钙化的标准方法，但其不能确定钙化量，只能根据高密度影像越浓重钙化越严重来简单判断钙化程度。冠状动脉内超声检查可以准确地确定钙化位置，如钙化位于血管壁，位于斑块表层、斑块边缘或底部等，可为选定不同的介入性治疗方法提供重要参考。

据报道，X线透视时 14%~58% 的冠状动脉可见钙化影像。国内一组冠状动脉钙化报道：非冠心病组 11%，冠心病组 58%。冠状动脉内超声检查 60%~70% 的狭窄中有不同程度的钙化。病理检查时冠心病患者的冠状动脉 79% 有不同程度的钙化。不同的冠状动脉血管钙化发生率明显不同，钙化 80%发生在左冠状动脉系统，左前降支占其中的 60%。

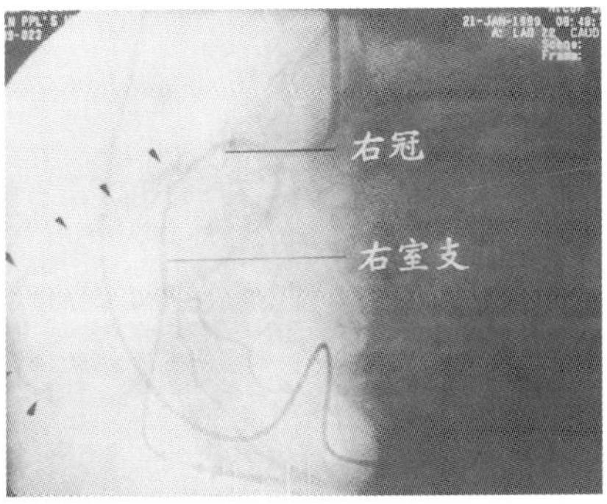

影像图 11-19　右冠状动脉于近段处发生完全关闭，其中远段箭头所示处见沿血管走行的密度不均的高密度钙化影像。

四、夹层

指冠状动脉内膜及其斑块在外力的作用下或自发地发生在冠状动脉造影条件下可见的撕裂，冠状动脉造影显示冠状动脉管腔内有被线状造影剂隔离的充盈缺损，见影像图 11-20。部分（严重的）夹层可在不同的投照角度都被发现，也有一部分夹层只在某一投照角度才能被发现，而在其他角度则显示为局部正常、造影剂充填浅淡或轻度狭窄，对后一种情况应特别注意，特别是在介入治疗后发现时应改换其他角度再进行造影。

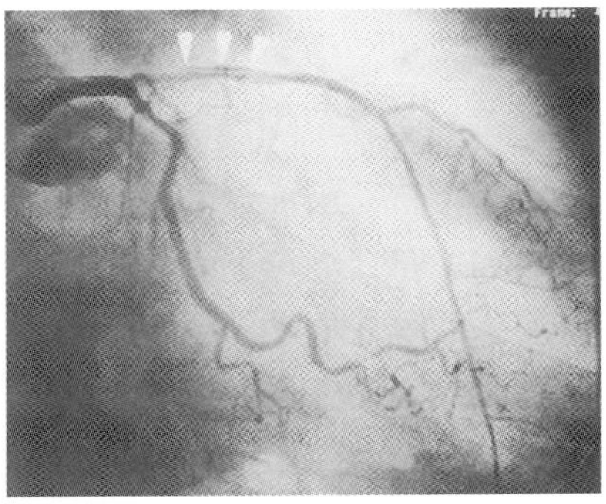

影像图 11-20　此为一反复发作，近几日突然加重的心绞痛患者的左冠状动脉造影图像（箭头示），左前降支近段有一约 12mm 长的白色“线样”影像，即冠状动脉夹层。

冠状动脉夹层的发生主要见于：①PTCA 等冠状动脉内介入性治疗时球囊扩张等机械性外力作用于血管壁和斑块所致。据美国心肺研究所的统计，其发生率为 11.97%。PTCA 产生的大部分轻度夹层不伴有任何不良反应，无需处理，但需术后严密观察，充分抗凝，少部分严重夹层可明显影响冠状动脉的血流动力学，导致患者心绞痛发作，甚至急性心肌梗死发生，对于严重夹层要紧急行冠状动脉内支架置入或外科搭桥手术。②导管损伤，多由导管的操作不当引起。大系列资料表明，其发生率 0.03%~0.05%，右冠状动脉发生率较左冠状动脉发生率高，但夹层导致急性心肌梗死的发生率右冠状动脉低于左冠状动脉。③自发产生，其发生原因不清，冠状动脉造影检出率极低。应该注意的是，有时在对较粗大的冠状动脉造影时会发现自发“夹层”，这些“夹层”几乎都不是夹层，产生原因是血管粗大造影剂充填血管不足，造影剂出现层流。进一步证实的方法是，用足量造影剂充分充填血管多个体位造影。

五、血栓

指急性、亚急性血栓在冠状动脉内形成，冠状动脉造影显示冠状动脉内有被造影剂包绕的椭圆形、长条形或不规则形的充盈缺损，造影剂消散后充盈缺损周围仍有少量造影剂残留，见影像图 11-21。

血栓影像最长见于急性心肌梗死和不稳定型心绞痛患者的冠状动脉内。De wood 等报道，322 例急性心肌梗死患者的冠状动脉造影结果，发病在 4 小时以内者 87% 有血栓存在，发病在 11~24 小时内者 57% 有血栓存在。新鲜血栓比较松软，可随溶栓治疗消失或缩小，甚至在冠状动脉造影时会被注入冠状动脉内的较高压力的造影剂冲小或消失，见影像图 11-22。

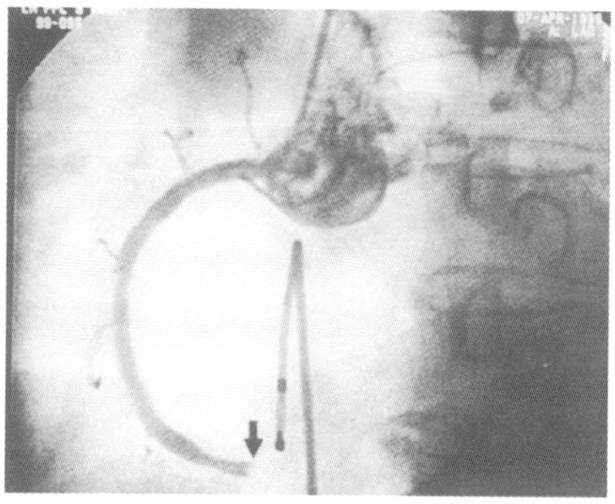

影像图 11-21a 急性下壁伴右室心肌梗死患者急诊冠状动脉造影图像，右冠状动脉远端完全关闭，截断处见一椭圆形低密度影（血栓）占据管腔。

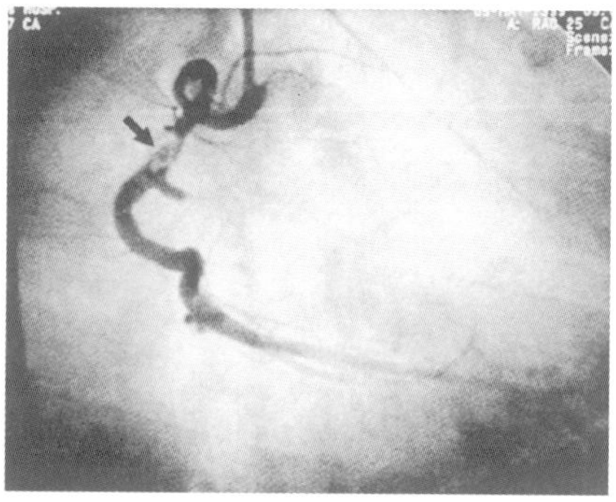

影像图 11-21b 另一急性下壁心肌梗死患者右冠状动脉造影图像，箭头示右冠状动脉近段管腔内有一被造影剂轻染，但又不均匀的“充盈缺损”影像，即血栓。

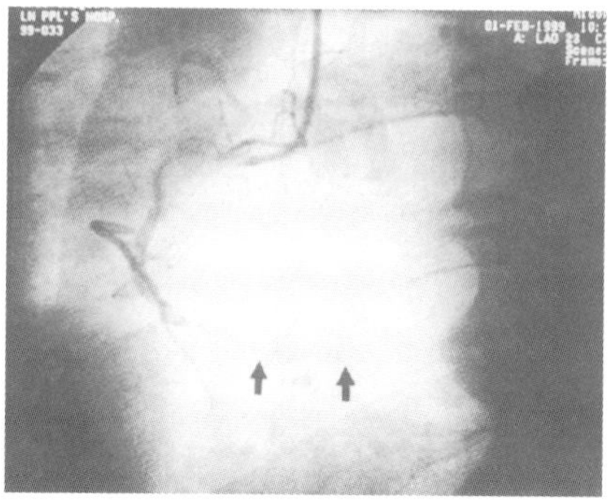

影像图 11-21c 远端箭头指示右冠状动脉造影时，其远段血管完全关闭，无造影剂流入远端。

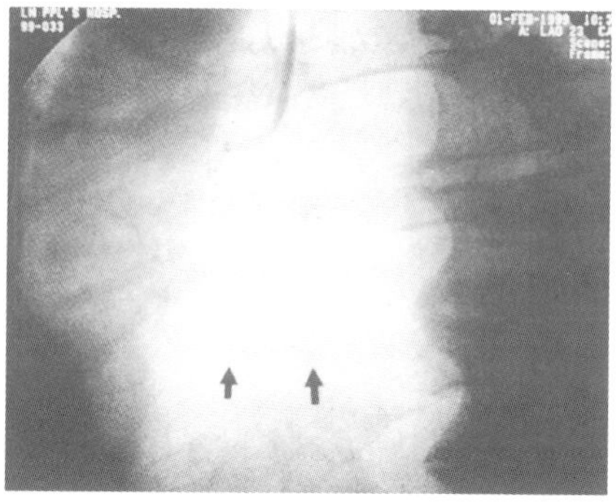

影像图 11-21d 待造影剂从右冠状动脉内逐渐消散后，其完全关闭处血管的近端仍有少量造影剂残留。

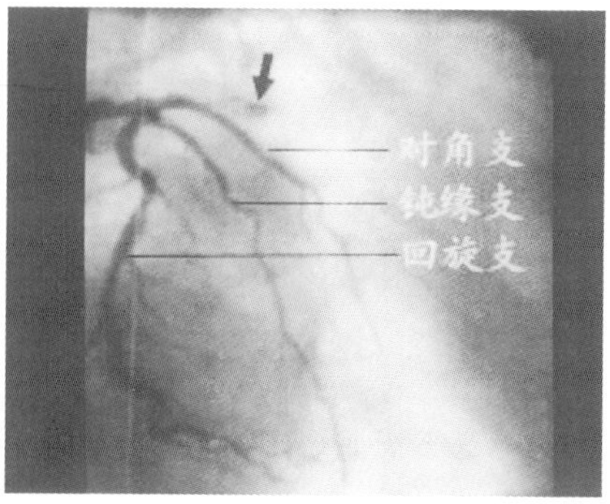

影像图 11-22a 急性前壁心肌梗死患者冠状动脉造影第一张片见左前降支近段完全关闭，箭头示血栓。

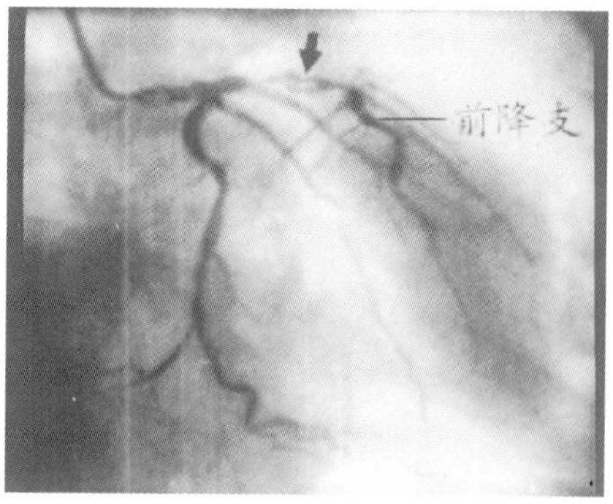

影像图 11-22b 冠状动脉造影第二张片见左前降以已经再通，血流 TIMI Ⅰ-Ⅱ级，第一张片血栓所在部位血栓影像变小。

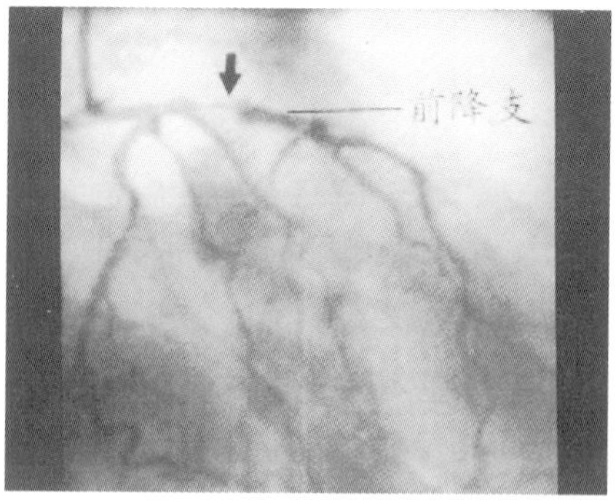

影像图 11-22c 冠状动脉造影第三张片见左前降支血流进一步改善，达 TIMI Ⅱ-Ⅲ级，血栓影消失，残留有严重狭窄。产生以上变化的原因是较高压力的造影剂冲碎了较松软的新鲜血栓。

六、气栓

指由于某种原因气体进入冠状动脉内并滞留形成栓子，冠状动脉造影显示冠状动脉内有被造影剂包绕的边缘清晰的圆形透亮区，见影像图 11–23。通常少量气体进入冠状动脉内不会形成气栓，而是随前向血流或造影剂前行并消失，大量气体进入冠状动脉才会形成气栓并阻滞前向血流，以致引发室颤造成病人死亡。造成大量气体进入冠状动脉的主要原因是注射器中或导管系统中含有大量气体而注射时又没被发现。避免方法是：造影全过程保持注射器中无气体或 PCI 时不在 Y 阀开放时回抽血液。

七、痉挛

指冠状动脉自发或受到导管等刺激而发生的局限性或弥漫性收缩，冠状动脉造影显示冠状动脉某一局部或长段不同程度狭窄，狭窄部分管壁光滑或欠光滑。自发性痉挛多发生在局部有动脉粥样硬化的冠状动脉上，也可发生在正常冠状动脉上，患者常伴发胸痛和 ST–T 改变，也可无明显症状。导管刺激引发的痉挛多发生在冠状动脉受刺激部位，它更多地好发于右冠状动脉，导管刺激引发的痉挛多发生在导管头端的刺激部位附近，也可表现为弥漫性，移走导管或并用冠状动脉内注入扩血管药后（如 200μg 硝酸甘油）可使痉挛解除，见影像图 11–24。冠状动脉弥漫性痉挛的冠状动脉造影影像非常相似于冠状动脉弥漫性狭窄，见影像图 11–25。

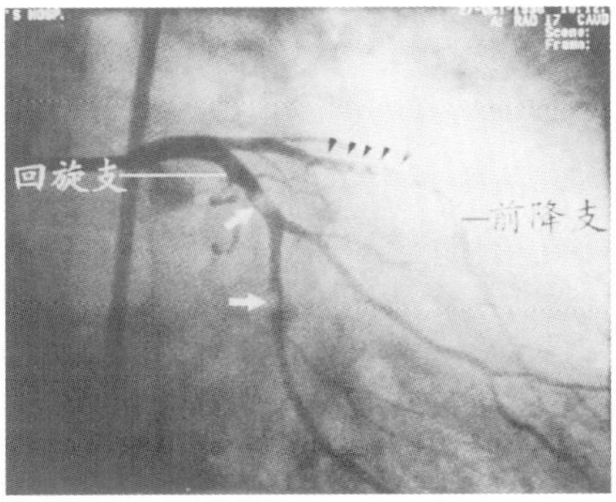

影像图 11–23　箭头所指的左前降支和左回旋支内见多个圆形的，不被造影剂充填的影像，即气栓。通常气栓会同造影剂一起冲向远端而消失。

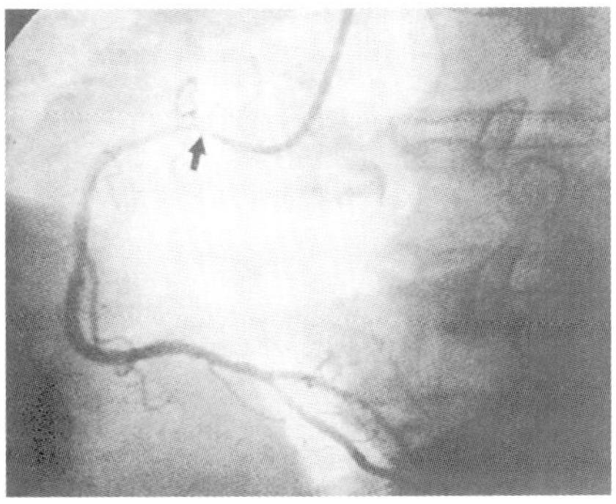

影像图 11–24a　造影剂充盈右冠状动脉时，造影导管顶端（箭头所指部位）处冠脉明显向心性狭窄，造影剂反流量较少。怀疑该狭窄为导管头刺激产生的痉挛。

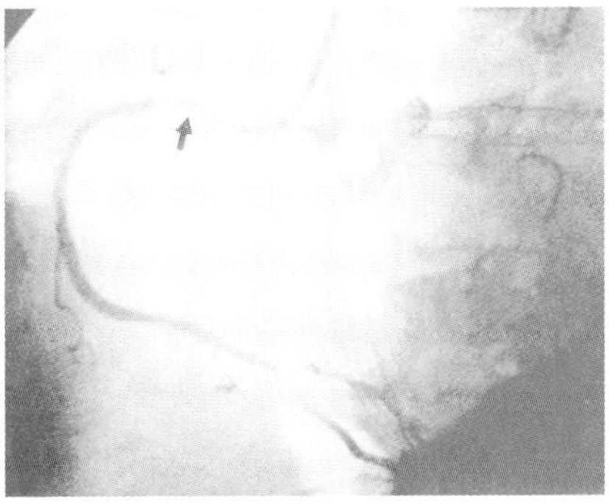

影像图 11–24b　右冠状动脉内注入硝酸甘油 200μg 后 3 分钟再造影时，造影导管顶端之狭窄消失，造影剂反流量较前增多，证明影像图 11–24a 的狭窄是痉挛所致。

八、心肌桥压迫现象

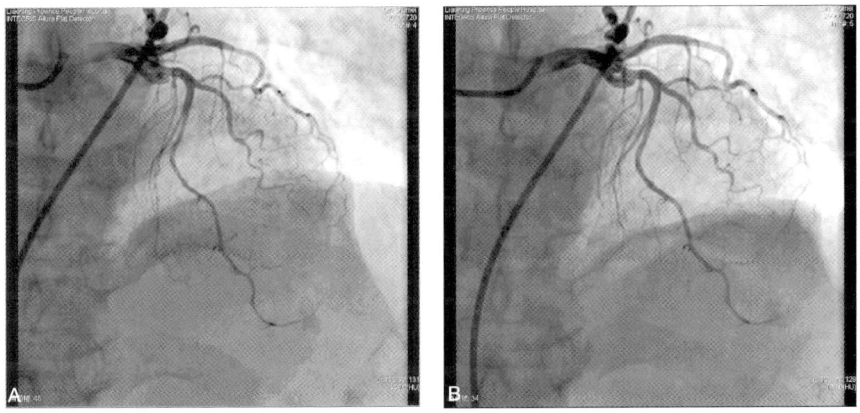

影像图 11–25　A 图为冠脉弥漫性痉挛（LAD），B 图为冠脉硝酸甘油后冠脉弥漫性痉挛缓解。

指冠状动脉某一节段在心脏收缩期出现狭窄，在舒张期又恢复正常的现象，冠状动脉造影显示冠状动脉某一节段随心脏的收缩与舒张产生有规律的狭窄与正常交替的现象，见影像图 11–26。该现象产生的原理是：正常应该行走于心脏表面的冠状动脉某一节段先天地被心肌所覆盖，当心肌有节律收缩舒张时，该节段冠状动脉也同时出现有节律地被压迫与解压迫。覆盖在冠状动脉上的心肌称肌桥，被心肌覆盖的冠状动脉节段称壁冠状动脉。

九、皱褶

指因冠状动脉自然高度弯曲或因导管、导丝伸直冠状动脉的自然弯曲所产生的冠状动脉褶皱。冠状动脉自然高度弯曲产生的皱褶出现在弯曲的向心侧，收缩期加重，舒张期减轻，这样的皱褶通常只有一个，不引发症状，无需特殊处理，见影像图11-27。因导管、导丝伸直冠状动脉的自然弯曲所产生的皱褶出现在弯曲的离心侧，自然弯曲越重皱褶越明显，多个弯曲可产生多个皱褶，出现皱褶后多伴有不同程度的冠状动脉痉挛，患者可有不同程度的心绞痛发作，撤出导管或导丝后皱褶消失，见影像图11-28。

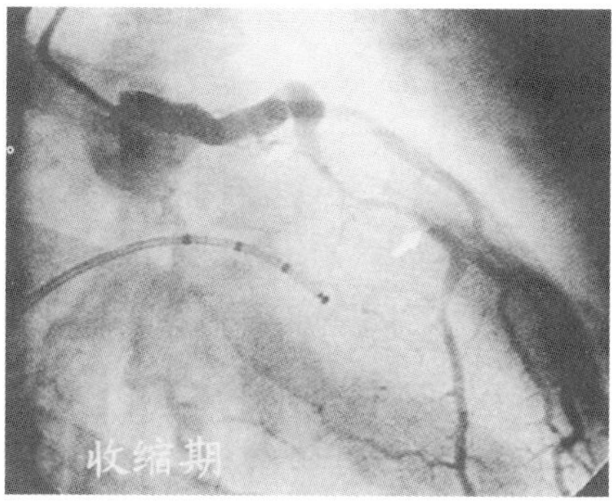

影像图 11-26a 此为肥厚型梗阻性心肌病患者的左冠状动脉造影收缩期影像，见左前降支中段长段严重狭窄。

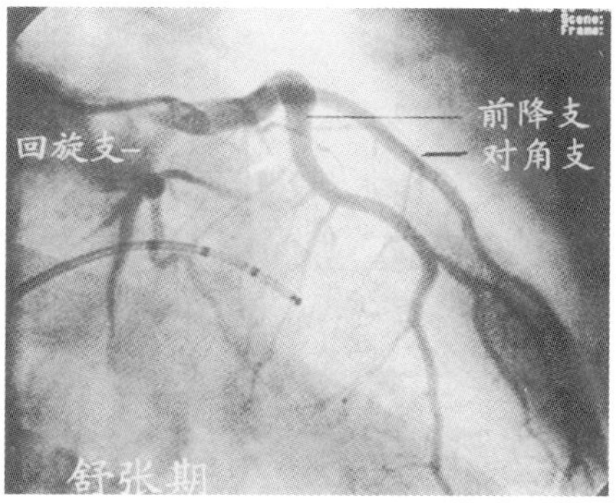

影像图 11-26b 同一患者舒张期影像，左前降支中段收缩期长段严重狭窄完全消失。此现象即心肌桥压迫现象。

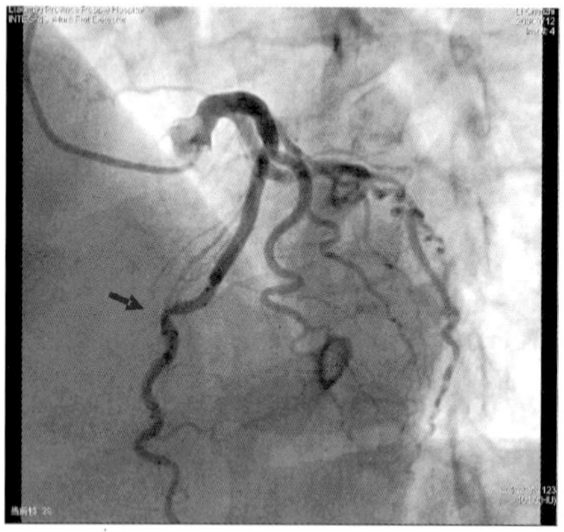

影像图 11-27 冠脉自然弯曲产生皱褶。

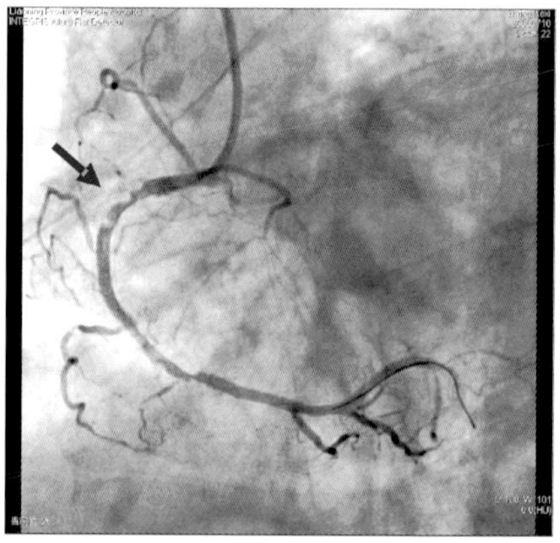

A

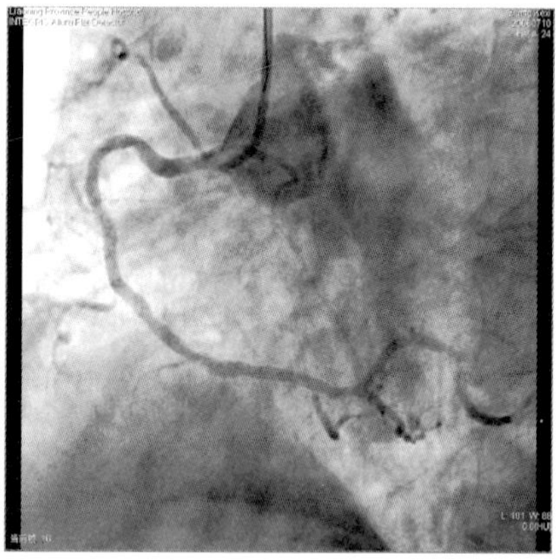

B

影像图 11-28 A 图及 B 图为同一患者右冠脉。A 图为导丝伸直冠脉的自然弯曲所产生的皱褶，B 图为撤出导丝后皱褶消失。

十、造影剂滞留（消失缓慢）

指造影剂完全充填冠状动脉后 2~3 个心动周期局部或整个冠状动脉内或外仍有少量造影剂残留。引起造影剂滞留（消失缓慢）的原因很多：①滞留在冠状动脉内局部，见于冠状动脉夹层，见影像图 11-29；急性心肌梗死闭塞血管远端；扩张或粗大的冠状动脉近段弯曲部位的离心侧。②滞留在冠状动脉外局部，见于冠状动脉穿孔，造影剂残留于穿孔处心肌内，见影像图 11-30。③滞留在冠状动脉内全部，见于导管轻度或完全嵌顿于冠状动脉口；显示心动过缓或停搏。④滞留在冠状动脉外多部位，见于心包填塞。

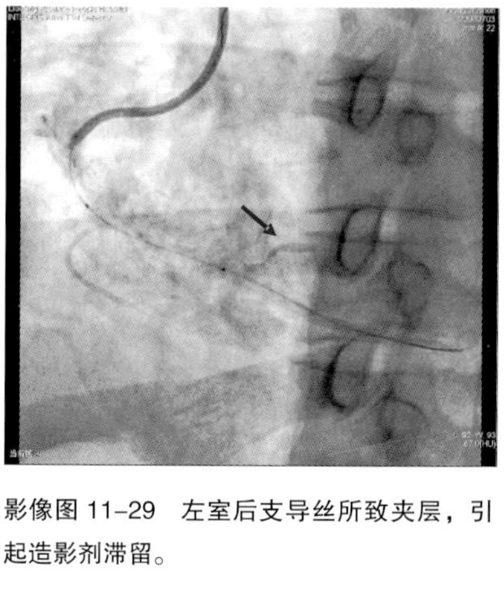

影像图 11-29 左室后支导丝所致夹层，引起造影剂滞留。

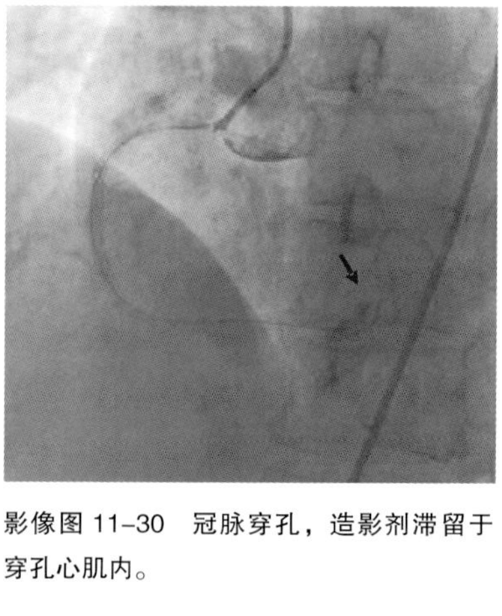

影像图 11-30 冠脉穿孔，造影剂滞留于穿孔心肌内。

十一、侧支循环

指冠状动脉之间彼此存在交通支，当某支冠状动脉或较大分支发生严重狭窄或闭塞后，其他冠状动脉经交通支向病变冠状动脉供血，这一血液循环系统称侧支循环。冠状动脉造影显示某一冠状动脉经交通支向另一有严重狭窄或闭塞的冠状动脉供血。侧支循环主要有两种：①冠状动脉间侧支循环，供血血管和被供血血管为两支血管，即供血血管经交通支逆行向被供血血管供血。见影像图 11–31。②桥状侧支循环，供血血管和被供血血管为同一血管，即供血血管为血管近段经交通支顺行向同一血管闭塞远段供血。见影像图 11–32。

侧支循环的意义是：①表明病变血管存在明显的血流动力学障碍，压力下降。②良好的侧支循环提供的血液供给约相当于狭窄 90% 的血管提供血液供给。③经侧支循环显示的病变血管远段大小并不能真实地反映其实际的大小。

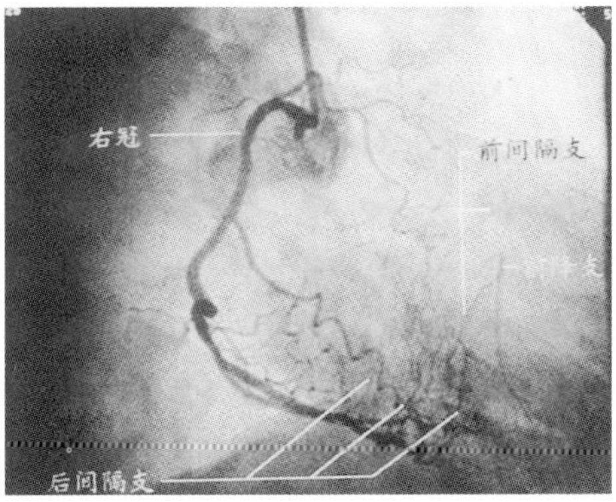

影像图 11–31 右冠状动脉造影时见造影剂逆行部分充盈了左前降支和间隔支，使其显影。表明左前降支近段存在有非常严重的狭窄或已发生完全关闭。

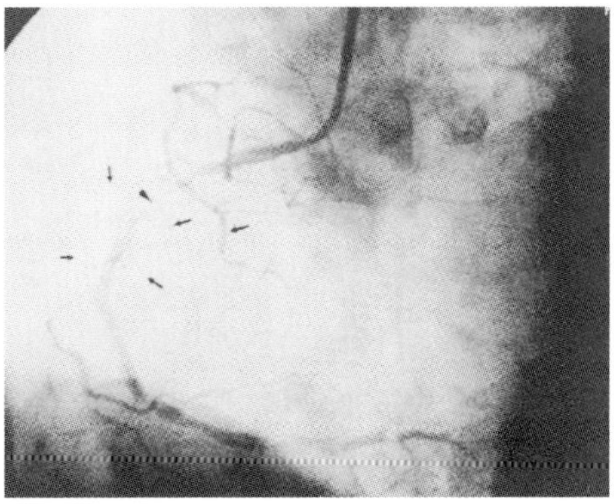

影像图 11–32 右冠状动脉造影见其近段完全关闭，造影剂经闭塞处周围的细小血管（桥样侧支）充盈关闭以远的冠状动脉，如箭头所示。

第七节 冠状动脉血流

左右冠状动脉分别开口于左右冠状动脉窦，正常时，冠状动脉血液供应约为心排出量的 5%，其血流量的 75% 来自心脏舒张期，平均冠状动脉循环时间约 4 秒钟。休息时，流经心肌的血液中的氧 75%~80% 被细胞摄取，运动时，心肌需氧量增加，冠状动脉通过增加血流量来满足代谢的需要，冠状动脉这种增加血流量的能力称冠状动脉血流储备能力。正常人冠状动脉最大血流量可为休息时的 4~5 倍。约 15%~20% 休息或运动心电图异常的病人，其典型心绞痛来自于冠状动脉血流储备异常。冠状动脉血流量受多种因素调节和影响，包括冠状动脉灌注压、自心外膜至心内膜室壁张力、心肌代谢因素、自主神经调节、侧支循环及各种药物影响等，但最终都体现在冠状动脉横截面积和血流速度的变化上。当冠状动脉内径狭窄≥40% ~50%时，冠状动脉对血管扩张剂的反应出现下降，即冠状动脉血流储备能力降低。当储备能力由正常时的 4~5 倍下降至 2~2.5 倍时，便会出现临床心绞痛症状。测定冠状动脉血流速度的方法有很多，如电磁血流计法，冠状动脉内多普勒导管法，但常用的方法是冠状动脉造影法，它包括计算机密度测定法、TIMI 计帧法和目测法等。

目测法判断冠状动脉血流速度简单易学，但正确判断需要有相当的经验。正常冠状动脉的回旋支和右冠状动脉血流速度大致相同，约为 1.5 个心动周期排空造影剂，前降支造影剂排空速度约为 1.75 个心动周期。心肌梗死溶栓治疗试验（Thrombolysis in Myocardial Infarction Trial TIMI）将冠状动脉血流速度分为四级，并一直被作为冠状动脉造影法判断冠状动脉血流状态的“金标准”。

TIMI 0 级：无再灌注或闭塞远端无血流。

TIMI Ⅰ级：造影剂部分通过闭塞部位，不能充盈冠状动脉远端。

TIMI Ⅱ级：部分再灌注或造影剂能完全充盈冠状动脉远端，但造影剂进入和清除的速度都较正常的冠状动脉慢。

TIMI Ⅲ级：完全再灌注，造影剂在冠状动脉内能迅速充盈和清除。

关汝明 刘 莉

第十二章　桥血管病变的造影

第一节　冠状动脉旁路血管解剖

相对于自体冠状动脉造影，冠状动脉旁路血管的造影稍加困难。因为旁路血管开口位置随着不同的术者和患者有较大的变动。即便是在外科夹或者开口标记物的指引下，有时也比较困难寻找旁路血管的开口部位。因此，在旁路血管造影时，术者必须熟悉旁路血管的数量、行程和旁路移植术的手术类型。

一、大隐静脉桥血管

从主动脉到右冠远端或后降支的大隐静脉桥血管起自主动脉的右前侧壁，距右冠窦上方大约 2cm 处。到前降支的大隐静脉桥血管起自主动脉前壁，距左冠窦上方大约 4cm 处。到钝缘支的大隐静脉桥血管起自主动脉左前侧壁，距左冠窦上方大约 5~6cm 处（图 12–1）。

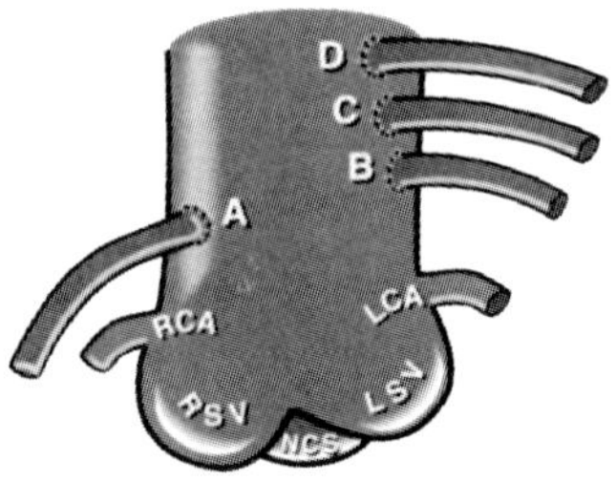

图 12–1　大隐静脉桥血管在升主动脉的常见位置 [1]

LAD= 左前降支；LAO= 左前斜位；LCA= 左冠状动脉；LSV= 左瓦氏窦；NCS= 无冠窦；RCA= 右冠状动脉；RSV= 右瓦氏窦；

从近段至远段：

A. 桥血管至右冠或左回旋支远端（左冠优势型）

B. 桥血管至左前降支

C. 桥血管至对角支

D. 桥血管至钝缘支

二、内乳动脉

左内乳动脉起源于左锁骨下动脉，距左锁骨下动脉开口大约 10cm 处向下发出左内乳动脉。

第二节　冠状动脉旁路血管造影导管选择和步骤

进行冠状动脉旁路血管造影前，必须详细阅读患者的手术记录，明确其旁路血管的支数和部位非常重要。右 Judkins 和 Amplatz 冠状动脉造影导管、多用途导管、HS 导管以及 IMA 导管经常用于冠状动脉旁路血管造影。

一、大隐静脉桥血管造影

左前降支和回旋支静脉旁路开口于升主动脉的侧壁，左前降支静脉旁路的开口位置最低，回旋支静脉旁路最高（图 12–1）。大隐静脉桥血管造影最常用的导管右 Judkins 导管。对左冠大隐静脉桥血管造影时通常采用右前斜 30° ，也可选用左前斜 45° 。将右 Judkins 导管的尖端顺时针转向升主动脉的前侧方，导管的尖端指向图像的右侧，上下移动导管，便可进入大隐静脉桥血管—左前降支或者大隐静脉桥血管—回旋支。如果右 Judkins 导管不能进入相应的桥血管，也可选择 Amplatz 或者多功能导管。见影像图 12–1~ 图 12–3。

右冠静脉旁路造影：右冠静脉旁路开口在前，位置最低。当右 Judkins 导管进入升主动脉时很容易自动跳入静脉桥血管，此时，术者感觉到导管被卡在升主动脉。如果右 Judkins 导管不适用，可选择多功能导管，取左前斜 45° ，将多功能导管的尖端转向升主动脉的前壁，顺升主动脉的前壁推送导管便可进入右冠静脉桥血管，见影像图 12–4、影像图 12–5。

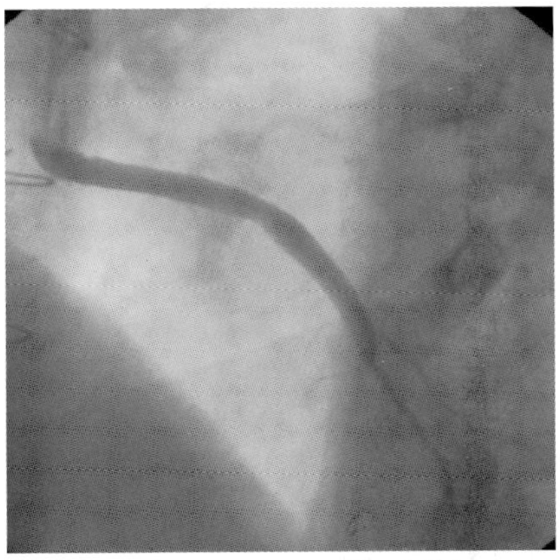

影像图 12–1　大隐静脉桥血管至前降支头位 30°，可清晰显示远端吻合口。

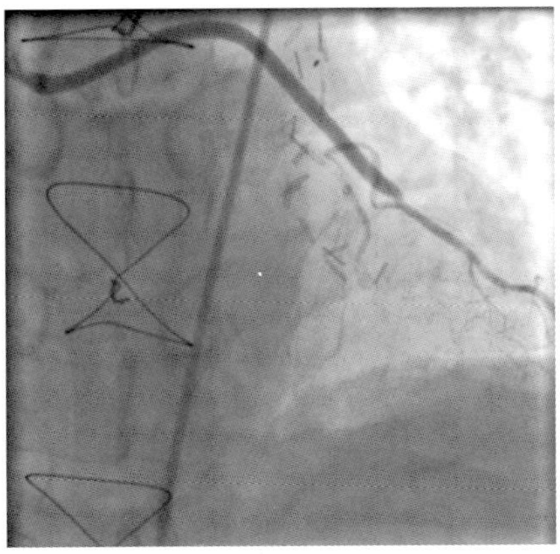

影像图 12–2　大隐静脉桥血管至对角支头位 30°，可清晰显示远端吻合口。

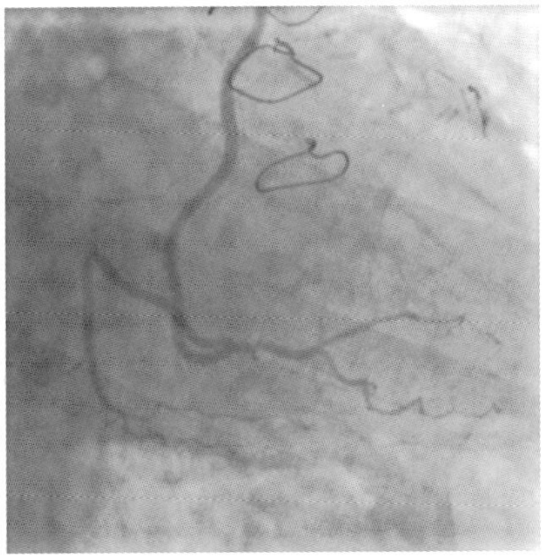

影像图 12–3　大隐静脉桥血管至钝缘支右前斜 30°＋　足位 30°。

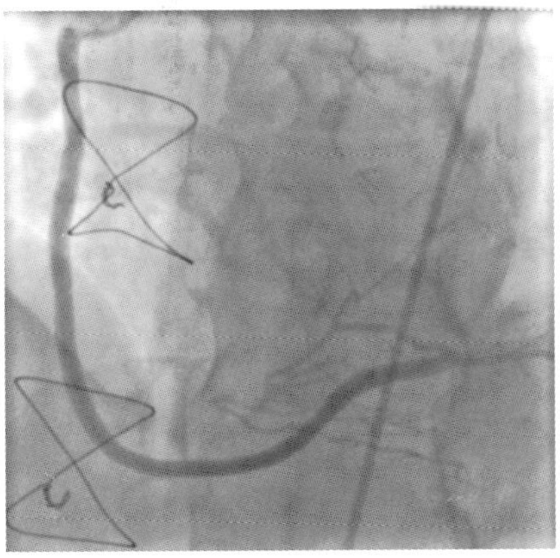

影像图 12–4　大隐静脉桥血管至右冠远端左前斜 30°＋　头位 30°，清晰显示远端吻合口。

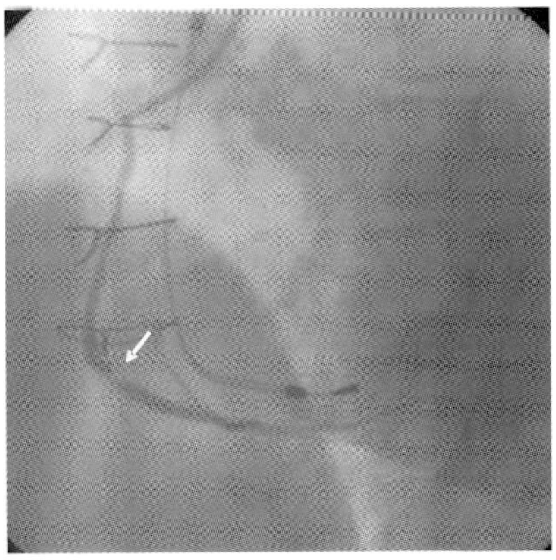

影像图 12–5　大隐静脉桥血管至右冠左前斜 45°，多功能造影导管，大隐静脉桥血管远段狭窄 95%。

二、内乳动脉造影

左内乳动脉造影分为两个步骤：①将导管送入左锁骨下动脉。②将导管插入左内乳动脉。右 Judkins 导管是最常用的导管，做完右冠脉造影可直接用右 Judkins 导管行内乳动脉造影。第一步：取小角度右前斜位或后前位，将右 Judkins 导管置于主动脉弓处，其尖端向下，然后逆钟向旋转，导管应“弹”入左锁骨下动脉；第二步：如果没有阻力可在小角度左前斜位或后前位继续推送导管超过左内乳动脉的开口，顺钟向旋转导管使其头端向下，再将导管往回撤，在回撤的途中导管的尖端便可落入左内乳动脉的开口，见图 12–2。为了避免在推送过程中导管损伤左锁骨下动脉的可能，建议在导管进入左锁骨下动脉后，即插入导引钢丝或者 Terumo 导引钢丝，将 Terumo 导丝送到腋动脉，然后顺导丝送入导管，抽出导丝，边退导管边注射造影

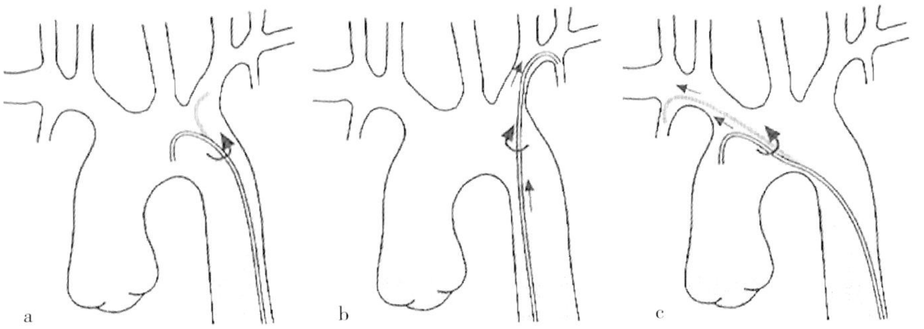

图 12–2　内乳动脉造影步骤示意图

a.逆时针旋转造影导管，使造影导管头端指向左锁骨下动脉；b.推送造影导管超过左内乳动脉开口，顺钟向旋转使其头端向下；c.右内乳动脉造影

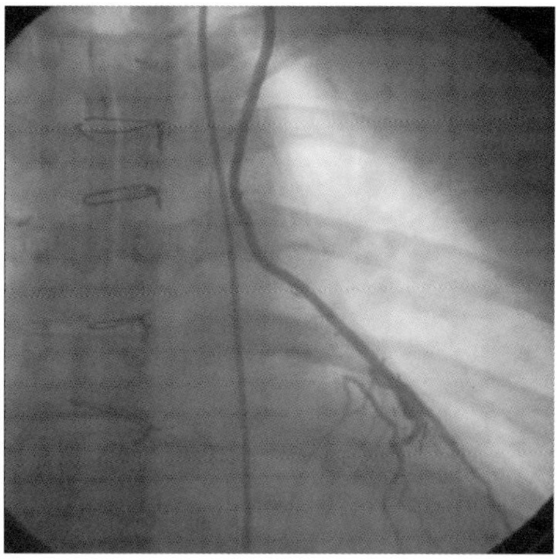

影像图 12-6　内乳动脉桥血管至前降支后前位，远端吻合口狭窄 80%。

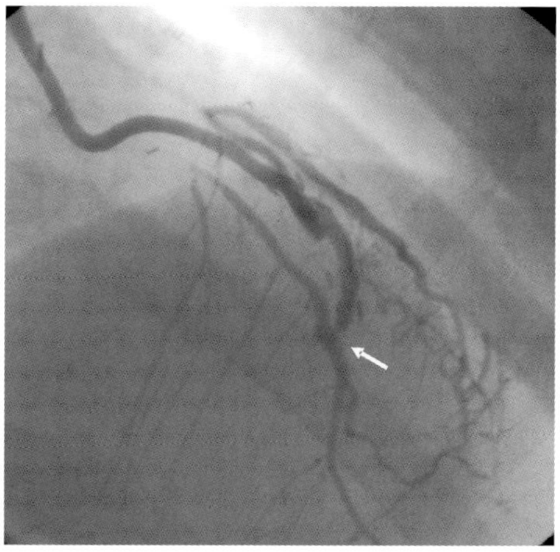

影像图 12-7　内乳动脉桥血管至前降支头位 30° ，远端吻合口狭窄 80%。

剂，一旦发现左内乳动脉的开口便注射造影剂，同时迅速移动造影床，紧跟左内乳动脉直到其与前降支的吻合口。见影像图 12-8、影像图 12-9。

如果右 Judkins 导管找不到左内乳动脉可选用左内乳动脉导管，此导管的尖端呈 90° ，可钩住左内乳动脉。在内乳动脉造影时，患者常常发生剧烈胸痛，疼痛常常在 10 余秒内消失。

第三节　冠状动脉旁路血管造影投照体位

冠状动脉旁路造影体位的选择以充分暴露病变为原则，由于冠脉造影的局限性，即便是旁路血管造影正常的患者也宜多角度投射，尤其是对吻合口处。由于旁路血管至冠状动脉间的走行距离较长，造影图像不能完全包括旁路血管和冠状动脉，因此可以采用边移床边注射造影剂的方法完成造影过程，必要时，对于个别走行距离极长的患者，可采用分段造影的方法。

右冠脉静脉桥血管通常采用左前斜 45°~60° ，观察其远端吻合口可采用左前斜 30°+ 头位 30° 。对于左前降支静脉旁路血管可采用右前斜 30°+ 头位 30° 观察桥血管中远段和吻合口处病变；回旋支或钝缘支静脉旁路可采用右前斜 30°+ 足位 30°或足位 30°，有些患者可采用左前斜 30°+ 足位 15° 。

左内乳动脉桥血管病变最常见于吻合口处，通常采用左侧位 60°~90° 或者左、右前斜 + 头位或仅用头位来显示该处病变。

葛均波　葛　雷

第十三章　心肌桥现象

第一节　心肌桥的概念及命名

正常情况下，冠状动脉（以下简称冠脉）及其分支位于心外膜下，这一解剖特征很早已被人们所认识。而壁冠脉（mural/intramural coronary artery）和心肌桥（myocardial bridge）被用来描述同一种现象：冠脉某一段或其分支的某一段有时行走于心肌纤维中，被形似桥的心肌纤维所覆盖，这部分冠脉称为壁冠脉，该心肌纤维被称为心肌桥。心肌桥这种现象最早于1737年被Reyman等注意到，并于20世纪20年代初由Grainicianu论述了它的存在。但直到1960年，Portmann和Iwig通过冠脉造影在活体上第一次报告了冠脉左前降支（LAD）于心脏收缩期出现短暂的闭塞，并首次引入心肌桥这一概念。由此逐渐引起人们对心肌桥的注意，其临床意义研究和报道才逐渐增多。

第二节　心肌桥的分布和解剖学特点

Polacek的比较解剖学将哺乳动物的冠脉分为三类：第一类：冠脉完全走行于心肌内，如松鼠、大白鼠、豚鼠、兔子；第二类：冠脉主要走行于心外膜下，但可见到心肌桥如山羊、绵羊、狗、猫、猕猴和人类；第三类：冠脉完全走行于心外膜下，如牛、马、猪。故Polacek认为人类心肌桥是良性畸形。人类心肌桥常见于LAD，其长度一般为3~69mm（正常为10~20mm），厚为5mm，见图13-1。尸检发现70%的心肌桥只与LAD相关，少数与左回旋支、右冠状动脉有关。Ferreira等将心肌桥分为表浅型及纵深型，前者较常见，约为75.6%。心肌桥在人群的发现率各文献报道不一致，尸检发现心肌桥的发生率为4%~6%。5.4%~85.7%，大部分 >50%，而运用冠脉造影方法确定的心肌桥的发生率为0.5%~16%，大部分 <2%，明显低于尸检率。国内颜红兵等报道STEMI梗死相关动脉合并心肌桥的发生率为8.3%，主要见于≥65岁患者，女性有增多趋势但无显著性性别差异（图13-1）。

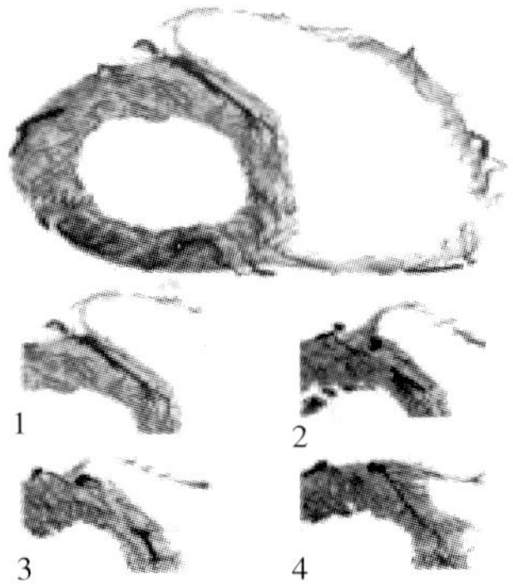

图13-1　在连续性的1cm厚度的左心室组织切片中通过冠脉造影显示的LAD心肌桥
(1) 壁冠脉走行于室间沟中，分出较大的间隔支；
(2) 走行于室间隔之间，到达右心室腔；
(3) 走行于右心室心内膜；
(4) 返回到室间沟

第三节　心肌桥的发病机制

一、心肌桥对冠脉血流的影响

心肌桥的病理生理意义存在很大争议，一方面，心肌桥好像对冠脉血流动力学影响不大，因为冠脉在收缩期的血流量只占全周期的5%~10%，大部分血流在舒张期灌注，而心肌桥只在收缩期压迫冠脉，因此对冠脉总体血流量影响不显著，不至于出现心肌缺血症状。另一方面，心肌桥导致心肌缺血以至心肌梗死的报道屡见不鲜，同时，外科心肌桥切除术后能减轻心绞痛，这些都说明心肌桥的确与心肌缺血有关系。

心肌桥近端非显著性狭窄和心脏收缩期心肌桥对壁冠状动脉的压迫均不能完全解释临心肌桥所造成的严重缺血和相关临床症状。最近 Klues 等通过对 12 例心肌桥患者进行多时相、多角度冠脉造影及超声多普勒探测血流速度的方法，发现心肌桥不仅使收缩期冠脉狭窄（80.6 ± 9.2）%，而且舒张期冠脉也缩小（35.3 ± 11.0）%，改变了以前对心肌桥只在收缩期压迫冠脉的看法，也许这是心肌桥导致心肌缺血的原因。Mays 等在动物试验中，首先在舒张期闭塞犬的 LCX，继以把闭塞时间逐渐延长至舒张期，结果发现犬的心内膜、心外膜血流时限和远端冠脉压力均显著降低，解除闭塞后舒张期血流增加，其增加量和闭塞时间呈正相关，但是平均冠脉血流量是降低的。这种舒张期 / 收缩期血流比率增加的现象在人类也得到证实。但是舒张期血流量的增加并不能完全补偿平均血流量的降低，导致冠脉血流贮备降低。当冠脉闭塞仅限于舒张期时，可使舒张期冠脉血流和冠脉远端压力恢复延迟，导致心肌氧供减少、冠状静脉窦内乳酸浓度增加。

应用心肌桥近端和远端压力同步测试装置，Ge 等证实心肌桥近端冠脉内压力最高，经过心肌桥有一个压力梯度的递减，冠脉内舒张末期负压可由于心肌桥的挤压作用而消失，降低冠脉血流贮备。然而 Klue 等观察到壁冠状动脉内收缩期压力最高，没有发现跨越心肌桥后有压力梯度的递减现象，并且发现所有心肌桥患者壁冠脉的近端和远端均显著扭曲，压力高于壁冠脉的中心部分，从而导致冠脉血流贮备降低。

Munnkata 等 1992 年报告了 2 例心肌桥下冠脉痉挛而出现变异性心绞痛的患者，据此推测导致心肌缺血与冠脉痉挛有关。以后陆续有学者支持这一观点，机制是心肌桥在心脏收缩期对冠脉进行挤压而导致内膜损伤，诱发血小板在局部聚集，进而发生痉挛，从而诱发心绞痛、心肌梗死或猝死。

另外，心动过速时可导致心脏收缩 / 舒张时间比率增加，减少舒张期冠脉灌注量，加重心肌桥对心肌缺血的影响。

二、心肌桥与冠脉粥样硬化

在研究心肌桥的过程中，人们发现一个特殊的现象，位于心肌桥下面的冠脉很少发生粥样硬化，除非在心肌桥和冠脉之间有大量脂肪组织充填，这一点在尸检和外科手术中得到证实。对既往有心肌梗死病史的患者进行研究，发现 LAD 心肌桥能保护前壁免于发生心肌梗死。人们进一步发现心肌桥对位于其远端的冠脉也有保护作用，虽然这一点尚需探讨。有关兔和狗心肌桥的动物试验也证实了以上这些，这种保护作用的机制目前尚不清楚，可能与局部血流动力学变化有关。壁冠状动脉近端的血管内皮细胞呈扁平形、多角形和其他多种形态，导致血管壁的剪切应力较低；而壁冠状动脉的血管内皮细胞呈螺旋状或纺锤状排列，血管壁的剪切应力较高。低剪切应力可导致较多的血管活性物质：内皮源性一氧化氮合成酶（eNOS）、内皮素 - 1（ET - 1）和血管紧张素转化酶（ACE）等的释放。因此，壁冠状动脉近端有较多的血管活性物质释放，有利于动脉粥样硬化斑块的形成，而壁冠状动脉由于血管活性释放较少，不利于动脉粥样硬化斑块的形成。另外，根据收缩期血流冲击能损伤动脉内膜（特别是分叉或拐弯处）而致粥样硬化这一点上，推测在心脏收缩期，由于心肌桥的压迫能减轻这种冲击，而保护了位于其下及远端的冠脉，相反，血流对心肌桥近端的冠脉冲击作用加强易导致血管内皮损伤、粥样斑块破裂、血栓形成。

第四节 心肌桥的诊断

很多心肌桥的患者并无症状，有症状者常在中年以后，其症状酷似冠心病，主要表现为心肌缺血、心绞痛样症状，有时伴有心律失常，严重而持久的心肌缺血可导致心肌梗死，甚至猝死。由于患者并无特殊的症状和体征，因而常误诊为冠心病，只有进一步检查后才能确诊。

一、心电图检查

心电图的变化无特征性。仅有心肌桥而无冠脉固定性狭窄者，可表现为持续性或短暂性 T 波变化、ST 段移位，部分导联上可出现病理性 Q 波及室间隔纤维化的表现。Angelini 报道了静息心电图 T 波变化的发生率为 23%，次级量平板运动试验阳性率为 13.6%，其阳性率与胸痛及收缩期狭窄的严重程度无关。

二、冠脉造影

冠脉造影确定心肌桥的依据为：在心脏收缩期，某段冠脉在 2 个以上投照角度显示明显狭窄，而在心脏舒张期该段冠脉血流恢复正常，即出现所谓“挤奶效应”，见影像图 13–1）。这种现象也可偶尔由其他机制产生，如心包纤维化、肿瘤、异物等。因此，一些学者认为收缩期狭窄并不等同于心肌桥。但现在更普遍的看法是，收缩期狭窄被认为是确诊心肌桥的依据，而僵硬、缠结、扭曲、压陷等为可疑诊断。

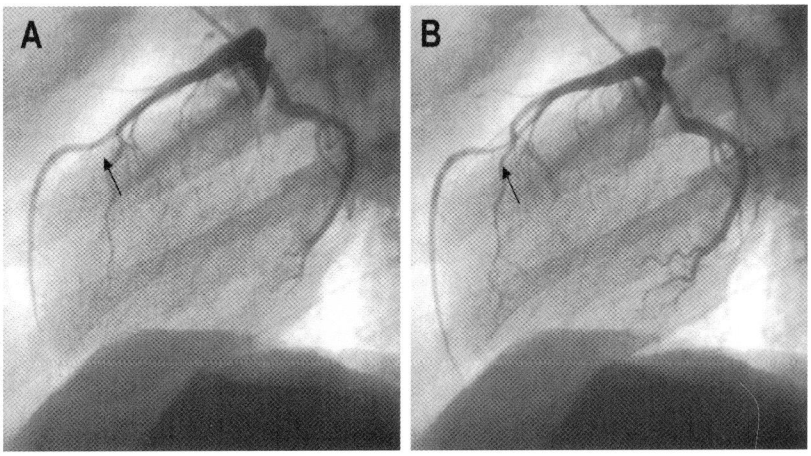

影像图 13–1　LAD 心肌桥（A 舒张期，B 收缩期）。

Noble 等将 LAD 心肌桥收缩期狭窄分为 3 度：1 度：狭窄直径 <50%；2 度：狭窄直径介于 50%~75% 之间；3 度：狭窄直径 >75%。

冠脉造影能否显示心肌桥主要取决于以下因素：①心肌桥的厚度和宽度；②心肌桥与相应的壁冠脉的位置关系（如 LAD 与心肌桥常相互垂直，易于显示）；③壁冠脉周围结缔组织和脂肪组织的存在可使收缩期狭窄显影不清；④血管扩张剂（如硝酸甘油、硝普纳、异丙肾上腺素）可加重收缩期狭窄，而血管收缩剂（如麦角新碱、新福林、去甲肾上腺素）则减轻收缩期狭窄；⑤心肌桥近端冠脉的固定性狭窄，则降低其远端的压力，使其远端可能存在的收缩期狭窄显影不清。另外，造影技术、投照体位亦可能影响诊断，需要不同的投照体位，最有效的体位是左、右前斜位，而左、右前斜位加头位可能更清晰。

三、心脏核素检查

一些研究报道，心肌显像或心腔造影发现，在运动后或静脉滴注潘生丁（0.5mg/kg）后，可诱发心肌灌注缺损及左室射血分数的降低，但亦有一些研究报道，在心肌桥患者中，未能发现静息或运动时心肌灌注缺损、左室射血分数的降低及室壁节段性运动障碍。这方面研究的病例数均较少，因而对心脏核素检查在心肌桥诊断中的评价尚待进一步确定。

四、其他新技术

近年来，对心肌桥进行血管内影像技术，包括冠脉内血管镜、冠脉内超声及多普勒血流测定，可对冠脉内的解剖形态、生理及病理情况下的血流动力学进行深入研究。血管内超声可通过实时、横断面成像对管腔的几何形状提供可靠的数据，而多普勒血流测定可对静息及各种激发试验下的血流动力学进行很好的评价。

第五节　有症状心肌桥的治疗

对无症状或症状轻微者无需治疗，对有症状者首先考虑药物治疗，对药物治疗效果不佳者可考虑介入或外科手术治疗。

一、药物治疗

从理论上讲，任何降低心率、心肌耗氧量、心肌收缩力的药物都可以选用。

1. 钙离子通道阻滞剂：针对心肌桥可诱发冠脉痉挛而出现临床症状，可应用钙离子通道阻滞剂。

2. β – 受体阻滞剂：当心率加快时，收缩期 / 舒张期时间之比提高，使心肌桥对冠脉的血流影响增加，加重心肌缺血，因此，当心率 >120 次 /min 时，可应用 β – 受体阻滞剂减少症状。同时，这种患者应避免大负荷量运动，以防止心率过度增快。

3. 其他扩冠药和抗凝药：可配合使用。

二、介入治疗

冠脉内支架植入术：对持续性心绞痛而β– 受体阻滞剂治疗效果欠佳时，可作为重要的治疗手段。Klues 等的研究表明，支架植入术即刻、7 周后分别进行血流动力学测定、血管造影、血管内超声检查，证实血流速度、血管腔直径、冠脉内压力恢复正常，冠脉血流储备完全正常化。支架的选择上常选用柔韧性强、支撑力大的支架，如 Multi—link 支架，支架释放压力为 12 个大气压。常使用高压扩张（>14 个 atm），以达到支架满意的扩张程度。国内颜红兵等的研究显示，STEMI 梗死相关动脉合并心肌桥患者直接 PCI 术后即刻前向血流改善较差，住院死亡率高（13%）和 6 个月主要心脏不良事件常见（19%）。因此，对 STEMI 梗死相关动脉合并心肌桥患者行直接 PCI 术需要慎重。

三、手术治疗

对冠脉造影显示收缩期狭窄≥75%，临床上有严重心绞痛样症状，程控电刺激或运动诱发心动过速时心电图上有明显缺血性改变，药物治疗不能缓解者，可考虑手术治疗。

1. 心肌桥切除术：虽然心肌桥造成心肌缺血的各种证据都不充分，但很多患者行心肌桥切除术后，胸痛症状消失，说明手术有效。心肌桥切除后，心电图上可出现新的 Q 波，这不是心肌梗死的表现，可能系心肌桥的切除使局部电传导障碍所致。

2. 冠状动脉旁路吻合或移植术：如果心肌桥较厚或较长，其下的冠状动脉不易分离或担心行心肌桥切断术有心室穿孔的危险，可行主动脉心肌桥远端冠状动脉吻合术或者静脉血管移植搭桥术。

第六节　心肌桥的预后

心肌桥的预后取决于心肌桥的长度、深度、厚度以及是否伴有冠心病、瓣膜病、心肌病等。相当一部分心肌桥病人无症状，偶然在冠脉造影时发现，对工作、生活无影响。病人可有心绞痛、心肌梗死、心律失常，甚至猝死。有些原因不明的猝死病人，尸检发现心肌桥为唯一原因。临床上对一部分青、中年有不典型胸痛患者，又无明显冠心病危险因素，应考虑有心肌桥的存在。总之，随着心肌桥的发现及发病机制的研究，将不断推动临床对心肌桥的诊断及治疗。

颜红兵　王　健

第十四章　冠状动脉侧支循环

人体冠状动脉（冠脉）造影显示侧支循环是冠脉病变的重要征象，是病变血管血流动力学改变的结果。侧支循环是动脉阻塞后为改善血流的一种代偿。冠脉造影显示侧支的出现与动脉阻塞的程度和广度相关。

正常冠脉造影图像因放射造影图像系统分辨率有限，不能辨别细小心室壁侧支吻合。尽管在少数情况下，可存在较大的心外膜侧支吻合（Anastomose），但由于缺乏血管入口至血管吻合处的压力阶差，故妨碍了造影剂在血管吻合处的充盈。非选择性冠脉造影不能显示正常冠脉或轻微狭窄的冠脉侧支，这些血管处于功能性休眠或关闭状态。当然，选择性冠脉造影手工注射造影剂进入无阻塞冠脉，可能产生短暂和较小的压力增高，但这不足以将造影剂充盈潜在的侧支吻合血管而使其显影。然而，若因造影导管头阻塞动脉开口（因动脉较小或不常见的局部痉挛），所传递的注射压力迫使造影剂通过侧支血管途径可能进入对侧无明显阻塞的动脉。因此，选择性冠脉造影在不楔住动脉位置上注射造影剂后，侧支血管显影提示冠脉循环某处存在血流动力学梗阻。

冠脉病变狭窄小于50%不大可能产生压力阶差，也不能显示侧支血管。血流动力学和循环理论认为冠脉直径狭窄达到约50%（约等于截面积减少75%），才产生局部灌注压和血流量有意义的减少。根据血管造影分级系统的类型，动脉管腔狭窄达75%以上才可能出现可见的侧支血管。如果高度的动脉狭窄引起造影剂充盈延迟，则侧支血管检出可能性很大。如果冠脉严重病变而又不出现相应的侧支血管显影，则意味着狭窄形成的过程是最近发生的。

第一节　冠脉侧支循环解剖分布

病理解剖学研究完全证实人正常冠脉分支之间存在丰富的侧支吻合血管（直径20~200μm），见图14-1。大多数心室游离壁较大动脉侧支吻合位于心外膜。心外膜较大冠脉吻合是左、右冠脉远端分支的汇合，分布于心脏各个部位，但较集中于房间隔和室间隔以及大部分心室游离壁（特别是在心室间沟附近）、心尖部，房室交叉和两心房游离壁。造影可见的侧支途径最常位于室间隔，室间隔有许多前间隔和后间隔分支交通（前间隔分支源于左前降支，心脏后间隔分支80%源于右冠脉远端）。其他部位如前降支和后降支末梢呈分叉状分布于心尖部，左右回旋支的交叉点位于房室沟附近左、右心室游离壁心外膜表面和左、

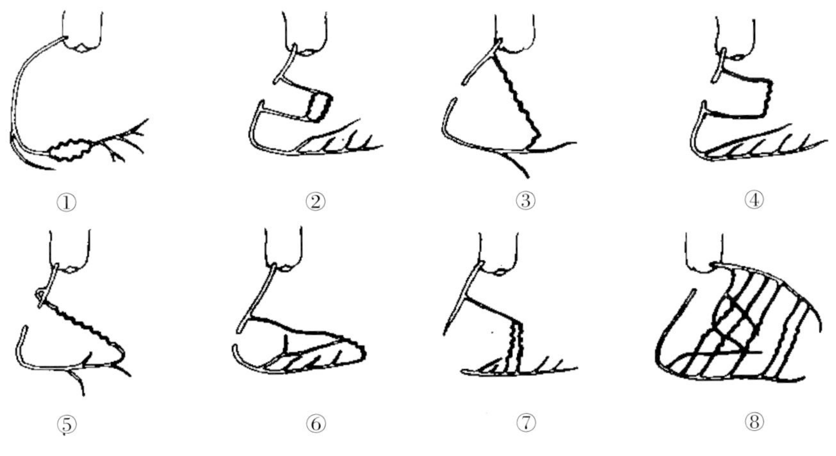

①　②　③　④

⑤　⑥　⑦　⑧

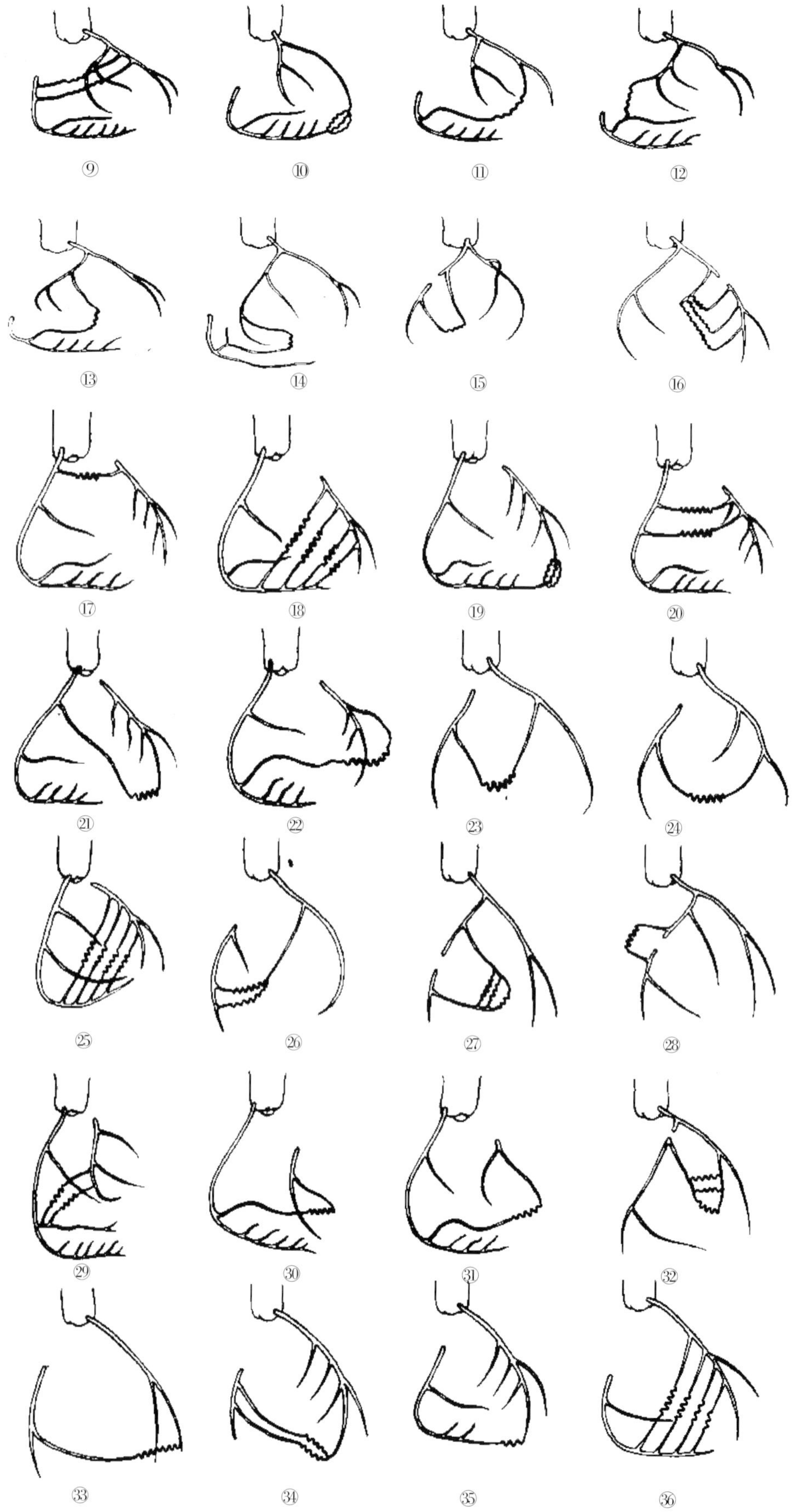

图 14-1　冠脉不同类型侧支示意图

右心房。

根据冠脉侧支分布的关系，侧支血管可分为冠脉间侧支和冠脉内侧支或同一冠脉侧支，后者指侧支血管连接同一冠脉的两个点。冠脉外侧支是指那些心外血管吻合至冠脉的侧支血管，常来源于支气管动脉，确定其发生来源需作选择性支气管动脉造影。

一、冠脉间侧支

1. 室间隔：室间隔侧支循环是冠脉左前降支前间隔分支（数量多，相对较粗）和右冠后降支的后间隔分支（相对较细）的连接通道，其直径常小于 1mm，以中等度弯曲为特点，长于室间隔肌部而不在心外膜。室间隔侧支血流通常由相对较大的室间隔穿支支配，室间隔穿支呈树杈状分成无数的远端细小分支，分布于室间隔后基底面。侧支血管造影剂流动方向完全取决于最有意义的动脉阻塞，故可呈后前向或前后向，见影像图 14－1~ 影像图 14–4。左优势冠脉循环其间隔侧支循环实际上也可以同样存在，它们源于前降支前间隔分支和左回旋动脉后间隔分支，故在定义上归类于冠脉内侧支途径。

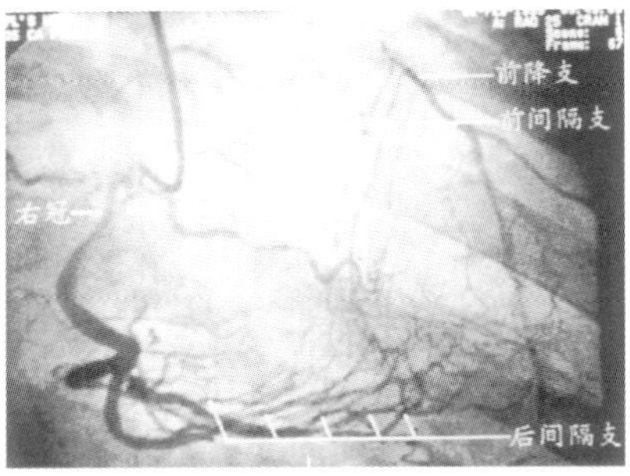

影像图 14－1　右冠脉向前降支提供侧支（主要通过间隔支形成侧支循环）。

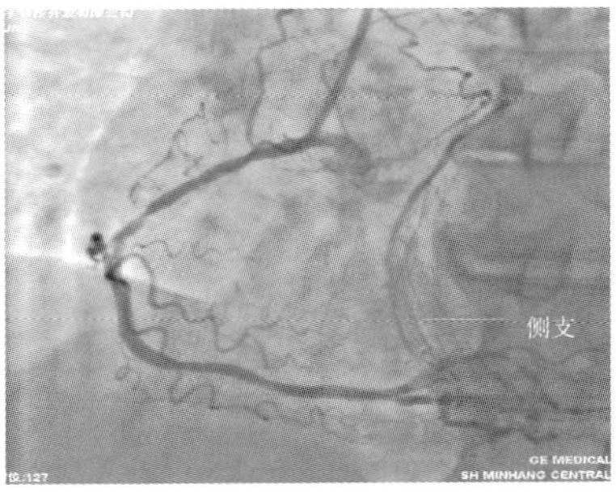

影像图 14－2　右冠经间隔支向前降支提供侧支。

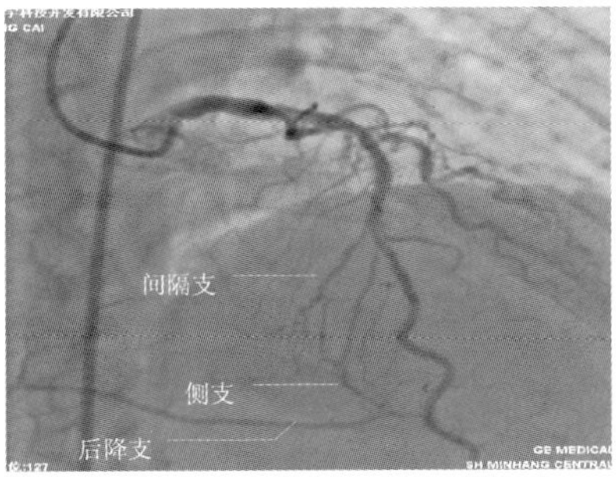

影像图 14－3　左冠前降支经间隔支向右冠提供侧支 AP＋Cra。

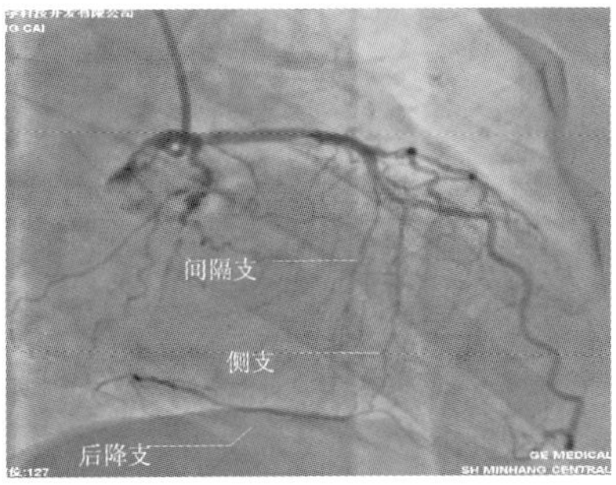

影像图 14－4　左冠前降支经间隔支向右冠提供侧支 RAO＋Cau。

2. 右心室心外膜：右心室心外膜侧支血管包括了右心室附近右冠脉最大分支和前降支之间较大而且弯曲的血管交通。侧支常在前降支中段和远段交界处成锐角进入，很少单独存在。

3. 左右心室中间带：左右心室中间带侧支血管大多为孤立且相当直的血管，连接前降支间隔支和右冠脉锐缘支远端分支，较一致地呈树状分支分布，其管径小于大多数一起共存的其他心外膜侧支。见影像图 14－5。

4. 肺动脉圆锥：肺动脉圆锥侧支循环是孤立弯曲的侧支吻合，存在较广，相当于 Vieussen 环，围绕肺动脉根部，连接右冠脉肺动脉圆锥支和相应前降支近端较小分支。这一潜在侧支短路血管吻合，因需右冠脉或前降支最近端阻塞，所以不常出现。半选择性冠脉造影约有 1/3 病例右圆锥动脉支从主动脉单独分出。前降支近段阻塞时，若选择性冠脉造影未发现重要侧支血管，则可加做半选择性造影，注意前降支是否通过右圆锥动脉支与主动脉有侧支交通。见影像图 14－6、影像图 14–7。

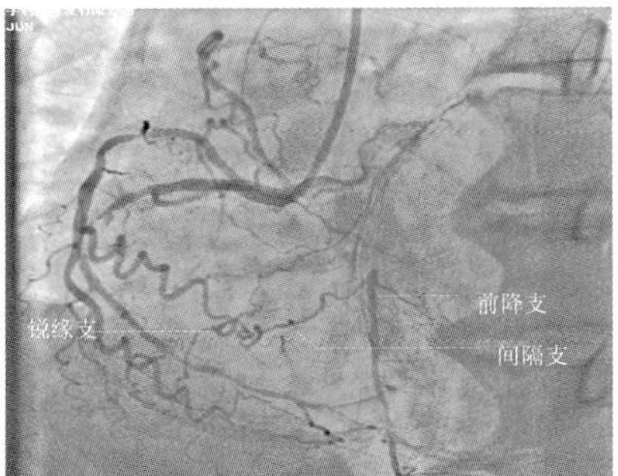

影像图 14－5　右冠锐缘支向前降支提供侧支（主要经间隔支）。

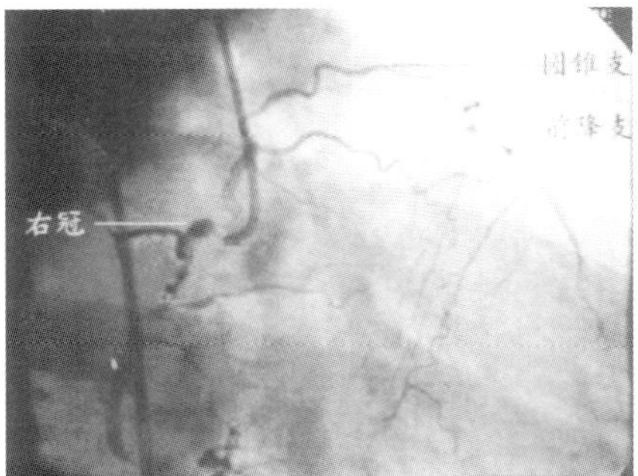

影像图 14－6　右冠脉经圆锥支向前降支提供侧支（RAO 位）。

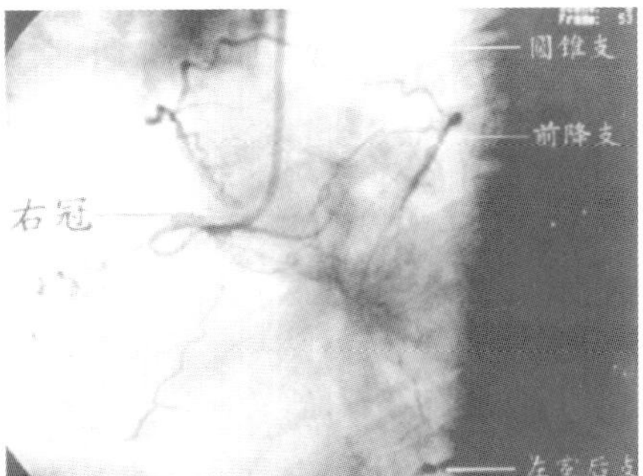

影像图 14－7　右冠脉经圆锥支向前降支提供侧支（LAO 位）。

5. 心尖部周围：心尖部心外膜侧支血管是左前降支和后降支最远端血管分支的交通，其大小不等，与其他心外膜弯曲侧支通道相似，比室间隔侧支少见。见影像图 14-8。

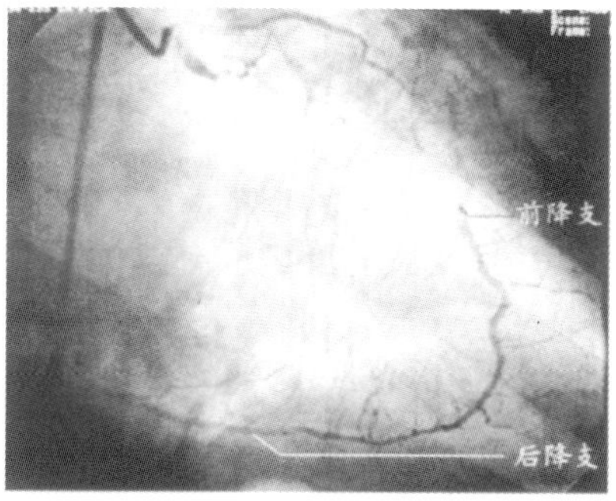

影像图 14－8　前降支向右冠提供侧支（经心尖部）。

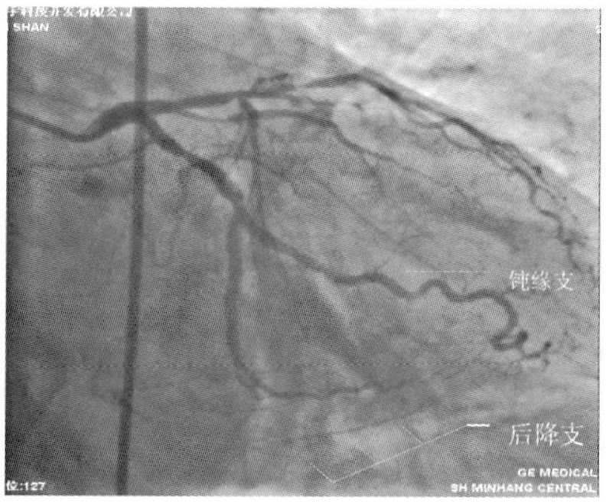

影像图 14－9　回旋支的钝缘支向右冠提供侧支（经后降支）。

6. 房室沟：房室沟侧支连接右冠脉远端延伸和左回旋支远端延伸，是一种常见的分布形式，可见于钝缘和十字沟区域。其出现乃是右冠脉或左回旋支阻塞所致，而与左前降支阻塞无关。发生右冠脉阻塞时，房室沟侧支比室间隔侧支和心尖部侧支血管少见。同时累及右冠脉和左前降支两支冠脉病变患者的房室沟侧支发生率增高。房室沟侧支一般很难与左回旋支心房水平的侧支相区别，前者相对较粗大。

7. 后室壁：后室壁侧支连接左回旋支钝缘支和右冠脉后降支，侧支建立及与阻塞病变血管关系类似左房室沟侧支，但局部分布不同。见影像图 14－9。

8. 心房：心房侧支及心房水平冠脉间侧支以位于房室沟后部为特点，解剖上表示左右冠脉近端在心脏后面的分支末梢分布。常见心房侧支吻合包括了窦房结动脉或房室结动脉从一侧蜿蜒曲折延伸至侧支循环对侧。另一较明确参与这些侧支循环的动脉，即所谓左心房回旋动脉，稍后平行于房室沟左回旋支。

尽管这些侧支通道位置变异很大，典型心房水平的冠脉间侧支有两种方式，一种是右侧的窦房结动脉随着分支在左心房侧后壁与左回旋支连接，另一种是左心房回旋动脉与源于右回旋动脉的房室结动脉的侧支吻合。

另一种冠脉间侧支由所谓的大的心房动脉吻合——Kugel 动脉组成，Kugel 动脉起始于右冠脉或左回旋支的近端（很少源于左冠脉主干或左前降支的近端），在房室瓣环平面沿着心房前壁主动脉后抵达房间沟，常与房室结动脉和窦房结动脉汇合。从定义上讲，Kugel 吻合表示连接右冠脉近端和左回旋支远端或连接右冠脉近端和远端的吻合。见影像图 14－10、影像图 14-11。

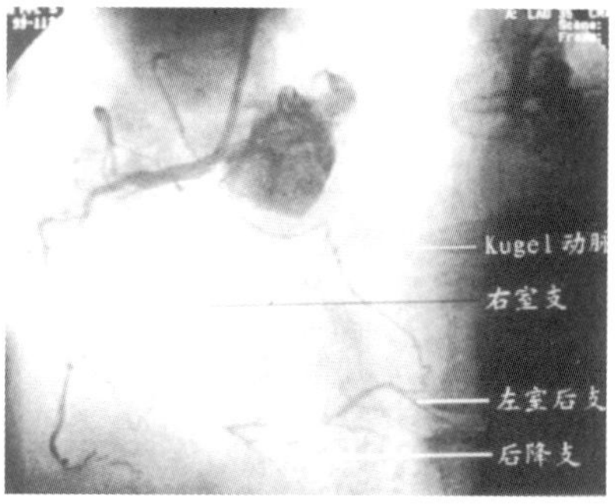

影像图 14-10　右冠近端通过 Kugel 动脉与右冠远端形成侧支循环。

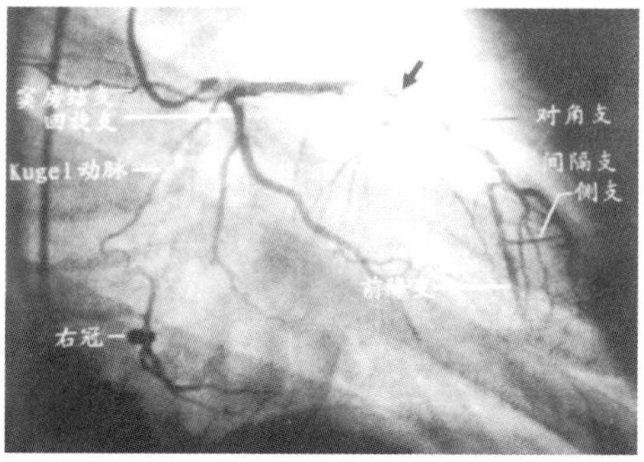

影像图 14-11　左冠经 Kugel 动脉向右冠形成侧支循环。

心房侧支与左前降支阻塞没有直接的关系，可以想象，右冠脉或左回旋支阻塞可增加心房侧支的发生。

二、冠脉内侧支

从定义上讲，冠脉内侧支血管是指同一冠脉的分支间的连接。一般来说，冠脉造影发现率低于冠脉间侧支血管。

（一）右冠脉内侧支的途径

(1) 右心室游离壁：右心室游离壁侧支连接近端分支和较远端的分支。例如，右冠脉最近端阻塞发生圆锥支与第一锐缘支之间的交通。

(2) 室上嵴：室上嵴侧支与室上嵴支均源于右冠脉的第二分支或第三分支，沿室间隔上部和下部行走，通过共存的室间隔侧支或房室结动脉与右冠脉远端交通。冠脉造影上很难区分心房间隔和室间隔的确切位置，一些心房间侧支吻合就称为 Kugel 吻合。

(3) 阻塞动脉的局部旁路：动脉阻塞处的冠脉间侧支指在阻塞近端附近的多支、细小的扭曲的侧支血管，连接近端动脉和同一血管的远端阻塞部位。有人认为这不表示动脉侧支吻合，而是增大的脉管或心外膜动脉在阻塞动脉段形成一袖套样多通道，这可以解释在冠脉造影时不常见的原因。

左冠脉内侧支血管分布比右侧常见，这可能是因为左冠脉在解剖上有两个主要分支：左前降支和左回旋支，且高度狭窄或阻塞常发生在近端部位。大多情况下，这些侧支作为这两个主要动脉分支间的连接。

(二) 左冠脉内侧支可能存在的部位

(1) 左心室游离壁侧面：左心室游离壁侧面心外膜存在侧支血管连接左回旋支的钝缘支分支和左前降支的对角支分支，若有中间支，则中间支作为侧支的供体或受体存在。见影像图 14–13。

(2) 左前降支分布区：左前降支分布区侧支即指左前降支及其角支之间的侧支或指室间隔近处室间隔支和远处室间隔支之间的侧支血管，作为左前降支局部阻塞的旁路。见影像图 14–14。

(3) 左回旋支分布区：左回旋支分布区侧支位于左心室的侧后壁，连接高位的第一钝缘支和低位的第二钝缘支。同样，左回旋支局部阻塞侧支来自左心房动脉。

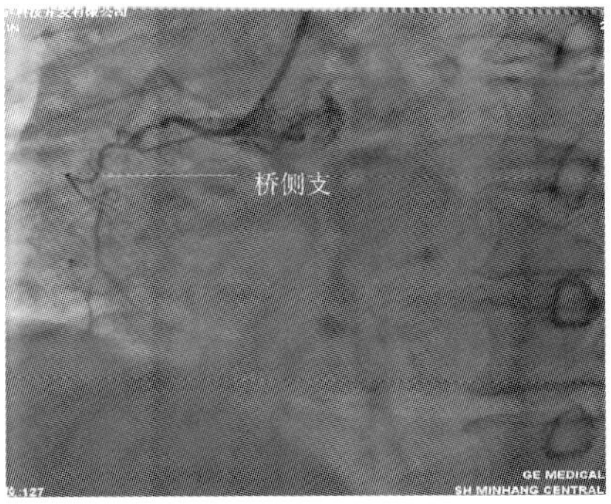

影像图 14–12　右冠桥侧支形成。

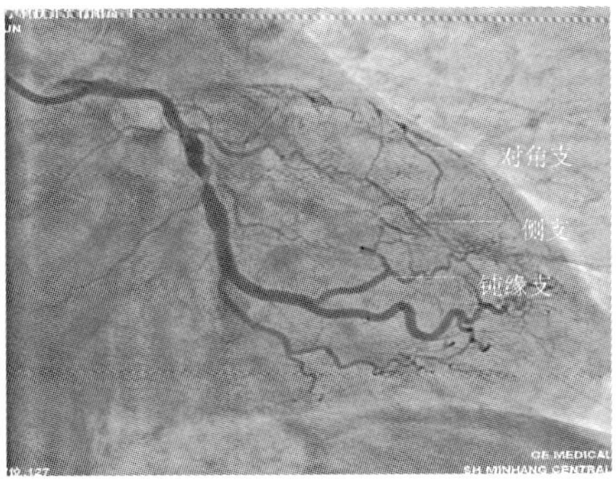

影像图 14–13　回旋支通过钝缘支向前降支角支提供侧支。

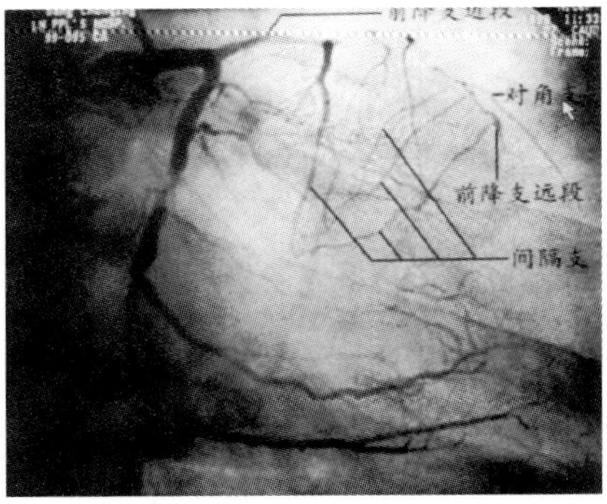

影像图 14–14　前降支近端闭塞，间隔支间侧支形成。

(4) 动脉阻塞部位的局部旁路：阻塞部位的局部旁路的描述已在右冠脉侧支循环中讨论过，此处略。

三、冠脉外侧支

冠脉外侧支潜在途径存在于沿肺静脉和左心房壁的后面，此处是细小后纵隔动脉的位置，大多数源于支气管循环，可与心房动脉交通。选择性冠脉造影不可能发现侧支血流流向心脏的这些通道。因为受体冠脉（一般来说是右冠脉或左回旋支）接受的是无造影剂的透 X 线的末梢血流。我们可用非选择冠脉造影显示和证实支气管—冠脉交通，在某些程度上将造影剂注入支气管循环或用选择性支气管动脉造影显示。

冠脉—支气管动脉侧支吻合是一种从冠脉开始的离心侧支循环，并不提示冠脉疾病，相反，可能与支气管循环异常有关。这种情况可在阻塞性气道疾病的肺动脉循环状态下出现。

第二节　单一冠脉阻塞侧支血管来源途径

选择性冠脉造影时，单一冠脉阻塞侧支血管来源途径。

1. 支配左前降支一些常见冠脉侧支途径：

(1) 源于后降支的室间隔分支；

(2) 源于后降支的心尖附近分支；

(3) 源于右冠脉的锐缘支；

(4) 源于右冠脉圆锥支，通过 Vieussen 环；

(5) 源于回旋支的钝缘支；

(6) 源于前降支的角支；

(7) 源于前降支的室间隔支。

2. 支配右冠脉常见侧支途径：

(1) 从左前降支通过室间隔分支；

(2) 从左前降支至心尖周围；

(3) 从回旋支远端至右冠脉或房室结动脉；

(4) 从钝缘支通过左心室后支；

(5) 从左前降支的右心室支至右冠脉的锐缘支；

(6) 从沿房间隔 Kugel 动脉至房室结动脉；

(7) 从窦房结动脉至回旋支左心房支继而至右冠状动脉；

(8) 从右冠状动脉的圆锥支或锐缘支至较远端分支；

(9) 从回旋支左心房支至房室结支。

3. 支配左回旋支常见侧支途径：

(1) 从左心房回旋支至回旋支的较远端；

(2) 从近缘支至远缘支；

(3) 从左前降支的角支至缘支；

(4) 从右冠脉的远端至回旋支远端；

(5) 从右冠脉的后降支至钝缘支。

第三节　冠脉侧支血管的变异性

冠脉侧支的类型可描述为孤立型和相互联系型，其总体的发生率随着有意义病变的冠脉及其分支数目的增加而增加。多支血管病变侧支途径可按次序存在，例如，来自钝缘动脉的侧支可供应阻塞的左前降支的近端；来自左前降支的室间隔侧支则可供血给阻塞的右冠脉远端部位。

形态图像上侧支血管的不同部位的描述并不包括血管实际大小和侧支循环血流量的定量分析。某些技术因素，诸如不同放射造影设备的图像分辨力、冠脉内造影剂溶解浓度和造影检查时的血流动力学状态可解释侧支循环显影差异。但是，这些因素并不能解释为什么一些基本上相同的阻塞病变的侧支血管交通易在某些病例中出现，而在另一些病例中不易出现。不同部位的阻塞性病变、发生时间跨度的差异和同一血管病变不同检查时间均可引起不同侧支途径的发生。疾病发生前的侧支途径的解剖变异也可解释造影时显影侧支的变异性。

第四节　冠脉侧支循环病理生理学及临床意义

一支冠脉完全或几乎完全阻塞后，缺血心肌由侧支循环供血，侧支循环是冠脉分支相互连接的血管通道。动物心脏冠脉阻塞前就有前存侧支循环，属薄壁结构，直径 20~200 μm。

一般情况下，前存侧支与所相连动脉不存在压力阶差，故处于关闭状态，无功能。当冠脉阻塞后，远端压力迅速下降，前存侧支循环立即开放。前存侧支转变为成熟侧支分为三个阶段：最初阶段（24 小时），为前存通道被动打开，内弹力层破裂，其碎片置于血管中层。第二阶段（第 1 天至第 3 周），以炎症和细胞增殖为特征。单核细胞移行到血管壁，并分泌一系列细胞因子和生长因子。这时期的侧支血管管腔增大，在数周的时间内侧支血管管腔增大近 10 倍。第三期为侧支成熟期（第 3 周至第 6 个月），细胞外基质和细胞进一步增生和血管壁增厚，此期成熟侧支血管内径达 1mm，血管壁的三层结构与同样大小正常冠状动脉比较几乎不能区别。在犬实验上，冠脉狭窄减少或阻塞后管壁以炎症和细胞增生为特征，单核细胞迁移到血管壁，细胞活性物质和生长因子释放，细胞增生包括内皮细胞、平滑肌细胞和成纤维细胞增生。随着内皮细胞和平滑肌细胞有丝分裂、DNA 复制，侧支血管发展活跃。猪实验表明，侧支血管平滑肌比正常冠脉少，在缺血第 2 周和第 3 周内皮细胞和平滑肌细胞内有大量的 DNA 合成。在冠脉侧支储备值达最大水平时，DNA 合成很快减低，这表明侧支血流量达到高峰时，侧支血管增生缓慢进入第三期。

一、侧支循环的产生和影响因素

(1) 血管阻塞程度：冠状动脉阻塞的程度是侧支产生的关键因素，在犬实验中，冠状动脉管腔截面积至少减少 80% 以上，才刺激产生侧支血管。在人体，冠状动脉狭窄至少达 70% 以上才产生侧支循环。侧支血管的产生直接与狭窄的严重程度有关。反复和严重的心肌缺血促进侧支循环的建立。有研究显示，长期心绞痛患者发生心肌梗死的面积往往比只有短期心绞痛史的患者发生的心肌梗死的面积要小，原因是前者能建立更成熟的侧支血管以改善心肌梗死时的心脏供血。尽管如此，心肌梗死 1 年内的生存率前者却低于后者，原因是前者更容易发生再次心肌梗死。

(2) 侧支生长促进因子、肝素和侧支循环：机械因素决定侧支通道的大小，发生于冠脉阻塞的早期几分钟和几小时内，跨过前存侧支压力阶差增加了血流量并产生了切变应力，这激活了内皮细胞的白细胞黏附分子表达和生长因子的分泌。虽然缺血和低氧血症可引起前存冠脉侧支血管广泛地扩张，但这些刺激可能对侧支血管进一步的产生有局限的作用。各种生长因子：包括 VEGF、α－TGF、β－TGF、GM-CSF、单核细胞黏附分子－1（MCP-1）等对侧支血管生长有一定作用。在组织缺血和缺氧时，这些因子很快表达，部分则表现为转录活动增强。肝素黏合生长因子（heparin－binding growth factor）在正常生理条件下其生物学活性是静止的，一旦发生缺血，这些因子被激活并与其受体结合，与肝素样物质接触后，启动侧支循环开放。犬冠脉阻塞后冠脉内或体循环的碱基成纤维生长因子（bFGF）能增加内皮细胞的增生，增加侧支的密度，改善侧支血流量。在人类，急性心肌梗死后第 10 天血液中 bFGF 水平明显增高。30 天后降至基础水平，表明 bFGF 是人心肌梗死后控制侧支循环发生发展的重要因子。血管内皮生长因子（VEGF）是一内皮细胞特异性促细胞分裂素，兔股动脉和犬冠脉阻塞后，它显著地增加侧支血管的发生。最近 Lin TH 等的研究显示，侧支循环越丰富的患者其冠状窦内 VEGF 浓度越高，两者成显著相关。这间接证实了 VEGF 对侧支循环生成的促进作用。bFGF 和 VEGF 是肝素黏合生长因子家族的成员，与肝素合用后会增加两因子的作用。肝素特性可有助于酸性成纤维因子有丝分裂的活性，在临床上有望用于刺激侧支形成以治疗冠心病、心绞痛患者。有些研究表明肝素应用加速侧支循环形成，增加运动耐量，改善心绞痛患者临床症状。肝素治疗随后作踏车运动，一天两次持续 10 天，踏车运动能力的改善与冠脉侧支循环增加有关，对不能做介入性治疗的患者来说，肝素治疗心肌缺血是代替 PTCA 和冠脉旁路手术的非介人性方法。低分子肝素静脉注射 2~3 周可改善心绞痛患者的运动耐量，但冠脉造影显示侧支血流增加并未达到显著水平。肝素拮抗剂鱼精蛋白可通过抑制血管生长而削弱冠脉侧支循环产生。在糖尿病患者以及高脂血症、高龄患者，血管生成相关因子的表达相对较少，故这些人群的缺血心脏的侧支循环较差。

(3) 植物神经、药物因素与侧支循环：交感神经系统对冠脉侧支血管没有直接影响，交感神经对心脏输出增加并不引起冠脉盗流现象，决定侧支血管网络阻力和血流量的基本因素是动脉灌注压。

低氧环境中组织间质腺苷增加，通过腺苷 A_1 和 A_2 受体引起血管内皮生长因子产生，导致内皮细胞增生，促进血管生长（angiogenesis）。许多研究支持“腺苷—侧支血管假说”，腺苷的促血管生长作用在如下几方面与冠脉扩张剂不同：所作用的解剖结构是毛细血管而不是小动脉；靶细胞是内皮细胞而不是平滑肌细胞；靶受体是 A1 和 A2 腺苷受体而不单是 A2 受体；作用时间需几周或几个月而不是几分钟或几小时。潘生丁是腺苷传输抑制剂，可使组织腺苷水平增高，但其不适当的血管舒张作用可导致盗血。形态学数据表明，长期、间歇性应用潘生丁可使高血压兔心内膜毛细血管长度密度增加 33%，正常血压兔增加 11%。小猪实验证实，潘生丁能增加运动时，侧支循环支配的心肌血流量，改善局部室壁运动功能。临床结果表明，潘生丁的拮抗心绞痛的作用与药物应用所持续的时间呈正相关，这同侧支循环建立所需要的时间相一致。

硝酸盐和 β－肾上腺素能激动剂对冠脉侧支能产生扩张反应，而钙拮抗剂、β－阻滞剂和肾上腺素能 α－受体激动剂似乎对侧支功能没有直接作用。在小猪慢性冠脉阻塞实验中，美托洛尔能减少硝苯地平引起的冠脉间和室壁血流盗流所致的短暂缺血，间接地维持侧支血流量。临床上，硝苯地平可使具有良好侧支循环的冠心病稳定型心绞痛的患者加重静息和运动时心肌缺血，而美托洛尔则能减轻静息和运动缺血。血管加压素和血清素是侧支循环潜在的致收缩因子。血小板聚集和血栓形成时局部释放血清素进入冠脉循环，导致侧支血管收缩进而引起心肌广泛缺血。在体循环应用血管加压素时侧支血管收缩可引起心肌缺血和梗死。

单支血管病变并具有侧支循环的患者在其冠脉内注射腺苷和硝酸甘油后，多普勒导丝证实侧支血流量增加、血管阻力降低。舌下含服硝酸甘油可改善具有侧支循环的冠心病患者 ^{201}Tl 心肌扫描缺损。有良好侧支循环的心绞痛（无心肌梗死病史）患者水对冠脉内注射硝酸甘油有良好的反应，明显地改善心肌缺血（心电图 ST 段压低程度减轻）。

（4）内源性舒张因子和侧支循环内皮功能：内源性舒张因子如前列腺素和一氧化氮（NO）的释放维持着侧支血管的舒张状态。消炎痛和阿司匹林抑制前列腺素的合成，引起侧支血管血流量明显减少。N^G－硝基－L－精氨酸－甲基酯（L—NAME）抑制一氧化氮的合成，也明显降低侧支血管的血流量。可见这两种内皮转化因子在维持侧支血流量方面起到中心作用。一氧化氮维持冠脉侧支血管正常张力性舒张作用，疾病所引起内皮功能的改变很大程度上限制了侧支循环的灌注。冠脉对乙酰胆碱的反应反映了其内皮细胞的功能状态。冠心病、心绞痛患者尽管可能有良好的侧支循环，但其侧支血管和受体动脉对乙酰胆碱出现局部收缩甚至痉挛现象，表明其内皮功能异常，可出现心肌缺血征象。动物侧支模型的侧支内皮功能大多是正常的，内皮依赖血管舒张剂乙酰胆碱和缓激肽可引起犬冠脉前降支阻塞后所形成的侧支血管血流量的增加，其增加程度与硝酸甘油引起的血流量的增加相似，环氧化酶抑制剂消炎痛不能抑制其作用，说明与前列腺素无一定的关系。

（5）运动与侧支血管增加：运动刺激在不存在冠脉狭窄或阻塞时对前存冠脉侧支无影响，甚至在狭窄存在时，运动锻炼的作用也不一致。动物研究显示，体育锻炼对改善侧支血流的作用相当有限。一项研究应用冠脉造影评价了运动训练前后的人的侧支循环，结果发现运动前后侧支循环无明显变化。但是也有研究得出了阳性结果。一项研究显示，在 12 个月的体育锻炼后，有 22% 患者运动耐量增加。一些有关反复进行冠脉成形术有益于临床的研究表明，侧支血管的增加只随着冠脉狭窄严重性的进展而发生，而与长期运动无关。运动后观察到的心肌缺血的减轻与其说与侧支循环的扩大有关，不如说是运动适应的结果。运动可能引起冠心病冠脉侧支循环适应性改变，这种适应性改变主要是侧支血流的相应增加，而不是侧支血管数量的增加。在 PTCA 中，用多普勒导丝测定冠脉侧支血流速度和血流量发现冠心病患者长期运动水平影响侧支血流量。

（6）临床特点和遗传因素：尽管目前公认严重的血管狭窄是侧支形成的最重要决定因素，但是仍有很多患者的临床特点与侧支血管形成有关。最近的研究显示，不同年龄段的患者侧支形成能力不同，年龄越大，侧支循环越差。一项研究显示，有长期胸痛的患者发生急性心肌梗死时，冠脉造影显示 65 岁以上老年人仅 39% 有发育良好的侧支循环，而在 65 岁以下有 69% 患者的侧支发育良好。Abaci 等的研究显示，糖尿病患者产生侧支循环的能力相对较差。究其原因可能是此类病人的血管内皮功能不全，而内皮是血管形成机制中重要的一个元素。然而这方面的研究结果也不甚一致。Melidonis 等的研究结果显示，糖尿病患者侧支循环形成能力较非糖尿病患者更强。而 2005 年的一项研究显示，代谢综合征对冠脉侧支循环的形成没有影响。在理论上高胆固醇血症也影响内皮功能，但目前临床上未见有高胆固醇血症阻碍侧支循环形成的报道。Koerselman 等研究了 237 名合并有高血压的冠心病患者，通过冠脉造影评价侧支循环，结果显示血压增高程度（特别是收缩压）和冠脉侧支循环的建立成反比。

遗传因素对前存的侧支血管密度起重要作用，例如：俄罗斯黑兔缺乏前存侧支血管，冠脉阻塞后可引起广泛梗死；而新西兰大兔有数目较多的前存侧支，对冠脉阻塞所致的缺血有较高的抵抗作用。前存侧支循环分布密度因种类不同有很大的差异，豚鼠急性冠脉阻塞后因存在较发达的前存侧支循环可不产生心肌梗死。犬有中等量前存侧支循环，平均可传递 5%~10% 基本血流量。大鼠、兔实际上不存在侧支循环，当急性冠脉阻塞一旦发生，就很快发生急性心肌梗死。人类前存侧支循环的密度似乎略高于犬。

二、侧支循环的评价方法和分级

目前，有 4 种方法可定量评价冠脉侧支循环：冠脉造影、多普勒超声导丝、冠脉内压力导丝、非侵入性血流灌注显像。

（1）冠脉造影：可以评价血管直径 >0.2mm 的侧支血管。冠脉造影时对侧和同侧冠脉侧支血流循环可分为 0~3 级（Rentrop's 分级）。0 级是无侧支显影；1 级是边缘分支显影；2 级是侧支心外膜段部分显影；3 级是侧支心外膜段完全显影。心肌梗死缺血区的再分配部位与侧支灌注有关，Rentrop's 分级大于 2 级的侧支灌注可以减小梗死心肌范围，减少心肌损伤。目前认为，以冠脉造影来评价冠脉侧支是比较准确的方法。但是单纯依靠造影来确切估计受体血管的尺寸可能有一定难度。

（2）多普勒超声导丝：可以检测出侧支血管的血流速度。通常应用 CFI（侧支血流指数）对侧支血管血流循环进行半定量分级。CFI 定义为：供应某个心肌区域的侧支血流量和供应同一区域心肌的正常冠脉血流量的比值。研究显示，侧支 CFI>0.25 时，患者的心脏事件发生率要显著减少；而 CFI>0.30 的侧支能在 PCI 时很好地保护心肌，避免球囊充盈时显著的心肌缺血。

（3）冠脉内压力导丝：冠状动脉狭窄远端的压力能经指引导管通过 0.014 英寸的压力导丝测定，冠脉近端的平均压通过测定同一指引导管顶端的压力得到，可采用冠状动脉扩张药物腺苷或罂粟碱诱导最大充血反应，测定心肌血流储备分数（FFRmyo）和冠脉血流储备分数（FFRcor），并可以计算出侧支血管血流储备分数（FFRcoll = FFRmyo – FFRcor）。FFR 的定义是，当狭窄存在时可获得的最大血流与该冠脉不存在狭窄时预期可达到的正常最大血流值的比值（或百分比）。研究显示，FFRcoll>0.25 提示受累心肌有很好的侧支血管供血，能安全地进行 PCI 术。在急性心肌梗死 PCI 的研究中显示，FFRcoll 是预测患者左室功能恢复的主要指标。

（4）非侵入性血流灌注显像：包括正电子发射计算机断层显像（PET）和心肌微泡超声造影显像。Garza 等对比了 PET 和冠脉造影对侧支的显像，结果显示负荷 / 静息 PET 显像的比值对检出侧支的敏感性、特异性和准确性分别达到 81%、91%和 90%。而心肌微泡超声造影显像技术也被证明可以替代造影来评价冠脉的侧支血流。

三、冠状动脉侧支血管功能

犬冠脉慢性阻塞后静息或中等量运动时成熟侧支血管能提供受体血管支配部位正常水平的灌注血供，而最大运动时侧支血管所灌注区域特别是在心内膜下血流量小于正常。冠脉阻塞解除后，冠脉侧支血管造影显影消失。然而，若冠脉再阻塞，侧支循环功能 60 分钟内完全恢复。

人体冠脉侧支血管的重要性过去存在争论。现已明确冠脉侧支血管能减轻心肌缺血和坏死的程度。冠脉完全阻塞并有侧支循环的患者可具有正常静息心室功能而无心肌梗死的证据，冠脉阻塞但有侧支支配的心肌区域比冠脉阻塞而无侧支支配区域有较好收缩功能和较少坏死。许多研究表明，侧支血管能保护静息心肌活动能力，保护早期缺血心肌避免心肌梗死，但不能防止运动时心肌缺血。

（1）冠脉侧支血流和 PTCA：PTCA 可成为人体控制冠脉阻塞的模型。PTCA 时，可用第二根血管造影导管在对侧冠脉注射造影剂显示侧支血管，球囊充盈时，随着侧支的打开，侧支血流明显增加，有助于防止心肌缺血，此时，可从心电图 ST 段抬高的广度和严重性、室壁活动异常的出现以及心肌乳酸摄取的代谢研究来判断侧支血流情况。侧支血管分布不良的患者常表现为球囊充盈时心电图 ST 段抬高和胸痛。

（2）在 PTCA 中，当扩张球囊在狭窄病变处充盈暂时阻断血流时，可用多普勒导丝在病变远端测定冠脉侧支血流方向、血流速度（前向和逆向血流速度）、时相（收缩和 / 或舒张期）和血流量。冠脉内侧支 Doppler 血流测定为研究药物及其他因素干预侧支循环提供了较独特的方法。多普勒导丝可在完全阻塞或严重狭窄病变远端测定冠脉侧支前向或逆向血流速度，血流速度（血流流速峰值积分）可表示侧支血流量，冠脉在机械阻塞时，侧支血流量明显增加，研究表明，球囊阻断病变血管时侧支血流量约为冠脉成功扩张后恢复前向血流 30%。PTCA 中，大多数患者在收缩期接受同侧或对侧侧支血流，心外膜侧支途径多于心肌间侧支途径。

（3）冠脉侧支和心肌缺血预适应：冠心病心绞痛患者在PTCA时心肌缺血对重复冠脉阻塞的适应现象支持心肌缺血连续不断地发生可刺激开放侧支通道概念：侧支循环开放增加可能是心肌缺血预适应机制，心肌缺血预适应可有效地保护急性心肌梗死冠脉内溶栓成功患者左心室功能，冠脉完全阻塞时前存的冠脉侧支循环可加强心肌缺血预适应的有利作用。有侧支循环的患者发生冠脉内膜撕裂和急性闭塞的后果比无侧支循环者好。

（4）冠脉侧支和急性心肌梗死：研究证明，冠脉侧支循环在限制缺血和减少梗死面积、保护左室功能方面起主要作用。侧支循环能减少球囊扩张阻断冠脉时室壁运动的异常、ST段压低和乳酸产生的增加。急性心肌梗死无论溶栓与否，侧支循环均可限制梗死的面积，保护左室功能。研究观察显示，侧支循环能显著减少心肌梗死患者6个月MACE事件发生率，但在改善心肌梗死患者长期存活率方面似乎没有显著作用。

冠脉侧支血管决定心肌梗死的面积和冠脉阻塞的后果。急性心肌梗死冠脉内溶栓疗法发现：①心肌缺血对侧支循环的产生和发展起重要作用。②侧支能灌注梗死心肌。③侧支循环的存在防止了急性心肌梗死后左心室室壁瘤的形成，尽管它所救活的心肌的量可能很小。因此，冠脉侧支尽管是严重心肌缺血的标志，但其在冠脉阻塞时有助于保护有功能的心肌的完整性。左前降支完全阻塞所致的前壁心肌梗死，如果缺乏侧支血管的血供，可能引起左心室室壁瘤的形成。冠脉侧支限制了从心内膜下到心外膜的坏死进展，在梗死边缘遗留存活心肌，改善梗死心肌组织的愈合过程，减少梗死的面积或明显地减低室壁瘤大小，从而防止这些患者左心室室壁瘤形成，改善其心功能。

近期心肌梗死患者梗死区存活心肌与心肌梗死后冠脉侧支发展有关，侧支通道发展良好表示梗死区存在有活性心肌。造影和超声可证明侧支血流与心肌活性的关系，侧支血管低血流量即可维持休眠状态心肌的活性。溶栓失败的急性心肌梗死患者若有广泛侧支血管增加残余血流量，则其局部和整个室壁的运动可以得到改善。未经溶栓的心肌梗死几天或数周后成功恢复冠脉的前向血流（PTCA或冠脉旁路）会进一步改善心室局部室壁运动。

侧支血管的存在与梗死前冠脉狭窄程度或溶栓后残余狭窄程度有关，但溶栓疗法的有效性即冠脉再通率与侧支血管存在成反比。

（5）冠脉侧支和冠脉血流储备：犬冠脉实验表明，冠脉狭窄并存在有作用的侧支循环时，冠脉血流储备和心肌灌注储备均下降，但两者无明显相关性，此时冠脉储备并不是心肌灌注储备的可靠指标。冠脉一主要分支阻塞，侧支循环供体动脉无明显狭窄者侧支血流有一定的储备，侧支血流在心肌氧耗量增加时可进一步增加，供体动脉明显狭窄时侧支血流储备受限。

（6）冠脉侧支和PTCA后再狭窄：急性心肌梗死后12小时内进行PTCA恢复阻塞冠脉的血供，术前梗死相关病变有良好侧支循环者有较高的再狭窄率，良好的侧支循环反映了病变狭窄的严重性，对急性心肌梗死PTCA的远期效果将产生影响。

（7）冠脉侧支和冠脉旁路搭桥术：移植心脏冠脉常发生以远端冠脉管腔严重狭窄为特点的血管病，根据造影资料显示，并发血管病的移植心脏一般很难发生侧支循环或只发生不典型侧支循环，但在PTCA中，球囊充盈时冠脉阻塞压力与一般冠心病冠脉病变相似。冠脉旁路内乳动脉的通畅率取决于原有侧支状态，尽管在某些患者侧支血流减少了冠脉旁路移植血管的通畅性，但其手术周围梗死率和死亡率下降。

张大东　金　贤

第十五章　左心室造影

心室造影被广泛用于先心病、瓣膜性心脏病、冠心病和心肌病中。它可以明确心室及其有关结构的解剖状况，特别是对于下列情况可以提供具有相当价值的信息：节段性和整体左心室功能，二尖瓣关闭不全和许多其他异常（包括室间隔缺损和肥厚性心肌病）的严重程度及部位。在冠心病及主动脉瓣或二尖瓣疾病、不明原因的左心室衰竭或先心病的病人中左心室造影应该是导管检查的一个常规组成部分。

左心室造影可在冠脉造影前或冠脉造影后进行，多数情况下是在冠脉造影后行左心室造影，原因是：①冠脉严重病变时快速大剂量推注造影剂危险性高；②造影剂引起的副反应症状与其剂量有关，冠脉造影时一次注入造影剂的剂量多为 6~7ml，不会引起强烈的副反应；③即使由于碘过敏等原因必须终止造影，也可先从冠脉造影获得的信息确定冠脉病变的情况，对今后的治疗方法有一定的价值；④左心室造影需要使用大量的造影剂，其后造影的对比度下降，难以获得良好的冠脉造影结果。但若想了解硝酸酯类药引起的室壁运动改善情况及定量分析压力容积，则需在冠脉造影前施行左心室造影，因为造影剂有扩张血浆容积的作用，影响数据的分析。

第一节　心脏解剖

心脏外形似倒置的圆锥体，心底朝向右后上方，心尖指向左前下方，心脏为中空的肌性器官，内部由左、右心房心室四个心腔构成。右心房是心腔中最靠右侧的部分，由表面的界沟及内部与之对应的界嵴分为前部的固有心房和后部的腔静脉窦，后部上、下分别有上、下腔静脉口，下腔静脉口的前缘有下腔静脉瓣，其内侧端延至卵圆窝前缘；在下腔静脉口与右房室口之间有冠状窦口。固有心房的前上部呈三角形，为右心耳，右心房的后内侧主要由房间隔组成，其下有一浅凹，为卵圆窝。右心室位于右心房的左前下方，为心脏最靠前的部分。由位于右房室口与肺动脉之间的室上嵴分为流入道和流出道、流入道入口；右房室口周围的纤维环上附有三尖瓣，分别为前、后、隔瓣；流出道是右室腔向左上方延伸的部分，称为肺动脉圆锥，其出口肺动脉口周围的纤维环上附有 3 个半月形的瓣膜，称为肺动脉瓣。左心房位于右心房的左后方，是心腔中最靠后的部分，其后部两侧有肺静脉的开口，前部向左前突出的部分为左心耳。左心室位于右心室的左后下方，由二尖瓣前瓣分为流出道和流入道、流入道入口。左房室口周围的纤维环上附有二尖瓣，前瓣位于前内侧，后瓣位于后外侧，两瓣内外连接处称为后内侧联合和前外侧联合，流出道是左心室腔的前内侧部分，位于主动脉口下，称为主动脉前庭，其外侧界为二尖瓣前瓣，前内侧界为室间隔；流出道出口主动脉附有主动脉瓣，在左、右、后方瓣膜与动脉之间形成主动脉窦，左、右窦的动脉壁有左、右冠状动脉的开口。

在透视及心血管造影时，心脏和大血管结构相互重叠，因此必须采取不同的投照位置，才能清楚地显示其边缘和解剖结构，常用位置取：①AP（正位）；②RAO（右前斜 30°）；③LAO（左前斜 60°）；④LL（左侧位）。

第二节　左心室造影方法

一、造影导管的选择

为了心室充分显影，必须在较短的时间内从导管内排放出足量的造影剂。造影剂排放的速度与导管的内径有关，在成人一般应使用具有多个侧孔的导管，目前使用的 6F 甚至 5F 导管即可满足左心室造影要求。猪尾导管为首选导管，其远端形成一个圈，在导管前端有 4~6 个侧孔和 1 个端孔，造影剂从远端向不同方向射出，冲击力分散，缓解了造影剂在高压推动下对心室壁的冲击损伤作用。用猪尾导管行左心室造影有许多优点：①其端孔允许 J 形导引钢丝的插入和操作，可以自上肢或下肢安全地推送入左心室。②这种导管的设计排除了心内膜染色的可能性，它的端孔在导管定位时通常离开了肌小梁。③导管的形状大大地减少了室性早搏发生的可能性。在导引钢丝的引导下，猪尾导管很容易经桡动脉或股动脉入路送入左心室。

二、导管操作方法

操作猪尾导管进左心室的方法大致有如下几种：①首先在导丝的支持和引导下，将猪尾导管送至升主动脉根部，取 RAO30° ，此时，可拔出钢丝或保持导丝在导管内末端距导管末端 5~6cm，顺时针或逆时针调整导管使猪尾导管环端朝上并使猪尾平面与透视下的左心室平面成一定夹角，直接反复推送导管通过主动脉瓣进入左心室，常能成功。②如上述操作方法不成功，可轻轻推送导管使之在瓣上形成 2~3cm 的半环，然后缓慢回撤并顺时针旋转，直至导管在收缩期通过开放的瓣膜弹入左心室，见图 15-1。③轻轻推送导管待导管在瓣上形成 2~3cm 的半环后，边推送导丝边缓慢回撤导管，多能使猪尾导管弹入左心室。④升主动脉扩张、扭曲或畸形时，可先将 J 形导丝送入左心室，然后送入猪尾导管。⑤主动脉瓣严重狭窄时，上述方法均不可能将猪尾导管置入左心室。此时，可根据升主动脉扩张程度，选用 JR、AR 或 AL 导管作为导引，配合 0.035in260cm 的亲水涂层直头导丝，上下调整导管的位置及左右旋转导管使之尽可能指向主动脉瓣口，反复推送导丝进左心室后，再交换猪尾导管进左心室，见图 15-2。可根据瓣膜钙化的位置或升主动脉造影的瓣上充盈缺损位置来确定严重狭窄的主动脉瓣口的具体位置。导管进入左心室后撤出导丝，调整导管头端于左心室的中部，使之不与室壁紧密接触不致引起室性心律失常。然后调节操作，使左心室中心部置于影像中央，并将高压注射器与导管相连接。导管与高压注射器相连可直接或串联延长导管，切记排空导管和注射器内的空气。与高压注射器相连后，再次确认导管头端的位置和早搏的有无。

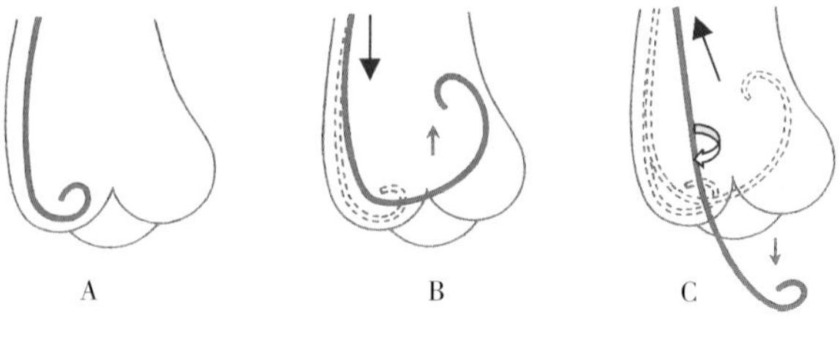

图 15-1 操作猪尾导管进左心室的示意图

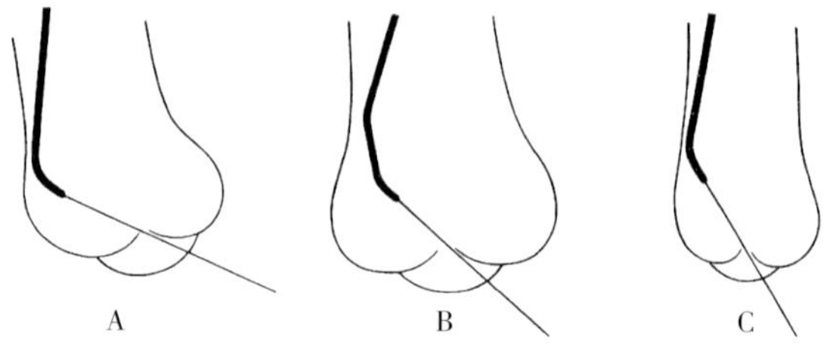

图 15-2 严重主动脉狭窄时应用直导丝配合各种导管穿越严重狭窄的主动脉瓣口示意图

Sones 导管或 6F 多用途导管现已极少直接用于左心室造影，但可用于左心室测压，其测压可较猪尾导管测压更准确地反映左心室内压力阶差。经桡动脉或股动脉途径，在导丝引导下，导管头端一般很容易进入左心室，进入左心室后，取 RAO 位，使导管末端稍稍指向右上方，因为指向室间隔易诱发早搏。在 RAO 位无法确认导管末端是否指向后侧壁时，可取 LAO 位来观察末端是否指向右方。同样要求导管头端不能直接接触心肌，先推入 2~3ml 造影剂确认未产生室性早搏。

三、造影剂的注射部位

最为满意的导管位置是左心室腔中部。该位置的优点是：①保证有足量的造影剂进入该心腔的体部及心尖部；②导管不妨碍二尖瓣的功能，故不引起人为的二尖瓣反流；③造影剂注射期间，导管孔未嵌顿于肌小梁内，从而避免了心内膜染色。但是，在某些病人中，该位置可以引起反复的室性早搏，此时，最好将导管置于左心室流入道，恰在二尖瓣后叶的前方。该导管位置一般不引起室性早搏，且可获得最佳的血流与造影剂的混合，以求用最少的造影剂达到最佳的左心室显影。但是，如果导管离二尖瓣太近，有可能引起人为的二尖瓣反流。

如果病人有主动脉瓣关闭不全，通过主动脉造影可以使左心室充分显影。但是，只有在主动脉瓣反流严重的病人中才能获得满意的心室造影图像。在房室间隔缺损的病人中可以经静脉入路由左心房进入左心室进行左心室造影，并获得高质量的造影图像，其优点在于它极少引起房性或室性早搏，但不能用于评价二尖瓣关闭不全，又有可能使左心室与主动脉基底部的解剖结构被隐匿。

心肌梗死后或心腔扩大怀疑有左心室血栓形成或室壁瘤形成的病人，导管操作时应尽量轻柔，高压注射时导管头端应尽可能离开相应的病变节段，以防止血栓脱落或室壁瘤破裂。

四、造影剂的注射量和注射速率

左心室造影常需使用高压注射器。高压注射器的控制方式有两种：压力控制注射器和流量控制注射器。流量注射器允许人们选择造影剂的注射剂量和速率。由于能够自动地产生足够的压力，它们能在指定的时间内排出指定剂量的造影剂。然而，如果所需的压力超过了预置的最大压力，它们能立即中断注射。大多数导管室最大切断压力是 1000psi。

某些注射器允许心电图的 R 波触发同步注射造影剂，以致在几个顺序心跳的舒张期内排出造影剂。该技术能减少室性早搏的发生，并能将获得心室显影所需的造影剂的剂量降低到最低限度。但在实际应用中并未见比非同步注射器优越。

左心室电影造影时所需的造影剂的剂量和注射速率取决于：①导管的大小和种类；②欲行造影的心室腔的大小；③心室的每搏量；④心室造影前的血流动力学状况。注入速率过高、压力过高，可诱发早搏，并增加了壁内注入的危险；注入压过低或剂量不足，造影图像不佳。通常使用猪尾导管的注射速率为 10~16ml/s（心排血量和心室腔越大，所需速率越大）；造影剂注射剂量为 30~45ml（根据心室的大小），可获得较好的影像。二尖瓣反流或主动脉瓣反流病人左心室腔大、流速快，需用较多的造影剂及较快的注射速度。左心室扩大而收缩功能不佳的病人，造影剂在心室内的混合时间较长，通常选用较少的造影剂及较快的注射速度。

充盈压异常升高起因于冠心病、心肌病、严重的主动脉瓣或二尖瓣反流的病人，最好先在舌下含服硝酸甘油或者是在静脉输注硝酸甘油或硝普钠的情况下进行左心室造影。如果二尖瓣狭窄引起严重的肺毛细血管嵌压升高，则应在静脉注吗啡和速尿后进行左心室造影。

在高压注射造影剂之前，应该试验注射 3~5ml 造影剂以便核实导管的位置是否合适。在注射器吸取造影剂和开动高压注射器前必须排空注射器内的空气，小心预防造成空气栓塞。吸取造影剂时注射器的管筒应向上，造影剂抽吸完毕应将注射器管筒竖直向上，按住前向注射器造影剂的按钮开关，并轻拍管筒及其与连接管的接合部，以便排出其内的所有气泡。然后将注射器管筒连同连接管一并倒置以备连接导管，连接导管时，导管尾端必须有血液涌出，连接管与导管相连的一端也必须有造影剂的液面凸出，以使两者连接时在血液与造影剂的接触面上确无气体存在。试验注射之前必须确保半透明的注射器管筒与连接管内无气体存在。

注射造影剂时术者应用手固定住导管，以便在严重的室性心律失常、心肌染色或其他不利事件发生时可以及时撤出导管。操作注射器的技术员也必须准备在上述事件发生时随时中断造影剂的注射。如果发生连续性早搏，可以立即后撤导管 2~3cm，早搏即可中止。

快速大剂量注入造影剂，有时会影响循环的状态，影响因素包括：①急性压力容量负荷增加（造影剂使左心室机械性扩张）；②对心肌的负性肌力作用；③扩张外周血管；④增加血容量。Mullins 等人的观察结果显示，向左心室快速高压注入造影剂后 2~5 次心跳内，可见到舒张末压、舒张末容积、射血分数等上升；6~8 次心跳后接近注入前的值；13~18 次心跳后射血分数下降，此后到 15 分钟，各项指标都显示高值。造影剂引起的血流动力学的上述影响，是左心室造影法的固有缺点。通常认为分析左心室造影影像在注入造影剂的 4~5 次心跳内较为合适。

五、投照体位与投照技术

一般情况下，应该获得双相心室造影图像，这样可获得更多的信息，同时也不增加额外危险。但双相心室造影也有缺点：①双相电影造影的设备所需价钱更贵；②由于相对的两个单相引起辐射的散射，每个单相造影的图像质量有所下降；③造影时调整双相设备所需的时间更多；④在机房内的人员所受的辐射增加。

大多数左心室造影都采用右前斜位（RAO）30° 和左前斜位（LAO）60° 投射体位。（RAO）30° 投射体位可清晰展示前壁、心尖部和下壁节段的室壁运动。并可显示二尖瓣的轮廓，可观察二尖瓣反流是否存在以及反流的程度。（LAO）60° 可展示室间隔的完整性及其运动状况、后壁的节段运动和主动脉瓣的解剖结构。（LAO）60° 加头位可将整个室间隔的长度置于纵切面上，从而避免左心室的短缩现象。如果只有单相电影造影设备，则应该使用能够最清楚描绘感兴趣结构的投照体位。

常规左心室造影时，影像增强器的大小以能够暴露完整的左心室及相邻结构（左房及主动脉根部）为合适，通常使用 9in 或相当大小影像增强器。图像采集速度为 30~60 帧 /s，以便尽可能精确地采集到收缩末期和舒张末期等特定时点图像。

第三节　左心室造影图像的肉眼定性分析

肉眼定性分析左心室造影图像的内容主要包括：左心室节段性和整体收缩功能、有无室壁肥厚、有无二尖瓣关闭不全及其程度、有无左心室血栓、有无室间隔缺损及缺损部位等。

一、左心室节段性收缩功能

左心室造影的分段：根据 AHA 分类方法，右前斜位左心室造影分为 5 段，左前斜位造影分为 2 段，综合两个投照体位共将左心室分为 7 个节段，见图 15–3。

第 1 段（前基段 anterobasal segment）：左心室前侧壁，为左心室高位前侧壁的一部分。此部分心肌的血供主要来自前降支的第 1 对角支和回旋支近端的分支，由于处于冠状动脉高位支配区域，发生缺血的几率较低。第 1 段的室壁运动异常伴有左心室收缩力低下，表明左冠状动脉近端有高度狭窄。

第 2 段（前侧段 anterolateral segment）：与第 1 段相邻，包含左心室前侧壁大部分。血供来源主要为前降支中段的分支血管和对角支，该区运动异常多由前降支近端和对角支高度狭窄所致。

第 3 段（心尖部分 apical segment）：此段包括心尖部前侧壁和下壁的一部分。血供主要来自冠状动脉前降支远端和右冠后降支。在前降支绕过心尖部到达后室间沟的某些个体，此段的供血仅来自前降支，如果这些人的前降支闭塞，可导致心尖部前侧壁和下壁的运动异常。如果患者的前降支未绕过心尖部，前降支闭塞时，仅见心尖前侧壁局灶性异常。

第 4 段（下壁段 inferior segment）：第 4 段则包括心尖部 1/5 和下壁的前 3/5。第 4 段的血供主要来源于右冠状动脉的后降支，但在左优势心的个体，则由回旋支的后降支供血。

第 5 段（后基段 posterobasal segment）：第 5 段位于后房室沟与后室间沟交叉处二尖瓣环下方，此段心肌的血供主要来源于右冠后侧支和回旋支主干末端。由于同时接受右冠和回旋支供血，即使发生某一支血供障碍，通常也能保持正常室壁运动。

第 6 段（室间隔段 septal segment）：取左前斜 60° 造影，此段包括整个左心室造影的前胸侧，从主动脉瓣到心尖部。此段上 3/5~4/5 的血供主要来源于前降支的间隔支，下 1/5~2/5 的血供常来源于右冠后降支的间隔支。在第 6 段，左心室前壁有时与室间隔左心室面重叠，尤其是在广泛前壁心肌梗死并发室壁瘤时，第 2 段膨出呈双重阴影，难以观察室间隔运动，此时常需取左前斜 60° 造影，了解室间隔运动情况，排除是否有室间隔运动异常或室间隔穿孔。

第 7 段（后侧壁段 posterolateral segment）：取左前斜 60° 造影，此段包括心尖于二尖瓣下方的左心室壁，此段心肌的血供主要来源于回旋支、钝缘支、后侧支和回旋支主干末端。

以上描述的各段心肌以及其相应血供的冠状动脉来源，只是一种大体情况。用左心室造影观察室壁运动异常来分析相应冠脉分支的病变时，还要考虑到冠状动脉变异和左或右冠脉的优势性。而且有些冠状动脉严重狭窄或闭塞的病例，由于已建立起丰富的侧支循环，冠状动脉造影显示的病变程度就会与室壁异常运动的程度不相一致，甚至不会出现室壁的异常运动。

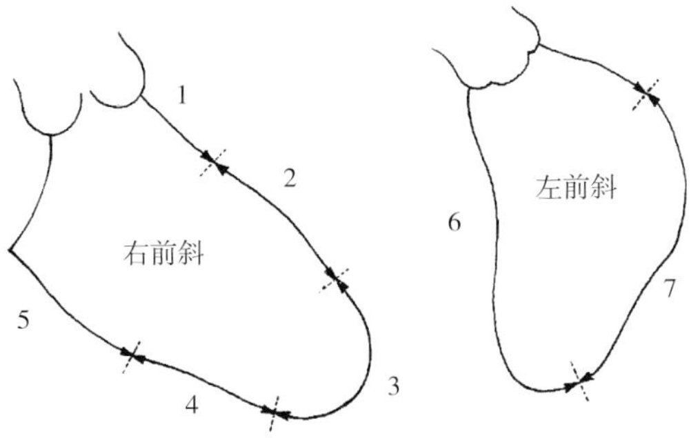

图 15-3　AHA 左心室造影左心室节段分段示意图

节段性运动障碍（Segmental abnormalities）或运动失调（asynergy）：如图 15-4 可将节段性室壁运动障碍分为室壁运动减弱、消失、矛盾运动和室壁运动不同步。心电图完全性束支阻滞时也可见到 asynergy 现象，室壁瘤是严重的矛盾运动。

（1）室壁运动减弱（Hypokinesis）：室壁运动减弱包括节段性室壁运动减弱和弥漫性室壁运动减弱，前者多见于冠心病，后者多见于扩张型心肌病。由于难以用定量的方法来表达减弱的程度，临床上通常不细分减弱的程度如何，只是通过反复观察左心室造影图像来推断冠脉病变的范围。

（2）运动消失（Akinesis）：指左心室壁的某一部分完全不收缩。左心室造影很难判断运动消失是疤痕纤维化的结果还是局灶性心肌可逆性功能低下。

（3）矛盾运动（Dyskinesis）：指左心室壁的一部分在收缩期向外膨出的运动状态。由于心室壁变薄，当心脏收缩时，该段心肌的收缩力低于左心室内压，导致收缩期外向运动。矛盾运动比运动减弱和运动消失病变更严重。矛盾运动局限于心尖部或某一处时容易判断，但大面积运动消失加上一部分矛盾运动时，运动消失和矛盾运动的界限难以区分。

室壁瘤的左心室造影表现为矛盾运动。左心室收缩期应射出的血液部分滞留在室壁瘤内，加之室壁瘤部位收缩功能丧失，致使心脏的泵功能受损，室壁瘤患者常有心功能降低。室壁瘤容易发生心功能严重低下、难治性心律失常甚至心腔破裂，一旦发现应积极考虑行外科手术切除。

（4）不同步运动（Asynchrong）：束支阻滞（尤其是完全性右束支阻滞）或右室起搏的病例，常可见到左心室壁内向运动的开始时间在不同部位不一致。局灶性心肌病变导致不同步运动的病例很少，不同步运动现象诊断心肌缺血的临床意义也不及前三种运动。

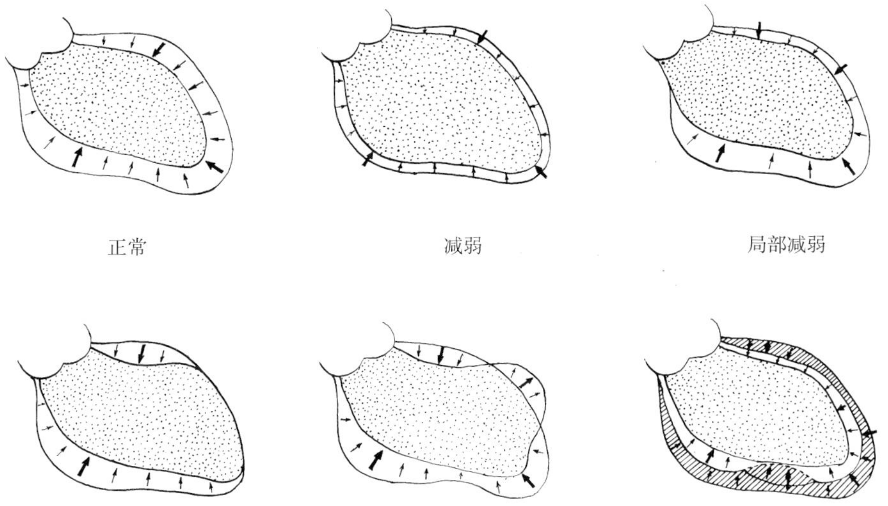

图 15-4　RAO30°　左心室造影显示的正常及异常室壁运动示意图

在分析病人的左心室节段收缩功能时，应具体描述上述 7 个节段的实际运动情况。

左心室异常收缩节段的范围和左心室收缩功能密切相关：①左心室壁异常收缩（收缩力低下或无收缩）部分占左心室壁的 25%以下时，左心室舒张末容积增加 19%，收缩末容积增加 43%，EF 下降 12%；②异常收缩部分占 25%~75%时，舒张末容积增加 48%，收缩末容积增加 183%，EF 下降 42%；③左心室 25%以上的收缩期矛盾运动时，舒张末容积增加 139%，收缩末容积增加 461%，EF 下降 63%；④左心室 75%以上收缩低下或无收缩时，舒张末容积增加 162%，收缩末容积增加 535%，EF 下降 67%。左心室壁 20%~25%无运动时，残存正常心肌收缩力失去代偿能力，开始出现左心室扩大。

二、心室壁肥厚

可根据左心室腔被造影剂充盈的心内膜轮廓与心脏外缘的距离来大致判断左心室肥厚的情况。肥厚性梗阻型心肌病，左心室腔收缩期成特别的黑桃样改变，部分患者可发现心尖部心腔收缩期几近闭塞，见影像图 15-1。肥厚性梗阻型心肌病患者，有时可发现心底部距心尖 1/3 处的心室腔有明显的狭窄，结合左心室内测压可作出诊断。

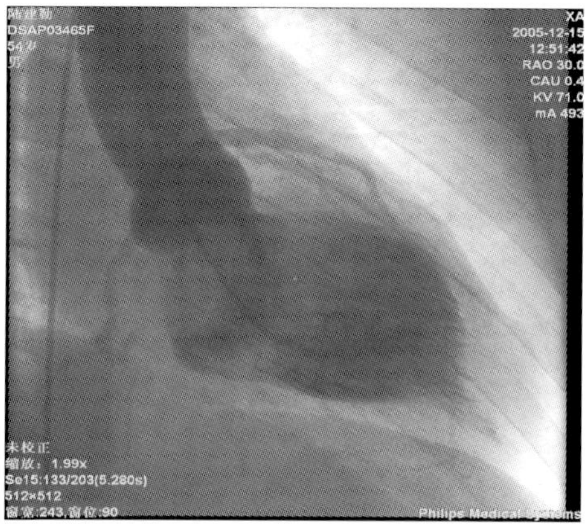

影像图 15-1 肥厚型心肌病病人 RAO30° 左心室造影，为舒张期表现，心尖部肥厚尤为明显，几近闭塞，近似黑桃样改变。

三、二尖瓣反流

在没有早搏或心房纤颤的情况下，收缩期造影剂由左心室反流至左心房可判断有二尖瓣反流。但应除外是否有导管过分靠近二尖瓣造成二尖瓣反流或高估二尖瓣反流程度的情况。经验丰富的读片医生，可以根据高质量的左心室造影图像诊断出是否存在二尖瓣脱垂。左心室造影影像的二尖瓣反流程度的半定量判定标准如下：1+（mild）：造影剂反流入左房，但迅速清除，且不会充满整个左房；2+（moderate）：造影剂反流入左房，在几个心动周期内清除，且充满整个左房，但密度淡于左心室；3+（moderately severe）：左房造影剂密度等于左心室；4+（severe）：1 次心跳左房即显著显影且密度逐渐高于左心室，可见收缩期肺静脉显影。

四、左心室血栓

表现为造影显示心内膜边缘不整齐，心尖部呈现不规则钝角现象，且室壁增厚。陈旧性血栓机化后冠脉造影时，可见冠状动脉异常分支进入其中。左心室血栓主要见于心肌梗死后的患者，几乎全合并有室壁瘤存在。由于心尖部曲线半径较小，室壁厚度较其他部位薄，室壁瘤及左心室血栓多发生于左心室心尖部。

左心室造影检出血栓的灵敏度和准确性均远不及超声心动图。

五、室间隔穿孔及室间隔缺损

冠心病急性心肌梗死引起的室间隔穿孔均在肌部，LAO60° + 头位 15° 投照位显示造影剂经室间隔近心尖部分流入右心室。

先天性心脏病室间隔缺损按发生部位大致分为三种类型，肌部室缺最少见，膜周部及流出道室缺相对较常见。LAO60° + 头位 15° 投照体位下，前者造影剂分流束位于室间隔中下部，后二者位于室间隔高位，见影像图 15-2。

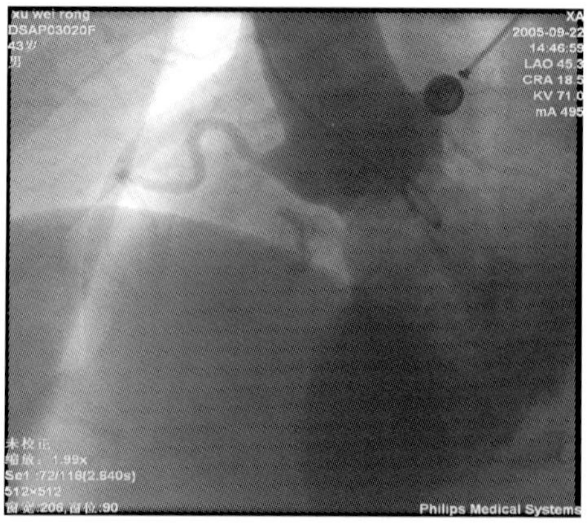

影像图 15-2 膜周部室间隔缺损病人 LAO60° +CRA15° 左心室造影，缺损部位位于高位室间隔（箭头表示）。

第四节　左心室造影的定量分析

临床常用的定量分析指标包括左心室射血分数和阶段性室壁运动异常。其他如左心室重量、室壁张力等也可通过左心室造影结合左心室测压计算出来，但不如前二者常用。

一、射血分数计算

左心室射血分数的计算方法大致有两种：容积计算法和密度计算法。

(1) 容积计算法射血分数（Ejection Fraction，EF）是每搏输出量与心室舒张末容积的比值，每搏量为舒张末容量与收缩末容积之差，其计算公式是：

$EF=(EDV-ESV)/EDV=SV/EDV$

其中涉及的两个重要参数是舒张末容量与收缩末容积。容积计算方法通常使用面积长度法。假定左心室为椭圆体。其容积计算公式如下：$V=\frac{4}{3}\pi\frac{L}{2}\frac{M}{2}\frac{N}{2}=\frac{\pi}{6}LMN$。其中：长轴直径（$L$）、两个短轴直径（$M$、$N$）可由其面积公式求得，对于双平面造影：

$A_{RAO}=\pi\frac{L_{RAO}}{2}\frac{M}{2}$，所以 $M=\frac{4A_{RAO}}{\pi L_{RAO}}$。

$A_{LAO}=\pi\frac{L_{LAO}}{2}\frac{N}{2}$，所以 $N=\frac{4A_{LAO}}{\pi L_{LAO}}$。

代入容积公式得到：$V=\frac{\pi}{6}L_{max}\left(\frac{4A_{RAO}}{\pi L_{RAO}}\right)\left(\frac{4A_{LAO}}{\pi L_{LAO}}\right)=\frac{8}{3\pi}\frac{A_{RAO}A_{LAO}}{L_{min}}$。

对于单平面造影，可近似认为椭圆体的两个短径相等，即 $M=N$，代入椭圆体的容积公式得到：$V=\frac{\pi}{6}LMN=\frac{\pi}{6}LM^2=\frac{\pi}{6}L\left(\frac{4A}{\pi L}\right)^2=\frac{8A^2}{3\pi L}$。

考虑到左心室造影投照时对实际物体有一定的放大率，因此必须对上述公式进行校正，校正因子（CF）可由参照物的实际面积（A_{true}）与投照所得的面积（A_P）得到：$CF=\sqrt{A_{true}/A_P}$。单平面造影的容积校正公式：$V=\frac{8}{3\pi}(CF)^3\frac{A^2}{L}$；双平面造影的容积校正公式：$V=\frac{8}{3\pi}\frac{(CF_{RAO})^2(CF_{LAO})^2}{CF_{LAO}}\frac{A_{RAO}A_{LAO}}{L_{LAO}}=\frac{8(CF_{RAO})^2CF_{LAO}}{3\pi}\frac{A_{RAO}A_{LAO}}{L_{LAO}}$。

由于实际测量进行左心室内膜钩边时不可避免地将腱索乳头肌等结构计入左心室容积，所以，由上述面积长度法计算所得到的容积，几乎总是比实际左心室容积大。可以通过一些经验方程来校正所引起的高估影响。对于 RAO 和 LAO 双平面左心室造影，可采用校正方程：$V_A=0.98V_C-8.1$。对 RAO 单平面左心室造影，可采用 $V_A=0.938V_C-5.7$ 或。$V_A=0.81V_C+1.9$。V_A 表示实际容积，V_C 表示计算容积。

知道了左心室造影投影面的面积和长度指标即可求出其容积，由舒张末期容积和收缩末期容积进而算出左心室 EF。

严格地选择收缩末系数对准确计算 EF 非常重要，当选择主动脉瓣关闭时的收缩末系数时，收缩末容积较小，每搏输出量则较大，EF 值就比二尖瓣开放时算出的结果要大。

(2) 影像密度仪计算法：使用密度仪就可算出左、右心室的射血分数，此法不必使用求积法，但此技术仅用于数字减影系统。该计算法要求有准确造影剂弥散度及其亮度（用样标置于影像区内，求得影像区内的平均亮度），影像光亮度还需对数转换处理，否则会低估 EF 值。用此法计算 EF 值还要求放射影像技术的恒定性，即取像过程中，电压和电流必须恒定。用心室收缩末的影像密度（V_S）和舒张末的影像密度（V_D）来求得心室的平均影像密度。再用收缩期影像求得相关区域内的本底平均密度（V_B），本底区像马靴，它包括除心室收缩期影像以外的心影。其计算公式为：$EF=\frac{(V_S-V_D)}{(V_B-V_D)}$。

用此公式可计算左、右心室的 *EF*，但需从静脉腔推注造影剂：计算右心室 *EF*，从下腔静脉或右房推注；计算左心室 *EF*，从肺动脉推注。

EF 是反映左心室功能最常用的指标，用百分数表示。但其大小不能直接反映心肌的收缩性，因为心肌收缩性还取决于前负荷、后负荷、心室收缩的同步性和心率。正常人如后负荷过度增加可使 *EF* 降低到 50%左右。$EF \leqslant 45\%$，可作为心脏功能受抑制的指标，此时，可不考虑心脏是否有疾病或负荷是否异常。

二、左心室重量

左心室重量（*LVM*）的计算公式同样衍生于椭圆体容积计算的面积长度方法。$LVM=1.050V_W=1.050(V_{C+W}-V_C)$，对于双平面左心室造影，$V_{C+W}=\frac{4}{3}\pi\left(\frac{L+2h}{2}\right)\left(\frac{M+2h}{2}\right)\left(\frac{N+2h}{2}\right)=\frac{\pi}{6}(L+2h)\left(\frac{4A_{RAO}}{\pi L_{RAO}}+2h\right)\left(\frac{4A_{LAO}}{\pi L_{LAO}}+2h\right)$，对于单平面左心室造影，$V_{C+W}=\frac{\pi}{6}(L+2h)\left(\frac{4A}{\pi L}+2h\right)^2$。其中：$Vw$ 代表心肌容积，1.050 代表心肌比重，V_{C+W} 代表以左心室外膜为边界所计算得到的容积，V_C 代表左心室腔的容积，*L* 代表长轴直径，*M*、*N* 代表两个短轴直径，*h* 代表左心室壁厚度。

三、左心室壁节段运动异常的定量分析

对室壁异常运动做定量分析，以反映心肌受损的程度及重要的临床意义。常用的方法：①矩形法（Rectangular）：计算模型以假定左心室壁各部分与长轴呈垂直方向收缩为基础，各部分相对于长轴收缩，长轴移动。但如果分割的幅度过细，在主动脉瓣处或心尖部分出现与舒张部位对应的收缩点消失。②辐射法（Radial）：计算模型以假定左心室壁各部分与长轴中点或面积的中心呈辐射状收缩；如果以点为中心收缩，该计算对同步收缩的正常心脏有效，但对缺血引起的存在严重运动障碍的异常心脏则有误差。③复合法：为①②的组合，长轴中点上方（主动脉瓣侧）的收缩用矩形法，下方（心尖侧）收缩用辐射法。可消除心尖部无对应收缩点的问题，但主动脉瓣附近无对应收缩点的现象仍存在，此计算法仍无法消除这种现象，同时也还存在长轴偏移的问题难以解决。④中心线法（centerline）：此计算法假定心脏各壁向对应部位运动，先画出舒张期心室的运动曲线，再画出收缩期心室的运动曲线，将两线分割为 100 段，分别与对应段垂直相连，取每一连线的中心，集合成中心连线，中心连线也相应分为 100 段，假定心室壁向这条中心线运动。中心线法可将心脏运动视为不稳定的点（或线），可实现接近生理状态对室壁运动的分析。同时也可表示某患者与正常人相比，以各段为基准，偏差到何种程度，如果患者的基线在某段的偏差大于正常人的 1~2SD，就可视为运动障碍。

近年来出厂的 X 线心血管造影机，都备有心血管造影分析软件，可自动描绘出左心室造影时的心脏舒张期和收缩期室壁运动曲线，分析出各段室壁运动的情况，给出多种分析方法的图像和结果，还能计算出射血分数等。见图 15-5~图 15-8，系 PHILIP X 光造影机附带左心室造影分析软件的分析结果。

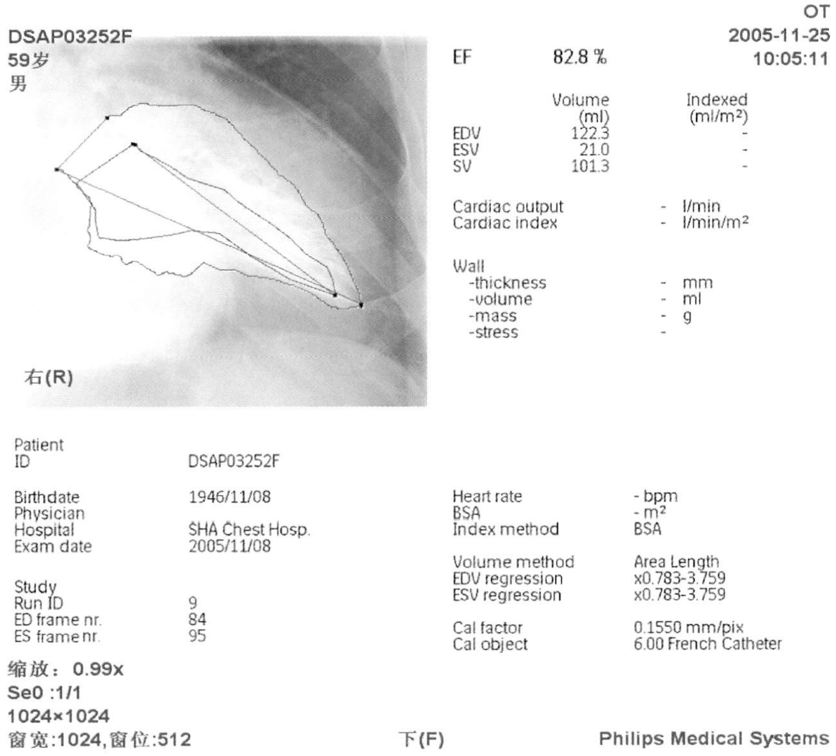

图 15-5　左心室整体收缩活动情况分析，该例病人采用面积长度法得到 LVEF　82.8%，EDV 122.3ml，ESV 21.0ml 及 SV 101.3ml；建议的真实值与计算值回归方程：0.783X–3.759

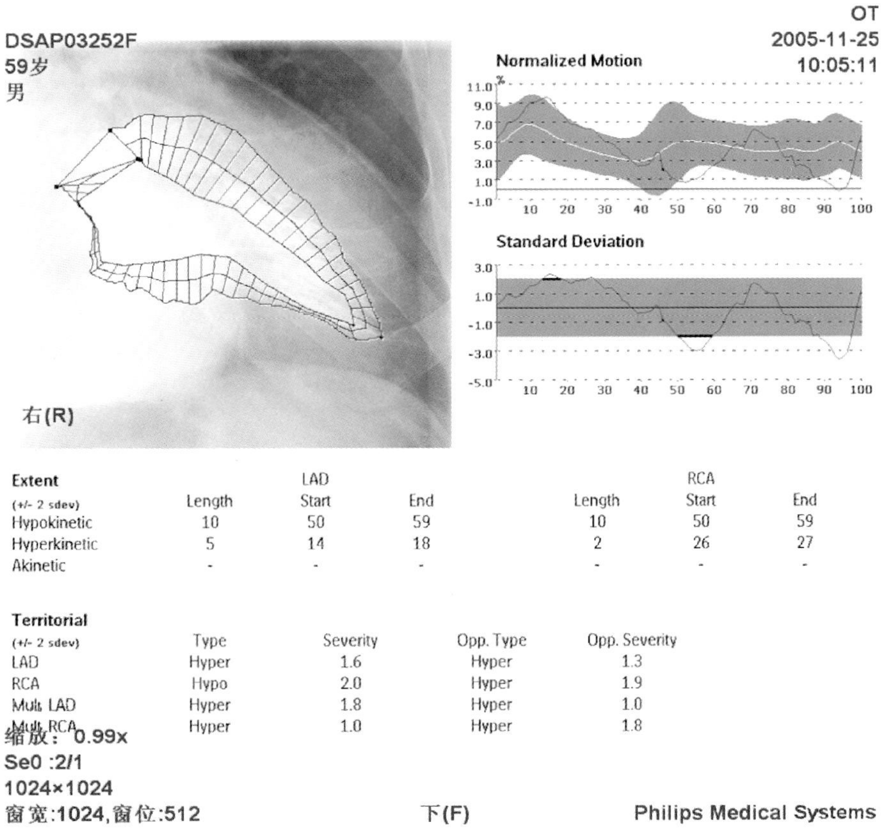

图 15-6　中心线法左心室节段运动定量分析，以 ± 2 标准差作为室壁运动异常标准，运动异常减低节段为第 50~第 59 段，运动异常增强的节段为第 4~第 18 段以及第 26~ 第 28 段。

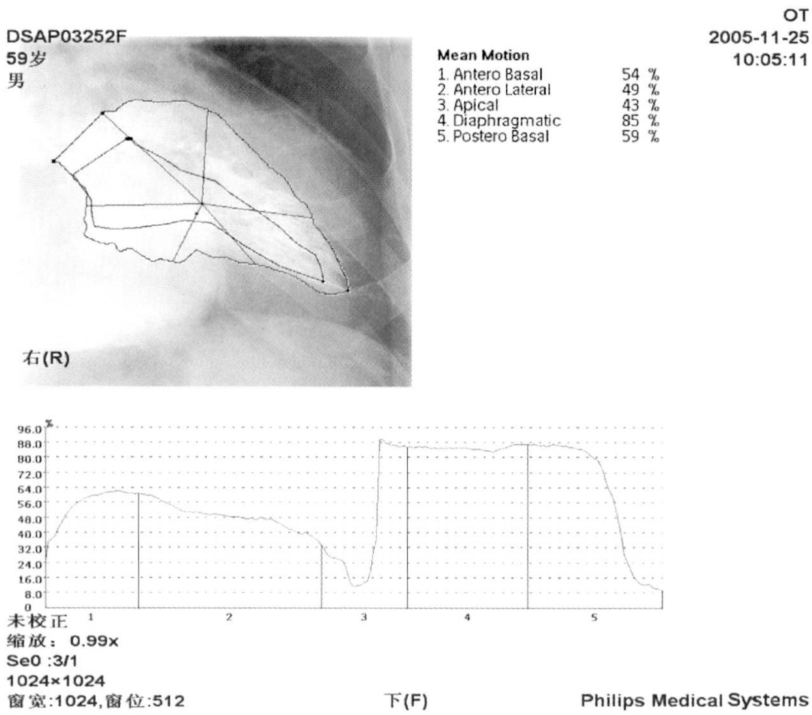

图 15-7 辐射法（中心点法）定量分析左心室节段运动，RAO30° 投照体位下左心室五段相对于中心点的运动幅度定量平均值及定量曲线均标明。

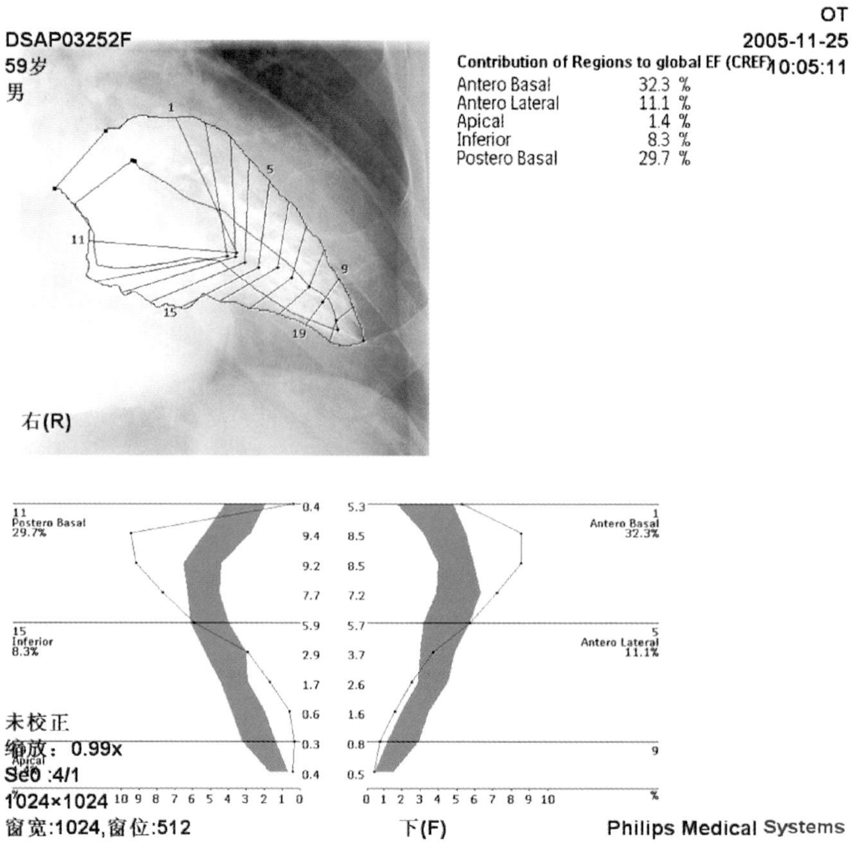

图 15-8 综合法定量分析左心室节段运动，RAO30° 投照体位下将左心室五段定量分为 20 个节段，左心室五段对左心室整体收缩功能即 LVEF 的各自贡献率以及 20 个节段相对于中心点线的定量运动幅度均标明，图下部阴影部分表示正常左心室运动幅度。

方唯一 仇兴标

第十六章　压力测定力曲线

压力测定是心导管诊断和治疗操作过程的重要内容。压力曲线的形态和数值可以为诊断提供重要价值，同时在治疗性操作中通过动态监测压力变化，可以最大程度地了解治疗效果及避免并发症出现。本章主要涉及左心室及体循环动脉压力测定。

第一节　压力测定原理

大多数导管室应用的压力测定系统由心导管、串联三通、压力连接导管、传感器和生理记录仪组成。压力传感器主要由压电晶片组成，通过此装置将由导管传递的压力信号转换为电信号，再由生理记录仪记录。导管送入目标位置后，与三通连接管和压力传感器相连。所有管道中必须充满生理盐水，保证系统中无残留气泡。压力传感器的位置应置于理论零点水平。由于左心室及主动脉水平接近胸廓前后径中点，通常将压力传感器置于胸壁厚度的中点。也可将床面高度上 10cm 或胸骨角水平下 5cm 作为零点水平位置。测压前生理记录仪需调整到零点。在测定过程中，病人体位发生变化，压力传感器零点水平及生理记录仪调零均应重新调整。

第二节　压力测定常见的伪差及误差

频率响应衰减：主要由于没有完全排空系统中的气泡或测压时间过长原来溶解在液体中的空气重新聚集成气泡引起，结果是压力波形的过度衰减和自然频率降低，后者表现为基线波动和超射。

导管挥鞭样伪差：由于导管在心腔或大血管内快速移动，引起导管内参与测压的液体流动变化所导致的测压伪差。最高可产生 ± 10mmHg 的伪差，尤其在导管移动中测连续压力曲线时要注意此误差。

终端压力伪差：血液在流动中具有动能，但血流突然停止时，动能部分转化成压力。通过位于桡动脉或股动脉血管鞘或端孔导管测压时，测压导管与血管内径比较大，测压导管沿向血流产生的终端压力效应，可产生比实际压力高 2~10mmHg 的压力伪差。

导管冲击伪差：产生原理与导管挥鞭样伪差相类似，但又有所不同。主要由于位于左心室内的导管受到来自主动脉瓣开放及关闭或左心室壁舒缩活动的冲击，所产生的压力迅变，表现为压力曲线的不规则波动。

外周收缩压的放大效应：通过测定桡动脉、肱动脉压或股动脉压来反映主动脉压时，必须注意由于外周动脉对压力波形的放大效应，测得的收缩压会较主动脉压高 20~50mmHg，而舒张压较主动脉为低，平均压基本不变或略低。放大效应的产生原因主要是反射波作用，桡动脉终端压力伪差也部分参与。临床实际测得的动脉压力曲线都是前向波和反射波相互叠加的结果，见图 16–1。反射波主要产生于腹主动脉与髂总动脉分叉、外周动脉分叉部及外周小动脉，加强了前向压力波形的波峰和波谷，从而脉压差也增大，见图 16–2。这在用单导管两路测压估算跨主动脉瓣或左心室流出道压差尤应注意。可在导管进入左心室前比较主动脉压和股动脉鞘压，如果存在逆向压差即股动脉压高于主动脉压的压差，在进入左心室后测得的左心室压与股动脉的压差，则其跨主动脉瓣压差应等于上述两个压差之和。为避免估算压差的外周动脉放大效应，可应用分别位于左心室和升主动脉的双导管同步测压或单导管测连续压力曲线。

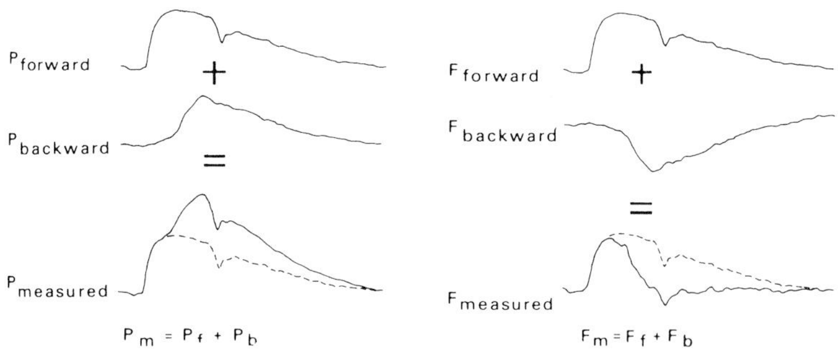

图 16–1 动脉压力曲线与血流曲线，测定的动脉压力曲线（Pmeasured）分别是前向压力波(Pforward）与压力反射波（Pbackward）的叠加，测定的动脉血流曲线（Fmeasured）分别是前向血流波(Fforward）与血流反射波（Fbackward）的叠加

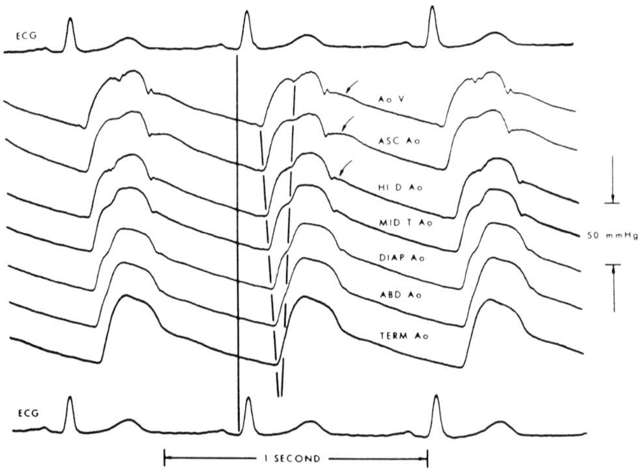

图 16–2 主动脉各段的压力曲线

Ao V：主动脉瓣上水平；ASC Ao：升主动脉水平；HI D Ao：高位降主动脉水平；MID T Ao：胸主动脉中部；DIAP Ao：主动脉横膈水平；ABD Ao：腹主动脉水平；TERM Ao：腹主动脉分叉水平。前一根短竖线标志前向压力波，随记录水平远离心脏逐渐后移；后一根短竖线标志压力反射波，随记录水平远离心脏逐渐前移，并与前向压力波叠加，从而峰压逐渐升高。

第三节 正常及异常的左心室、主动脉压力曲线

正常的左心室压力曲线呈高原型曲线，见图 16–3。左心室收缩前有一小的向上波（左房收缩波或称 α 波），此后在心电图 R 波顶点，压力曲线迅速上升，在心电图 S 波后，左心室压力超过主动脉舒张压，主动脉瓣开放，开始向主动脉射血，压力持续上升，而达最高峰形成平台。至心电图 T 波终末，左心室进入等容舒张期，主动脉瓣关闭，压力曲线迅速下降，在 P 波顶点前，压力曲线降至最低水平，此时，左心室舒张并迅速充盈，压力曲线开始回升，进入下一次收缩。

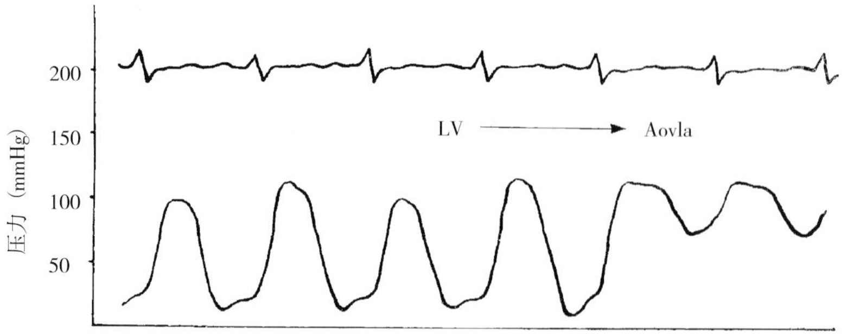

图 16–3 正常左心室及主动脉的连续压力曲线

正常左心室收缩压为 90~140(平均 130)mmHg，左心室舒张末压造影前 <12mmHg，造影后 <15mmHg。正常主动脉与左心室的压力阶差 <5mmHg。

左心室收缩压增高的病因常见于高血压、肥厚性梗阻型心肌病、主动脉瓣狭窄等。左心室收缩压下降常见于休克、血容量不足、心力衰竭等。主动脉瓣狭窄时（图 16-4），左心室射血受阻，左心室压力增高，等长收缩期延长，压力曲线上升较缓慢，到达顶峰射血时间很短，左心室开始舒张，压力曲线又快速下降，形成锐顶的等腰三角形。由于主动脉瓣口狭窄，主动脉充盈量小，主动脉压降低，致使主动脉—左心室压差增大（>20mmHg）。左心室流出道肥厚性梗阻型心肌病压力曲线（图 16-5）的升支上常有切凹，切凹位于曲线高峰前。左心室室壁瘤时左心室收缩动作失调，室壁瘤处心肌的动作与其他部位的心肌的动作呈反常运动，心室收缩时，室壁瘤向外膨出，而心室舒张性室壁瘤复位，故左心室压力曲线在等长收缩期中上升缓慢，顶峰较低，射血时间短，波形低而圆钝。

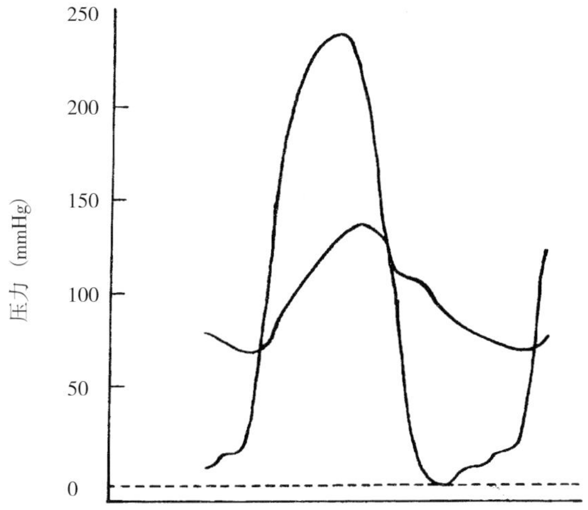

图 16-4　主动脉瓣狭窄时左心室内压力与主动脉内压力曲线的同步比较，由于收缩期存在压力阶差，左心室收缩压显著高于主动脉收缩压

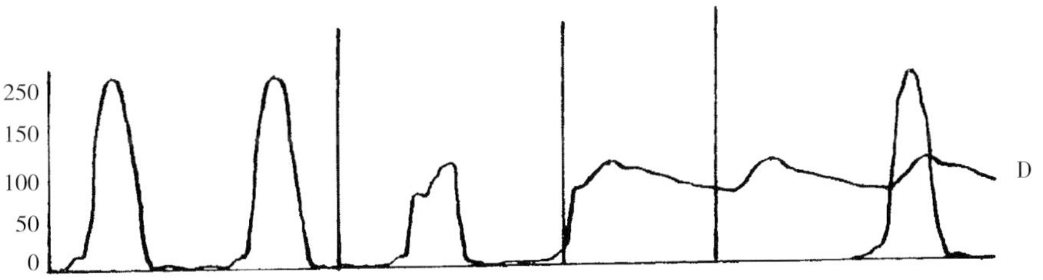

图 16-5　肥厚梗阻性心肌病病人的左心室—主动脉连续压力曲线变化示意图，左心室腔内出现两种压力曲线形态，收缩期压力差明显，提示左心室内梗阻

左心室舒张压升高常见于左心室衰竭（图 16-6）、大量的心包积液、慢性缩窄性心包炎、心内膜弹性纤维组织增生症、心内膜下心肌纤维化与中度以上主动脉瓣（图 16-7）和二尖瓣反流（图 16-8）等。压力曲线的特点是舒张早期压力曲线下陷，但达不到零点，舒张期中压力逐渐或迅速上升，形成舒张期高原波，至心室收缩开始，舒张末压显著高于正常。

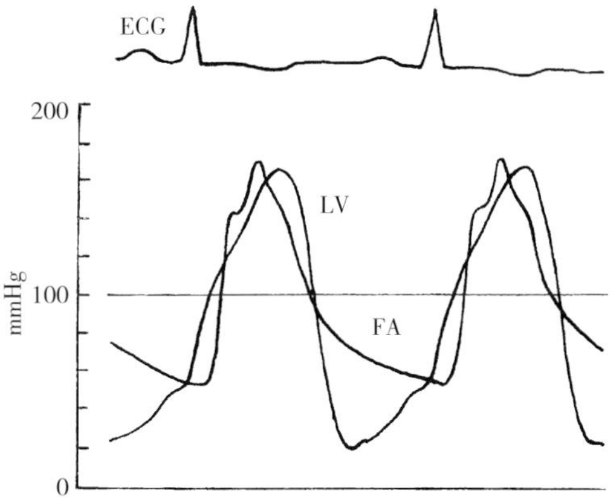

图 16-6　左心室衰竭病人的左心室压力与股动脉压力的同步记录，显示左心室舒张末期压力异常升高

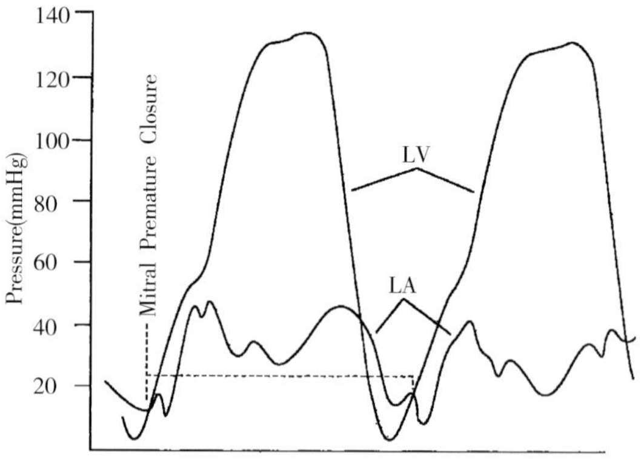

图 16-7 急性主动脉瓣反流病人的左心室压力曲线与左房压力曲线，左心室舒张末压显著升高达50mmHg，导致房室瓣提早关闭

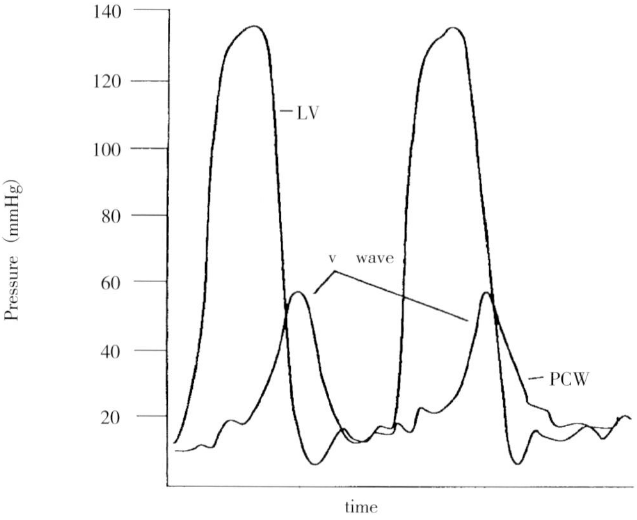

图 16-8 二尖瓣反流病人的左心室压力曲线和肺动脉嵌压曲线，左心室舒张末压轻度升高，但间接反映左房压的肺动脉嵌压 V 波显著升高

第四节 正常及异常冠脉压力曲线

冠状动脉造影及介入治疗过程中动态检测冠脉血压尤其重要，通过压力的变化可判断病人的病情变化以及及时调整导管相对冠脉口的位置，从而避免导管嵌顿所引起的心律失常和低血压（见图 16-9）。

方唯一　仇兴标

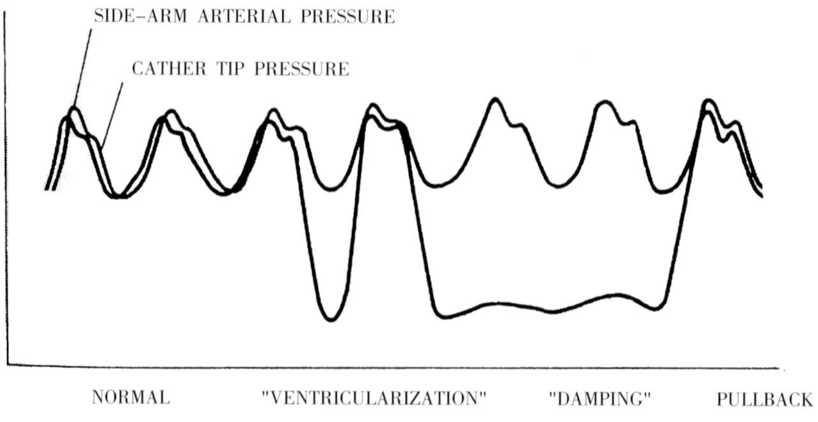

图 16-9 冠脉造影导管所测得的压力曲线示意图，依次为正常压力、导管嵌顿所引起的左心室化压力及压力衰减、拔出导管解除导管嵌顿后压力恢复正常

第十七章　容易误诊误判的冠状动脉造影结果

在某些情况下，冠状动脉造影结果分析可能出现困难并导致严重的误诊误判。这主要与如下三方面有关：①冠状动脉解剖先天异常；②冠状动脉功能或器质性改变所致造影改变；③冠状动脉造影操作技术所致。冠状动脉解剖先天异常请见冠状动脉解剖一章，本章将对后两种情况进行论述。

第一节　冠状动脉痉挛

冠状动脉痉挛可分为：①正常冠状动脉自发性痉挛；②在冠状动脉粥样硬化基础上的痉挛；③冠状动脉造影导管刺激所致的痉挛。容易导致误诊误判的常见于第三种。

冠状动脉造影导管引起的冠状动脉痉挛常发生于右冠状动脉。影像显示痉挛发生在导管尖端的血管段。痉挛所致的血管狭窄影像与冠状动脉粥样硬化所致的器质性狭窄不同，常表现为管壁光滑的局限性改变，偶见有长段血管痉挛影像，见影像图 17-1a。

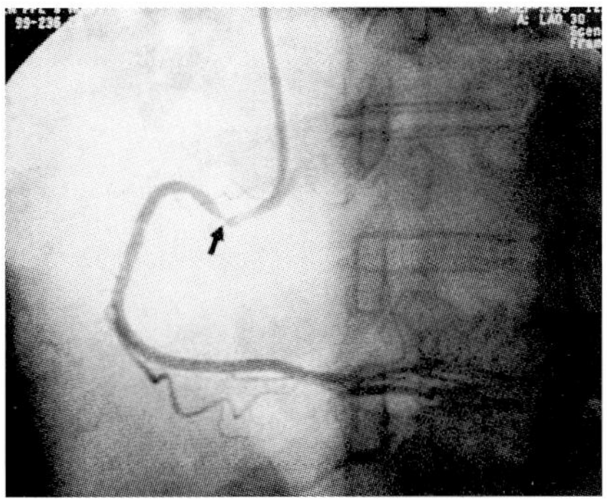

影像图 17-1a　右冠状动脉左前斜位造影，由于导管与右冠状动脉开口部走行成角，导管尖端刺激血管壁引起痉挛。血管痉挛导致尖端部位呈 90%狭窄，但管壁光滑。黑色箭头示血管痉挛处。

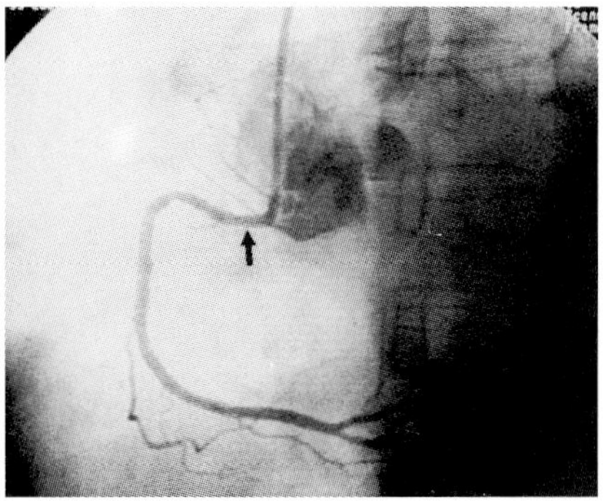

影像图 17-1b　轻轻后撤并顺时针旋转导管，改变了导管与右冠状动脉开口部的成角，痉挛解除。再造影示右冠状动脉开口部位正常。

如果痉挛发生在远离导管尖端的血管段，鉴别时有困难。改变冠状动脉造影导管尖端的位置或冠状动脉内注入 200μg 硝酸甘油常可缓解痉挛现象。见影像图 17-2。严重的冠状动脉痉挛能引起心绞痛，房室传导阻滞，急性心肌梗死，甚至导致猝死。

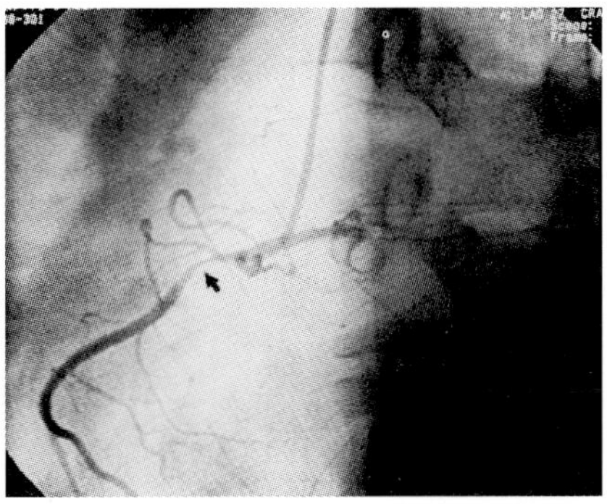

影像图 17-2a　右冠状动脉左前斜造影示右冠状动脉近端 80%狭窄，狭窄段较长并呈偏心状。

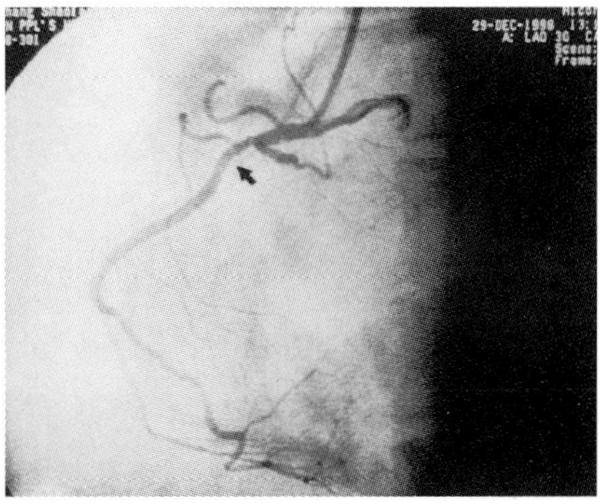

影像图 17-2b　同样体位下，通过造影导管向冠脉内注射 200μg 硝酸甘油后再造影。右冠状动脉近段原高度狭窄处只遗有 5%~10%狭窄，管壁略显不规则。证明高度狭窄是由于血管痉挛所致。

第二节　心肌桥

心肌桥最常见于左前降支动脉，是由于该动脉的一部分走行于心肌中所致。造影时见心脏收缩期冠脉血管一段受压变细或不规则或完全中断，而心脏舒张时血流恢复，血管壁光滑，直径正常。初学者易将心肌桥误判为器质性狭窄，见影像图 17-3。造影所见心肌桥血管血流变细或中断的原因是心脏收缩期冠状动脉内压力与心室内的压力基本相同，在加之血管外心肌束的压迫，致冠脉内血流阻力急剧加大所致。

有关心肌桥的临床意义目前仍有争论。因为冠状动脉血流灌注主要发生在舒张期，而非收缩期。某些心肌桥的存在可能导致心肌缺血，除非运动试验和 ^{201}Tl 扫描证实有肯定的心肌缺血，一般不需处理（详见第十九章）。由于心肌桥的血流动力学改变，即舒张期前向血流，收缩期血流中断，甚至产生逆流、湍流，心肌桥近端的血管内膜将承受额外的附加力，更易发生冠状动脉粥样硬化。冠状动脉造影时应多加几个投照角度，以防遗漏变化。

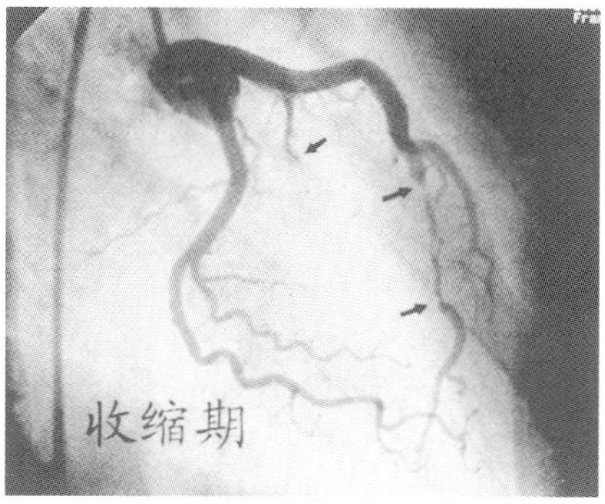

影像图 17-3a　左冠状动脉右前斜位造影，造影示在心脏的收缩期前降支中段有长段弥漫性狭窄改变，第一间隔支动脉中段 100%关闭。

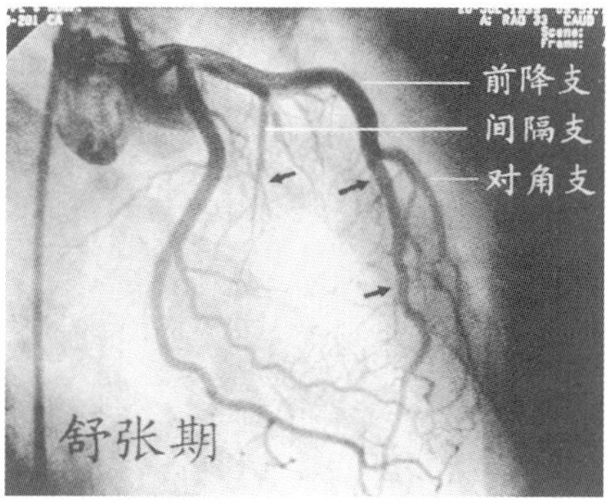

影像图 17-3b　同一次造影的心脏舒张期，前降支中段的长段弥漫性狭窄完全松解，第一间隔支动脉中段血流再通并充盈远端血管。管壁均光滑。

第三节　左前降支动脉与第一对角支的混淆

当左前降支动脉在发出第一大对角支动脉后完全闭塞时，或当左前降支动脉近端完全闭塞，而回旋支动脉在近端发出较大的高侧缘支动脉时，右前斜位的左冠状动脉造影常常将代偿扩张的第一对角支动脉或高侧缘支动脉误认为是左前降支动脉，见影像图 17-4a。特别是当左前降支动脉完全闭塞发生在第一间隔支之后，即使左前斜位造影时，也易将代偿扩大的第一间隔支动脉误认为是发育较细小的左前降支动脉，以致遗漏重大病变，见影像图 17-5。

以下几点有助于进一步的鉴别：

1. 左前降支动脉和回旋支动脉的分支动脉在心脏收缩期和舒张期的相对剪刀运动，可帮助我们认定该动脉应属哪一个主血管的分支。

2. 左前斜位时，如区别左前降支动脉和对角支动脉有困难，可通过是否发出间隔支动脉来进一步证实。

3. 采用左侧位 90° 投照，此时左前降支动脉走行在心影的上边界，而对角支动脉走行在心影之内。

4. 在右前斜位 15°~20° ，左前降支动脉总是走行在心影界之内的上半部。而对角支动脉总是走行在心影界的上边缘（严重的

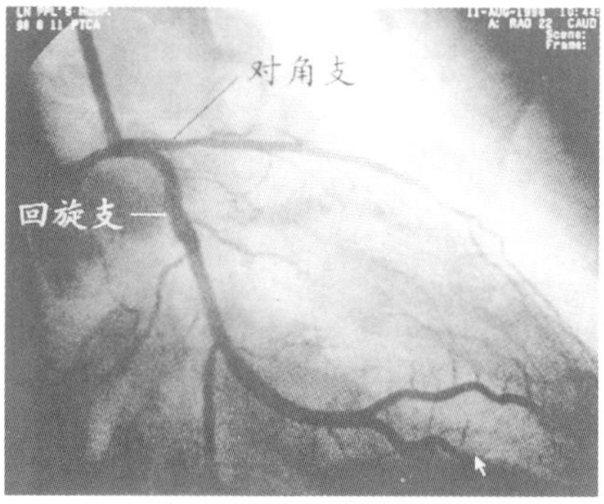

影像图 17-4a　左冠状动脉右前斜位造影，左主干和回旋支动脉正常，在此体位下无法将完全闭塞的左前降支动脉残端暴露清楚，极易将代偿扩大的对角支动脉误认为左前降支动脉。

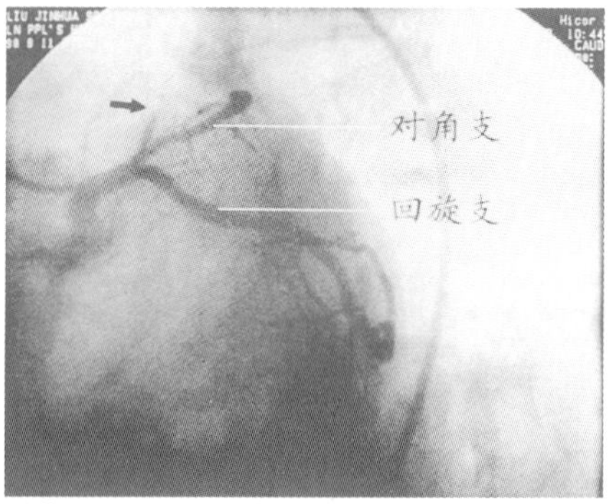

影像图 17-4b　左前斜加足倾位造影，清楚地暴露已完全关闭的左前降支动脉残端及其与代偿扩大的第一对角支动脉的关系。

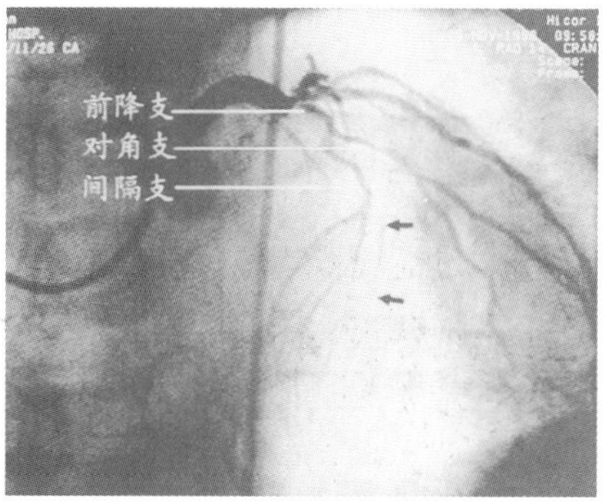

影像图 17-5a　右前斜加头倾位行左冠状动脉造影，造影示左前降支动脉在发出第一间隔支和第一对角支动脉后 100%关闭。黑箭头示被侧支循环充盈的左前降支动脉血管段造影显示第一间隔支动脉和第一对角支动脉均代偿性扩大。

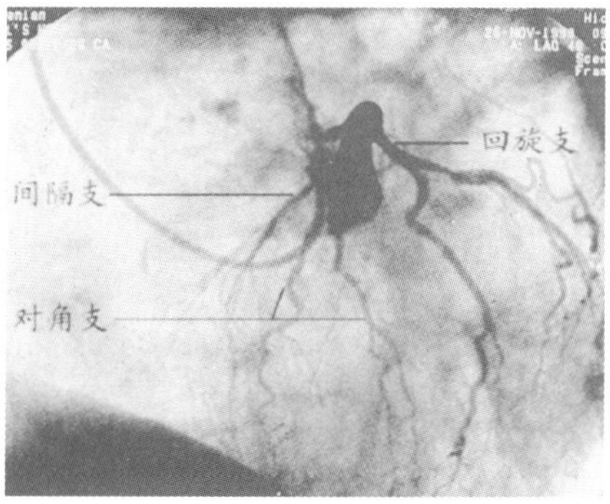

影像图 17-5b　右前斜加头倾位行左冠状动脉造影，在此体位下极易将代偿扩大的第一间隔支动脉或第一对角支动脉误认为是左前降支动脉。

右心室肥厚病人除外）。当右前斜位加大到 40° 以上时，则左前降支动脉走行上升到心影界的上边缘，而对角支动脉走行则向心影内回落。

5. 绝大多数的左前降支动脉可到达心尖部，而对角支动脉肯定不能到达心尖部（其供血范围为心室侧壁），这是两者的重要区别。有时左前降支动脉发育较短而不能到达心尖部，这时其后降支动脉一定较长并到达心尖部。少见的情况下，对角支动脉与完全闭塞的左前降支动脉远端形成侧支循环，右前斜位造影时易误认为该动脉走行到达心尖部，应引起注意。

第四节　开口部病变被造影导管所掩盖

冠状动脉开口部的病变，如不认真注意观察造影剂开始反流的瞬间影像，可能会被导管掩盖而遗漏。如怀疑有冠状动脉开口部狭窄病变时，应轻轻回撤导管至 Valsava 氏窦内行次选择性冠状动脉造影常可明确诊断，见影像图 17-6。

严重的冠状动脉开口处病变可能导致压力嵌顿，造影剂消散延迟。在这种情况下极易发生恶性心律失常，例如室颤，应高度警惕。冠状动脉开口部病变时的另一重要现象为注射造影剂时，冠状动脉开口处造影剂反流现象消失。

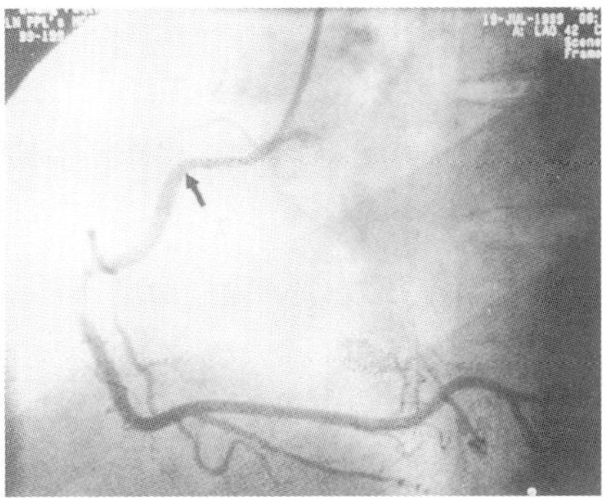

影像图 17-6a　右冠状动脉左前斜位造影，造影导管进入右冠状动脉口较深，黑色箭头示造影导管尖端的位置。由于压力曲线呈嵌顿形改变，不得不调整导管位置。

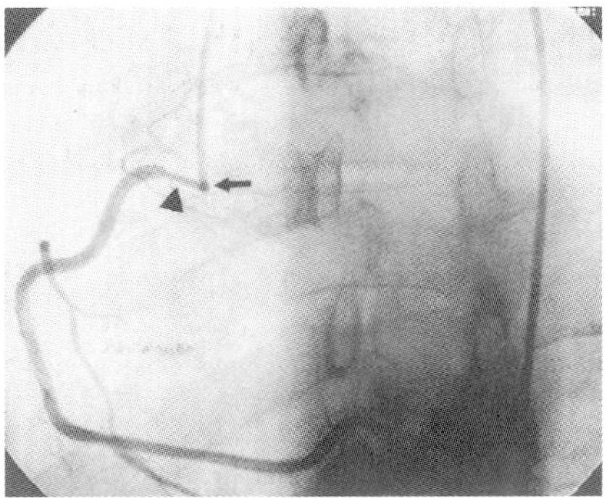

影像图 17-6b　调整导管位置（后撤至冠脉开口处）后再造影示右冠状动脉近端有长的狭窄影像改变。

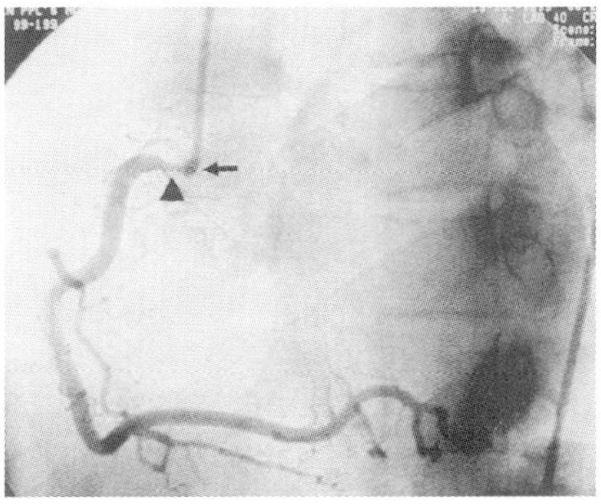

影像图 17-6c　为排除右冠状动脉近端的狭窄影像为血管痉挛所致，通过造影管向冠脉内注入 200μg 硝酸甘油，再造影示右冠状动脉全程扩张，但近段血管仍遗有限局性狭窄（约 60%~70%）。因此，考虑图 17-6a 影像为造影导管过深掩盖血管近端病变。

第五节　右冠状动脉主干完全闭塞

当右冠状动脉主干在锐角支以下完全关闭时，锐角缘支动脉可代偿扩张，易误判为非优势型的正常右冠状动脉。仔细寻找侧支循环的情况及认真分析左回旋支动脉大小有助于发现线索，见影像图 17-7。

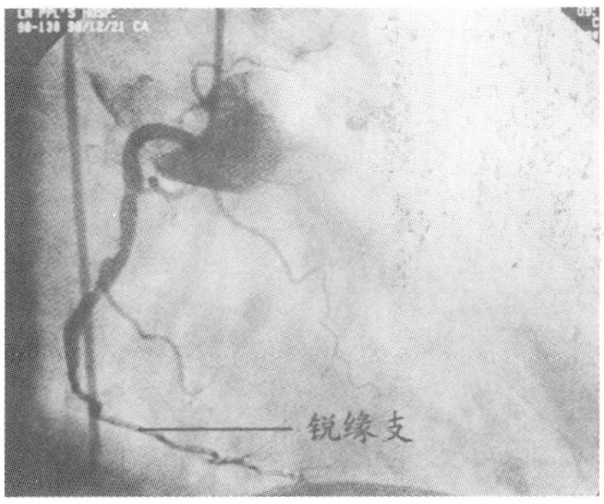

影像图 17-7a　右冠状动脉右前斜位造影，右冠状动脉在发出锐缘支后 100%关闭，此时极易将锐缘支动脉判定为非优势右冠状动脉的远端。

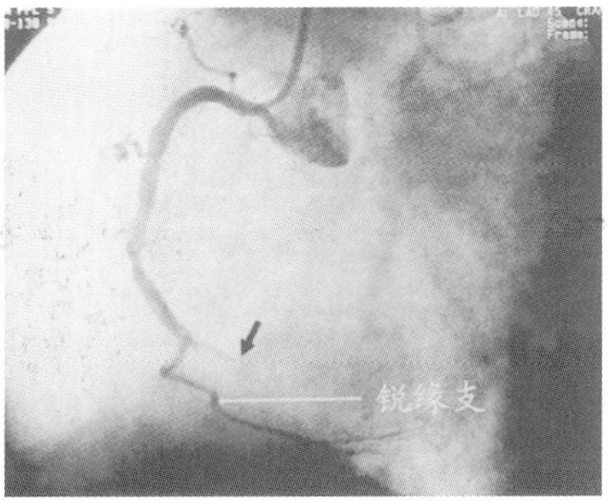

影像图 17-7b　右冠状动脉左前斜位造影，清楚地暴露完全闭塞的右冠状动脉残端。

第六节　开口部完全关闭致动脉消失

冠状动脉及其分支在开口部完全关闭时，只是靠侧支循环充盈才能发现其存在。若该完全闭塞的冠状动脉或分支根本没有形成侧支循环，冠状动脉造影时会发现有大块的心肌区没有血供，形成一个空白带。有时这种影像是某血管在开口部完全闭塞的唯一线索。尸检证明，这种情况常为该冠状动脉远段血管严重的弥漫性病变所致。有时冠状动脉造影发现某些血管的末梢有呈扇面形放射状分布的小血管网，这可能是附近的冠状动脉二级分支开口部有完全闭塞的间接影像，见影像图 17–8。

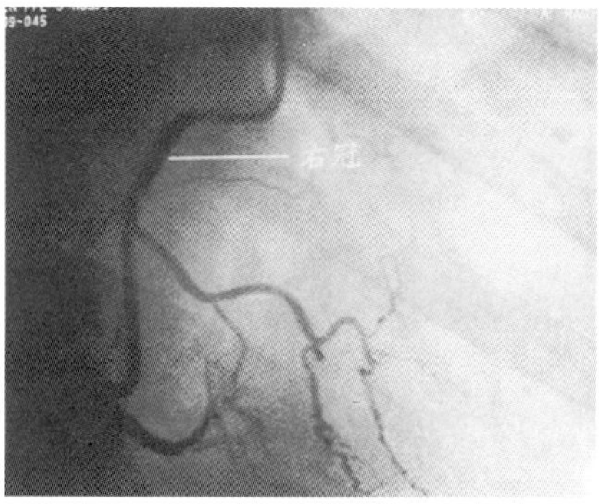

影像图 17–8a　右冠状动脉造影，冠脉完全充盈时未见向左冠形成的明确侧支循环。

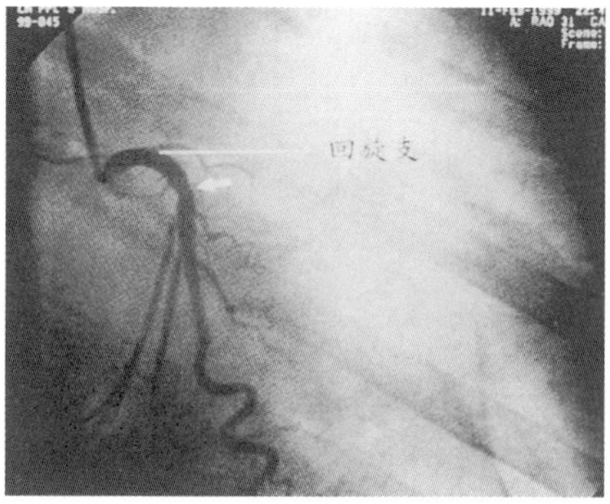

影像图 17–8b　左冠状动脉造影只见单一回旋支动脉。未见向前降支形成的侧支循环。该患者为广泛前壁心肌梗死，心室造影示前壁及心尖部形成室壁瘤。由于前降支开口部 100%关闭形成了前降支供血区的供血空白带。

第七节　冠状动脉扭曲、扭结和皱褶

冠状动脉走行极度弯曲而形成扭曲，造影时（特别在该血管短缩的投照角度下）易被误诊为该血管 100%关闭后形成的血管残端，改变投照角度（特别是加用头倾或尾倾时）可暴露扭曲血管全段而鉴别之。血管扭曲常见于右冠状动脉和左回旋支动脉，见影像图 17–9。

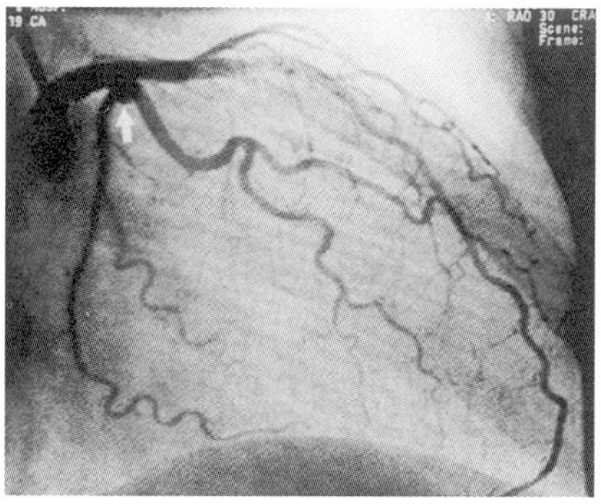

影像图 17–9a　左冠状动脉右前斜位造影，由于回旋支动脉近段扭曲形成类血管 100%关闭的残端影像。

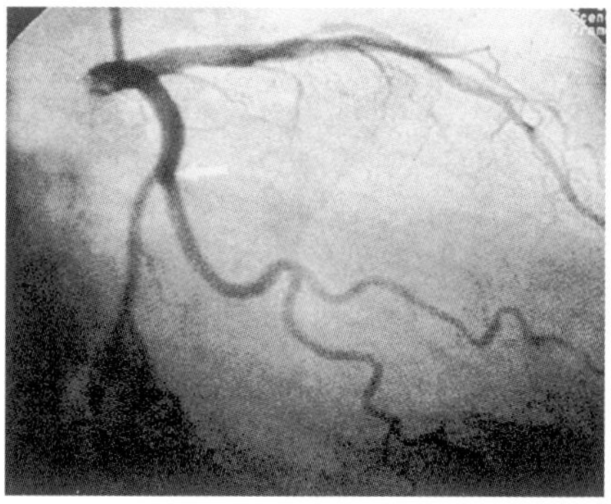

影像图 17–9b　加用足倾位后造影，回旋支动脉近段的扭曲完全伸展开。

第八节　器质性狭窄误为冠状动脉痉挛

采用 Sones 法行右冠状动脉造影时，造影导管常进入冠状动脉口较深，如果右冠状动脉近 1/3 段有器质性狭窄时，可能与导管诱发的冠状动脉痉挛相混淆。有可疑时应回撤导管并冠脉内注入 200μg 硝酸甘油后再造影。如仍不能明确该狭窄是痉挛还是器质性病变，可进行其他操作，待一段时间后再造影，以观察该狭窄是否有变化。再行冠脉造影时应首先采用 Valsalva 氏窦内的次选择性造影，以排除导管所致痉挛的可能性。有时痉挛会发生在有器质性狭窄的冠状动脉血管段。如果一个完全闭塞的血管其供血区内没有侧支循环形成，且心室造影没有证明该段室壁没有明确的运动异常，就应怀疑该血管段是在一定器质性狭窄的基础上，又发生严重痉挛所致的暂时性关闭。

第九节　超选择造影

行左冠状动脉造影时，由于左主干过短或导管进入太深，均可造成对左前降支动脉或回旋支动脉，甚或中间支动脉超选择造影，此时不要误判为其他血管完全闭塞，见影像图 17-10。采用现代的电影或光盘记录手段，常会发现由超选血管内反流的造影剂进入其他血管的影像证据，较易鉴别。当较大的冠状动脉分支开口处完全闭塞时，必然有侧支循环形成和相应的室壁运动异常，这也是一些间接的证据。右冠状动脉造影若超选进入圆锥动脉，可能会误判为右冠状动脉非优势型血管分布。

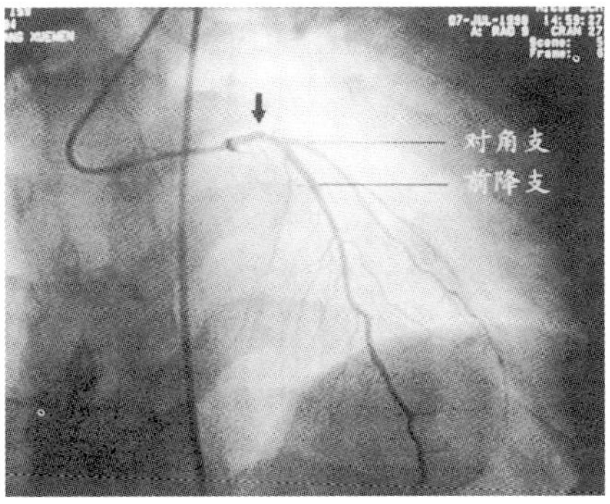

影像图 17-10a　在冠状动脉右前斜加头位造影，由于导管超选进入前降支动脉，形成回旋支动脉缺如的影像。黑色箭头示导管尖端所在位置。

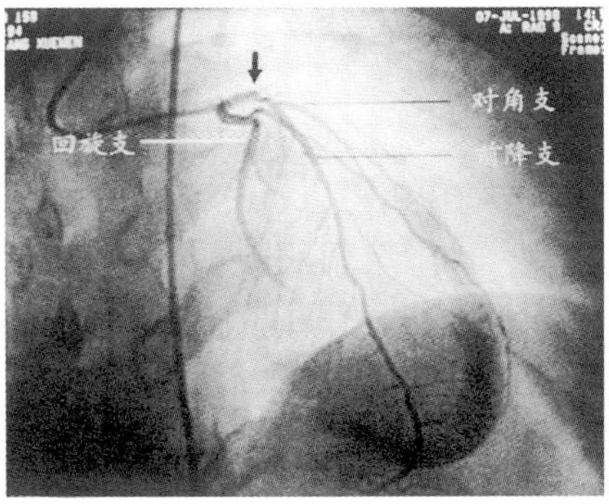

影像图 17-10b　同一体位，造影末期由于造影剂反流显示回旋支动脉的走行。

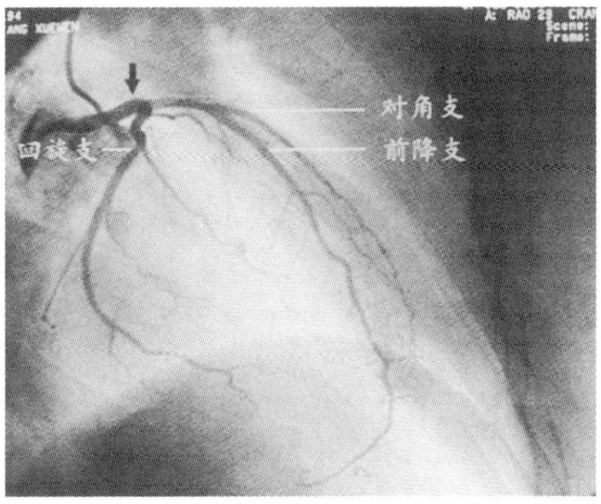

影像图 17-10c　调整导管位置重新造影，左前降支动脉，回旋支动脉显影良好。

第十节　造影剂推注力量不足或不均衡

由于造影剂的密度比血液高，若推注力量过弱或不均衡，可致造影剂与血液混合不均，密度高的造影剂层流于血管壁，造成血管弥漫性狭窄的假象，见影像图 17-11。

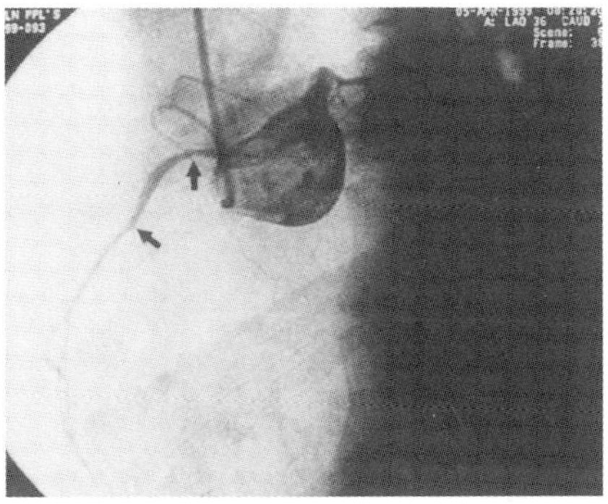

影像图 17-11a　右冠状动脉，由于造影导管没同轴进入右冠状动脉口，而在右冠状动脉窦内灌注造影剂。进入冠状动脉的造影剂不足，导致了黑箭头所示的狭窄影像。

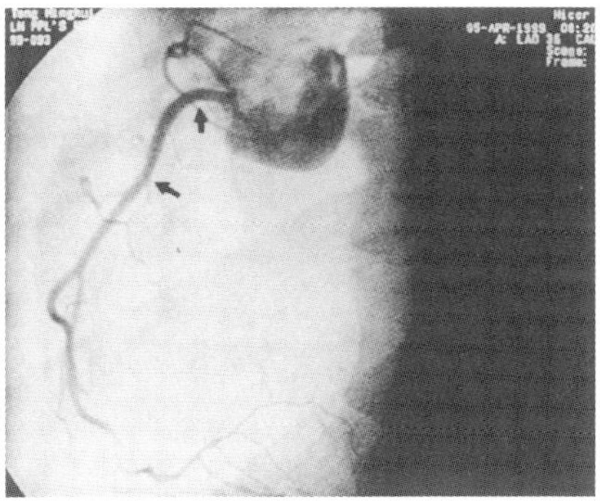

影像图 17-11b　调整导管位置，充足注射造影剂后显示右冠状动脉正常无狭窄病变。

李占全

第十八章　冠状动脉造影结果记录方法

冠状动脉造影结果的记录是完整的冠状动脉造影术的不可分割的重要组成部分之一。所以，在报告人准备记录冠状动脉造影术结果以前，应该详细了解患者的一般资料和本次就医的主要病史情况。了解了上述情况后，再仔细阅读造影片。首先明确造影片是否保证了影像的质量，也就是冠状动脉无论是病变与否是否充盈满意，投照的角度是否合适，投照数量是否足够，病变是否暴露清楚，尤其是病变与正常部位的界线是否清楚，为达到这一点，对病变的观察至少要从两个以上的不同的投照角度进行分析判断，具体分析冠状动脉主支和分支的起源，走行路径和血流速度。对左心室各节段的运动情况要有具体评价。为了有利于病人的日后随访和医生全面分析、判断病情，以下几方面内容可以作为参考。

第一节　一般资料

包括患者的姓名、性别、年龄、种族、职业、门诊号、住院号、造影号、造影时间、造影剂名称、导管名称及型号、家庭住址和电话、工作单位和电话及医疗保险公司名称等。

第二节　病情简介

术前临床诊断、病史特点，是否有冠心病易患因素，如高血压、糖尿病、高血脂、吸烟以及家族史，血压、脉搏、呼吸及有关查体体征，尤其是心肺查体，有关重要的辅助检查等。

第三节　冠状动脉病变记录

冠状动脉病变中最常见、最重要和最复杂的是狭窄，它是冠状动脉造影结果记录的重点，对其特点应逐项描述记录，而对扩张、溃疡和心肌桥等可在报告或记录的附录中写明。

第四节　冠状动脉血管段划分

冠状动脉血管段的划分不同国家略有不同，如澳大利亚作者 K.R.Thomson 对冠状动脉的划分，见图 18–1。但是，目前国际上通用的划分方法是采用 1975 年 WHO 推荐的美国心脏病协会（AHA）分段准则，见图 18–2。

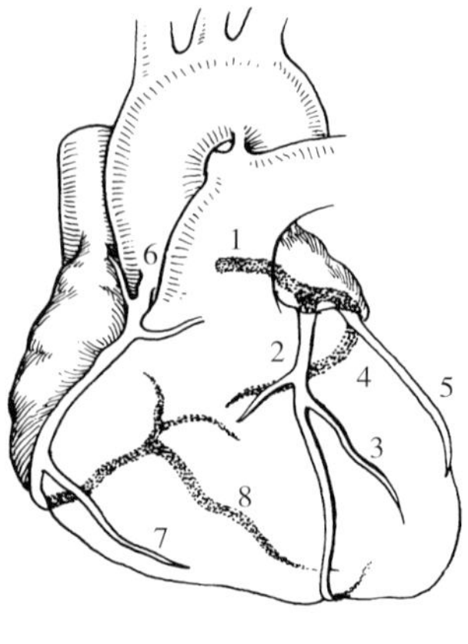

1. 左主干　2. 左前降支　3. 对角支　4. 左回旋支　5. 钝缘支　6. 右冠状动脉　7. 锐缘支　8. 后降支

图 18–1

图 18–2 示：右冠状动脉分四段，从右冠状动脉开口起始至锐缘支分叉处分为两段，近 1/2 段为第 1 段，另 1/2 段为第 2 段。从锐缘支分叉处至后降支与左室后侧支分叉处为第 3 段。降支为 4PD，左室后侧支为 4AV。左冠状动脉分 11 段，左主干为第 5 段。左前降支起始至第一间隔支为第 6 段。从第一间隔支以下的左前降支分为两段，近 1/2 段为第 7 段，另 1/2 段为第 8 段。第一对角支为第 9 段。第二对角支为第 10 段。左回旋支起始至钝缘支为第 11 段。钝缘支为第 12 段。钝缘支以

下的左回旋支主干为第 13 段。后侧支为第 14 段。后降支为第 15 段。

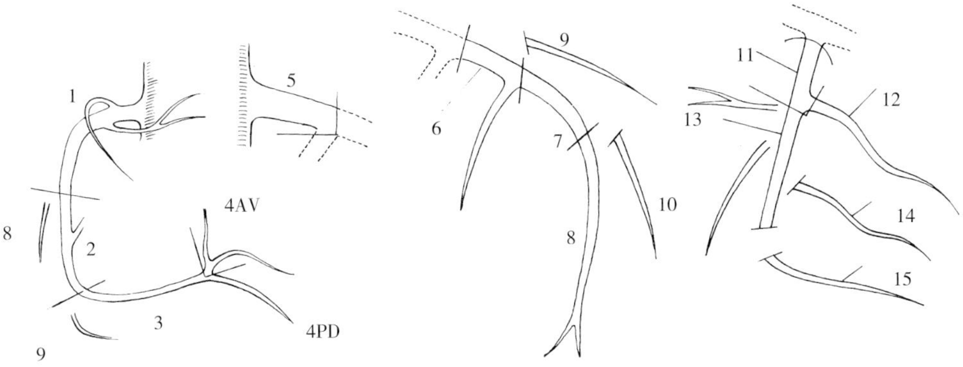

图 18-2　AHA 冠造分析模式图

第五节　左心室造影报告

左心室造影报告一般使用 1975 年 WHO 推荐的 AHA 模式图进行分析，见图 18-3。各节段的名称是：1. 前基底；2. 前侧；3. 心尖；4. 膈面；5. 后基底；6. 间隔；7. 后侧。各节段的运动分为：正常，减弱，无运动，反常运动，室壁瘤，未确定。

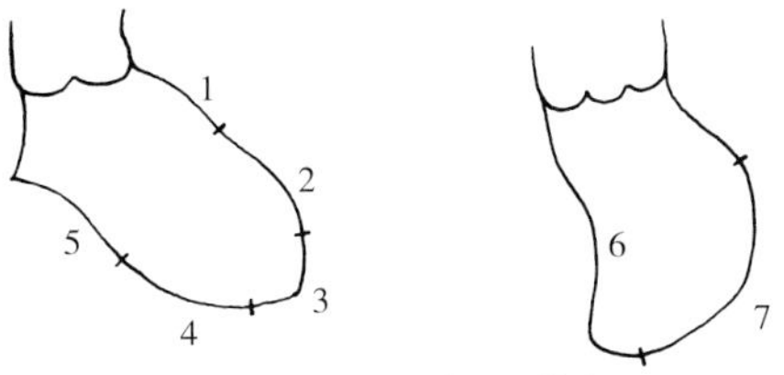

图 18-3　AHA 冠造分析模式图

第六节　冠状动脉造影结果报告单

冠状动脉造影结果报告单可根据不同医院的各自习惯进行编制，但应力求简单明了和全面。以下介绍几种报告单供参考。

报告单 1

XX 医院冠状动脉造影结果报告

姓名	性别	年龄	科	病房	床
临床诊断					造影号 造影剂
手术名称					手术时间
手术经过及造影所见					住院号
造影诊断					
主任	术者	报告人			年　月　日

报告单 2

XX 医院冠状动脉造影结果报告

姓名　　性别　　年龄　　造影号　　造影剂

临床诊断　　住院号

手术日期

	正常	侧支循环	小	缺乏	25%	50%	90%	100%	局部
右冠脉 1									
2									
3									
4AV									
4PD									
左主干 5									
前降支 6									
7									
8									
9									
10									
回旋支 11									
12									
13									
14									
15									

造影结论：冠状动脉类型：均衡型，左优势型，右优势型

钙化（　　　）痉挛（　　　）

病变范围和程度：单支%，双支%，三支%，

左主干%，其他

报告单 3

XX 医院左心室造影结果报告

节段	正常	减低	无活动	反常运动	室壁瘤	不确定
1. 前基底						
2. 前侧						
3. 心尖						
4. 膈面						
5. 后基底						
6. 间隔						
7. 后侧						

* 此表与冠状动脉造影结果报告单联用

报告单 4

XX 医院冠状动脉造影结果报告

姓名		性别	年龄		门诊号	住院号	造影时间		造影号
临床诊断									
冠脉名称	部位	狭窄程度（%）	弥漫	偏心	钙化	成角	血栓	TIMI	侧支循环
前基底	侧壁	心尖	膈面	后基底	间隔	后侧			
左心室造影结果									
冠状动脉类型									
冠造结论									
并发症及其他									
术者			报告人						

报告单 5

XX 医院冠状动脉造影资料登记表

姓名	性别	年龄	种族	职业	门诊号	住院号	造影时间
造影剂		造影号		导管名称及型号			
家庭地址、电话				工作单位、电话			
临床诊断							
胸痛：诱因		部位	性质	持续时间	缓解方式	放散	
原发性高血压		高脂血症		糖尿病	吸烟	家族史	
Bp/mmHg	HR	bpm	心律	心界	杂音		
心电图							
动态心电图							
运动试验							
超声心动图							
化验：TG	mmol/L，CHO	mmol/L，LDL	mmol/L，HDL	mmol/L，FBG	mmol/L，L		
X 光及其他							

* 此表与冠状动脉造影结果报告联用

报告单 6

××医院冠状动脉造影登记表

急□ 择□ T□

姓名	性别	年龄	造影时间	造影号	造影剂	
临床诊断			联系地址及电话：			
现病史	发病时间	疼痛部位	性质	时限	频度	缓解
	其他					
既往史	高血压 年；	糖尿病 年；	高脂血症 年；	吸烟 支× 年；	家族史：	
体检	BP /mmHg	HR bpm；	心律 ；	心界 ；	心音及杂音	
心电图						
扇扫						
X线及其他						
化验	TG mmol/L；	Che mmol/L；	LDL mmol/L；	HDL mmol/L；	FBG mmol/L	
其他						
造影所见	LM					
	LAD					
	LCX					
	RCA					
	LV					
并发症						
术者	助手	护士	技术员	监护		

报告单 7

××医院 PTCA 登记表

姓　名	性别	年龄	住院号	造影号	地址
吸　烟	高血压		糖尿病		时间
心梗时间	部位		并发症		
心绞痛性质	时间	程度	部位	缓解	
心电图					
血管部位	角度	长度	直径	血流	外观
多发病变	弥漫病变	偏心	钙化	血栓	
狭窄程度	扩张后	侧支关闭	内膜撕裂	血管关闭	
导引导管	气囊导管	导引钢丝	最佳体位		
病人反应					
心电图变化					
并发症					
评　论					

术者：

袁　龙

第十九章　冠状动脉造影的并发症及其处理

第一节　分　类

冠状动脉造影术（CAG）作为冠心病诊断的主要检查（金标准）之一，正在国内大力推广和普及。冠状动脉造影术是一种有创性诊断技术，不可避免地会发生各种并发症甚至死亡。因此，准确识别和及时处理并发症，是每一个术者不能回避和必须认真对待的重要临床课题。

冠心病及非冠心病患者进行冠状动脉造影和左室造影术并发症的发生取决于多种因素，包括设备、器械的质量和充足的程度；术者技术、经验、患者的配合程度；冠状病变的解剖特点（部位、性质、长度）及走行特点；左室功能情况等。其中，患者冠状动脉的解剖特点及左室功能好坏是导致并发症的最主要因素。

并发症主要包括冠脉和非冠脉并发症两大类。前者有持续心绞痛、急性心肌梗死、死亡、急性冠脉痉挛、栓塞等。后者有急性左心衰、低血压、血管迷走反射、室性心动过速、室颤、血管内夹层、血肿、肱动脉及股动脉血栓、腹膜后出血、大出血、猝死等。

第二节　冠状动脉造影急性并发症防治

一、死亡

（一）死亡发生率及原因

死亡是诊断性冠脉造影最为严重的并发症，发生率约 0.03%~0.08%。过去 30 年来，由于在导管设计（如软头导管损伤小）影像质量和造影剂上的改进以及操作技术的成熟，冠脉造影的死亡率不断降低，从 20 世纪 60 年代时的 0.1%降至 20 世纪 90 年代的 0.08%。心脏造影学会（the Society for Cardiac Angiography）1979–1981 年，1984–1987 和 1990 年的第一、第二和第三次登记资料结果显示，诊断性心血管造影的死亡率分别为 0.14%（n=53581）、0.1%（n=222553）和 0.08%（n=58332）。1976 年 Bourassa 报道死亡率高达 6%，Hillis 等报道的死亡率为 2.8%，心脏造影学会的第一次登记资料为 0.86%。阜外医院介入中心在 1986–2000 年期间共完成冠状动脉造影 10212 例，死亡 3 人，死亡率约 0.015%，死因左主干病变 2 例，左心衰 1 例。因冠状动脉造影而引起的发生率为 0.1%左右。其原因有：①患者的基础病变，如左主干病变，严重三支血管病变，左室功能严重受累或主动脉瓣狭窄者。②术者与助手技术不熟练。例如术者经验少于 100 例，死亡率较高。超过 100 例经验者，死亡率明显下降。③设备陈旧和老化，摄影显像质量较差，使术者不能分辨重要病变。④压力监测有误或监测不够。

（二）死亡预防措施

在不知情的情况下，导管极易嵌顿或使近端病变斑块脱落而栓塞冠状动脉。故在进行冠状动脉造影前应注意：应对患者的临床情况有较为全面地了解，对年龄>60 岁，心功能差，射血分数低和心电图呈广泛缺血性改变的患者应予以高度重视，而这一点恰恰易被临床医生忽视。左心功能严重低下（LVEF<30%）伴心力衰竭（PCWP>25mmHg）的患者冠脉造影时死亡危险增加数倍。冠脉造影过程中，造影剂一方面可损害泵功能，另一方面也有扩容作用，加上患者平卧位时回心血量增加，可使心衰加重甚至出现急性肺水肿。因此，对心力衰竭或左心功能严重低下的患者，应在心力衰竭症状控制，血液动力学改善并稳定的基础上方可行冠脉造影。必要时应在术前或术后静脉内给予利尿剂如速尿20mg排尿，术中也应严格控制造影剂用量使用低渗性造影剂，以预防心衰的发生。术中为防止心衰发生，应尽量缩短检查时间，使用低渗性造影剂并严格控制造影剂用量，减少投照体位。Bach等对7851例实行冠状动脉造影或PTCA治疗后死亡原因进行分析表明，冠状动脉造影组以栓塞并发症死亡为主，而冠状动脉介入治疗组多因心脏本身原因致死（如心源性休克、广泛心肌梗死等）。在进行冠状动脉造影过程中，应轻柔操作导管，避免粗暴、一次直接过深插入冠状动脉，以免损伤血管内膜，造成夹层阻塞冠状动脉血流。左主干病变即使仅仅是斑块，在不知情时，造影导管直接进入极易损伤左主干，产生夹层或急性闭塞，导致心血管崩溃（Cardiovascular Collapse）而死亡；在左主干严重狭窄时，导管极易嵌顿阻断血流，注入的造影剂从冠脉内排空困难，很易进入缺血→低血压→更严重缺血→心血管崩溃这一恶性循环，引发死亡。此外，在左主干极短或造影导管进入过深的情况下，也极易造成LAD起始部的损伤或夹层（不管有无狭窄病变存在），导致死亡或AMI。因此，及时发现左主干病变存在，避免导管损伤或嵌顿以及切忌使导管一次进入过深，避免损伤LAD起始部是预防这一灾难性并发症的关键。在行左冠脉造影时，应当①选用45°左前斜（LAO）位进导管，能将左主干口显示得最清楚。②避免导管一次直接进入左主干内，更忌一次进入过深达LAD近端。应当先在左主干上方“等待”后慢慢滑进左主干内，既可通过少量造影剂“冒烟”或压力曲线嵌顿及时发现左主干严重病变的存在，又可避免导管过深损伤LAD。③一旦发现左主干严重狭窄病变存在时，在1~2个关键体位上，用最小量的造影剂完成造影，并在行右冠脉造影时，也应特别注意避免嵌顿和造影剂注入过多，以免出现全心缺血而导致死亡。对高度怀疑左主干病变者，应先将导管送至主动脉窦内，撤出导引钢丝后，在记录电影同时用力“冒烟”，使左冠状动脉主干间接显影，来观察其病变情况，然后缓慢回撤导管，使其轻轻搭至左冠状动脉开口，以正位加头、足20°体位投照，以最小剂量造影剂迅速完成造影。

综上所述，主要预防措施如下：

（1）选择患者，注意识别高危患者。尤其左主干患者及三支血管病变患者。

（2）病人可预防性安装主动脉内球囊反搏及临时人工起搏器。

（3）疑左主干病变者应在冠脉开口处或附近注射造影剂。

（4）导管已进入左主干病变者，减少造影剂用量，并应尽量减少投照体位，尽可能缩短造影时间。

（5）应用大内腔、细管径导管（5F、6F导管）。

（6）造影时密切观察导管尖端的压力及ECG变化，如果导管尖端到达冠脉后，压力图形改变提示左主干病变可能时，则将导管退出冠脉口附近推注少量造影剂。

（7）防止导管插入过深造成冠状动脉嵌顿。

（8）有严重的左或右冠状动脉病变者造影剂每次用量应小于8ml，以缩短冠状动脉造影时对冠状循环中断时间。

（9）术前合并心功能不全、不稳定性心绞痛、高血压、离子紊乱，严重的心律失常者应予以纠正，待病情平稳后再进行冠状动脉造影检查。

二、急性心肌梗死及处理

（一）发生原因

（1）血栓栓塞。

（2）冠脉内膜脱落或内膜撕裂。

（3）冠脉持续痉挛。

（4）气栓。

冠状动脉病变严重而弥漫，临床情况不稳定（如不稳定心绞痛、血流动力学不稳定的心力衰竭等）；冠状动脉造影前心绞痛和冠状动脉主干近端狭窄使造影并发症发生率明显增高；造影导管或导引钢丝尖端形成的微血栓脱落或病变部位斑块脱落，引起冠状动脉阻塞；持续的冠状动脉痉挛或大量气泡注入冠状动脉内，造成冠状动脉内血流不畅甚至无血流；操作不当，导管直接损伤冠状动脉内膜，引起冠状动脉夹层，导致急性冠状动脉闭塞；当左、右冠状动脉造影导管到位后，应轻轻回抽 1~2ml 血液，彻底排除导管内气泡，以避免将气泡注入冠状动脉内；细致操作，减少导管过度的局部刺激，避免导管尖端直接损伤冠状动脉主干及血管近端，造成内膜撕裂或斑块脱落。预防 MI 的关键是术前充分准备，稳定病人病情和术中使用肝素并注意细致操作，避免导管尖端直接损伤 LM 和 LAD 起始部。

（二）预防措施及治疗措施

1. 血栓栓塞

（1）预防措施：术前及术中保持肝素化，术前肝素化是指穿刺动脉之后，应立即从动脉导管外鞘注入肝素 2500~5000U，术中肝素化是指如果术中操作不顺利，造影时间延长达 1 小时以上，应追加肝素 2000U，另外，造影时冲洗液也应肝素化（每 500ml 液体中加入肝素 5000U，其目的是避免血栓形成）导管、导丝、鞘管等造影器械均应用肝素盐水冲洗，每次送入导丝及导管前应使用肝素盐水认真冲洗和擦拭，去除附在导管腔内及外面的小血凝块及导丝外周的小血凝块。操作时应尽量减少导丝在血管内停留时间（应小于 2 分钟）。导管在血管内操作时间较长，也应经常回吸将血凝块抽去。导管应在导丝帮助下通过主动脉弓，在导管及导丝进入途径中有明显动脉粥样硬化，或行进时有阻力，或血管有较大弯曲处时，应选用 J 形柔软特滑导丝（泥鳅导丝）。避免血管内膜损伤，造成局部血栓形成，使导管再次通过局部时进入导管腔内。动脉外鞘末端是一死腔，容易形成血栓，每次更换导管时，应通过鞘管侧的三通头回抽鞘内血液，将血液凝块抽去，再用肝素盐水冲洗动脉鞘管，并洗净活瓣外侧上所有血凝块，再重新进入钢丝及导管进行下一步操作。

（2）治疗措施：应立即进行血栓栓塞处冠状动脉造影，显示病变血管段。如果证实较大的冠状动脉内有血栓存在，应决定立即进行冠状动脉内溶栓术或急诊 PTCA 术，在溶栓前应冠脉内给予硝酸甘油（推注）200~300μg，或消心痛 1~2mg，或钙拮抗剂以除外冠状动脉痉挛。冠状动脉内溶栓方案：冠状动脉内注射 rt-PA，即刻于 2 分钟内首剂 10mg，之后 30 分钟输入 40mg，如果血栓仍没溶解，可在 60 分钟内再输注 50mg，冠状动脉内注射尿激酶或链激酶方案；链激酶 20 万 U 冲击量，以 2000~4000U/min 速度注入，总量 50 万 U。尿激酶 40 万 U 冲击量，继以 2000U/min 速度注入，总量不超过 100 万 U。也可以行急诊 PTCA 术。在溶栓或 PTCA 失败，或左主干闭塞可以考虑作紧急冠状动脉搭桥术（CABG）。

2. 冠状动脉内膜脱落或撕裂

（1）预防措施，导管在钢丝引导下进入动脉时，一定要在透视情况下进行，以免钢丝推进过快深入冠状动脉内损伤冠状动脉内膜，造成内膜脱落或撕裂。在导丝跨过主动脉弓时，应把住钢丝后再推送导管。使用软头的冠状动脉导管以防止损伤冠状动脉开口处内膜。遇到阻力决不能向前用力推送导管，导管尖位置有问题应注射少量造影剂进行仔细观察。推送导管应在持续监测导管尖压力情况下进行，只有管尖压力正常和管尖呈游离状态时，才能注射造影剂，这样可以避免管尖进入冠状动脉内膜下，加压注射造影剂造成血管内膜脱落或夹层发生。特殊导管操作注意事项：如使用带锐弯头的导管时（如 Amplatz 氏导管），在冠状动脉开口处操作应动作轻柔，该导管进入冠状动脉开口时不要太深太快，以免损伤冠脉内膜，回撤导管时，应先推送后再后撤，否则，容易造成冠状动脉开口处内膜撕裂，引起严重后果。

（2）治疗措施：应立即进行 PTCA 术，使用高压球囊黏附脱落的内膜或使用灌注球囊，持续加压 30 分钟。PTCA 术失败可使用冠脉内支架术或急诊 CABG。

3. 持续性冠状动脉痉挛：术前有静息心绞痛或 ST 段在胸痛发作时呈上移者，应给予硝酸甘油持续静脉滴注或钙拮抗剂口服（必要时也可以静脉滴注）。拟诊冠状动脉痉挛者在作麦角新碱激发试验时，应仔细掌握好适应证、禁忌证和注意事项。试验阳性者应及时采取措施，应立即冠脉内注射 100~200μg 硝酸甘油或消心痛 1~2mg，重复这一剂量直至冠脉痉挛解除。随后可给予硝酸甘油持续静脉滴注，如果硝酸甘油不能逆转，可舌下含服钙拮抗剂或冠脉内给钙拮抗剂（硫氮唑酮或异搏定）。也可静脉点滴销酸甘油（50μg/min 开始），根据临床反应及时调节剂量。造影导管在进入冠状动脉开口时，应及时注射少量造影剂，以判定管尖位置，防止导管进入过深或管尖顶在冠脉壁上，刺激冠脉引起严重的冠状动脉痉挛。

4. 空气栓塞

（1）预防措施：导管在使用前应使用肝素盐水冲洗，使其腔内充满盐水。导管进入主动脉或撤回导引钢丝后应使用注射器回抽，使导管排尽气体，充满血液。三通加压注射系统及所有连接管道应严格排除所有气泡。在导管和三通加压系统连接前，必须确认导管尾端有血液涌出，并在高压盐水喷射状态下，将导管尾端和三通加压系统相连接，可避免冠状动脉内发生空气栓塞。

（2）治疗措施：少量空气栓塞可以自然排出，不必特殊处理。大量空气栓塞可造成冠状动脉大分支阻塞，可以立即将造影导管置入冠状动脉内，并使用 20~50ml 注射器强力回抽，直至抽出大量含气泡的血液为止。

5. 异物栓塞

（1）预防措施：严禁将纱布浸泡在手术台上用作冲洗导管的肝素盐水容器内。这样可以避免将纱布的线头吸入造影导管内。导管浸泡容器必须无异物及线头。在倒入盐水前，术者应仔细检查。

（2）治疗措施：发生异物栓塞可以用 20~50ml 注射器进入强力回抽，以吸出异物，也可用导引钢丝进入冠脉内钩取异物。

三、持续心绞痛及处理

（一）预防措施

（1）患者术前应控制病情趋于稳定，例如高血压患者应将血压控制正常，不稳定型心绞痛应强化内科治疗使病情趋于平稳（有效地控制心绞痛的发作）。糖尿病患者应控制好血糖情况等。有心力衰竭应控制好心力衰竭。

（2）尽量避免和消除形成血栓或将血栓带入冠状动脉的可能性（具体操作如前所述）。

（3）导管操作应熟练准确，动作轻巧，尽量减少不必要的动作。

（4）如果出现导管刺激引起冠状动脉口痉挛，应更换管径小的导管或软头导管。

（二）治疗措施

（1）立即冠脉内注射硝酸甘油 100~200μg 或消心痛 1~2mg，重复此剂量直至冠状动脉痉挛缓解。

（2）如果硝酸脂类治疗无效，可冠状动脉内给钙拮抗剂，硫氮唑铜注射液 1~2mg 冠状动脉内推注，后以 5~15μg/kg·min 静滴。异搏定注射液 1~2mg 冠状动脉内推注，后以 5~10mg/h 静滴。

③静脉点滴硝酸甘油，速度 50μg/min 开始，随时调节剂量。

④对于持续反复发作的冠状动脉痉挛，可以使用 PTCA 术进行加压扩张，可以收到良好效果。

四、冠状动脉气体栓塞症及处理

不慎将空气注入冠脉内是冠状动脉造影术的严重并发症。气体栓塞能一过性阻断冠脉内血流可能导致急性心肌梗死、心绞痛或各种心律失常、心脏骤停。

1. 气栓分类

（1）微小气栓：注入几个气泡即刻消失，无症状。

（2）小量气栓：注入约 1ml 空气，产生一过性轻度症状。

（3）中度气栓：注入 2~3ml 空气，伴明显症状。

（4）巨大气栓：注入 3~5ml 空气，并发严重症状。

2. 临床表现

在有症状气栓者中，表现为突发性低血压，一过性胸痛和意识丧失。ECG 呈明显一过性 ST 段和 T 波改变和非持续性室性心动过速，偶有 ST 段改变持续 24 小时以上。

3. 治疗措施

（1）给 100%氧气吸入，维持呼吸。

（2）有心脏骤停者进行心肺复苏和主动脉内球囊反搏以维持血流动力学稳定。

（3）如果大量空气注入，可经导管回抽气体并用力注射盐水（或患者血液），推动气泡至冠脉远端，尽早恢复冠脉血液。

五、心律失常及处理

心导管对心肌和冠状动脉的刺激，注射造影剂过多或离子型造影剂，导管嵌顿冠状动脉内，均可引起心律失常。

冠脉造影过程中出现心律失常和传导障碍很常见，多数（如房、室性早搏，室速，窦性心动过缓等）呈一过性，不产生临床后果；有些（如 Af 或 AF）会产生血流动力学异常，需要积极处理；严重心律失常（如 Vf 或心室停搏）可危及患者的生命，需紧急处理。

（一）室颤及处理

心室颤动：室颤是冠状动脉造影中最严重的并发症之一，并不少见，发生率已从 Adams 1973 年报道的 1.28%降至 1990 年心脏造影学会第三次登记资料的 0.4%。大多数是在右冠脉造影时发生。

发生原因：①造影导管嵌顿或右冠状动脉起始部痉挛，阻塞冠状动脉；②导管插入过深，阻塞圆锥支血供；③注入造影剂时间过长，剂量过大；④造影剂排空不畅，长时间淤滞于右冠状动脉内，甚至使心肌部分显影。

预防措施：①避免在冠状动脉开口反复操作导管或过深插入导管。若冠状动脉开口痉挛或嵌顿应立即撤出导管并注入硝酸甘油 100~200μg，多可以缓解。②切忌长时间、大剂量注入造影剂，若出现造影剂排空缓慢，应立即嘱病人用力咳嗽，以提升胸腔负压，加速造影剂排空，同时严密观察心电图变化。如出现室颤，立即撤出导管，同时予胸前捶击或 200~300W·s 电除颤。造影过程中出现室颤，只要处理及时，多可以恢复。③对高危病人（如左主干、三支血管病变、心衰、高血压、严重心律紊乱等）使用非离子型造影剂。防止血压或心率明显增加，适当使用镇静剂。硝酸甘油或 β- 受体阻滞剂。开始造影前出现频发室早，应给予利多卡因进行抗心律失常处理。进行冠状动脉造影时应禁止向前推送导管，以免导管嵌顿或影响造影剂排出。每次造影应注意 ECG 及血压变化，应在 ECG 和血压恢复正常对照水平再行造影。限制注入冠状动脉造影剂的剂量，避免注射时间过长。防止低血压，对由迷走神经反射致低血压，应使用阿托品（0.5~1mg 静注）和及时扩容治疗。必要时可使用阿拉明（10~20mg 静注）。有左室舒张末压升高者，应避免行左室造影术。

治疗措施：冠状动脉造影时最严重的并发症为心室纤颤，如不及时抢救常引起患者死亡。一旦发生持续性室性心动过速或心室纤颤，应立即采取下列治疗措施。

立即嘱患者进行用力连续咳嗽动作。立即从左室或冠状动脉内撤出导管。立即胸外挤压术（室颤）。迅速进行电除颤：电能通常 200~400J 可反复电击复律。大多数患者 1~2 次电击多能转复且常无严重并发症。在电击时，应采取或准备心肺复苏的其他必要措施如保持呼吸道畅通、人工气管插管、气管切开给氧、纠正水电解质紊乱等。药物除颤：利多卡因 50~100mg 静脉注射无效 5 分钟后再重复一次。顽固性室颤可试用胺碘酮 3~6mg/kg 静脉推注，间隔 15 分钟可重复一次。

（二）室性早搏、室性心动过速

冠状动脉造影过程中出现室早、室速多为一过性，与导管的机械刺激有关，轻柔操作导管常可以避免。一旦发生，立即撤出导管多可以消失，不产生严重后果。

如果室速呈持续性，且心率 > 100 次 /min，血压低于 90/60mmHg 应立即迅速进行电除颤或及时应用抗心律失常药物。

（三）室上性心动过速、心房扑动、心房纤颤的预防及处理

（1）有阵发性室上性心动过速、心房扑动、心房纤颤者，术前应预先给予抗心律失常药物预防发作。

（2）术中出现阵发性室上性心动过速者可给予下述药物处理：维拉帕米（异搏定 verapamie）首剂 5~10mg 或 0.15mg/kg 缓慢（< 10 分钟）静脉注入。亦可采取静脉持续滴注，给药速度为 0.1mg/min，该药半衰期为 15~30 分钟，首剂后 15 分钟重复第二剂。普罗帕酮（心律平 propafeme），首剂 70mg 或

1.0~1.5mg/kg 用葡萄糖液稀释后缓慢（>5 分钟）静脉注射，10 分钟后重复第二剂，总量不超过 350mg。静脉滴注以 1.0~1.5mg/min 的速度静脉滴注。三磷酸腺苷（ATP）首剂 10~15mg 静脉注射，首剂无效，2 分钟后可注射第二剂。胺碘酮（Amiodaronl），静脉注射胺碘酮首剂为 3~5mg/kg（150~200mg），以 5% GS 稀释至 20ml，缓慢静脉注射（>10 分钟）间隔 15 分钟可重复 1 次，20 小时内可重复 2~3 次。

（3）心房扑动、颤动：冠状动脉造影出现心房扑动、颤动多与基础心脏病有关。与导管机械刺激关联不大或难以肯定，因导管是在冠状动脉开口操作，不直接刺激心房。房扑、房颤一旦发生，若心室率过快会引起血流动力学异常，特别是伴有严重的二尖瓣狭窄，肥厚性心肌病和左室收缩和舒张功能异常患者可出现低血压或肺水肿，应立即处理，常以 50~100W·s 直流电转复。若无血流动力学异常，术中出现房扑及房颤者可予下列药物处理：普罗帕酮（心律平）用法同前。胺碘酮用法同前。西地兰：适用于器质性心脏病伴心功能不全者。0.4mg 加入 GS 20ml 缓慢静脉注射。如未转复，30 分钟后可再注射 0.2mg（WPW 综合征合并房扑和房颤禁用）。

（4）上述几种心律失常经药物治疗无效，并伴有血流动力学变化可予电复律。

（四）心脏停搏、窦性停搏、II–III 度房室传导阻滞预防处理

窦性停搏、房室传导阻滞　冠状动脉造影出现心动过缓或心室率减慢较多见，多为一过性，不产生严重后果。严重时可出现窦性停搏、房室传导阻滞等，多与推注造影剂过多、时间过长，造影剂在冠状动脉内排空延迟及导管插入过深，阻塞窦房结动脉有关，多见于右冠状动脉造影时。对于心动过缓，可嘱病人用力咳嗽，以加速造影剂的排空，并在心脏长间歇甚至停搏时，能维持胸腔内大动脉的压力和脑灌注，常可以恢复。若无效，立即静脉推注阿托品 0.5~1mg 或安置临时人工心脏起搏。

（1）预防措施：对有病态窦房结综合征，严重窦性心动过缓或 II° 以上房室传导阻滞，完全左束支传导阻滞者应作预防性起搏。右冠状动脉造影时，如发生右冠状动脉嵌顿或注射造影剂过多时可引起一过性窦性心动过缓，窦性停搏及 II—III 度房室传导阻滞，应注意导管进入冠脉动脉压力监测。一旦压力衰减，应立即回撤导管，推注造影剂不宜超过 6~10ml。对临床情况不稳定或术前常规检查高度提示冠状动脉病变严重的患者，可于造影前预先安置临时心脏起搏，以防止术中出现缓慢性心律失常。

（2）治疗措施：上述心律失常如系迷走神经受刺激引起，经 3~5 分钟多自行恢复。如果经连续用力咳嗽仍不能恢复者，可静脉注射阿托品 0.5~1mg。必要时可加用异丙基肾上腺素 0.5~1mg 静推。经药物处理仍不恢复者且合并血流动力学变化时，应及时进行临时心脏起搏术。

心室停搏：冠脉造影中出现一次心动过缓或心室率减慢较为常见，以右冠脉造影时居多。严重时可出现数秒的常间歇，甚至停搏。其原因与推注造影剂量过多、时间过长和造影剂排出不畅有关。故冠脉造影特别是右冠脉造影时，避免一次推注造影剂过多、时间过长即能有效预防严重心动过缓甚至心室停搏发生。一旦出现严重的心动过缓，则可嘱患者用力咳嗽，以促进造影剂从冠脉内排出，并在心脏长间歇甚至停搏状态下能维持胸腔内大动脉的压力和脑灌注，有助于恢复窦性心律。此外，应除外与冠脉造影无关的窦性心动过缓。如血管迷走反射，并给予相应处理。

第三节　非冠状动脉并发症及处理

一、过敏反应

主要为造影剂的过敏反应，约占 1%。临床表现常有轻度的感觉异常、皮疹、红斑、荨麻疹、瘙痒等。严重者可出现气管痉挛、全身血管扩张而出现过敏性休克。为防止过敏反应的出现，术前应严格碘过敏试验，对皮试阳性或有临床症状者，可应用激素（如地塞米松 5~10mg 或氢化可的松 50~100mg）静脉注射、抗组胺制剂（非那根 25mg 肌肉注射）能使再过敏反应的发生率降低 5%~10%，严重过敏发生率降至 1% 以下。对哮喘或喉头水肿患者，皮下注射肾上腺素、静脉给予氨茶碱。严重喉头痉挛、水肿者，应紧急气管切开。目前，由于非离子造影剂的广泛应用，过敏反应的发生率已少见。

1. 过敏反应的临床表现：造影剂的不良反应常与其特性、类型、剂量及患者自身的易感性密切相关。依其对造影剂反应的轻重分为三型。

（1）轻度反应：表现为恶心、呕吐、发热感、流涕、大汗、荨麻疹等。常不需处理，可自行缓解。

（2）中度反应：有声门水肿、支气管痉挛、眼睑水肿、呼吸困难、寒战、中度荨麻疹等，此型反应应积极处理。

（3）重度反应：有血压下降、循环衰竭、肺水肿、中度呼吸困难、昏迷、心律紊乱等。此型反应应紧急抢救。

2. 高危人群的识别：由于冠状动脉造影属于有创性高危检查，不良反应发生率较高，尤其是对高危患者进行冠状动脉造影，不良反应发生率显著增高，故对高危人群的识别极为重要。

（1）过敏史、家族性过敏史对造影剂过敏有预测价值，但不是绝对的。

（2）对海产品过敏的患者是造影剂过敏的高危患者，发生造影剂过敏反应是一般患者的 3 倍。

（3）30~40 岁的人群造影剂过敏的发生率高于其他人群，心血管病患者过敏的发生率比其他人群高 4~5 倍，且其过敏反应常更严重。

进行冠状动脉造影时，要将高浓度、大剂量造影剂快速注入冠状动脉内，必须持严格态度，应由经验丰富、操作熟练并充分掌握造影剂性能的医师实施，同时应注意以下几点：①严格掌握冠状动脉造影适应证，术前应对病人的临床情况、辅助检查结果有充分了解；②严格掌握禁忌证，对碘剂过敏、甲状腺疾患及严重心肝肾功能不全患者应禁用造影剂；③术前应严格碘剂过敏试验。

3. 造影剂过敏的预防

（1）仔细询问患者的过敏史及家族过敏史，这对造影剂过敏往往有预测价值。

（2）术前严格碘过敏试验。

（3）对碘过敏试验阳性反应患者，于术前以 1ml 非离子造影剂如优维显、欧乃派克静脉推注，同时点眼，再次观察患者有无过敏反应。

（4）动脉穿刺成功后，对碘过敏试验阳性患者，常规经静脉给予地塞米松 5~10mg 或非那根 25mg，以防止术中出现过敏反应。

（5）术中投照体位宜少，注入造影剂的剂量也应酌情减少，但要使病变部位血管暴露清楚为原则。

（6）术后应严密观察病人各项生命指征，酌情补液，以促进造影剂的排出。

二、低血压

冠脉造影后低血压不少见，应予以高度重视和积极处理。术后低血压的原因有：①低血容量，是术前禁食、水入量不足、术中造影剂渗透性利尿和失血的结果；②心输出量下降，与心肌缺血、瓣膜反流、心包填塞和心律失常有关；③血管过分扩张，见于血管迷走反射、硝酸甘油或其他血管扩张剂过量；④急性肺栓塞。

预防低血压的关键是及时发现原因和处理血管迷走反射、大量出血（腹膜后血肿）、心包填塞和急性肺栓塞等并发症。对于血容量不足者，应积极补充血容量。注意：冠状动脉造影术后慎用血管扩张剂（如硝酸甘油），部分患者于冠状动脉造影后可出现胸闷、心悸甚至胸痛等酷似心绞痛的表现，多与造影剂应用有关，应加以鉴别，并应严密观察心电图及生命体征变化，避免盲目应用扩血管制剂而加重病情。

三、血管迷走反应及处理

血管迷走反射常发生于冠状动脉造影术中、术后，拔出血管鞘及压迫止血时发生，约 3%~5%。

（1）血管迷走反射表现：面色苍白，大汗淋漓，头晕或神智改变，严重者可以意识丧失。部分患者可感气促、心悸、极度乏力。而最重要表现为窦性心动过缓和低血压状态。在体检时，应及时发现其早期体征——心动过缓，常伴有打哈欠。穿刺血管时与紧张有关；术后拔管时则与疼痛和血容量偏低有关。血管迷走反射一般是良性过程，积极处理，多可迅速恢复。若不积极处理，在严重瓣膜病、冠心病等患者，血压、心率过低可能出现不可逆转的严重后果，甚至死亡。

（2）预防措施：术前常规静脉注射阿托品0.4~0.8mg；术中常规准备阿托品注射液（抽入注射器中随时备用）；充分消除患者紧张、焦虑情绪，必要时可给予安定5mg口服或10mg肌肉注射；穿刺血管或拔出鞘管前应充分麻醉，消除疼痛刺激；建立静脉输液通道，充分扩容以补充血容量；拔出鞘管时床边应准备阿托品、多巴胺等药物以便及时应用；严密监测血压、心电。

（3）处理措施：对心率缓慢者，可静脉推注阿托品0.5~1mg以提升心率，对抗迷走神经作用；对血压低者，可先给予多巴胺5~10μg/kg体重持续静脉点滴，以维持血压大于90/60mmHg或恢复至术前血压状态为宜，同时积极快速补充血容量，可给予5%糖盐水快速静脉滴注。

一旦发现应紧急处理。若血压正常（>90/50mmHg）以心率减慢为主，可给阿托品0.5~1mg静脉推注。若有血压降低（<90/60mmHg），则可先给多巴胺5~10mg静注，1~2分钟内可重复使用，直至血压升至>90/60mmHg时并恢复到导管检查前为止。同时给予快速补液如0.9%盐水或5%的糖盐水（非5%的葡萄糖）3~5ml/min，并抬高双下肢增加回心血量。必要时需多巴胺5~10μg/kg·min维持静滴。

四、外周血管并发症

（一）局部出血及血肿处理

无论上肢或下肢，任何一个动脉穿刺点均可发生出血，而形成局部血肿（严重出血及血肿发生率0.1%，轻者发生率1%~2%）。

原因：①穿刺不当，在股动脉局部反复多次穿刺或刺入周围小动脉分支和毛细血管丛，引起局部渗血。②穿刺部位过高，穿刺点在腹股沟韧带以上，造成术后压迫止血困难。③穿透动脉后壁，血液沿后壁破口渗出，严重时形成血肿，甚至可上延至腹膜后，引起腹膜后出血或血肿，穿刺点靠近腹股沟韧带是导致腹膜后血肿的主要危险因素。④拔除动脉鞘管后，压迫止血不当或压迫止血时间过短。⑤肝素用量过大，血液易从动脉鞘周围渗出。⑥术后过早下床活动。上述原因在大于60岁，合并高血压、糖尿病、动脉硬化患者，出血、血肿等并发症的发生率增加。

出血和血肿预防的关键在于：①严格、规范、准确的股动脉穿刺；②避免反复、多次穿刺股动脉；③严格肝素用量；④减少操作时间；⑤拔鞘前触摸鞘管走行方向。正确的压迫止血方法：以左手3个手指在皮肤穿刺点上方，股动脉搏动最明显处或沿动脉鞘管走行方向，垂直向下压迫止血。切忌用力过大或在股动脉上方滚动，压力以穿刺侧肢体皮肤温度、颜色、足背动脉搏动与对侧比较无明显差异，皮肤穿刺点无活动性渗血为宜。

处理：

（1）仔细注意动脉（股动脉、桡动脉）的穿刺及压迫技术，应在腹股沟韧带下方穿刺股动脉。如果病人血压较高，存在主动脉关闭不全或病人反复咳嗽，应延长压迫止血时间。

（2）如果病人较胖，皮下组织（脂肪）较厚，应采取重压方法，否则容易造成严重出血。

（3）如果病人术前已使用抗血小板凝集治疗（使用Ticlid.Asprin）。应避免病人过早下床活动一般要求术后弹力绷带加压包扎或盐袋压迫6小时静卧24小时（膝髋关节勿弯曲）。

（4）少量出血或小血肿如果不压迫神经或造成血流障碍，无症状者可不予处理。小血肿可以自然吸收。

（5）血肿太大伴失血过多引起血压下降者：①重新压迫止血，以弹力绷带加压包扎或止血夹压迫止血。②立即给予补液或输血补充血容量。③如果上述方法仍无效，应请外科会诊，采取外科手段进行处理。④如果穿刺部位较高（髂嵴水平）在操作后出现低血压，腹部、腰部疼痛，应立即行腹部CT或腹腔穿刺以明确有无腹膜后出血，如果明确为腹膜后血肿应停止抗凝及抗血小板药物，补液输血，必要时由外科处理。

（二）假性动脉瘤

血肿在动脉穿刺处与动脉相通，形成假性动脉瘤。收缩期血流从动脉内流出到血肿腔内，舒张期则可回流到动脉内。由于瘤壁无动脉壁组织，故叫假性动脉瘤。常于冠状动脉造影后一至数天内形成。体检在穿刺部位有搏动性肿块，听诊可闻及明显的血管杂音即可诊断，血管超声多普勒可以确诊。

形成原因：①穿刺不当；②压迫止血不当；③动脉鞘过大，如 8F 动脉鞘造成创口过大。

假性动脉瘤均局限在穿刺部位。

预防及处理：

①避免穿刺部位太低，这样可以穿刺到表浅股动脉（而不是股总动脉），因为此处没有动脉鞘限制出血，也没有任何骨结构可供压迫止血，常发生假性动脉瘤。

②避免两次或多次刺入动脉，一旦刺中动脉而未成功时，即改换对侧穿刺。

③术后充分压迫出血和下地活动前检查有无假性动脉瘤迹象。

④假性动脉瘤多在穿刺后 3~5 天，发现局部有约 2~3cm 包块，可有搏动和血管杂音。

⑤小的（直径在 2.5cm 以下）假性动脉瘤可局部包扎压迫，减少活动，1 周内可以消失。

⑥大的假性动脉瘤应请外科进行手术矫正。

预防的关键是准确的股动脉穿刺和正确的压迫止血方法。假性动脉瘤若不及时发现、处理，常不断扩大，压迫周围软组织及血管、神经，引起疼痛及股神经损伤，严重者瘤体破裂导致大出血。故假性动脉瘤一经明确诊断应积极治疗。可在血管多普勒超声指导下，用手或血管压迫器压迫股动脉破口（瘤颈部），同时行超声检查，若穿刺点无血液流动信号，加压包扎 24~48 小时。若搏动和杂音消失，超声显示破口封闭瘤体与动脉壁隔断，多可完全恢复。注意：避免压迫静脉引起静脉血栓，避免压力过大、包扎过紧，引起下肢缺血或局部皮肤破溃、坏死血管迷走反射。若经压迫处理无效，应及时行假性动脉瘤切除和动脉修补手术。

（三）动—静脉瘘

Judkins 法穿刺股动脉偶尔可引起动—静脉瘘。主要表现局部出现搏动性包块，局部有血管杂音，行走时可以出现患侧肢体无力、发凉及疼痛。

与假性动脉瘤一样，动—静脉瘘多在数天内出现，有不断增大和破裂的危险。大多数动—静脉瘘在穿刺部位听诊可闻及连续性血管杂音，血管多普勒超声检查显示在动、静脉之间有相交通的通道，可明确诊断。形成原因：①穿刺不当或穿刺点过低，使股动、静脉同时被穿透；②导引钢丝送入动脉过短，送入动脉鞘时，其鞘芯穿透动、静脉血管壁。对于损伤较小的动—静脉瘘，可在血管多普勒超声指导下试行压迫，但效果不确定。对损伤较大的动—静脉瘘，压迫方法不能奏效者，可行外科手术治疗。

动—静脉瘘预防的关键在于准确的股动脉穿刺。

（四）穿刺局部动脉血栓形成，栓塞及处理

1. 发生原因

①导管壁周围血小板黏附性血栓导致穿刺部位或其远端血管发生血栓栓塞症（发生率 0.2%~8.0%）。

②导管或钢丝造成血管内膜损伤，使之发生血栓栓塞。

③导管或钢丝穿破血管内膜，使血管内壁发生夹层后发生血栓。

④由于动脉粥样硬化斑块，被导引钢丝或导管直接触及而发生小斑块脱落。

⑤压迫动脉穿刺部位方法不当，压迫时间过长或弹力绷带压迫过紧，导致局部血栓形成。

2. 预防及治疗措施

①术前检查穿刺动脉两种情况，一般选择搏动较强一侧，如果下肢搏动较弱则选用上肢动脉。

②有条件应术前检查血管多普勒血流图，客观地观察穿刺部位的血流及动脉情况。

③术后应严密监测两侧足背动脉、踝动脉、股动脉搏动情况。如果动脉搏动明显减弱和消失，伴肢体麻木、疼痛或发凉感，应立即进行血管多普勒检查。

④确定股动脉以下的血管堵塞性病变，应立即进行溶栓治疗。尿激酶 50 万 ~150 万 U 加入生理盐水 100ml 静脉注射（半小时以内）。Rt–PA 50~100mg 加入溶剂内静脉滴注，也可以 8~20mg 静脉推注，余下剂量 60~90 分钟内滴入。溶栓后可以给肝素抗凝治疗，肝素注射液 2000~5000U 静脉推注，继而以每小时

800~1000U 静脉滴注，维持 48~72 小时，或给予低分子肝素皮下注射，5000U 一日 2 次。如果股动脉以上血管发生血管阻塞病变，应立即请血管外科医生进行手术治疗。发生血栓栓塞病例均可以给抗血小板凝集治疗，阿司匹林 100~300mg 一日 1 次口服，或抵克立得 0.25g 一日 1 次口服，也可以两者合用。

（五）重要脏器栓塞及处理

主要有脑动脉栓塞、肾动脉栓塞、肠系膜动脉栓塞等，其中最严重及最多见为脑动脉栓塞。

1. 脑栓塞：是诊断性冠状动脉造影又一少见的并发症，发生率约为 0.07%，主要是由于栓塞所致。栓子来源于导管内、大动脉内和心腔内，甚至心脏瓣膜的表面，40%~60%是严重粥样硬化斑块的碎片、胆固醇结晶、钙化物质和血小板—纤维蛋白小血栓，甚至小气泡经导管（未被吸出）带到主动脉根部而进入脑动脉产生了脑栓塞，而这往往与术中操作过粗损伤了主动脉内粥样斑块，操作失误如未吸出血、气栓有关，引导钢丝和导管误进颈内动脉，钢丝在体内停留时间过长，钢丝未经肝素盐水浸泡或肝素水纱布擦过后再用有关。左室造影中，猪尾导管进入过深，也可能将前壁心尖部梗死后产生的附壁血栓碰脱落而产生脑栓塞。也有个别报道，近端闭塞的冠脉或大隐静脉桥内的血栓经造影剂冲出或在介入治疗中经钢丝或球囊后撤时带到主动脉根部而发生脑栓塞。栓子还有可能是 SBE 瓣膜上的赘生物。不过据 Welton 等报道了 35 例 SBE 患者（5 例有自发动脉系统栓塞史）的冠脉造影结果显示无 1 例发生导管检查后的栓塞，提示此类患者在外科术前需要行冠脉造影是安全的。当然，对于已接受积极抗凝、抗血小板甚至溶栓治疗的患者行冠脉造影时，也不除外自发性脑出血的可能性。可见，与导管检查有关的脑栓塞的预防关键是针对上述原因的操作轻柔和规范。阜外医院介入中心只有一例冠状动脉造影后出现了一侧视力模糊，推测是视网膜动脉栓塞所致，经请眼科会诊治疗好转。

2. 肺栓塞：源于冠状动脉造影和介入治疗的急性肺栓塞有逐年增多的趋势。安贞医院一组针对急性肺栓塞病因的研究显示，冠状动脉介入检查和治疗后发生急性肺栓塞占 8%，在全部肺栓塞病因中居第二位。而对冠状动脉介入检查和治疗分组分析表明，冠状动脉造影有高于其他介入治疗肺栓塞发生率的趋势。由于肺栓塞的临床表现常不典型，易被误诊为心肌缺血或心肌梗死，故诊断不易。肺栓塞常发生于冠状动脉造影术后 24~48 小时，解除加压包扎后首次下床活动患者。常表现为突发的胸闷、心悸、气短、头晕甚至晕厥，临床体检可有血压降低、心率加快、发绀等，典型心电图表现可有 Ⅰ 导联 S 波明显加深，Ⅲ导联深大 Q 波及 T 波或右束支传导阻滞等。肺通气灌注显像及核磁共振检查常可以明确诊断。

预防及处理：发生后可以行动脉造影术并进行溶栓治疗。①尿激酶 100 万 ~150 万 U（约 2.2 万 U/kg）30 分钟静脉输入。②Rt-PA10mg 冲击量在 2 分钟内输入，继之以 50mg/h 速度输注 1 小时。

（六）动脉夹层及处理

动脉夹层最多发生在髂动脉及降主动脉，股动脉及冠状动脉内夹层少见。

原因：①患者原有严重的主动脉硬化狭窄病变；②髂动脉、腹主动脉严重扭曲；③造影过程中粗暴操作；④穿刺部位局部损伤血管内膜。

预防：①准确、规范的股动脉穿刺。②术前由手术医师亲自检查患者双侧股动脉搏动情况，听诊有无杂音，若股动脉搏动明显减弱或闻及血管杂音，高度提示股动脉可能存在病变，此时，应行血管超声检查加以明确，避免术中加重病情，增加出现并发症的危险，拖延手术时间。③推送导管过程中，如遇阻力，切忌粗暴、盲目地强行送入导管，可先行下肢动脉造影，了解血管情况并以此为指导，在透视下轻柔送入 J 形导引钢丝，一旦钢丝通过扭曲、狭窄病变，沿钢丝缓慢推送导管，多可顺利通过。注意：更换导管时，应先将交换导丝送入，保留在体内，然后撤出导管，送入新导管，以减少对病变血管的刺激，减少并发症的出现。

注意事项：①中老年人造影时应用 J 形引导钢丝。②导管应在引导钢丝指引下向前推进。③引导钢丝或导管在推送过程中如果有阻力，切勿强行插入。④为预防冠脉内夹层发生，必须强调不能在导管嵌顿下用力注射造影剂。在正式造影前，应进行试验性注射少量造影剂，调整管尖位置，使之与血管走行方向保持同轴，而不抵住血管壁。⑤尽量使用软头导管可能有助于减少夹层的发生。⑥在导管或导丝向前推进过程中，患者出现腹痛或胸痛，应注射造影剂，如果有造影剂滞留，则说明已进入动脉夹层，这时，应退出导管或钢丝。⑦动脉系统造影所造成的髂动脉降主动脉夹层走行和动脉血流方向相反，则只需对症（止痛、降压）处理即可。冠状动脉内夹层可以引起急性冠状动脉闭塞形成急性心肌梗死。除按急性心肌梗死处理外，可以进行急诊 PTCA 或血管内支架术或急诊冠状动脉搭桥术。

（七）血管穿孔及处理

偶尔在有阻力情况下用力推进钢丝引起血管穿孔。如果发现钢丝行走有较大阻力，且在透视下钢丝行走路线不对，钢丝在局部呈屈曲状，造影发现造影剂外溢，在局部滞留，则可诊断血管穿孔。多数情况下，血管穿孔可自行闭合，不会引起大出血等并发症。但较大血管穿孔呈撕裂状可引起大出血需外科处理。

穿刺局部出血或血肿过大，可产生失血性休克；特别是腹膜后血肿往往失血量大，又不易被识别，若不能及时诊断和治疗，可因失血性休克而死亡。腹膜后出血或血肿的突出表现为低血压、贫血貌、血球压积降低 $>5\%$，右腹股沟区疼痛，张力高和压痛或少数情况下会有腹背痛和下腹部疼痛和压痛；腹部 B 超可探及局部液性暗区或血肿存在，腹腔穿刺可穿出不凝血，即可确诊。腹部 CT 虽能对腹膜后血肿作出定位和定量（大量）诊断，但临床上在病情紧急情况下，不能因等待检查而延误治疗。临床上一旦诊断应立即处理包括输血和压迫止血，必要时行外科修补止血。

（八）动脉鞘及导管的意外

1. 动脉鞘打折、折断原因：①动脉鞘反复、多次使用，操作粗暴。②穿刺针经两条途径刺入动脉。③病人过度肥胖。④血管严重扭曲。

2. 导管打折、打结原因：①操作粗暴；②多次、反复使用；③血管严重扭曲；④同一方向过快、过度旋转导管。

3. 导管打结的预防原则

（1）尽量在透视指导下将心导管送至心脏大血管的适当的位置上。

（2）在经股动脉推送导管前进中，应随时避免导管打弯。

（3）如果怀疑导管打结，应进行多体位透视观察，如果管尖不位于导管形成环内，即可排外导管打结（假结）。

4. 导管打结处理

（1）对较松且不完全的导管结，可轻轻旋转前送和回撤导管。如果不是死结，这种操作常能成功。见图 19–1。

（2）对较松且完全的导管结，如果有很长一段伸出打结的环体，可将管尖固定在血管上并向前推进导管，能松解导管结。见图 19–2。

（3）使用标准引导钢丝硬端进入导管结内（硬端不能伸出管尖），使导管结增大，向一个方向旋转导管松解导管结。见图 19–3。

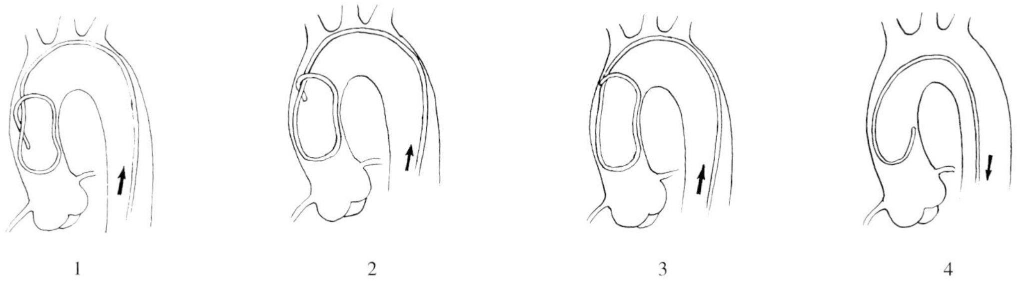

图 19–1

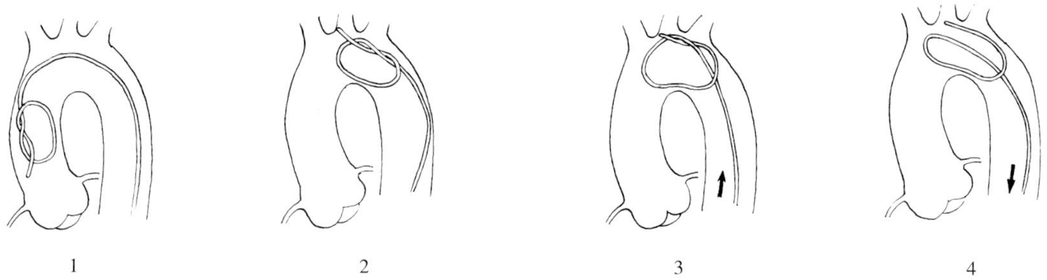

图 19-2

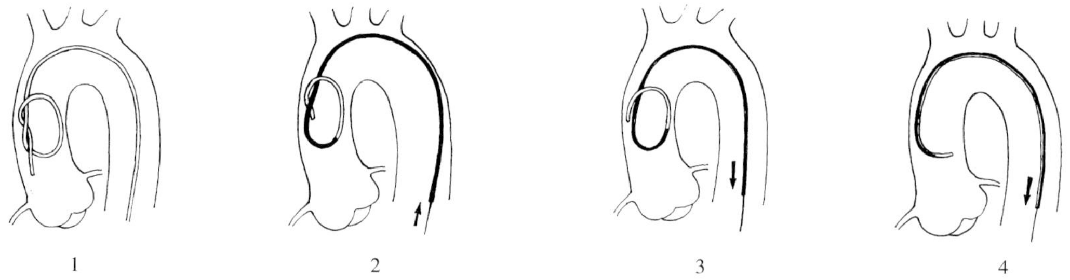

图 19-3

张　明

第二十章　特殊情况的冠状动脉造影术

第一节　急性心肌梗死的冠状动脉造影术

过去，急性心肌梗死时很少做冠状动脉造影。自从认识到急性心肌梗死是在动脉粥样硬化斑块破裂基础上发生急性血栓堵塞引起，冠状动脉内应用溶栓剂可以安全有效地使堵塞的冠状动脉再通，引起了人们做冠造的热情。经皮冠状动脉腔内成形术（PTCA）诞生后，有些学者开始尝试应用 PTCA 治疗急性心肌梗死。目前，急性心肌梗死进行冠脉造影的原因如下：①直接 PTCA；②证实梗塞相关动脉是否畅通；③为了进一步治疗的需要，确定冠状动脉病变的程度和严重性以及评价左心室功能。但是，有关急性心肌梗死是否需要做冠状动脉造影以及何时做仍有争议，尤其对早期没有接受再灌注治疗的稳定的 ST 段抬高的急性心肌梗死患者。

一、概念

指住院后几小时内有计划、迅速做的冠状动脉造影检查，无论患者是否接受了溶栓治疗。

二、指征

急诊冠状动脉造影的指征：

1. 确定患者是否适合做机械性再通，如 CABG 或直接 PTCA。

2. 对于已接受了溶栓治疗的患者，2005 年欧洲心脏学会（ESC）经皮冠脉介入治疗（PCI）指南推荐对于溶栓失败者为行补救 PTCA 应立即行冠状动脉造影，而对溶栓成功的患者 24 小时内常规行冠状动脉造影和 PCI（无论是否有心绞痛 / 心肌缺血），建议级别为 I A 类。

3. 对于严重充血性心力衰竭或心源性休克的患者，评价梗塞相关动脉是否再通。

4. 此外，急诊造影也偶尔用于确定症状不典型和心电图变化不确切患者是否存在急性心肌梗死。

三、临床意义

1. 急诊冠状动脉造影能够确定梗死相关动脉是否开通，也能提供对侧冠脉病变及侧支循环供应情况。症状发作 6 小时内，造影可以发现 80%患者的冠脉内有新鲜血栓形成，即梗塞相关动脉内有造影剂，形成明显的充盈缺损。Q 波性心肌梗死发生 6 小时内，大约有 85%的患者梗死相关动脉呈完全闭塞，随着时间的推移，完全闭塞进行性减少。相比之下，非 Q 波性心肌梗死患者，症状发作 0~24 小时内仅有 26%呈完全闭塞，随后的 6 天内这种完全闭塞会增加。约 60%的急诊造影患者，其血栓位于梗塞动脉的近段。

大约 15%的急诊冠状动脉造影呈次全闭塞，可能意味着梗死相关动脉的自发再通，患者心功能恢复较好。此类梗塞相关动脉的病变形态多为“窄颈”的偏心性，边缘不规则或二者均有。这种病变在溶栓后和不稳定性心绞痛患者也可见到，代表斑块破裂，可能有残余血栓。

2. 冠状动脉血流评定：冠状动脉血流灌注根据第一次注射造影剂的充盈和排空速度按照 TIMI 分级分为 0、1、2、3 级，具有重要的临床意义。达到 TIMI 3 级血流灌注者，30 天死亡率较 TIMI 0、TIMI 1、TIMI 2 级明显降低。

3. 侧支循环的意义：对于冠状动脉阻塞而言，如果有明显的侧支循环形成，发生心肌梗死的面积较小，心功能保存也较好。急性心肌梗死患者，造影发现 40%~50%患者有隐隐约约的侧支循环血流至梗塞相关血管，仅有 5%~15%形成丰富的侧支循环。冠状动脉堵塞几天后就会形成良好的侧支循环，如果梗死后 2 周造影，大多数（≥75%）患者均可见到侧支循环建立。

4. 安全情况：急诊心导管检查和冠状动脉造影相对比较安全。国外一组 322 例 Q 波心肌梗死患者，症状发作 24 小时内行急诊造影，操作中发生非致命性心室颤动占 9.3%，一过性低血压占 9.0%，死亡率仅为 0.6%（其中一例系顽固性心源性休克）。对 341 例非 Q 波急性心肌梗死患者心导管检查，无一例死亡。

5. 指导 PTCA

直接 PTCA：指不应用任何溶栓药物，直接应用 PTCA 作为再通手段治疗急性心肌梗死。在一项国际研究中，急诊冠状动脉造影显示，约 90%的急性心肌梗死患者，其冠状动脉病变适合行 PTCA 治疗，5%由于梗死相关动脉的心肌供血区域小或残余狭窄轻不适合行 PTCA，5%病变复杂不能行 PTCA。直接 PTCA 的优点：避免了溶栓引起的出血等并发症，成功率≥90%，梗死相关血管血流达 TIMI 3 级者≥90%，心肌缺血复发减少，住院时间缩短。

补救性 PTCA：指经过溶栓治疗，急诊造影判定梗死相关动脉仍为闭塞，立即行 PTCA 使其再通。应用溶栓剂后 90 分钟造影，10%~45%患者梗死相关动脉不能再通。多项研究显示，梗死相关动脉持续闭塞者的并发症和死亡率明显增加。补救性 PTCA 的成功率约为 80%，但是再闭塞率可高达 29%。一旦补救性 PTCA 失败，患者住院死亡率为 39%。新近完成的 REACT 试验清楚地表明，溶栓失败后的补救性 PCI 优于重复溶栓或保守治疗，6 个月时心血管事件几乎减半（9% vs 18%）。以往认为，对于已经应用溶栓剂≥90 分钟，患者仍有持续性胸痛，大面积心肌梗死，明显的 ST 段持续抬高不降低或其他的进行性心肌缺血证据，应及时行冠状动脉造影，若有必要行补救性 PTCA 治疗。有些情况下，施行补救性 PTCA 挽救心肌太迟，但是对梗死相关血管晚期再通仍有益处：①挽救冬眠心肌；②防止慢性心室扩大；③减少致命性心律失常的发生；④为将来侧支循环的形成提供一个来源。最新的 2005 年欧洲心脏学会（ESC）经皮冠脉介入治疗（PCI）指南根据今年发表的四项随机临床试验（SIAMⅢ、GRACIA-1、CAPITAL-AMI 和 LPLS）结果，推荐对溶栓成功的患者 24 小时内常规行冠状动脉造影和 PCI（无论是否有心绞痛 / 心肌缺血），建议级别为ⅠA 类。

6. 在高危病人中应用：充血性心力衰竭或心源性休克：急性心肌梗死的最初几个小时内，若患者出现严重的充血性心力衰竭或血流动力学不稳定，应行急诊造影，以便及时确定冠状动脉血运重建。梗死相关动脉是否通畅决定此类患者短期和长期预后。溶栓治疗仅能使约 40%的心源性休克患者梗死血管再通，其是否能降低死亡率仍未确定。一项荟萃分析，386 例心源性休克患者，PTCA 成功率为 73%，死亡率为 44%，药物保守治疗的死亡率则高达 80%。SHOCK 研究表明，对心源性休克患者行 PCI 治疗，每 100 名患者可挽救 13 例生命。阜外医院应用 PTCA 治疗心源性休克的成功率为 91.7%，死亡率为 46.5%。国外急诊冠状动脉搭桥术治疗心源性休克死亡率平均为 40%。因此，对于合并心力衰竭或心源性休克的急性心肌梗死患者有必要及时行冠状动脉造影，以便采取措施进行有效治疗。

7. 在陈旧性心肌梗死中应用：对于有陈旧性心肌梗死病史者，本次又发生非同一个壁的急性心肌梗死，急诊或早期常规行冠状动脉造影也有必要，即便患者不存在血流动力学不稳定。此类患者，以多支病变多见，常合并左心室收缩功能异常，死亡率较高。有研究发现，对既往有陈旧性心肌梗死的急性患者，溶栓后及早冠状动脉造影和血管成形术，较之溶栓后“看等”的患者，死亡率降低。

四、紧急冠状动脉和左心室造影

是指患者住院后至出院前无计划而进行的造影。它包括：①尽管应用了止痛剂和溶栓剂，仍有持续性胸痛，临床提示溶栓失败；②再发严重胸痛或 ST 段再次抬高，临床提示再闭塞；③发生严重的心力衰竭、肺水肿、休克或顽固性室性心律失常，提示严重的心功能不全；④听诊、超声心动图及其他检查提示有严重的瓣膜关闭不全或室间隔穿孔或左心室游离壁破裂。其中，最常见的适应证为再发缺血性胸痛，通常伴有新的心电图改变或血流动力学异常。紧急冠状动脉造影的目的为确定引起患者病情恶化的解剖学异常，如有可能通过 PCI、CABG 或其他心脏外科手术及时进行干预治疗。在紧急冠状动脉造影的患者中，约一半患者可行介入治疗。有一项多中心研究紧急造影显示，仅 39%的梗死相关动脉闭塞（TIMI 0、1 级），32%梗死相关动脉的血流正常（TIMI 3 级）。合并血压低的患者，23%梗死相关动脉开通；再发胸痛患者，60%梗死相关动脉开通；心电图呈新的 ST 段抬高患者，45%梗死相关动脉开通。

五、择期冠状动脉造影

择期造影包括常规造影和选择性造影。前者指对所有心肌梗死后的患者以冠状动脉和左心室造影作为常规检查。后者指仅对一些将来发生心脏事件危险性较高的患者行冠状动脉和左心室造影。

对于保守治疗的急性心肌梗死患者，可以通过超声心动图或同位素的方法测定左心室射血分数；也可以行运动或使用药物激发试验观察有无心肌缺血，通过以上无创伤性方法进行危险性评估。临床上梗死后不稳定的患者包括：缺血性胸痛复发，血流动力学不稳定，机械并发症（二尖瓣反流、室间隔穿孔、室壁瘤等），室性心律失常，左心功能不全的证据以及无创性检查可诱发心肌缺血；对于上述患者以及糖尿病、既往血运重建患者均应进行心导管检查，如果适合，应行冠状动脉血管重建。

选择性造影的目的是确定将来发生再梗死或死亡等危险性较高患者的冠状动脉解剖情况，使这些患者受益。但是，冠状动脉造影仅仅能够提供急性心肌梗死冠状动脉管腔的狭窄程度，反映整个冠状动脉病理过程中的一个点的变化；有些病变在急性心肌梗死 7~10 天后有变化，随着斑块愈合或消退以及附壁血栓的溶解，>60%的狭窄可以转变为≤60%；而且，很难预测以后究竟哪些病变会发生再狭窄。往往是不严重的狭窄病变突然发生斑块破裂和血栓形成引起急性心肌梗死。临床上，对于富含胆固醇的软斑块，如果造影狭窄≤50%时，进行介入治疗显然不合适；然而，这种软斑块较严重狭窄和纤维钙化斑块更容易破裂及血栓形成。

六、急性心肌梗死溶栓后冠状动脉造影

对于经过溶栓治疗的患者常规造影，可以将冠状动脉病变分为五类：

①约 35%患者为单支病变，梗死相关动脉开通，残余狭窄≥50%，PTCA 会改善生活质量。②约 15%患者为单支病变，梗死相关动脉残余狭窄 <50%，不必行冠状动脉血管重建。③约 15%患者为单支病变，但是梗死相关动脉呈完全闭塞。尽管晚期再通（PTCA）并不能改善心功能，应首先行无创检查以确定有无心肌缺血；如果心肌梗死面积较大，有存活心肌，梗死相关动脉病变的形态和部位适宜，仍应考虑 PTCA。④30%患者为多支病变。⑤5%患者为左主干病变。对于左主干病变和有左心功能不全的多支病变患者均应考虑冠状动脉血管重建术，后者的血管重建包括 PTCA 或 CABG。

第二节　冠状动脉旁路移植术后的造影

应用静脉旁路血管可提高 5 年的生存率，改善患者临床症状。冠状动脉旁路血管移植术后，内乳动脉桥的 10 年通畅率达 80%，大隐静脉桥一年内出现病变和闭塞的发生率为 15%~30%，以后在 6 年内，每年闭塞的发生率为 1%~2%，6 年后，每年闭塞的发生率为 4%~5%，大隐静脉桥的 10 年通畅率仅为 50%。应用内乳动脉后，生存率明显改观，20 年达 50.0%~63.5%，而静脉旁路血管仅为 38%。其他旁路血管尚有桡动脉、胃网膜动脉等。现在国内冠状动脉旁路血管移植手术正在广泛开展，随着这项技术的广泛应用，术后需要行冠状动脉和旁路血管造影的患者也会逐渐增加。因此，旁路移植血管的造影是造影者应必备的基本技术。尽管有许多技术用于诊断旁路移植血管病变，如超高速断层扫描三维重建技术，但是冠状动脉造影仍是诊断旁路移植血管病变以及自身冠状动脉粥样硬化的金标准。

一、冠状动脉旁路移植术后造影的适应证

尽管有些医院对冠状动脉旁路血管移植术后患者进行常规造影复查，但是旁路血管造影的适应证通常为缺血症状持续存在或复发。左心室功能，室壁节段运动，旁路移植血管是否通畅，旁路血管的血流以及

自身冠状动脉循环的状况均能反映心肌灌注和心肌血运重建是否成功。因此，造影评价包括左心室造影，主动脉和左心室压力的测定，选择性旁路移植血管造影以及自身冠状动脉造影。

二、左心室造影的意义

左心室造影可以评价左心室室壁运动。如果术前应用硝酸甘油或期前收缩使室壁运动增强，术后左心室收缩异常有可能逆转，说明患者有缺血心肌，通常称为冬眠心肌，这部分心肌不同于梗死坏死和失去收缩功能的纤维化心肌，为存活心肌，血运重建成功其功能就会恢复。左心室各节段收缩正常说明血液供应充足（至少休息状态下）。旁路移植血管通畅，足够的侧支循环形成或自身冠状动脉没有发生闭塞均有助于左心室各节段收缩正常。由左心室造影获得的左心室功能参数仍是评价手术危险性和术后长期生存的最好指标。

三、移植术后旁路血管造影注意事项及方法

造影前应详细查阅外科冠状动脉旁路血管移植手术记录，熟悉旁路血管支数和部位非常重要。若有可能，参阅手术前的冠状动脉造影片。漏照旁路移植血管的造影常常会得出错误的结论，导致临床误诊。在有些病例，外科手术时放置了不透 X 线的金属标志，将导管送至该标志水平或稍上，顺时针旋转即可找到主动脉吻合口。旁路移植血管的造影以左前斜位最常用，也最有帮助。造影寻找旁路移植血管的位置遇到困难时，主动脉根部造影有助于判定旁路移植血管的起始部。主动脉根部造影时，最好应用双相照相，以排除漏诊静脉桥的可能性。寻找静脉旁路移植血管过程中，如果近段吻合口难以确定或开口部闭塞，造影剂应用较多，对于肾功能不全者应予注意。

Judkins 和 Amplatz 右冠状动脉导管，多用途导管及 Sones 导管以及专门适合于旁路血管造影的旁路导管均可成功地用于选择性旁路移植血管造影。右旁路导管可用于右冠状动脉旁路移植血管的造影，其操作方法与右冠状动脉造影基本相同。偶尔右冠桥垂直从主动脉发出形成角度，JR 导管与静脉桥同轴不好，造影剂充盈欠佳，甚至形成血流假象使桥的开口部影像不清楚。这种情况下，最好选用多用途导管，此种导管在桥的水平头端指向下方。左旁路移植血管导管可用于前降支和回旋支旁路移植血管的造影，选择左前斜位或右前斜位，顺时向旋转推送和后撤导管寻找移植血管开口。如果主动脉根部扩大，可以选用 Amplatz L 1.5 或 2.0 导管。

四、近端吻合口

主动脉—冠状动脉旁路血管的近端（主动脉侧）吻合口，一般在升主动脉的前外侧壁冠状窦上 2~3cm 处。一般右冠状动脉旁路移植血管的主动脉端吻合口位置最低；前降支旁路移植血管在右冠状动脉旁路移植血管吻合口及自身右冠状动脉开口的左上方，回旋支旁路移植血管的位置最高，在前降支旁路移植血管吻合口的左上方，对角支旁路移植血管吻合口位于前降支旁路移植血管吻合口和回旋支旁路移植血管吻合口之间。偶尔，至后侧支和 / 或左回旋支的序贯桥起自主动脉的右侧，恰好位于上腔静脉的前方。

在主动脉的近段吻合口，旁路移植血管呈漏斗状，从主动脉垂直或呈锐角发出，因此，对于近段吻合口的开口部位或近段病变，应采用垂直投照。大部分的近段病变为偏心性病变，偶尔由于外科手术继发或有时纵隔放射治疗引起的主动脉周纤维化时，可见同心性狭窄。旁路移植血管近段由于动脉粥样硬化加速可以出现内膜过度增生。旁路移植血管近段闭塞可见杵状残端。右冠状动脉旁路移植血管最好采用左前斜位。左冠状动脉旁路移植血管用角度较小的右前斜位。需指出，主动脉造影并不是判定近段旁路移植血管是否堵塞的最可靠方法。

五、旁路移植血管体部

不管用作旁路移植血管的静脉最初的大小如何，外科手术一年里，其直径会逐渐接近自身冠状动脉的大小。旁路移植血管的全程由于内膜增生以及静脉旁路移植血管的动脉化导致弥漫性管径减少。内膜增生

可呈弥漫性，也可呈局灶性，常常位于静脉瓣处。虽然术后一年内可见内膜增生引起旁路移植血管堵塞，但是旁路移植血管直径进一步减少和以后闭塞并不常见。在一项研究中，局灶性狭窄的年发生率为15%，以后随访弥漫性狭窄无变化。因此，看来内膜增生并不是长期旁路移植血管堵塞的一个重要因素。

造影上，内膜增生表现为旁路移植血管全程长节段或短节段的弥漫性狭窄，管腔的边缘光滑。如果病变偏心，不规则，表明动脉粥样硬化加速，血小板沉积和血栓形成。

六、远端吻合口

旁路移植血管的远端或自身冠状动脉的吻合口处均可以发生狭窄。极少情况下可以形成假性血管瘤，可能系手术缝合不好所致。

七、内乳动脉旁路血管

由于左内乳动脉（LIMA）桥具有优秀的长期通畅率和临床优势，2004年ACC/AHA冠状动脉旁路移植术指南强调每一例将要进行CABG的患者，对左前降支进行血管重建应首先考虑应用LIMA桥。原因为：①内乳动脉不发生动脉粥样硬化；②内乳动脉有舒缩和血流调节的动脉特性，这是静脉旁路血管所不具备的；③内乳动脉的10年通畅率高。选择性内乳动脉造影通常用特制的内乳动脉导管，也可以使用Judkins右冠状动脉导管；一般先在主动脉弓水平逆时针旋转造影导管进入锁骨下动脉近段，引导钢丝出导管头进入锁骨下动脉，沿引导钢丝将导管送至锁骨下动脉后，轻柔缓慢地后撤导管直至进入内乳动脉。与大隐静脉旁路血管相比，由于内乳动脉细小，导管更容易阻塞血管，引起缺血，甚至心室颤动，因此一定要格外小心。用通常的造影导管选择性血管造影时，每次造影剂的用量偏大，一般为5~10ml。

八、移植血管血流情况分析与评价

造影时应注意血流形式，若静脉旁路血管结构和功能正常，造影剂会迅速充盈和排空。术后随着时间的推移，有些病例静脉旁路血管管径明显增加，充盈和排空均可减慢。出现病变时，该部位除血流速度慢外，还可出现涡流或滞留。有些情况下，静脉桥上的静脉瓣和弯曲与动脉粥样硬化斑块难以区别。与自身冠状动脉粥样硬化相比，静脉桥的斑块较软、较脆。当一根冠状动脉的一部分同时接受自身冠状动脉和正常的旁路血管的血流时，无论在旁路血管还是在自身冠状动脉推注造影剂都会使这部分显影。旁路血管造影经常看到双向血流，即由于竞争性血流的存在，该部分血流呈交替性充盈和排空。如果由于狭窄和堵塞，自身冠状动脉的血流很少，旁路血管造影就不会出现竞争性血流。一般旁路血管的前向充盈经远端吻合口至冠状动脉的远端，经常可以看到造影剂反流而使吻合口近段的自身冠状动脉及分支部分显影，表面上为自身冠状动脉闭塞，而实际上通畅，将此种现象称为假性闭塞；旁路血管推注造影剂可以逆向充盈通过狭窄使吻合口近段的冠状动脉显影，证明为假性闭塞。如果旁路血管存在狭窄或闭塞，选择性冠状动脉造影仅有很少或根本没有来自旁路血管的血流。偶尔，当旁路血管功能较差时，自身冠状动脉造影会使该旁路血管逆向充盈显影，原因为静脉旁路血管压力较低。因此，仔细观察自身冠状动脉的血流方式，大致提供旁路血管是否通畅的线索。

侧支循环。如果阻塞性病变旁路血管移植成功，术前存在的冠状动脉间的侧支循环就会消失。因此，侧支循环的血流形式可以反映旁路移植血管是否通畅。旁路移植血管阻塞或存在狭窄的情况下，提供移植血管冠状动脉的侧支循环会持续存在。下列情况可以出现侧支循环发生逆转：当至先前阻塞的冠状动脉旁路移植术后，移植血管通畅，该移植血管现在为另一根没有进行旁路移植的血管提供血流或该移植血管为又发生了阻塞或存在严重狭窄的另一根严重血管提供血流。

第三节 左主干病变的冠状动脉造影术

一、左主干病变冠状动脉造影的危险性

左主干狭窄（>50%）的发生率为2.5%~10%。为怀疑左主干堵塞的患者行心导管检查和冠状动脉造影有时会引起严重并发症。据报道，左主干狭窄患者死亡的危险性较无或轻度冠状动脉病变的低危患者增加27倍，是单支、双支或三支病变的7倍。一项研究包括53581例患者，严重左主干病变的心导管检查死亡率为0.94%。肱动脉途径或股动脉途径的死亡率相似。左主干病变造影均可对患者引起灾难性后果：①在动脉穿刺时，如果出现血管迷走反应，即明显的血压降低和心动过缓。②造影过程中出现左主干斑块破裂，血栓形成或夹层。在造影后的几个小时内也会发生死亡。如果病变距导管头部超过6mm，左主干开口部或近段病变较远段病变发生夹层的危险性增加。导管检查引起左主干轻微损伤导致的夹层也可以缓慢地发展。有报道，7小时后致左主干堵塞。③术后由于造影剂的利尿作用，引起低血容量和低血压。左心室造影过程中，由于注射造影剂，尤其应用高渗性造影剂，引起低血压和左心室舒张末压升高，可以降低冠状动脉灌注压，加重心肌缺血，使心室功能异常恶化，导致心源性休克和死亡。左主干病变常常合并其他冠状动脉血管病变。孤立性左主干病变的病因以动脉粥样硬化最多见，其他原因包括PTCA术后、心脏瓣膜置换术后、梅毒、无脉症、纵隔放射治疗、女性特发性左主干受累和血栓及肿瘤压迫。

二、非创伤性检查对左主干病变的预测和评价

造影前，结合患者的临床表现，心电图改变以及其他无创伤性检查结果应怀疑左主干病变。胸痛的患者、年龄较大（>70岁），有陈旧性心肌梗死病史和冠心病多项危险因素，颈动脉杂音以及典型胸痛持续时间长，应怀疑左主干病变。静息状态下胸痛的患者，运动耐量低或临床上有肺水肿的表现，也应高度怀疑左主干或三支冠状动脉病变。运动试验中出现严重的心肌缺血的改变：①最大运动耐量明显降低（如>6.5Mets）；②运动中出现低血压或血压不能升高，明显的ST段压低（>2mm），心率<120次/min即出现心肌缺血，且持续时间长（>6分钟）；③如果静息状态下呈ST段压低，运动使ST段压低加重。以上情况均应考虑左主干和三支冠状动脉严重病变的可能。其中，运动中或运动后ST段压低的程度是预测三支血管病变或左主干狭窄最重要的指标。

同位素心肌显像有前壁、间隔、心尖及后侧壁（左优势型）可逆性充盈缺损，提示左主干狭窄。严重的三支病变通常表现为多个再充填缺损。假如所有三根冠状动脉分布区缺血“平衡”，偶尔心肌显像也不能显示严重三支病变或左主干狭窄患者典型的可逆性缺损。然而，这些患者通常运动试验心电图呈明显的阳性缺血反应。广泛心肌缺血的其他标志为肺部同位素摄取增加和短暂的左心室扩张。运动或药物激发试验核素心室造影也有一定的价值，左主干和三支血管病变的患者，除了新的室壁运动异常外，尚有左心室射血分数的明显降低。导管检查前，也有应用双平面食道超声及灵敏度高和特异性强的二维超声心动图检出左主干病变的报道。

三、左主干病变造影方法及并发症的预防

对于怀疑左主干和严重三支病变的患者，使用非离子或低渗造影剂，以尽量避免低血压和心动过缓。心导管检查之前，应避免低血容量、低血压和严重的心律失常，积极控制心肌缺血。偶尔有些左主干和/或严重三支病变的患者，尽管抗缺血药物用量已很大，仍不能有效控制心肌缺血。这种情况下，安装主动脉内球囊反搏装置是适应证。造影前24小时内有胸痛发作的左主干患者，其重要并发症的发生率较无心绞痛者明显增加。应在左心室造影前行冠状动脉造影，以尽量避免低血压和心动过缓。左前斜位10°显示左主干开口最理想；右前斜20°+足位20°为观察左主干中远段的最佳体位。蜘蛛位（左前斜40°+足位20°）也是评价左主干的好体位。后前位也可以观察整个左主干，但是后前位的影像易与脊柱的影像重叠

而影响造影的效果。左冠导管进入主动脉根部时，在进入左冠脉前，应当先注射点造影剂（cusp flush）大致观察左冠状动脉开口部，再轻而慢地进入左主干，以避免导管“突然进入（jump-in）”左主干引起的不必要的损伤。注意导管同轴，避免导管头部顶住左主干的上壁会减少夹层。逐渐加大力量推注造影剂可防止导管脱出，也减少斑块破裂的发生。注射造影剂时，主动脉内无造影剂反流提示左主干开口或近段病变。血流动力学资料对于诊断左主干病变非常重要，因此检查中应随时观察压力变化。当导管进至狭窄处时，出现压力衰减（“嵌顿”）或舒张压降低（“心室化压力”）。一旦出现这种情况，应尽快将导管撤至升主动脉。待血流动力学稳定后，非选择性注射造影剂或换用较小的 Judkins 导管轻轻重新插入。对于左主干远端分叉前病变，左冠导管切忌插入太深。如果导管顶壁，可选用 JL 3.5 或多用途导管。应尽量减少反复进入左主干的次数，可以避免不必要的左主干开口部的损伤。左主干病变造影的目的为血运重建，应限制推注造影剂的次数，看清靶血管及分支即可。有学者提出仅用两个体位，即采用右前斜 30° + 足位 20° 观察回旋支及钝缘支，采用左前斜 50° + 头位 30° 观察对角支，其他体位不必要，甚至会给患者带来不测，因为造影剂可以引起心律失常，抑制心功能，推注造影剂的附加力量还可导致痉挛或夹层。对于左主干病变患者是否需要左室造影确定有无二尖瓣反流和评价左心室射血分数仍有争议。尽管大多数左主干患者能够耐受左心室造影，尤其用手推造影剂或高压注射器造影剂用量 <30ml 时，应用低渗造影剂发生低血压明显减少和抑制心功能减轻，但是一些无创方法足以代替其评价室壁节段运动和左心室射血分数以及有无瓣膜反流。左心室造影过程中，由于注射造影剂，尤其应用高渗性造影剂，引起低血压和左心室舒张末压升高，可以导致冠状动脉灌注压降低，加重心肌缺血使心功能异常恶化，导致心源性休克和死亡。因此，可酌情行心室造影。如果患者病情不允许，不必冒险行左心室造影检查。左心室造影时，操作导管一定小心，尽量避免刺激室间隔。

术后由于造影剂的负性肌力和血管扩张以及利尿作用，左主干病变患者 24 小时内有血流动力学不稳定的危险，尤以造影后 1~2 小时多见。因此，术后应进行血流动力学检测，如发现严重的左心功能不全，应放置漂浮导管；保证足够的液体量以保证足够的尿量。同时，注意检测有无心肌缺血的证据。严重的左主干病变患者，应准备急诊搭桥手术。可以保留鞘管，以备病情恶化时安装主动脉内球囊反搏。

第四节　冠状动脉先天性变异的造影

做冠状动脉造影检查，应对冠状动脉的先天性异常有所认识。做冠状动脉造影的人群中，主要的先天性异常发生率大约为 1%~2%，大多数为良性。但是，有些类型可以引起严重的临床后果，如：心绞痛、心力衰竭、晕厥、心肌梗死、心律失常，甚至猝死。有些冠状动脉畸形常合并先天性心脏病。

造影中最常见的异常为回旋支或右冠状动脉分支单独开口。约 50%的患者右冠状动脉圆锥支单独开口，其位于右冠窦的左侧（偏前）；如果前降支完全堵塞，此分支是形成侧支循环的重要来源。约 1%的病例系前降支和回旋支分别开口。冠状动脉开口位置高也可以见到，左冠状动脉从左冠状窦窦上嵴的上方发出；少数病例右冠状动脉从右冠状窦窦上嵴的上方发出。甚至左和右冠状动脉均从升主动脉的基部发出。如果用一般的左 Judikins 导管不能进入高位左侧开口，可换用小一号的导管，或 Amplatz 导管，或多用途导管。对于高位开口的右冠状动脉，选用一般的右冠导管即可。

单一冠状动脉：罕见，可以有许多类型。

左冠状动脉起源于肺动脉，罕见。患者在婴幼儿期出现明显的心肌缺血。不能用力活动，心动过速，喘，心绞痛和 / 或死亡。左冠状动脉起源于肺动脉引起左心室的灌注压降低，氧含量减少。个别患者可以生存至成年，出现二尖瓣关闭不全、心绞痛、充血性心力衰竭，也容易发生猝死。而且，前降支或右冠状动脉可分别单独起源于肺动脉。患者的生存取决于从其他冠状动脉形成的侧支循环。然而，患者存在窃血，即正常冠状动脉的血液流入畸形血管或肺动脉。治疗包括：若无存活心肌存在，应用导管和球囊将起源异常的冠状动脉在肺动脉起始部堵塞。若有存活心肌，可外科堵塞和冠状动脉搭桥手术同时进行。冠状动脉先天性狭窄或闭塞相对罕见，常常与其他先天性心脏病并存。

左冠状动脉或右冠状动脉从对侧冠状窦发出：冠状动脉造影可显示这种血管异常走行。有些患者发生猝死与此畸形有关，可能由于大血管的束缚效应（tethering effect）压迫起源异常的冠状动脉。根据异常冠状动脉与主动脉和肺动脉的位置关系将其分为五个类型：①位于主动脉和肺动脉之前；②位于主动脉和肺动脉之间；③位于间隔；④位于主动脉和肺动脉后面或主动脉后；⑤混合型。以间隔型最常见，动脉间型最少见。有时在大血管之间的动脉部分呈卵圆形，造影片上横切面显示狭窄。此型异常做右前斜位投照左心室造影显示主动脉的基底部异常走行冠状动脉的位置。采用左前斜投照（左 45°~60° ，头 30°~40°）和右前斜投照进行选择造影可证实异常冠状动脉的走行。冠状动脉造影中这种异常的最常见类型为左冠状动脉从右冠状窦或右冠状动脉发出。当异常的左冠状动脉自右冠状动脉发出时，最好使用右 Amplatz 导管、多用途导管或 Sones 导管。在左冠状动脉自右冠状窦或右冠状动脉发出和前降支起源于右冠状动脉或右冠状窦的病例，必须确定血管的走行。

先天性冠状动脉瘘：造影可清楚地显示这种心内分流。可以漏入右室，呈左向右分流；如果分流量大，引起负荷过重综合征，可以通过外科手术或导管介入治疗。

第五节 特殊径路的冠状动脉造影

由于经皮动脉穿刺技术（Seldinger 方法）的应用，冠状动脉造影最常用的径路为股动脉途径。其优点为：血管腔较大，容易进行包括腹主动脉、肾动脉、双侧内乳动脉的血管造影，容易操作，并且有多种导管可以采用，不容易感染等。缺点为术后需要平卧时间较长。而且，对于双侧股动脉、髂动脉和腹主动脉有严重病变患者，采用次径路做冠状动脉造影会发生困难。这种情况下，可以采用肱动脉径路。以下情况可以考虑采用肱动脉径路：①髂动脉、股动脉和主动脉远端存在阻塞性动脉粥样硬化；②主动脉和髂动脉极度弯曲；③有限制髋部伸展的骨骼异常或平躺困难；④服用抗凝药；⑤最近曾应用溶栓剂；⑥合并容易脱落血栓的腹主动脉瘤；⑦腹主动脉或降主动脉的稳定夹层；⑧主动脉缩窄。在国外，有些导管室常规采用此径路做冠状动脉造影。可以通过动脉穿刺的方法，也可以通过外科切开进入肱动脉。多采用右侧肱动脉。近年，采用桡动脉径路明显增多，此径路适合于有严重主动脉、髂动脉和股动脉疾病及重度肥胖的患者，但是，要求患者的桡动脉搏动好，Allen 试验阳性。由于桡动脉管腔较小，一般应用 5F 或 6F 的鞘管。为防止桡动脉痉挛，可在动脉内注射硝酸甘油 200μg 和利多卡因 50mg，但应注意快速推注利多卡因会使患者感到血管剧烈疼痛，而在血压低的患者推注硝酸甘油可引起血压进一步下降。透视下轻柔推送导管是防止痉挛的最好方法。桡动脉径路最大的缺陷为 5%~10%的患者术后桡动脉闭塞，但只要尺动脉好，不会引起手部缺血。采用肱动脉和桡动脉径路均可使患者很快站立，早期出院。

乔树宾　高　展

第二十一章　疑难冠状动脉造影的技巧

本文所谓的疑难冠状动脉造影是指常规方法不能顺利进行的冠状动脉造影，主要见于以下几种情况：先天性冠状动脉起源异常、主动脉弓异常、主动脉与髂动脉的扭曲以及旁路移植血管的造影等。现将这些情况下的造影技巧分述如下。

第一节　先天性冠状动脉起源异常的造影技巧

文献报道先天性冠状动脉起源异常的发生率分别如下：右冠状动脉（RCA）开口于左冠状动脉窦者约为 0.48%，右冠状动脉开口于左右半月瓣联合部位者约为 0.14%，右冠状动脉高位开口者约为 0.22%，右冠状动脉开口于无冠状动脉窦者约为 0.096%，左回旋支（LCX）开口于右冠状动脉窦者约为 0.024%，左冠状动脉主干（LM）高位开口者约为 0.024%，左前降支（LAD）与左回旋支分别开口于主动脉者约为 0.14%。因此，当常规的冠状动脉造影不能发现某支冠状动脉时，要考虑是否为冠状动脉起源异常所致。此时，我们的经验是先行左室造影；若仍不能提供线索，则行主动脉根部非选择性造影。以下简单举例介绍。

一、右冠状动脉高位开口于左右半月瓣联合部位之上的造影技巧

常规冠状动脉造影未发现右冠状动脉，左室造影提示右冠状动脉高位开口于左右半月瓣联合部位之上。这种起源异常的造影宜选用 JR4，先将导管送入左冠状动脉窦，上提导管的同时顺时针微旋导管，并同时缓慢、匀速推注造影剂，观察导管是否进入开口或距开口的距离；不成功，可选用 AL1，AL2，JL4/3.5 等导管。见图 21–1、影像图 21–1。

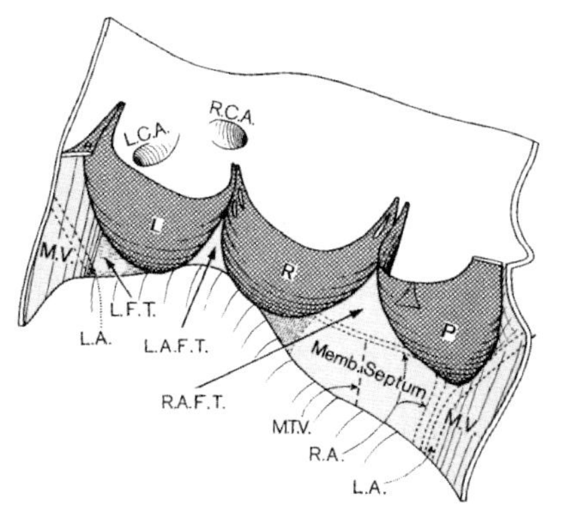

图 21–1　右冠状动脉高位开口于左右半月瓣联合部位之上示意图

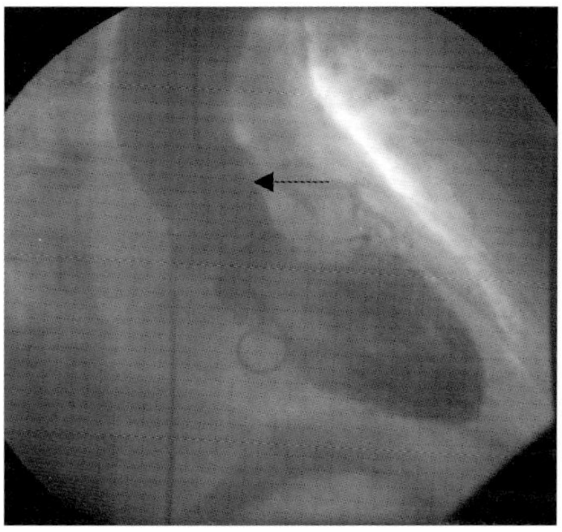

影像图 21–1a　左室造影提示 RCA 高位开口于左右半月瓣联合的部位之上。

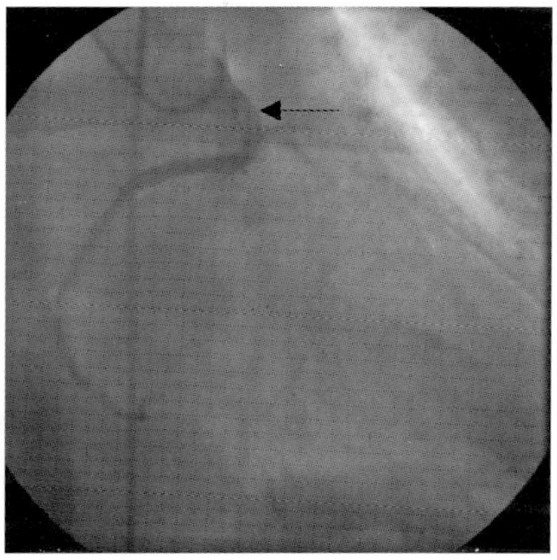

影像图 21–1b　选用 JR4 成功进行右冠状动脉的造影。

二、RCA 开口于左冠窦偏前部位的造影技巧

选用 JL4，先将导管送入左冠状动脉窦，轻轻推送导管的同时逆时针微旋导管，并同时缓慢、匀速推注造影剂，观察导管是否进入开口或距开口的距离；不成功，可适用 AL1、AL2 等导管。影像图 21–2a、影像图 21–2b 为 RCA 开口于左冠窦偏前部位，用 JR4 不成功换用 JL4 导管成功造影的影像。

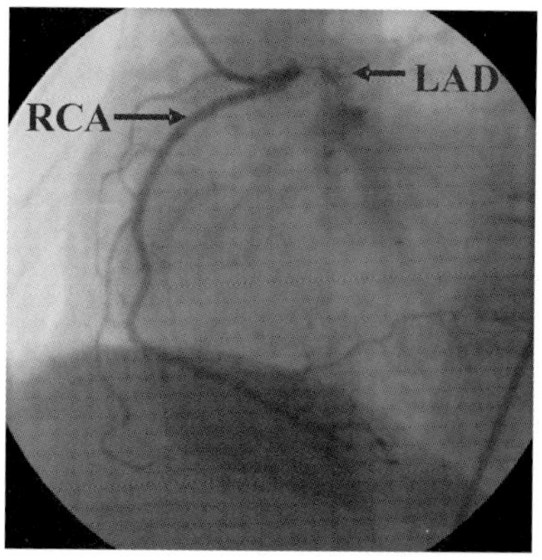

影像图 21-2a　RCA 开口于左冠窦偏前部位。

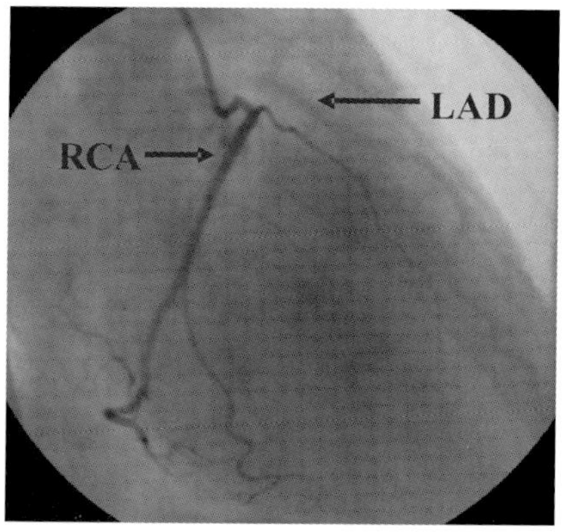

影像图 21-2b　RCA 开口于左冠窦偏前部位。

三、LAD、LCX 分别开口于主动脉根部的造影技巧

选用 JL4，先将导管送入左冠状动脉窦，轻轻推送导管的同时逆时针微旋导管，并同时缓慢、匀速推注造影剂，观察导管是否进入开口或距开口的距离；不成功，可适用 AL1、AL2 等导管。见影像图 21-3。

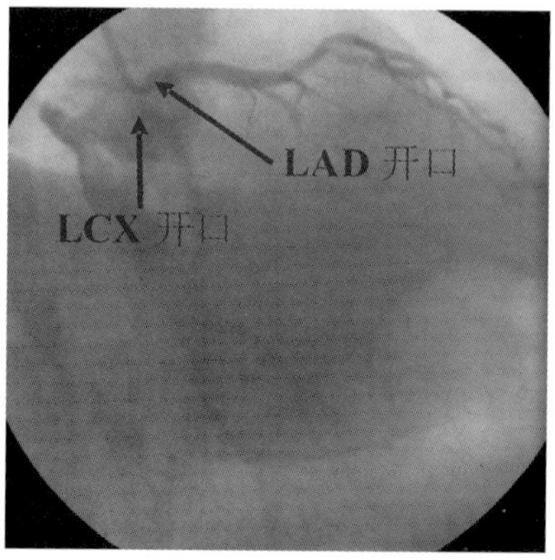

影像图 21-3a　LAD、LCX 分别开口于主动脉根部（RAO）。

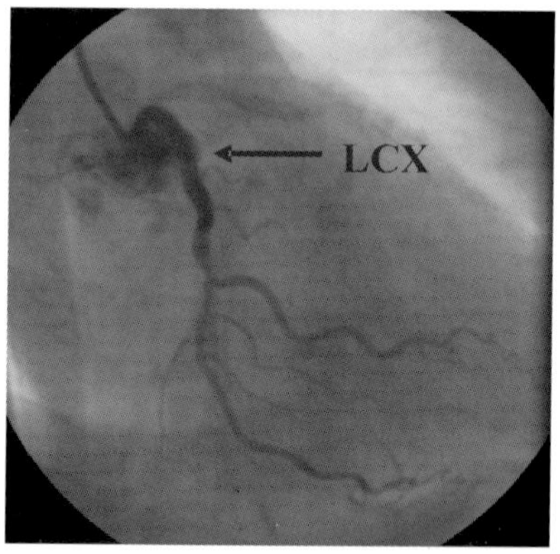

影像图 21-3b　选择性 LCX 造影显示 LCX 开口于主动脉根部(RAO)。

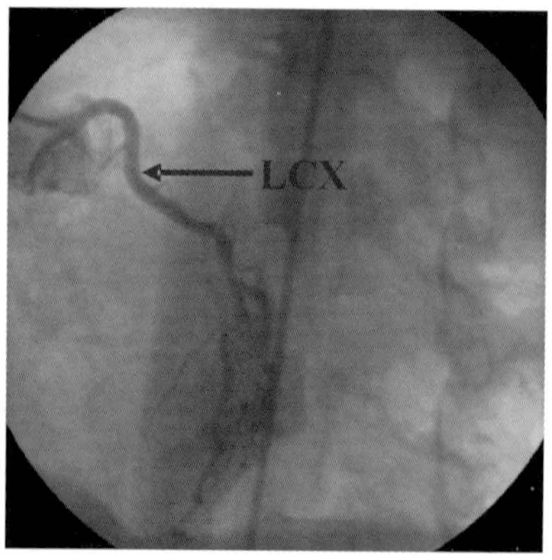

影像图 21-3c　选择性 LCX 造影显示 LCX 开口于主动脉根部（LAO+CRA）。

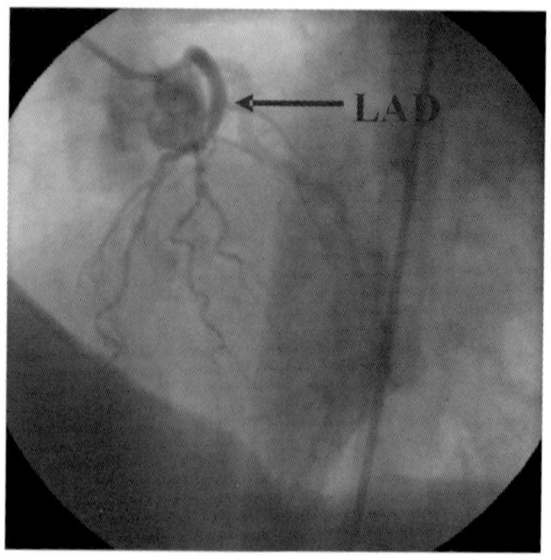

影像图 21-3d　选择性 LAD 造影显示 LAD 开口于主动脉根部（LAO+CRA）。

四、LCA 开口异常的造影技巧

若常规方法不能发现 LCA，则行主动脉根部非选择性造影。选用 JL4 或 JL3.5 时，先将导管送入左冠状动脉窦，抵住主动脉的根部，轻轻推送导管，并同时缓慢、匀速推注造影剂，观察导管是否进入开口或

距开口的距离；不成功，抵住主动脉的根部，停留 30~60 秒，轻轻回撤导管。适用于 LCA 高位开口者，见影像图 21-4。

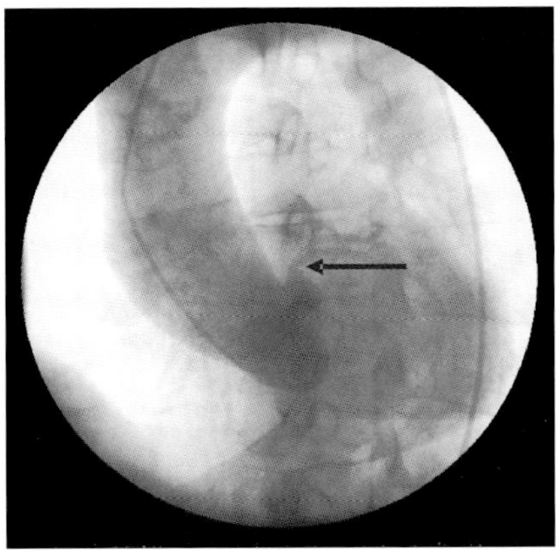

影像图 21-4a　主动脉根部非选择性造影显示左冠窦发育不良，LCA 高位上翘开口。

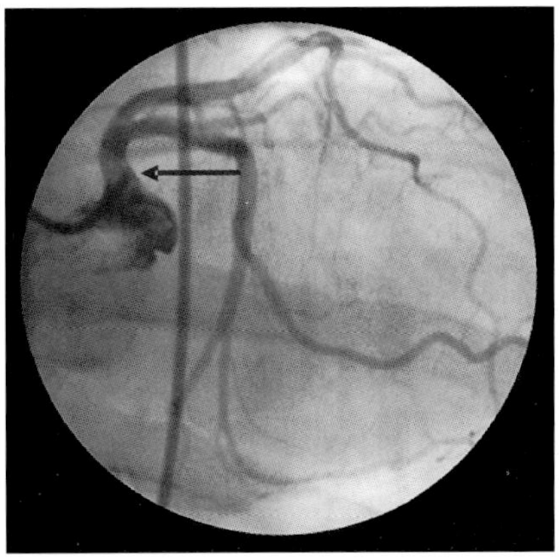

影像图 21-4b　JL4 选择性造影显示 LCA 高位上翘开口。

五、LCX 起源于右冠窦的造影技巧

常规方法不能发现 LCX，行主动脉根部非选择性造影。若提示 LCX 起源于右冠窦，则利用 JR4 行 LCX 选择性造影；不成功，选用多功能导管。见图 21-2、影像图 21-5。

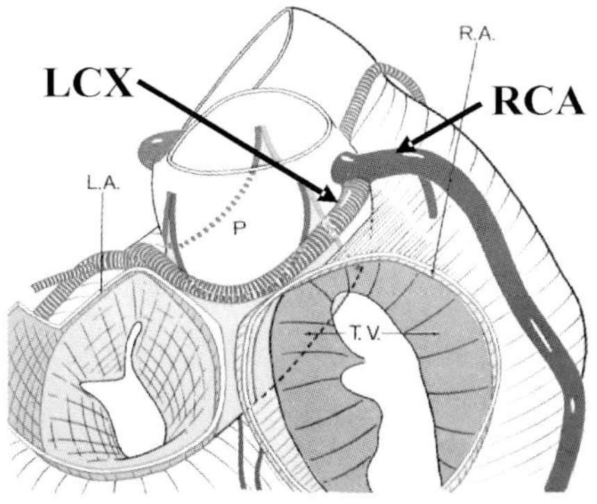

图 21-2　LCX 起源于右冠窦示意图

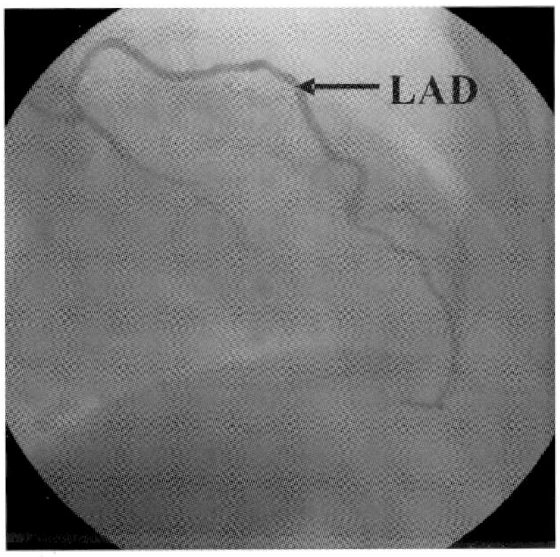

影像图 21-5a　常规 LCA 造影，LAD 显影，而 LCX 阙如。

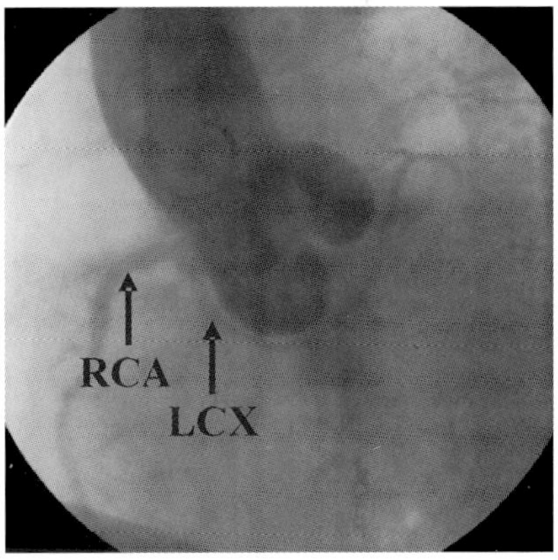

影像图 21-5b　主动脉根部非选择性造影提示 LCX 开口于右冠窦。

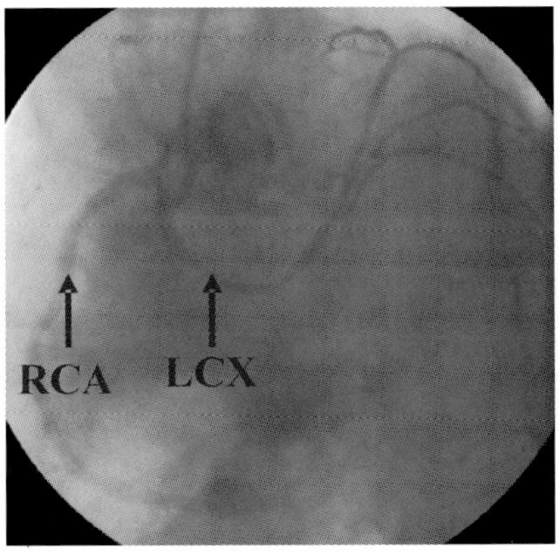

影像图 21-5c　JR4 行 LCX 选择性造影。

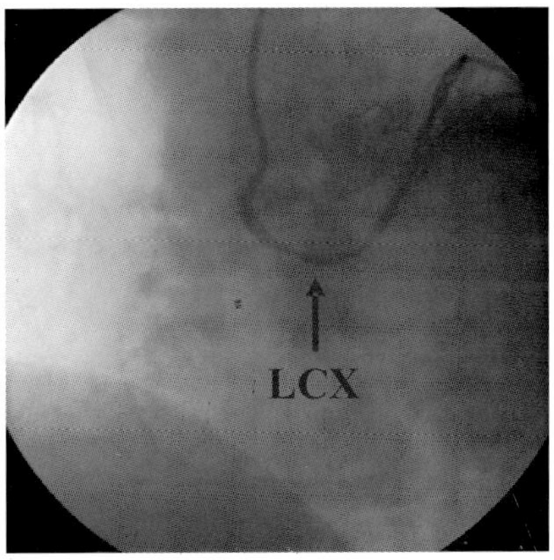

影像图 21-5d　JR4 行 LCX 选择性造影。

第二节 主动脉弓异常时冠状动脉造影的技巧

常规方法不能操纵导管时，除外降主动脉及髂动脉扭曲者，行主动脉根部非选择性造影，观察是否主动脉弓异常；不成功，选用右侧桡动脉入路。见影像图 21-6。

第三节 降主动脉及髂动脉扭曲的造影技巧

造影过程中，若操纵导管尾端而导管的头端不能同弧度旋转，则提示可能存在降主动脉及髂动脉扭曲。此时技巧如下：观察导管走行的全程，除外导管打结；观察导管走行是否扭曲，必要时行降主动脉及髂动脉的造影；置换长鞘越过扭曲处；每次交换造影导管时用长钢丝交换，避免通过困难；也可尝试对侧股动脉入路；或选用桡动脉入路。见影像图 21-7、影像图 21-8。

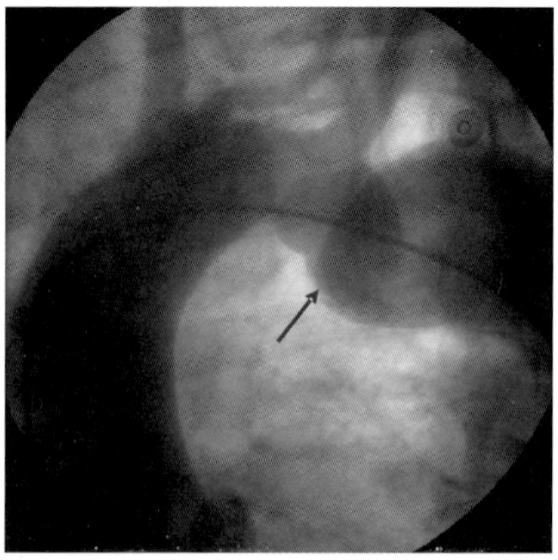

影像图 21-6 先天性主动脉峡部缩窄。

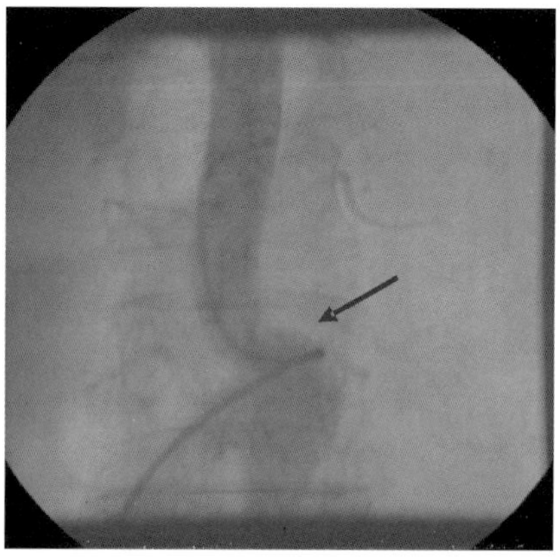

影像图 21-7 腹主动脉扭曲。

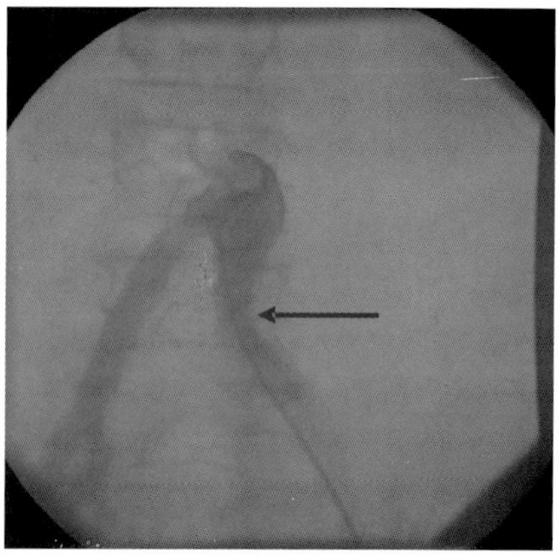

影像图 21-8 左髂动脉扭曲。

第四节 旁路移植血管的造影技巧

随着国内冠状动脉旁路移植术（CABG）的广泛开展，术后需要行冠状动脉和旁路移植血管造影的患者逐渐增加。常用的移植血管（亦称桥血管）为大隐静脉与内乳动脉。两种移植血管的造影技巧分述如下。

一、大隐静脉移植血管造影的技巧

术前详细了解手术记录至关重要；避免动作粗暴，以免损伤桥血管的开口；一般情况下，右冠状动脉造影导管可完成；对于右冠状动脉桥进入困难者，可改用多功能导管；完成右冠状动脉造影后，轻提右冠状动脉造影导管，一般会弹入右冠状动脉桥；若不成功，可在较高的位置顺时针旋转右冠状动脉造影导管；完成右冠状动脉桥造影后，轻提右冠状动脉造影导管，并适当微旋导管（顺或逆时针）一般会依次弹入 LAD 桥及 LCX 桥；回提导管的方法若不成功，可改用进入的方法；将右冠状动脉造影导管回撤至主动脉弓，轻轻推送导管同时顺时针旋转导管，当遇到阻力时，即可能在桥血管的口部。“冒烟”证实；完成一只桥后继续向前轻轻推送导管同时顺时针旋转导管，试进入其他桥血管。见图 21-3、影像图 21-9、影像图 21-10。

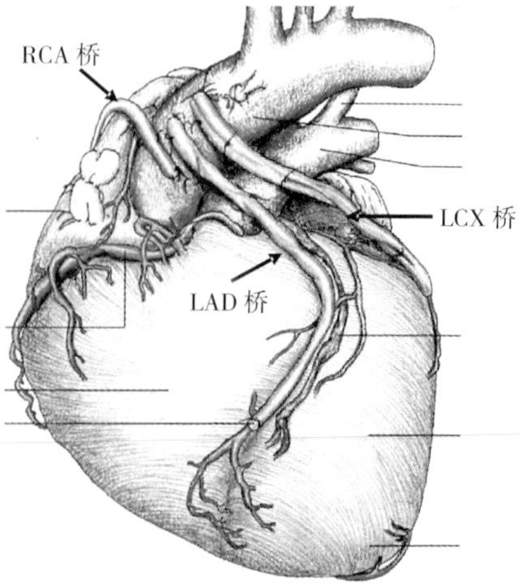

图 21-3 大隐静脉移植血管示意图

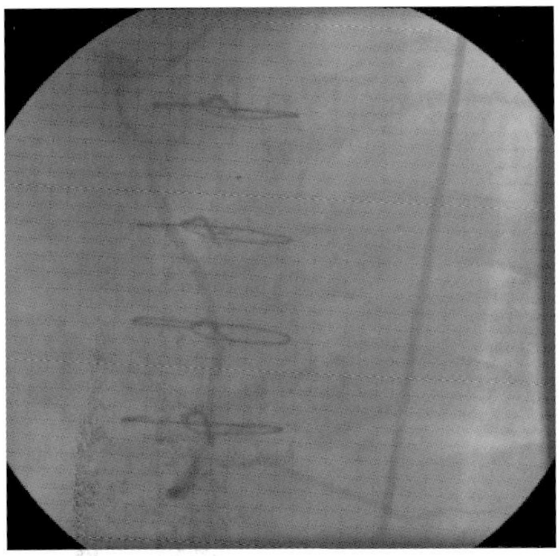

影像图 21-9　右冠状动脉桥（LAO）。

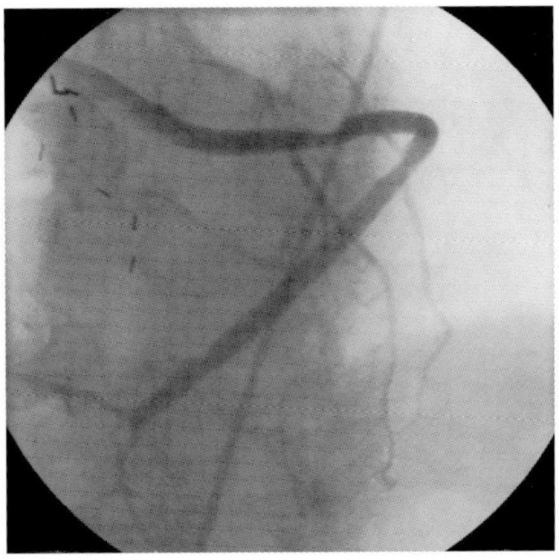

影像图 21-10　OM_1、OM_2 及 PLA 静脉序贯桥（LAO）。

二、内乳动脉移植血管造影的技巧

对于 LAD 桥血管为内乳动脉的患者，完成动脉桥造影后，回提 JR4 造影导管至主动脉弓的最高点，然后轻微逆时针旋转，使其弹入左锁骨下动脉，轻送导管或导入 0.035 英寸直径的长钢丝，推送 JR4 至内乳动脉远端，回撤 JR4 在接近左锁骨下动脉转折处逆或顺时针旋转，“冒烟”，寻找内乳动脉开口造影，切忌强拉硬推导管，避免内乳动脉口部损伤。若 JR4 不能良好对位内乳动脉开口，可在内乳动脉近端进行非选择性造影。若仍显影不清，可换用专用的内乳动脉桥血管造影导管。在内乳动脉造影时，部分患者可有胸痛，造影后很快消失。见影像图 21-11、影像图 21-12。

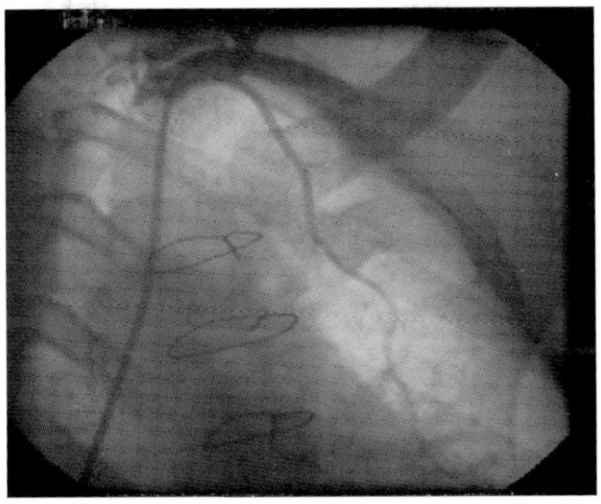

影像图 21-11　LAD 内乳动脉血管桥。

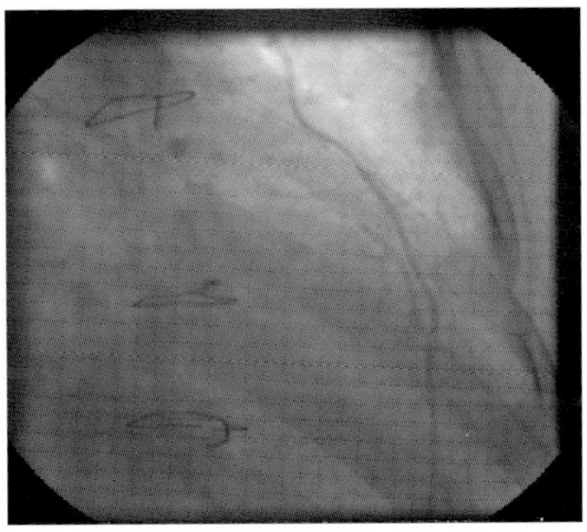

影像图 21-12　LAD 内乳动脉血管桥。

金元哲　赵红岩

第二十二章　冠状动脉造影中的药物试验

冠状动脉血液动力学改变可导致或加重冠脉管腔狭窄而发生心肌缺血，冠脉造影时应结合临床表现和造影所见对冠脉痉挛的存在与否通过药物试验加以肯定和排除，其中，包括麦角新碱激发试验、硝酸甘油试验、乙酰胆碱激发试验和过度换气加静脉滴注碱性药物试验等。另外，钙离子拮抗剂因其在治疗冠脉痉挛中的良好效果，临床上得到了广泛使用。

第一节　麦角新碱激发试验

冠状动脉短暂性缺血诊断的“金标准”是在冠状动脉造影时见到冠状动脉痉挛存在，并且除外导管刺激所致的冠脉痉挛可能。理想的情况下，在导管室行冠脉造影时观察到自发性心肌缺血的存在，使用硝酸甘油后得到缓解，于是心肌短暂缺血是基于冠脉痉挛的诊断可以确定。许多时候，我们不能在导管室观察到自发性心肌缺血，因而一些激发试验得到了应用，麦角新碱激发试验是其中应用最广泛的。

麦角新碱是一种结构上与许多神经递质相似的非特异性血管收缩剂。患者在应用此药后大多会出现冠脉痉挛，这主要表现在冠状动脉直径的减少（大约 15%），同时使系统的和左室舒张末压轻微升高。

（一）试验目的

1. 确定存在冠脉痉挛。

2. 确定冠脉痉挛的位置，严重程度，累及血管数目，与冠脉粥样硬化狭窄的关系（例如，近端、远端或临近痉挛处）。

3. 为评价治疗效果和判断疾病所处阶段提供基本数据。利于展望预后、药物选择及采取其他治疗措施。

（二）适应证

麦角新碱激发试验主要用于临床怀疑变异型心绞痛，或静息心电图提示有心肌供血不足，或有心绞痛伴随静息心电图以及平板运动试验阳性而冠状动脉造影完全正常者。若胸痛发作时心电图捕捉到明确 ST 段抬高，含服硝酸甘油后 ST 段迅速回降者，变异型心绞痛的诊断已可确定，不必进行麦角新碱激发试验。

（三）禁忌证

相对禁忌证：新近患过心肌梗死（5 天内）、未控制的心绞痛、未控制的室性心律失常。

绝对禁忌证：严重的高血压、严重的主动脉狭窄、脑血管病、未控制的充血性心力衰竭、妊娠、处于绝经前期的闭经女性以及冠状动脉有≥50%固定性狭窄病变（特别是严重的左主干狭窄）的患者，不能进行麦角新碱激发试验。

（四）方法

检查前停用硝酸酯类药物至少 4 小时，停用钙离子拮抗剂 24 小时。完成常规冠状动脉造影、置入右室心内膜临时起搏电极、记录 12 导联心电图并测量和记录血压后，静脉注射麦角新碱 0.05mg，观察 6 分钟，若无心绞痛、呼吸困难、心律失常或低血压，亦无心电图改变，冠状动脉造影确定无冠状动脉痉挛，可给予第二剂量 0.1mg，再观察 6 分钟若仍为阴性，可给第三剂量 0.25mg。对高度怀疑冠状动脉痉挛或心绞痛伴有晕厥发作的患者，第一次 0.05mg 后，可按 0.05mg、0.1mg、0.2mg 或者 0.1mg、0.1mg、0.15mg 的剂量顺序给予，总量均不超过 0.4mg。每两次给药前做冠状动脉造影，确定无冠状动脉痉挛以后方可给予下次剂量。一旦诱发心绞痛和 / 或心电图的改变，立即重复冠状动脉造影，并在痉挛侧的冠状动脉注入硝酸甘油 200~300μg，若痉挛未缓解可重复给予上述剂量或口含硝苯地平 5~10mg，顽固性痉挛时用硝普钠静脉滴注。胸痛缓解后重复冠状动脉造影，观察 15 分钟后拔除导管。对麦角新碱激发试验阴性者，完成冠状动脉造影以后亦应在冠状动脉内注射硝酸甘油 0.2mg 或口含 0.6mg，逆转麦角新碱的非特异性血管收缩作用，并至少再观察 15 分钟方能拔管。

（五）阳性标准

注射麦角新碱后冠状动脉局部管腔直径变窄 50%以上，伴或不伴有胸痛及心电图 ST–T 改变（抬高或压低，T 波高尖）为阳性。另外，一些指标提示心肌缺血的存在如：①左室舒张末压的显著升高；②可以转变的局部心肌吸收 ^{201} 铊和运动的减少；③心肌代谢指标的不正常。

试验过程中出现非典型性胸痛（无心电图改变）、恶心、呕吐、头痛、血压升高、冠脉轻、中度弥漫性向心性狭窄（50%）为麦角新碱的非特异性血管收缩作用所致，为阴性结果。麦角新碱激发试验对冠状动脉痉挛引起的心绞痛具有较好的敏感性和特异性。据报道，在变异型心绞痛患者中阳性率可达 85%~90%。

（六）危险性

麦角新碱激发试验只要适应证选择适当，通常是安全的。常见副作用有头痛、恶心、呕吐、高血压及非典型胸痛等。激发试验阳性者可能发生严重副作用和并发症，如低血压、严重心律失常（Ⅲ° 房室传导阻滞、阵发性室性心动过速、心室颤动、心脏停搏）、心肌梗死甚至死亡，文献报道的死亡率为 0~0.2%。

由于本试验有潜在危险性，因此，应在具有完备的血流动力学及心电图监护的心导管室，由具有一定经验的医生进行。要严格选择适应证和注意禁忌证。

第二节　硝酸甘油试验

硝酸酯类药物中应用得最为广泛的是硝酸甘油。它的基本作用是直接松弛血管平滑肌，有较强的扩张冠状动脉的作用，此药虽不增加总冠脉血流量，但可以增加缺血区流量，增强缺血区的节段性收缩，其主要的作用机制有以下几方面：

1. 降低心肌耗氧量。

（1）扩张静脉血管，降低前负荷。

（2）舒张动脉血管，降低左室后负荷。

2. 心肌血流重新分布，有利于缺血区的灌注。

（1）选择性扩张大的冠脉输送血管，增加缺血区流量。

（2）降低左室充盈压，增加心内膜供血，改善左室顺应性。

（3）刺激生成侧支，开放已有的侧支，增加缺血区的分流量。

（4）使冠脉血流由非缺血区向缺血区灌流。

3. 血管内皮细胞释放内源性 NO 及 PGI_2。

当冠状动脉造影时发现冠脉狭窄存在，冠脉内注射硝酸甘油 200μg。若注射后狭窄减小≥30%或完全消失为阳性，表示冠脉痉挛存在，但也可见到在冠脉内给予硝酸甘油后狭窄程度增加，这是由于正常血管段内径因硝酸甘油的正常药理作用而扩大，但粥样硬化病变处无变化，致使血管内径差别加大。

在进行冠状动脉造影时，应避免造影导管插入冠脉口内过深或动作过猛等情况，减少对冠脉管壁的损伤和压迫，如若发生确定的冠脉痉挛，应立即拔除导管，观察压力和心电图的变化，同时考虑药物治疗。冠状动脉痉挛大多对硝酸甘油非常敏感，冠脉内注射 200~300μg/次，往往能明显改善冠脉痉挛，如果痉挛持续存在，硝酸甘油按 20μg/min 的速度静脉滴注。在静脉滴注硝酸甘油时要注意患者症状的改善情况以及心电图的变化等。不要任意地降低血压，因为，后者可导致那些本身存在严重阻塞病变的冠脉的灌注压降低，反射性的加快心率，加重冠脉缺血。硝酸酯类和钙离子拮抗剂均是激活血管平滑肌某些机制，所以往往可以同时使用。

第三节　乙酰胆碱激发试验

近年来，冠状动脉内注射乙酰胆碱诱发冠状动脉痉挛已引起重视。Yasue 和 Okumura 报道，右冠脉的乙酰胆碱的用量一次为 20μg 和 50μg，左冠脉为 20μg、50μg 和 100μg 时，其诱发冠状动脉痉挛的总敏感性为 90%，特异性为 99%，因该药半衰期短，除右冠脉内注射偶见缓慢型心律失常外，并发症少，有人建议将该方法作为变异型心绞痛的激发试验。

第四节　过度换气加静脉滴注碱性药物试验

嘱患者用力呼吸 3~5 分钟，每分钟 30 次，可在试验前和过度换气终末配合血气分析。若过度换气试验前 10 分钟之内快速滴注三羟甲基氨基甲烷（pH10）缓冲液 100ml，随后再做过度换气，其诱发冠状动脉痉挛的敏感性可达 70%。由于此方法较麦角新碱激发试验安全、简单，不失为临床较好的方法。

第五节　冠脉内罂粟碱的应用

冠脉内注射罂粟碱被认为是诱发冠脉和心肌最大充血的“金标准”。常用剂量为左冠脉 12~15mg，右冠脉 8~10mg，快速注射，作用高峰在给药后 30~60 秒，持续时间也为 30~60 秒。副作用有 QT 间期延长和 T 波变化，偶可见多形性室性心动过速发生。由于与离子型造影剂合用易发生浑浊，故应与真正的非离子型造影剂合用。

第六节　冠脉内腺苷 /ATP 的应用

冠脉内注射腺苷可以使冠状动脉达到最大程度的充血，其使用起来是很安全的，没有明显的不良反应，且允许在几分钟内进行重复测量。ATP 具有腺苷类似性质。腺苷的常用剂量：左冠脉 0.2~0.4mg，右冠脉 0.15~0.3mg，起效迅速，充血相仅持续 5~15 秒，30 秒内作用消失，常不能达到稳态，偶有短暂的房室传导阻滞发生，一部分人不能获得最大充血状态。

第七节　钙离子拮抗剂的应用

在某些情况下，冠脉痉挛导致的急性缺血对静脉内给予硝酸甘油不能得到缓解，需加用钙离子拮抗剂，此类药物对冠脉痉挛导致的变异型心绞痛疗效最佳。钙拮抗剂可通过直接与间接途径对缺血心肌发挥保护作用，但总的机制仍然是阻断钙内流。其主要的作用机制有以下几个方面：

1. 直接对缺血心肌起保护作用。
2. 降低心肌耗氧量，提高心肌效率。
3. 增加缺血区心肌供血。
4. 促进内源性 NO 的产生及释放。

钙拮抗剂不影响静脉血管床，因对静脉压及前负荷无作用，很少出现硝酸酯类所产生的反调节现象，也不出现耐药性，但由于血压下降，反射性交感神经张力上升，影响心肌氧耗量及左室肥厚的逆转。常用的药物有维拉帕米、硝苯地平、地尔硫䓬等。

在出现对硝酸甘油耐药的病例，首先舌下含服硝苯地平 10mg，如无效应立即冠脉内给予维拉帕米，按 150μg/kg，速度为 100μg/min，最大量可用至 1.0~1.5mg，或者地尔硫䓬，按 250μg/kg，最大量可用至 5~10mg，二者滴注时间均应大于 2 分钟。虽然应用钙离子拮抗剂很少出现房室传导阻滞、窦性心律过缓以及低血压的情况很少，但是经静脉的临时起搏器仍应常规准备。在极少的情况下，有些患者对硝酸酯类和钙离子拮抗剂单独或联合使用均无反应，并出现严重低血压，此时，应考虑使用主动脉内球囊反搏。

为了防止因冠脉痉挛引起的临床症状，应当持续缓慢静注硝酸甘油一段时间。考虑到耐药性的问题，建议遵循“小剂量、长时间”的原则。在开始使用硝酸甘油以后，应该同时口服钙离子拮抗剂，建议用维拉帕米 40~120mg，地尔硫䓬30~120mg，硝苯地平 10~30mg。因为冠脉痉挛多发生于凌晨，故上述药物最好每日分 4 次口服。特别提出，使用维拉帕米时，应注意缓慢性心律失常、心脏骤停以及严重的心功能不全等情况。

当冠脉痉挛的急性期已经度过，缺血的症状得到控制时，经静脉使用的硝酸甘油应改为口服或者皮肤贴膜。对于硝酸酯类制剂的选择，应结合病人的反应性、既往病史以及避免耐药等几方面，采取“个体化”的原则。

其他不常用的激发试验有肾上腺、血清素、组胺、心得安和酒精试验等。另外，运动试验以及冷加压试验因敏感性和特异性均较差，现已很少采用。

王伟民　刘　健

第二十三章 冠状动脉造影的术后处理

一次成功的冠状动脉造影检查除决定于术中各个步骤、环节外，还与术后处理密切相关，因为许多并发症可在术后发生。因此，术者、助手、经治医师、责任护士对冠状动脉造影的术后处理应熟练掌握。

第一节 动脉通路的处理

（一）拔除动脉鞘管的时间选择

1. 如欲采用人工压迫法止血，对于普通的冠状动脉造影，在术中一般只应用 1500~2500U 肝素，完成左、右冠脉造影及左室造影后，即可拔除动脉鞘管，结束手术。如系急性心肌梗死病人，已行静脉溶栓治疗或静脉应用肝素 5000U 以上，则应推迟拔除动脉鞘管的时间。如根据病情决定不再静脉应用肝素，术前未用溶栓者，可在术中最后一次应用肝素后 4 小时拔除动脉鞘管。如病情需要造影后立即持续应用肝素，可按每小时 1000U 的速度静脉点滴（或用输液泵控制）肝素或已行静脉溶栓者，24 小时后拔除动脉鞘管，期间按每小时 1000U 的速度静脉点滴肝素，拔鞘管前 1 小时停静脉应用肝素，查凝血酶时间（ACT）或查部分凝血活酶时间（APTT），如凝血时间在正常值高限的 1.5 倍以内，即可拔除动脉鞘管。

2. 如欲采用血管闭合器止血，完成冠脉造影后即可拔除动脉鞘管，直接血管闭合器止血。

（二）拔除动脉鞘管及压迫止血的方法

1. 拔除动脉鞘管及人工压迫止血法：如在造影后立即拔除动脉鞘管，无需局部麻醉。如拔鞘管时间推迟，拔鞘管时间可在穿刺局部皮肤、皮下组织注射少量利多卡因，避免因局部疼痛引起迷走神经反射所致血压下降及心动过缓或引起心绞痛发作。有报告拔动脉鞘管致心脏骤停者。

拔动脉鞘管由术者或助手完成。左手食指、中指、无名指均放在穿刺点的近心端动脉上，清晰触及动脉搏动，食指略盖住皮肤切口，由右手拔除动脉鞘管，在见少量血液喷出后，左手食、中、无名指三指力量适中压迫动脉，右手可重叠在左手之上予以助力。对肥胖病人、股动脉压迫止血困难者，可以用止血夹。

压迫动脉时，除保证穿刺局部无出血外，也不能在皮下出现血肿。但同时又不可压迫过度，使术侧肢体皮肤出现明显苍白。一般以能触及足背动脉搏动，又无局部出血，无血肿为度。为防止因拔鞘管致迷走神经反射而出现心动过缓及血压下降，拔鞘管时应监测心率、心律及血压，并准备好注射用阿托品。如发生严重心动过缓，心率不足 50 次 /min，可静推阿托品 0.5~1mg。压迫动脉时间一般在 5~10 分钟，确认无出血后，在穿刺部位放纱布卷，胶布固定，用弹力绷带加压包扎。6~8 小时之后撤掉绷带。弹力绷带撤掉后术侧肢体限活动 12 小时。对于肥胖、老年、抗凝、凝血差的患者，应适当延长时间。弹力绷带规格：松弛状态长 3m，宽 5~7cm。弹力绷带加压包扎时，松紧度要适中。应以能触及足背动脉搏动，不影响静脉回流为度。

采用桡动脉径路冠脉造影术时，因桡动脉较股动脉表浅，拔管后无需压迫，可直接在穿刺部位放纱布卷，胶布固定，弹力绷带加压包扎，亦可使用桡动脉专用止血夹止血，一般 2 小时后可撤掉绷带或止血夹。

2. 血管闭合器止血法：近年来，随着经股动脉介入治疗方法的日益增多及广泛开展，减少血管并发症，缩短术后止血时间及制动时间越来越受到介入医生的关注。Perclose 血管缝合装置及 Angioseal 血管封堵装置是目前国内常用的两种血管闭合器，止血前均需行经动脉鞘管股动脉逆行造影，筛选病例，其适应证、止血原理及操作方法详见第三十六章。

第二节 完成术后记录及手术记录

选择性冠状动脉造影完成后，由术者或助手迅速完成术后记录。内容包括造影检查时间、造影术名称、穿刺血管、造影大致结果、术后注意事项。术后记录应在病例续页中书写，目的在于让经治医师及值班医师了解术中情况及术后注意事项。

附："术后记录"样式供参考。

××年×月×日

术后记录

今日上午8时患者局麻下经右股动脉通路行左、右冠状动脉造影及左室造影。结果提示左主干正常，前降支、回旋支正常。右冠脉在发生出锐缘支后有90%偏心狭窄，TIMIⅢ级。左室造影提示下壁活动减弱。术毕，拔导管及鞘管，局部加压包扎。手术顺利，病人安返病房。送CCU监护血压、心电，注意穿刺局部有无出血及血肿。午后4时撤掉弹力绷带。用药同术前。

医师：×××

术后记录不同于手术记录及结果报告。检查的详细过程及结果报告应由术者或助手在冠状动脉造影报告中详细书写（详见第二十章）。

第三节 术后主要监测内容及处理

接受选择性冠状动脉造影的患者，术后应送冠心病监护病房（CCU）监护12~24小时。主要监护内容及处理措施如下：

（一）心率、血压及心电图的变化

多数冠状动脉造影术后病人无生命体征的明显变化，但个别病人，如急性心肌梗死病人，造影后可因病情变化而发生心律失常、血压下降等，故应严密监护，及时发现、及时处理。要求病人回CCU后立即行十二导联心电图检查1次，以后根据病情决定。1小时内每15分钟测血压1次，如血压稳定，可2~4小时测血压1次。

（二）穿刺局部有无出血、血肿

该项为监护重点，个别病人因压迫止血不理想，或因静脉肝素化，或因病人制动不好，而发生出血或血肿，严重时可致失血性休克。故1小时内每15分钟观察1次，无异常后每2~4小时观察1次。如发生出血，应撤掉弹力绷带，重新压迫止血。

（三）足背动脉搏动情况

因冠状动脉造影需做股动脉穿刺并置入动脉鞘管，尽管操作时间较短，但仍有股动脉血栓形成可能。如术侧足背动脉搏动较对侧明显减弱或与术前比较明显减弱，结合肢体皮温皮色及有否疼痛，必要时行血管超声检查，如明确动脉血栓形成，应考虑溶栓治疗或请血管外科协助治疗。溶栓及抗凝治疗过程中，要注意防止穿刺部位出血。

（四）注意有无下肢深静脉血栓形成

冠脉造影术后，患者需平卧24小时，术侧肢体限制活动。对某些老年人，可因平卧位时下肢静脉回流缓慢，加之弹力绷带加压包扎也影响静脉回流，故可导致下肢深静脉血栓形成，特别是术侧，多发生于术后24~48小时。患者可有患肢肿胀，皮色暗红，但足背动脉搏动较好，血管超声检查可证实下肢深静脉血栓形成。如诊断明确，应考虑溶栓治疗。

（五）监测尿常规及肾功能

近年来，随着对老年人，糖尿病病人，动脉硬化、心血管及肾血管病人等进行介入性诊断、治疗技术的广泛开展，造影剂肾病已日益引起国内外同行的广泛重视。造影剂肾病是医源性急性肾衰的重要原因，指使用造影剂后 2~3 天引起的急性肾功能损害，80%的患者表现为非少尿型急性肾衰。血清肌酐（Scr）比造影前增加 25%~50%或 Scr 增加了 0.5~1.0mg/dl。Scr 常于造影后 24~48 小时升高，其峰值出现在 3~5 天，7~10 天恢复到基线水平。造影后，部分病人有一过性轻度的尿蛋白、小管上皮细胞管型、颗粒管型，尿酶升高及尿渗透压下降，如果造影后第 2~5 天不检查尿及肾功能，易造成造影剂肾病漏诊，特别是非少尿型急性肾衰更应该提高警惕。造影剂后肾病或肾功能损害发生率报告不一，范围在 0~58%。造影剂肾损害临床出现急性肾衰者，常伴有某些诱发因素，如造影前有肾功能损害、糖尿病、动脉内有效血容量减少（充血性心衰、脱水、肾病综合征、肝硬化等），同时，应用非类固醇类抗炎药、血管紧张素转换酶抑制剂（ACEI）等。其中，造影前有肾功能损害是一个独立的最重要的因素。造影剂肾病肾功能损害轻度者，约需 1 周恢复正常。造影剂肾病不是一个良性并发症，严重时常需要透析。约 25%~30%有肾损害后遗症。

预防造影剂肾病最有效的策略是，在造影前应仔细选择和正确评估病人。有诱发因素者在造影前应该纠正。有明显诱发因素未能纠正者，造影前及后 12 小时静脉输注生理盐水水化［1.0~1.5ml/（kg·h）］，并保持电解质平衡，应用小量非离子型造影剂，造影前及造影后 48~72 小时检查 Scr。不主张应用速尿和甘露醇，因其不能减少造影剂肾病，反而可能增加造影剂肾病的发生率。在 Scr 未降到基线水平前不重复进行造影检查，不继续使用前列腺素抑制剂，急性肾衰常需透析。大部分病人如及时干预，则肾功能可自行恢复。

（六）术后预防性抗感染治疗

冠脉造影术后常规一般无需预防性抗感染治疗，但对于某些特殊病例，如合并粒细胞减少或使用血管闭合器止血者，术后可酌情给予预防性抗感染治疗。

第四节　术后饮食指导

鼓励患者术后适量饮水，以利造影剂的排除，避免饮用碳酸饮料，以免引起腹胀。术后即可进食，应以易消化的流食或半流食为主，术后 24 小时后，可逐渐恢复正常饮食。

第五节　冠状动脉造影术的围手术期护理

（一）术前护理

- 向病人介绍心导管检查及造影的目的、方法及注意事项，消除疑虑心理。
- 术前应详细询问有无过敏史。
- 术前术区备皮（拟于股动脉穿刺者双侧腹股沟及会阴处备皮，桡动脉穿刺者于前臂桡动脉区备皮）。
- 术前一日指导病人保持放松状态，保证良好睡眠。
- 训练病人有效的咳嗽、呼气、吸气及屏气的动作，以便术中更好地配合。
- 术前一日指导病人床上大小便。
- 术前禁食禁水 4~6 小时（术日晨常规口服液正常服用）。
- 术日晨于左上肢留置静脉留置针。

（二）术后护理

- 入 CCU 监护 24 小时，观察有无心绞痛、心律失常、出血等情况的发生。
- 入监护室后立即行 12 导联心电图 1 份。
- 密切观察心率和血压的变化，术后 1 小时内每 15 分钟测量血压 1 次，如血压稳定可间隔 1 小时测量 1 次。

● 观察穿刺点，若为股动脉穿刺者，术区弹力绷带加压 6~8 小时，术肢伸直并制动，观察局部有无出血、渗血，术肢颜色及足背动脉搏动情况；若为桡动脉穿刺者，术区弹力绷带加压 2~4 小时，观察指尖皮温、皮色及有无肿胀情况。

● 鼓励病人适当饮水，以利造影剂的排出；避免饮用碳酸饮料，以免引起腹胀。术后即可进食，以清淡易消化的流食、半流食为主，术后 24 小时逐渐恢复正常饮食。

● 弹力绷带撤掉后，局部创可贴外用，肢体可轻微活动，24 小时后可下床活动。

刘　莉

第二十四章 冠状动脉造影对特殊类型冠状动脉疾病的诊断

第一节 X 综合征

1967 年 Likoff 等首先报道一组典型心绞痛，心电图运动试验阳性而冠状动脉造影正常的病例。1973 年 Kemp 等首先将此综合征命名为 X 综合征。1991 年 Cannon 经过研究提出，“X 综合征”的主要特点是冠状微小动脉异常，建议称为“微血管性心绞痛”。由于这一病因一直没有得到完全明确，该命名尚未得到公认。

X 综合征的诊断标准如下：①临床上有典型的心绞痛症状，多为劳累型心绞痛；②心电图平板运动试验阳性；③麦角新碱试验前后冠状动脉造影均阴性；④除外引起心绞痛的其他疾病。

X 综合征与冠心病、心绞痛相比，其临床特征如下：①多见于绝经期妇女；②与高血压、脂代谢、糖代谢紊乱无确切关系；③胸痛持续时间较长，可达 30 分钟以上；④可伴有左束支传导阻滞；⑤可伴有左室收缩功能减弱；⑥长期随访预后良好，死亡率没有增加，半数以上未经特殊诊治，症状可逐渐改善；⑦近年来经冠状动脉血管内超声检查发现病人多伴有局灶性、偏心性的早期冠状动脉粥样硬化病变。

关于 X 综合征患者的胸痛是否来源于心肌缺血，目前的结论是肯定的。首先 X 综合征患者发作时可见心电图缺血改变，包括运动试验阳性，核素灌注扫描心肌缺血改变；其次，据文献报告还观察到心肌缺血的代谢异常，如心房起搏条件下，诱发心绞痛时，心肌乳酸、丙酮酸摄取能力明显低于对照组，部分病例左室舒张末压明显升高，冠状动脉血流量的增加较对照组明显减少等，均说明胸痛为心源性。

关于 X 综合征的发病机制尚不十分清楚，研究发现，无论是运动、心房调搏还是应用扩血管药物（如潘生丁、硝酸甘油或罂粟碱），与正常对照组比较，X 综合征患者的冠脉血流量不能相应地增加，推测其病变是由于冠状动脉微小血管舒缩异常导致冠脉血流阻力增加，故 Cannon 将此病称为“微血管性心绞痛”。目前认为微血管水平的血管张力变化导致冠状动脉储备功能下降是 X 综合征的重要发病机制。

关于微血管舒缩功能异常的原因，多数研究认为微血管内皮受损、尤其是内皮素 -1 的释放增加，使内皮损伤的血管对收缩因子的敏感性增加，舒张功能减弱，从而使其调节心肌血流的功能障碍，推测局部血管收缩引起代谢产物的堆积，可引起心脏的疼痛，有学者观察到运动后内皮素 -1 较对照组显著增加。

关于微血管舒缩功能异常是功能性的还是器质性的，仍是一个争论的课题。有学者报告，X 综合征患者的小动脉结构正常，也有学者观察到小冠状动脉确实有病理改变如动脉纤维肌性增生、中膜肥厚、内膜增殖及内皮细胞变性等。Maseri 等基于发作对心绞痛诱发阈值多变，有自发倾向 ST 段压低与心率变化无固定关系等推测小动脉的血流受限是功能性的而不是器质性的，小动脉的器质性改变代表着一种相关性或继发性改变，而不是疾病的真正病因，也有学者认为，在冠状动脉舒缩功能异常的基础上，小动脉的病理改变加重了血流的受限，如同冠状动脉发生痉挛可以发生在固定狭窄的基础上一样。国内学者观察到 X 综合征患者 55%合并高血压，且病情重于非高血压组，推断高血压与冠状动脉舒缩障碍有密切关系。

2000 年美国心脏病协会（AHA）和美国国家心肺及血液研究院报道，心脏 X 综合征中 60%~70%是女性，其中 60%为绝经期妇女。Peters 等观察到 25 例 X 综合征的绝经后妇女在经皮肤吸收雌二醇后，胸痛明显减少，运动能力参数改善，提示雌激素缺乏是绝经期妇女的病因之一。

另外，关于 X 综合征患者心率变异的观察，发现其交感神经活动明显高于迷走神经活性。Niher 等研究发现，病人伴有明显的焦虑、多疑等症状。Chanhan 等也证明患者存在疼痛感知异常，建议心理学专家涉及这一领域。

Dean 等学者研究注意到，X 综合征患者存在高胰岛素血症和胰岛素抵抗现象，国内学者对此也有证实，但两者之间是因果关系还是并存现象有待进一步研究。

X 综合征的治疗原则与心绞痛相似，可用硝酸酯类、β - 受体阻滞剂、钙阻滞剂、ACEI 类药物。

第二节　心肌桥和壁冠状动脉

冠状动脉主干及其分支主要走行于心外膜下脂肪组织中或心外膜的深面，有时其主干或分支的某一段可穿行于心肌内，被浅层心肌部分覆盖，被覆盖的冠状动脉称为壁冠状动脉（mural/intramural coronary artery），覆盖其上的心肌纤维束称为心肌桥（myocardial bridage）。

最早在 1913 年 Tandler 就对心肌桥有过记载，1951 年 Geiringer 对此现象进行了较详细的描述，并提出了壁冠状动脉的血流量不同程度地受覆盖于其表面的心肌纤维的控制。1960 年 Portsmann 和 Iwig 首先发现冠状动脉造影中心肌桥的影像学改变——埋藏在心肌下的冠状动脉收缩期发生不同程度的受压，造成冠状动脉暂时性狭窄或关闭，并将此现象形容为挤奶效应（Milking effect），命名为心肌桥。

1. 心肌桥的分布及解剖学。

心肌桥大多为心室肌、少数为心房肌所覆盖，心肌桥纤维的方向，与其所属血管的长轴大多处于直角交叉角度，其厚度在 0.1~0.5cm 左右，宽度为 0.3~6.9cm，也有报道整个前降支全部位于心肌纤维中。

心肌桥多见于前降支，约占尸检心肌桥的 70%，少数位于左回旋支、缘支、右冠状动脉等。心肌桥在人群中的发生率尸检报告为 5.4%~85.7%之间，而冠状动脉造影报告为 0.5%~16%之间，两者之所以差别如此之大，主要原因是活体状态下心肌桥压迫需达到一定压力，造成可见到的收缩期狭窄现象即“挤奶效应”时才能被辨认。见影像图 24–1。

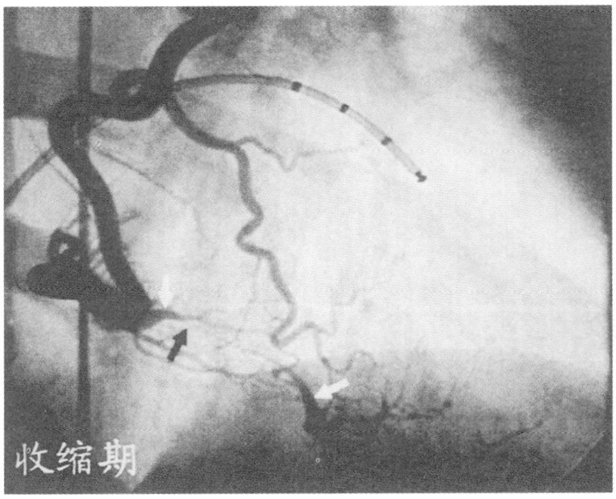

影像图 24–1a　收缩期右冠状动脉后降支（白色箭头所示区）几乎完全闭塞（黑箭头所示区）。

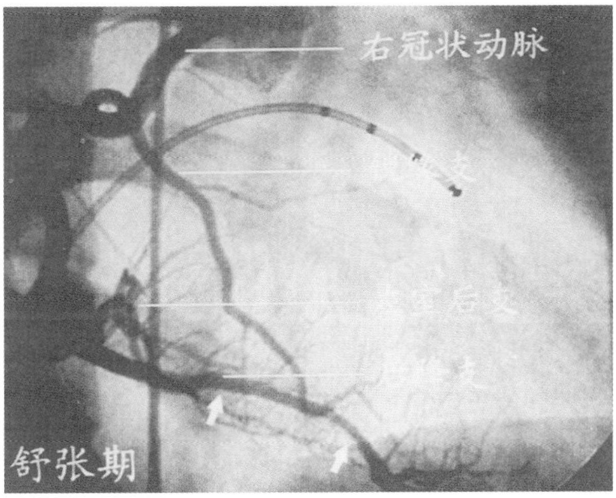

影像图 24–1b　舒张期右冠状动脉后降支管径恢复正常，未见器质性狭窄存在。

2. 心肌桥的发病机制、临床意义、诊断与治疗详见第十三章心肌桥现象。

第三节　冠状动脉瘘

冠状动脉瘘是指冠状动脉主干及其分支与右侧心腔、冠状静脉（或冠状静脉窦）、肺动脉干及左侧心腔异常沟通的畸形。

冠状动脉瘘最常累及右冠状动脉或其分支，约占 50%，其次为左冠状动脉的前降支、回旋支或其分支，约占 42.5%；左、右冠状动脉或其分支均受累者约占 5%，另有 3%的血管起源不清。

发生冠状动脉瘘的病例中，约90%的病例有潜在的左向右分流，即瘘口通入右心系统，其中41%通入右心室，26%通入右心房，17%通入肺动脉，7%通入冠状静脉窦，仅有1%通入上腔静脉，而通入左心系统者约占8%，其中通入左心房5%，左心室3%。

本病临床表现无特异性，但杂音的部位、性质对诊断及瘘口定位有一定的帮助。杂音一般位于胸骨左缘Ⅱ~Ⅲ肋间，瘘口位于右心系统时，杂音呈连续、柔和的Ⅱ~Ⅲ级/Ⅳ级，瘘口位于左心系统时，可闻及舒张期叹气样杂音，无连续性杂音。若杂音粗糙，多伴有其他先天畸形。胸部X线、超声心动图及多普勒血流图有助于诊断。彩色多普勒超声心动图像具有以下特征性改变：①异常交通的冠状动脉显著扩张，走行迂曲，管壁变薄。②彩色多普勒显示心腔内异常高速血流，瘘入右心系统者，分流呈双期连续性血流，瘘入左心系统者分流仅见于舒张期。③单纯冠状动脉瘘时无论冠状动脉瘘入哪个心腔，均可见左室扩大，瘘入右心者左室也扩大。④右冠状动脉右心瘘最多见。心血管造影，包括升主动脉造影、选择性冠状动脉造影可以确诊及定位。国内曾报告行心血管造影47例，其中45例显示受累冠状动脉迂曲、扩张，其后注入心腔。

冠状动脉瘘治疗的传统方法为手术结扎瘘支动脉，近几年开展了经皮导管栓堵术，1997年国内曾报道用各种型号弹簧栓17枚成功地经皮栓堵巨大的右冠状动脉——右心房瘘1例，术后随访10个月，经过良好。对于症状轻微者，可采用内科保守疗法。

第四节 川崎病

川崎病，1967年日本川崎氏首先报道，病因不清，一般认为是感染因子引起免疫复合物沉积于血管壁，损伤血管内皮系统而引起的全身性血管炎。病变呈自限性经过，常见于10岁以下儿童，成人罕见，诊断缺乏特异性，其中约20%~45.1%有冠状动脉损害。北京儿童医院观察川崎病患儿537例，冠状动脉病变发生率45.1%，其中90%是在病程两周内出现的。可合并心肌梗死、猝死，是川崎病的主要死亡原因。

川崎病是否合并冠状动脉损害，二维超声心动图可作出早期诊断，并可追踪转归，但对于其中的冠状动脉狭窄、闭塞等只能依赖冠状动脉造影作出诊断。综合二维超声心动图、冠状动脉造影及尸检结果，主要冠状动脉损害分为以下几种类型：

1. 冠状动脉瘤：两端正常的冠状动脉血管之间有局限性扩张，内径一般在6mm以上，发生率6%~33%，大都在发病后的2~4周出现，部位以前降支、左主干和右冠状动脉为多。国外报道小的冠状动脉瘤几个月可恢复，国内随诊观察84.8%的病人在1~4年内瘤内径可减小或恢复正常，瘤内径较大或无恢复者愈后较差。瘤破裂为猝死的常见原因之一。冠状动脉瘤见影像图24-2a、影像图24-2b。

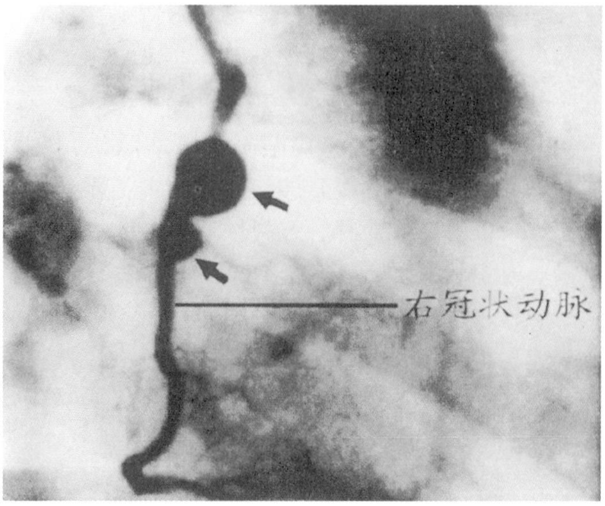

影像图24-2a 川崎病致右冠状动脉近端形成冠状动脉瘤。

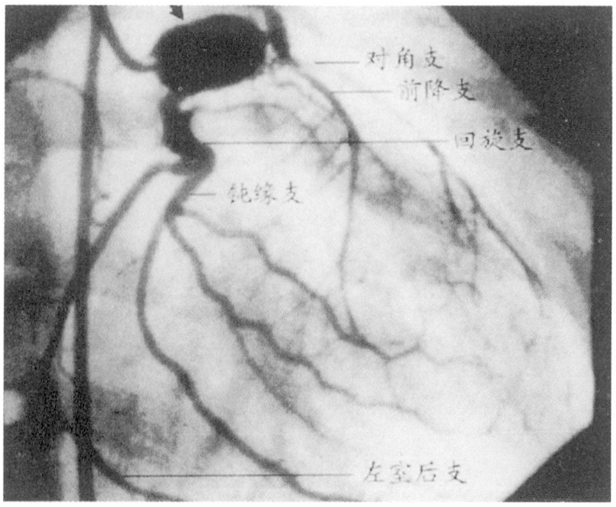

影像图24-2b 川崎病致左冠状动脉近端形成冠状动脉瘤。

2. 动脉局限性狭窄：发生率为 23.7%，主要为冠状动脉分支的节段性狭窄，多见于右冠状动脉，其次为前降支、回旋支，常伴有多支血管的扭曲，临床上发生冠状动脉供血不足者较冠状动脉瘤多见。

3. 冠状动脉阻塞：发生率 7.6%，与狭窄同时发生或紧接于狭窄后发生。急性期有冠状动脉瘤病变者，追踪观察瘤内阻塞的发生率较高，且右侧冠状动脉病变者发展快于左侧冠状动脉瘤病变者。

4. 冠状动脉扩张：发生率 29.5%~38.5%，病程两周内即可出现，4~12 周时约 71.3%恢复正常，24.4%较前减轻，仅 4.3%无变化或加重。

川崎病的治疗是针对血管炎，主要是防治冠状动脉病变，治疗原则为消炎、抗凝、防止血栓形成。近几年应用静脉注射丙种球蛋白取得一定疗效。对遗留严重冠状动脉狭窄或动脉瘤者，可行冠状动脉搭桥术、激光血管成形术等治疗方法。

第五节　其他冠状动脉炎

主动脉的特异、非特异性炎症可累及冠状动脉引起相应的动脉炎，导致心肌缺血。

1. 多发性大动脉炎致冠状动脉炎：多累及主动脉、肾动脉、肺动脉，偶可累及冠状动脉，引起冠状动脉狭窄甚至闭塞。临床表现为心绞痛、心肌梗死。国内曾报告慢性冠状动脉炎引起左冠状动脉主干闭塞 1 例，其大动脉的首发症状即为冠状动脉炎——前降支闭塞导致心绞痛，应引起临床重视。

2. 梅毒性冠状动脉炎：梅毒性心血管病分为单纯性梅毒性主动脉炎、主动脉瓣关闭不全、冠状动脉口狭窄、主动脉瘤、心肌树胶肿等几种临床类型，其中，冠状动脉口狭窄是梅毒性主动脉炎的主要并发症之一，其发生率 20%~26%，病变多局限于冠状动脉口，极少情况下可向冠状动脉内延伸，但不超过 1cm，心绞痛为其最常见的症状，选择性冠状动脉造影易遗漏冠状动脉口的狭窄，此时，非选择性冠状动脉造影把造影剂注入主动脉窦对确诊很有意义。

第六节　心尖部心肌收缩障碍综合征

1990 年日本学者佐藤光等根据病人的左心室造影像，首先提出心尖部葫芦形（たこつぼ型）心肌收缩障碍综合征的新概念。心尖部葫芦形心肌收缩障碍综合征是指原因不明的急性左心室心尖部为中心的广泛围心肌收缩力减弱，并伴随心底部的代偿性收缩增强，导致左心室造影呈现葫芦形外观而得名。本综合征病因尚不十分清楚，推测与应急反应有关，可与多种疾病伴发，一般认为预后良好，短期内大多可以恢复。

1. 病名的提出：Kuramoto 等学者 1977 年报告消化器官手术输血后的高龄女性 7 例，术后数日发生持续性 ST 段升高，T 波倒置，一过性 Q 波形成，持续数日后自行消失的病例。佐佐宽已等 1983 年也作了类似报告并将此心电图变化命名为“一过性心肌梗死样心电图”，但当时没有谈及左心室造影所见。1990 年佐藤光等报告一例 63 岁女性患者，因安静时出现胸痛而就诊，应用硝酸酯类、钙拮抗剂类药物，2 小时后胸痛缓解，5 小时后发现心电图演变类似急性心肌梗死而收入院。13 小时后行冠状动脉造影，尽管左右冠状动脉均显示正常，见影像图 24-3a、影像图 24-3b，却在心室造影时出现以左心室心尖部为中心的广范围的收缩减弱，同时心底部收缩增强，使心脏收缩末期呈现葫芦状的形态见影像图 24-3c、影像图 24-3d，其心尖部收缩明显减弱的范围超过冠状动脉左前降支闭塞引起的前壁心肌梗死范围，也不符合右冠状动脉闭塞引起的下壁心肌梗死范围，且与心肌梗死后继发的心肌收缩障碍具有完全不同的特征性形态。连续观察该患者心肌酶谱变化，CPK 峰值为 347IU/L，仅轻度升高。佐藤光先生首先将这一例临床表现为剧烈胸痛、一过性急性心肌梗死样心电图演变、冠状动脉造影正常、心肌酶谱无显著升高、左心室造影心尖部广范围收缩障碍的病例特征，形容为心尖部葫芦形（たこつぼ型）心肌收缩障碍综合征。相隔 9 天之后，该病例再次行左心室造影，心脏收缩形态已基本恢复正常，见影像图 24-3e、影像图 24-3f。此后，日本国内陆续报告已达 250 例以上，但欧美只有几例报告，本综合征已引起专业医生的关注。

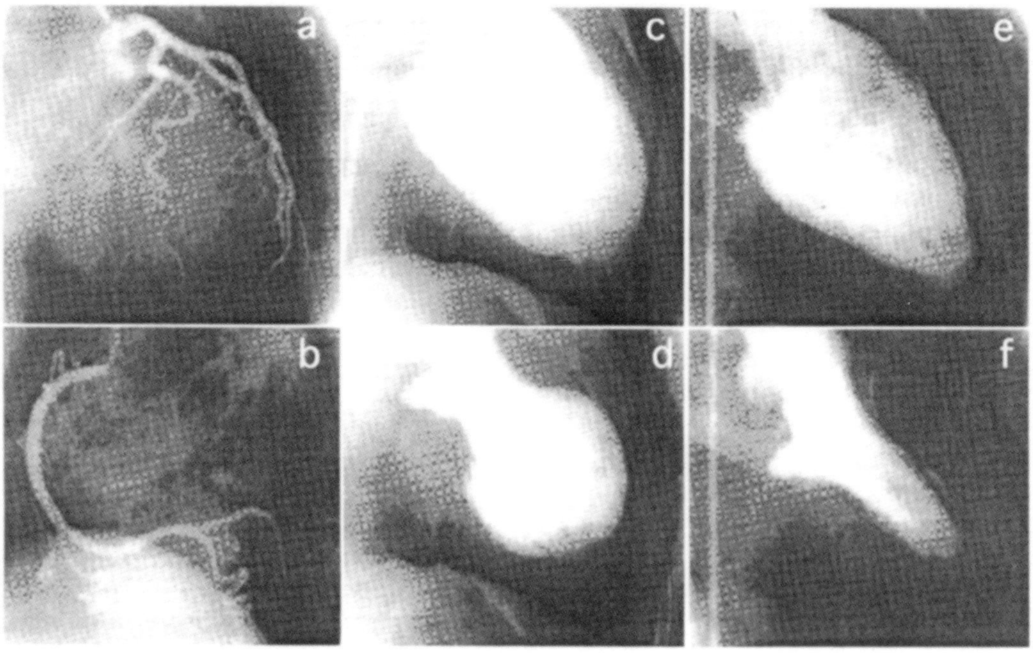

影像图 24–3 心尖部心肌收缩障碍综合征病例。

2. 临床特征：河合祥雄、安部美辉等学者综合日本全国的病例报告，总结以下临床特点：

(1) 近期内大多有精神过度紧张，或精神创伤史，或有接受心脏及心脏以外的手术史。

(2) 可伴发多种疾病，肾上腺皮质瘤致儿茶酚胺心肌病的临床特征与此病相同，也见于蛛网膜下腔出血、肺梗死、胃溃疡出血、急性酒精中毒等。

(3) 发病年龄已报告的见于 17~89 岁的广范围人群，但以 70 岁以上的女性较多见，男女之比为 1 : 7，女性占绝对优势。

(4) 临床上呈现类似急性心肌梗死样的胸痛及心电图演变过程，多数 ST 段呈弓背向上型抬高，尔后移行为深的倒置 T 波，绝大部分病例不出现病理性 Q 波，少数病例出现一过性 Q 波，心肌酶谱峰值在正常两倍以下。

(5) 急性期左心室造影显示左室心尖部为中心的广范围的收缩减弱或无收缩，同时伴发心底部的收缩增强，呈特有的葫芦形；其收缩减弱的范围超过左前降支或右冠状动脉支配的范围。

(6) 冠状动脉造影原则上没有器质性狭窄，即狭窄小于 50%；部分病例冠状动脉痉挛试验可诱发弥漫性冠状动脉痉挛或一支冠状动脉痉挛；部分病例冠状动脉内多普勒检查可见血流储备减少。

(7) 左心室心尖部收缩障碍历时一周至数周，可在短期内出现戏剧性的恢复。

3. 其他辅助性检查所见：

(1) 超声心动图可见与左心室造影部位相同的心尖部收缩减弱心底部收缩增强，并可随时观察其动态变化。长山浩士等报告一例心内电生理检查前心脏超声心动图室壁运动正常，电生理检查后 6 小时心电图出现深倒置的 T 波，再次行超声心动图检查，可见与 5 日前完全不同的心尖部无收缩、心底部过收缩现象，左室造影也证实为本症。左心室室壁运动异常的恢复主要借助此项检查，安部美辉等学者观察，室壁恢复时间平均 38 天。

(2) 心脏核医学检查 ^{201}Tl 或 ^{99M}TC 扫描显示心尖部为中心的核素稀疏分布区，平均 20 天恢复正常，但 ^{123}I-BMIPP（标记脂肪酸的一种）扫描的缺损区分布更广，时间亦更长，提示心肌代谢的恢复慢于血流的恢复。

(3) 心内膜下心肌活检，可见心肌细胞变性、坏死、非特异性炎性细胞浸润，还可见到坏死收缩带，其中，以心肌灶状纤维化较多见。

4. 发病机制：目前发病机制尚不完全清楚，多数学者认为与冠状动脉痉挛致心肌晕厥有关。约 1/3 的病例，除临床症状、心电图演变符合冠状动脉痉挛外，急性期的冠状动脉造影可以诱发冠脉动脉痉挛；部分病例多普勒检查，可观察到冠状动脉储备功能下降，推测与心肌微循环障碍及脂肪酸代谢障碍有关；部分心脏活检病例可见心肌灶状纤维化，也支持心脏细胞水平发生病变，致代谢障碍这一学说；但半数以上的病例并无以上证据，临床跟踪也无冠状动脉病变的证据，导致心肌代谢障碍的病因尚不清楚。根据临床女性多见，与精神创伤、疾病创伤伴发，短期内可以恢复的特点，推测心脏改变是继发性改变，原因可能与应急导致内分泌激素的升高有关，支持这一学说的根据是肾上腺髓质瘤时可以出现同样的临床症状；此外，尚有心肌炎学说，主要根据心肌活检可见心肌细胞变性、坏死、炎性细胞浸润等，但临床上缺乏近期内感染的证据，心肌酶谱及心电图的演变过程也不支持，病程则更不符合；总之，本病的发病机制尚不清楚，有待进一步研究。

5. 预后：大多数病人预后良好，数周内可恢复正常，上述佐藤光教授报告的 63 岁女性，也证实在 9 天以后不但临床症状消失，复查的左心室造影也恢复正常。

总之，心尖部葫芦形心肌收缩障碍综合征的诊断以急性左心室心尖部广泛围的心肌收缩力减弱或消失，伴随心底部的代偿性收缩增强为特征，其病因、预防及治疗方法，将是今后研究的课题。

赵颖军

第二十五章 冠状动脉造影的局限性

长期以来，冠状动脉造影一直是诊断冠状动脉病变和用于指导冠脉介入治疗的主要方法和“金标准”，由于冠状动脉造影仅显示被造影剂充填的管腔轮廓，通过管腔形态的改变间接反应位于管壁上的粥样硬化病变，因而在评价冠脉病变方面存在不可避免的缺陷。早在20世纪70年代，就有人对冠脉造影的准确性和重复性提出了疑问，多项研究显示肉眼判断造影图像存在明显的观察者间和观察者内的变异性，并且在造影所显示的狭窄程度和尸解结果之间存在很大的差异，尤其是近年来血管内超声、多层螺旋CT和冠状动脉内镜等技术的发展和应用，使冠脉造影的缺陷显得较为突出。本章通过在冠脉病变狭窄程度评估、冠脉病变斑块的性质和形态学、指导临界病变处理、对介入治疗的评价、冠脉微小血管病变以及术者之间判断的主观差异等多方面阐述冠状动脉造影的不足。

第一节 在冠状动脉病变狭窄程度评估中的局限性

冠状动脉造影仅仅显示冠状动脉血管的内腔，并且对病变狭窄程度测定依赖于邻近的“正常”血管节段。目前，通常应用冠状动脉内径减少的百分比来表示冠状动脉的狭窄程度，即有粥样硬化的斑块凸入血管腔的“病变节段”直径与邻近“正常”血管节段直径的比值。但是，这种所谓“正常”的血管段并非真正没有粥样硬化性病变，冠脉造影正常的冠状动脉在尸检中经常发现广泛的动脉粥样硬化病变。如果冠状动脉存在弥漫性病变，由于血流灌注不良，血管均匀变细，在冠状动脉造影时难以对狭窄节段与邻近的血管段进行比较，必然低估病变狭窄的程度。如果粥样硬化广泛累及全程血管，冠状动脉造影可能“正常”。

病理和血管内超声研究表明，在动脉粥样硬化斑块发展过程中，血管发生了重构过程，即随着斑块体积增大，动脉外膜扩张，管腔相应扩大。因此，如果在冠脉狭窄的近、远端血管发生正性重构（随着斑块负荷的增加，管腔发生代偿性扩张）而导致冠状动脉扩张，这就造成参照“正常”血管直径变大，会过高地评估冠脉病变狭窄的程度。而与之不同的是，如果患者存在冠状动脉扩张症（指直径≥7mm或超过邻近动脉节段直径50%的局部或弥漫性扩张），可能将正常的血管段误认为存在病变的狭窄血管。

由于冠状动脉粥样硬化70%的狭窄常为偏心性病变，狭窄程度随X线投照角度不同而变化。因此，行冠状动脉造影时，在某一个投影体位可能发现明显冠脉狭窄，而在另一体位显示狭窄较轻或完全“正常”。因此，有时需要多个投影体位才能真正了解病变的程度。另外，冠状动脉血管在分出较大分支以后，口径会自然变细，当病变刚好位于一大分支血管开口之远端时，应同时参照远端血管直径判断狭窄程度。

因冠状动脉造影所显示的主要是管腔的变化，不能直接反映动脉壁的结构，所以对评价上述病变时都有一定的局限性，而冠状动脉血管内超声和冠状动脉内镜与冠状动脉造影相比，能更敏感地识别轻度动脉粥样硬化斑块，并且能清晰地鉴别弥漫性病变及动脉瘤的存在。

第二节 对冠状动脉病变斑块性质和形态学特征的局限性

研究发现，冠状动脉斑块大小与临床心血管事件并不吻合，经冠状动脉造影发现急性心肌梗死患者冠脉粥样硬化斑块通常为小于50%的狭窄病变，其中，伴有明显狭窄者约占20%，无明显狭窄者为50%左右，未见明显斑块的为30%。经尸检发现存在粥样硬化斑块破裂或裂隙者达70%~100%，且表面大多伴有血栓形成。针对这一现象，目前普遍认为是“不稳定”斑块破裂导致了急性冠状动脉事件，并提出易损斑块概念。所谓易损斑块是指易于形成血栓或可能迅速进展为罪犯病变的斑块。最近大量研究也表明，易损斑块表面的糜烂、腐蚀、溃疡性病变或破裂及随后血栓形成是急性冠状动脉综合征（包括不稳定性心绞痛、ST段抬高型及非ST段抬高型心肌梗死）的主要原因。因此，如何准确识别易损斑块以及探讨稳定斑块的方法对于指导临床急性冠状动脉综合征的诊治有重要意义。近年来，国内外学者已采用多种技术检测易损斑块，包括冠状动脉造影、血管内超声（IVUS）、多层螺旋CT、血管内超声弹性图、血管镜、磁共振、冠状动脉内导丝温度测定、拉蔓光谱学检查、激光相干断层显像（OCT）、斑块pH测量法等，在易损斑块的诊断技术方法上取得了很大的进展。冠状动脉造影可显示冠心病人的冠状动脉管腔狭窄情况及病变的轮廓，稳定性斑块表现为边缘光滑的同心性狭窄或者基底宽的偏心性狭窄且无充盈缺损；而边缘不规则、突出、基底窄、有细颈、呈尖角状、表面不规则或火山口样的偏心性病变则是斑块破裂、伴有或不伴有血栓的表现，是急性冠状动脉综合征的造影特征。然而，由于冠状动脉造影只能提供管腔的二维图像，而不能显示管壁、斑块的特殊性改变，在评价冠状动脉病变识别易损斑块方面存在不可避免的缺陷。IVUS能提供管腔、管壁横截面图像，分辨出斑块的大小、组成成分及分布情况，在易损斑块的诊断上具有冠状动脉造影无法比拟的优势，被认为是诊断冠心病的新的“金标准”。多层螺旋CT　实现了多层级扫描,可以对冠状动脉钙化进行定性和定量分析。Becker和Schroder等研究表明，根据斑块的平均CT密度值可以大致判断斑块的类型，较准确地区分富含脂质的易损斑块与富含纤维的稳定斑块，且与血管内超声相比，在斑块组织构成的分析及其量化方面，二者基本一致。同时，多层螺旋CT有可能检出有破裂倾向的易损斑块，以便及早给予治疗，预防急性冠状动脉事件的发生。De Korte等利用IVUS图像研制出血管内超声弹性图，可区分钙化、纤维化及脂质等不同组织，从而可判断斑块的性质。冠状动脉内血管镜可检测斑块的组成成分、斑块破裂、血栓形成及内膜损伤情况。Cassell等利用斑块中的巨噬细胞越多表明温度越高的原理，应用冠状动脉内温度导丝测定斑块温度变化，发现与稳定型心绞痛患者相比，在急性心肌梗死和不稳定型心绞痛患者中斑块温度明显升高。1995年，Toussaint等人首次把MRI这一技术用于AS斑块的诊断中。由于斑块的纤维和脂质成分具有不同的信号密度区域，故MRI在诊断易破裂斑块方面具有很高的价值。由于MRI无创伤，无辐射性，可重复检查，可提供准确的AS斑块的组成信息，为易损斑块的识别提供了一个富有前途的诊断方法。OCT可检测斑块的裂隙、脂质和纤维帽结构，晚近研究发现，OCT所估测的斑块中巨噬细胞的数量与病理学的测量值高度相关，展示了OCT评价斑块功能的美好前景。此外，斑块pH测量法、拉蔓光谱学检查等方法可较好地反映斑块大小、组成成分、质地等，对于检测斑块的易损性同样具有美好的发展前景。

第三节　冠状动脉造影判断心肌缺血的局限性

有些临床表现非常典型的不稳定性心绞痛患者，运动试验结果阳性，心肌核素显像有明显的心肌缺血，但冠状动脉造影正常。目前分析有下列原因：①冠状动脉血管重构，可能冠状动脉内膜下有轻度的脂质浸润和斑块沉积而冠状动脉内径未发生变化，但血管壁增厚，这一点已被尸检资料及晚近的血管内超声所证实。②冠状动脉储血功能下降，正常的冠状动脉供应心肌的血流，除了管腔正常外，冠状动脉本身仍有舒缩功能，使血液更好地流向心肌，冠状动脉内多普勒超声可测定冠状动脉的血流及冠状动脉储备功能，可以确定由于冠状动脉储备功能不良引起的心肌缺血。③冠状动脉微小血管病变，冠状动脉造影是通过造影剂显影来间接评价冠状动脉血管的内径。由于受到人肉眼分辨能力的限制，不能显示直径0.6mm以下的小冠状动脉病变，因此，诊断较小血管和微血管的病变比较困难。X综合征是典型的例子。大约有15%~20%临床有明确的心绞痛，运动试验阳性，心肌核素显像也有运动后心肌缺损，甚至在平静时心电图可以有ST段下移，但冠状动脉造影正常，这就是说这些病人心外膜冠状动脉（指大的导流血管）是正常的。这种病人可以有多种病因，最常见的是高血压和糖尿病。主要是高血压导致左室肥厚引起的冠状动脉结构异常和冠状内皮功能异常。通过冠状动脉内注射乙酰胆碱或其他扩血管药物，发现这些患者的冠状动脉病变发生在微血管水平，血管内皮功能紊乱，冠状动脉舒缩功能障碍，冠状动脉血流储备减低。另外，临床上常发现急性心肌梗死患者行急诊经皮冠状动脉腔内成形术后梗塞相关血管早已开通，但患者不久发生了左心功能衰竭，重新做冠状动脉造影发现冠状动脉远端无血流，即所谓的“No-reflow”现象，目前认为早期的“No-reflow”是由于血小板微栓阻塞了微小血管，或近端血栓，或斑块脱落引起，而晚期“No-reflow”是由于心肌细胞水肿引起微小血管闭塞引起。所以只凭冠状动脉造影很难明确诊断和判定梗塞相关血管的状态及“No-reflow”现象。④冠状动脉痉挛，虽然在部分病人应用造影剂注射到冠状动脉时可发生冠状动脉痉挛，但是仍有一部分病人在冠状动脉造影时不能显示明显的痉挛或整个冠状动脉痉挛而冠脉造影被误认为正常。

第四节　指导临界病变处理的局限性

冠状动脉临界病变的定义是指冠状动脉造影直径法测定狭窄程度50%~70%的病变，亦称为“中等程度狭窄”。按目前国际通用的标准，冠状动脉狭窄程度≥70%为介入治疗的病变适应证。然而，临床流行病学资料显示，大约75%的男性患者及50%的女性患者的首发冠心病临床表现是急性冠状动脉综合征，而对死于心肌梗死患者的病理解剖发现，68%死亡患者的梗死相关冠状动脉直径狭窄＜50%。如何合理治疗这种常见的临床情况，成为近年冠心病介入治疗领域的热点问题之一。显然，对于临界病变，单纯根据冠状动脉造影的结果来判断是否需要进行介入干预是不够的。应结合患者临床症状的严重程度、心脏无创检查对相关病变的评价结果综合考虑。应用冠状动脉血管内压力导丝测定跨狭窄压力阶差，测定冠脉储备能力，应用血管多普勒及血管内超声测定冠状动脉横截面积，特别是鉴定冠状动脉斑块是否属于易损斑块，比单纯凭血管直径法，更能反映冠状动脉病变性质、严重程度以及对预后的影响的合理评价，可以更科学地制定介入治疗的策略。

对于临界病变，如果患者有比较典型的心绞痛症状，尤其是不稳定心绞痛症状，经积极药物治疗不能缓解且继续增重；或虽无典型心绞痛症状，但心电图或动态心电图、运动试验、核素等辅助检查证实有明确心肌缺血客观依据者，多提示冠状动脉“罪犯”血管的实际狭窄程度比较严重，对这类患者选择介入治疗常常能达到迅速缓解症状，防止发生心肌梗死及猝死等效果。

血管内超声能识别冠状动脉造影上所见的临界性病变的狭窄程度和斑状性质，尤其是能清楚显示冠状动脉造影难以显示的开口处和分叉处病变的特征。对于冠状动脉造影发现的临界病变，如血管内超声显示的斑块面积狭窄＞70%，且有较大的脂池（脂池/斑块面积比>20%），纤维帽较薄（<0.7mm），且为偏心性，提示为易损斑块，应当在无球囊预扩张的情况下放置支架，以防止斑块破裂导致急性心肌梗死等一系列严重心脏事件，同时应积极实施调脂药物治疗。

临界病变也可以通过血流多普勒测定来评价，在所有的多普勒血流测值中，冠状动脉血流储备（CFR）对于评价临界病变最有价值。CFR定义为充血状态与基础状态下的血流速度之比，当心外膜血管存在限制血流的狭窄病变时，远端的微血管扩张以维持静息状态下的基础血流，但当最大充血状态下的血流受到狭窄影响时，CFR会降低。有人认为CFR值＞2为正常，如CFR值＜2（尤其<1.7），提示心外膜血管存在功能上及生理上有意义的阻塞性病变，可作为介入治疗的适应证。尤其在多支或同支多处血管病变而无心电图改变的心绞痛患者，CFR常能识别“罪犯”血管，提示介入治疗的质量。

同样，通过冠状动脉内压力测定也可以评估临界病变，冠状动脉狭窄远端的压力能经指引导管通过0.014英寸的压力导丝测定，冠状动脉近端的平均压通过测定同一指引导管顶端的压力得到，可采用冠状动脉扩张药物腺苷或罂粟碱诱导最大充血反应，测定心肌血流储备分数（FFRmyo）。FFR的定义是当狭窄存在时可获得的最大血流与该冠状动脉不存在狭窄时预期可达到的正常最大血流值的分数（或百分比）来表示。与CFR相比较，FFR不依赖于压力的改变和其他一些影响因素，既能用于单支病变，也能应用于无正常冠状动脉存在的三支血管病变，且操作简便。在诊断性研究中，0.75的界限值能区分狭窄是否引起心肌缺血，当FFR＞0.75，可认为狭窄没有临床意义，FFR＜0.75与运动试验阳性结果相关良好，可作为病变需再通的指标，且介入治疗后患者症状改善，运动试验结果转阴性。

第五节　指导介入治疗的局限性

介入治疗前后应用的 X 线造影仅提供管腔直径的一个侧面，而不能显示其横截面积。

球囊扩张后使血管壁的病变斑块破裂已在组织学上被证实，这也是冠状动脉血管成形术的机制之一。但是如果扩张后使内膜进一步撕裂、夹层，可引起血管的急性或亚急性闭塞的可能性。冠状动脉造影只能识别严重的明显撕裂或夹层，研究表明，冠状动脉造影高估冠状动脉的最小内径，低估夹层撕裂的严重性。冠状动脉内内镜可观察到球囊扩张后的纤细条状物，血管内超声也能够准确地发现球囊扩张引起夹层破裂的深度和程度，当发生夹层时，通常为粥样斑块破入动脉的中层或外膜。研究表明，冠状动脉造影只能识别 20%~40%的夹层，而血管内超声可以诊断 40%~70%的夹层。如果在球囊扩张前正确判断斑块的成分和形态，可以预测撕裂的发生。因为撕裂通常发生于偏心性斑块沉积处的边缘，而正常血管壁的顺应性优于斑块处，球囊扩张时易使正常血管壁与斑块连接处裂开，产生一圈围绕中层或仅在斑块内的撕裂；另外，由于钙化区与周围软斑块间的切应力最大，所以在钙化沉积部位易发生撕裂，并可由此伸展到血管壁内。

球囊扩张后血管常常有残余狭窄，部分是由于扩张不充分，也可由于血管弹性回缩。有人发现球囊扩张术后即刻的血管直径大于术后半小时的血管直径。对于扩张不充分的病变，往往应用较大球囊或过高压力扩张导致撕裂。而斑块上的裂隙能允许造影剂充填入粥样病变内，引起造影上所见的呈“毛玻璃”样改变的管腔扩大，由于造影只是显示由造影剂填充的管腔的二维轮廓，毛玻璃样的造影结果可能高估血管的截面和管腔扩大的净增值，因此，冠状动脉造影往往低估病变的残余狭窄，这就为以后再狭窄的发生留下隐患。有一研究表明，冠状动脉造影只能检出 17%的残余狭窄，而血管内超声的检测率为 47%。

由于冠状动脉造影不能准确地诊断冠状动脉撕裂和球囊扩张后的残余狭窄，给决定是否需植入支架又带来了困难。首先，如果残余狭窄过重，也就是我们所谓的“预扩张不充分”，支架不能通过残余狭窄到达病变部位，给术者带来进退两难的境地；撤回支架可能支架近端与指引导管口相抵触而将支架脱落在冠状动脉内；继续推送支架可能使支架扭曲变形或使指引导管远离冠状动脉口而使整个系统从冠状动脉内弹出；就地扩张可能损伤部分分支，况且扩张后用“支架套支架”的方法很难将另一支架植入到远端病变处。其次，冠状动脉内支架植入不佳，支架与血管壁粘贴不良或支架扩张不完全是术后支架内血栓形成和后期支架内再狭窄发生的主要因素。冠状动脉造影不能显示支架与血管壁的关系，也不知道支架扩张是否充分。因支架为金属成分，在血管内超声检查产生强回声，不但可以清晰显示支架的扩张程度，也能了解支架与周围血管壁的关系。第三，支架植入前测定血管的直径有助于选择支架的大小和种类，而冠状动脉造影往往低估血管的直径。Columb 等通过支架植入后血管内超声检查，提出支架植入成功的标准：支架与血管密切接触；非支架血管节段狭窄 <60%；支架与非支架节段之间无夹层。

冠状动脉内定向斑块旋切术和旋磨术是处理特殊病变的常用技术。术前正确了解粥样硬化斑块或钙化的范围、方向、深度、血管直径和狭窄程度都为旋切和旋磨术提供指导意义。如严重钙化的病变应先选择冠状动脉内旋磨术，但旋磨只对于靠近内膜的钙化起作用，而动脉中层严重钙化合并内膜狭窄不宜使用旋磨治疗，但冠状动脉造影不能清晰显示其钙化的位置。精确估价病变的偏心性和严重性，使旋切槽对准斑块最厚部位，防止过度旋切或旋切槽位置不佳引起动脉穿孔。钙化病变的严重性是旋磨术及磨头大小选择的依据。Ming 等提出钙化不严重的偏心性病变应用定向斑块旋切术（DCA），钙化伴撕裂或真性动脉瘤应用支架植入术，纤维化的静脉桥应用球囊扩张加支架植入术。而所有这些资料的来源通过冠状动脉造影是难以实现的，血管内超声可以明确提供这些资料。

由于并发症和再狭窄的发生率高，大隐静脉桥血管的介入治疗受到限制。尽管并无大系列的临床研究证实在大隐静脉桥血管病变中行血管镜检查有明确的益处，基于同冠状动脉造影相比，其在检出腔内血栓、纤维性斑块和术后夹层分离方面的优点，一些心导管中心常采用血管镜指导治疗方案的选择。如果血管镜发现血栓，可采用腔内血栓吸取术（TEC）；血管镜证实血栓已取出后，在静脉桥中置入支架，如果仍有明显的血栓，采用较大的TEC导管或PTCA（联合静脉桥内溶栓治疗），静脉桥血管中血栓的存在是置入支架的禁忌证，因为发生亚急性血栓形成的危险很大。如果血管镜证实病变不含有血栓，则不采用TEC，可置入支架。而评价介入治疗后“毛玻璃”样改变或不够理想的治疗结果可能是血管镜最重要的作用，血管镜能区分血栓、夹层和斑块。如果发现血栓，治疗方法包括全身或冠状动脉内溶栓治疗，局部使用肝素，或尿激酶，或TEC。相反，如果“毛玻璃”样改变是引起血管堵塞的夹层分离内膜斑片所致，采用支架或定向旋切，这种情况下溶栓药物无效，并可能增加并发症。

第六节 其他方面的局限性

冠状动脉可有变异和畸形，临床上并不少见，多数病人无症状和体征，常在冠状动脉影像学检查时被偶然发现。多数（占81%）冠状动脉畸形属于良性，对心肌供血无明显影响，多为冠状动脉在主动脉上的起源位置异常（例如，前降支与左回旋支单独开口于左冠状窦，左回旋支起源于右冠状窦或右冠状动脉等）。少数冠状动脉畸形（例如，冠状动脉异位起源于肺动脉）影响心肌供血。冠状动脉造影用于本病诊断已有文献报道，但冠状动脉起源异常可给冠状动脉造影的操作带来困难，而且在少数病人，由于导管未能插入异常起源的冠状动脉而可能被误认为该支冠状动脉阙如。另外，冠状动脉造影对异常起源的冠状动脉与心脏各房室结构关系的显示不理想。多层螺旋CT对冠状动脉畸形和变异的诊断具有优良价值，它可直观显示异常起源的冠状动脉与主动脉的连接关系及其与以及各房室结构的关系，对其管腔评价也有优良价值。

随着冠状动脉造影术在我国的推广，目前有许多医院开展这一检查项目。但由于有创伤性，费用较高，影响该技术在临床上的应用。且有些级别的医院，由于开展冠状动脉造影术时间较短、导管室设备有限、造影导管型号不全（如有些冠状动脉开口异常需特殊导管）及术者经验有限等均会影响冠状动脉造影结果。

第七节 影响冠状动脉造影精确性的因素

冠状动脉造影时，有许多因素影响冠状动脉图像分析的精确性，与冠状动脉造影本身有关的因素包括：冠状动脉的痉挛，心脏收缩和呼吸运动产生的移动性伪差，术后分支血管的阻塞和图像质量和边缘区的放大伪差等。与患者有关的因素有：每个病人的冠状动脉变异较大，血管容易重叠，成角或缩短，这需要术者有丰富的经验，尽可能选择最佳体位，最大限度地暴露病变，有时还需要根据患者的临床表现，心电图变化或其他资料“帮助寻找”冠状动脉的病变。在操作过程中，造影导管插入冠状动脉过深可引起局部痉挛而误认为是狭窄病变，注射造影剂时，速度不均匀或造影剂与血液混合也易引起漏诊或误诊。

虽然在计算冠状动脉病变狭窄程度时，大多数先进的X线设备都配有QCA分析软件来测定冠脉的狭窄率和血管直径，但是由于分析程度的复杂性，往往对严重的冠状动脉病变低估其狭窄的程度。因而目前绝大多数术者应用简单易行的目测法去评价冠状动脉狭窄的严重性。目测法受到观察者主观因素的影响又降低了其准确性。Zir及同事进行了一次研究，让4名经验丰富的导管医生独立评价冠状动脉的狭窄部位和程度、左室室壁运动异常的部位及分析，结果显示：只有65%能认为病变有意义（狭窄>50%），而15%意见不一致，分辨左室室壁运动分级不一致性达42%，3个左主干病变也不能达成一致的意见。Fleming等选择有经验的医师分别对6个冠状动脉病变的狭窄程度进行评估，结果显示对较严重的狭窄病变目测法比实际直径狭窄百分率高出30%。同一经验丰富的观察者在相隔半年的时间里观察同一冠脉病变，不一致性可达30%~40%。所以观察者之间及自身重复性差等原因也是冠状动脉造影本身的局限所在。

综上所述，冠状动脉造影作为诊断冠心病和判断冠状动脉病变以及指引进一步治疗等诸多方面有着一定的局限性，血管内超声和冠脉内内镜、多层螺旋CT以及冠状动脉多普勒血流测定、压力测定等方法可以弥补冠状动脉造影的不足。但是我们必须清醒地认识到，冠状动脉造影是诊断冠心病及判断病变的主要手段，也是指导介入治疗和进行进一步检查的基础。血管内超声、多层螺旋CT等技术虽然在判断病变特征等方面优于冠脉造影，但是它不可能取代冠状动脉造影。在我们认识到冠状动脉造影局限性的同时，能够更清楚地认识冠状动脉病变的意义，更有目的地去进行介入治疗，应用我们的经验和新的技术去弥补冠状动脉造影的局限性。

陈　方　何继强

第二十六章　冠状动脉造影正常的胸痛患者的客观评价

第一节　冠状动脉造影与心绞痛

尽管冠脉造影问世30余年以来始终被人们公认是临床冠心病诊断的“金标准”。但多年来的临床经验也提示人们，冠脉造影也并非在任何情况下都是最准确的诊断标准，特别是具有典型的心绞痛症状的患者冠状动脉造影可能是正常的，冠状动脉造影正常的冠状动脉不一定绝对没有冠状动脉血管病变。因为冠状动脉造影只能提供管腔的信息，而不能提供血管壁的信息。对此，我们应有清楚的认识。

一、冠状动脉造影的局限性

冠状动脉造影的原理是将具有一定压力的造影剂快速充盈血管腔，通过X线显影血管内腔轮廓，这项技术自身难免有一定的局限性，这表现在：①不能反映冠状动脉血管壁的变化，尤其是血管壁的病理变化。②正常参考段血管的对比误区。③X线影像学的干扰：血管弯曲处类似狭窄的误判断，逐渐变细的血管可使正常或异常血管局部造影剂充盈不良，使血管局部影像变淡。④冠状动脉造影不能定量测量血管的血流量：冠状动脉狭窄并不等于冠状动脉缺血，特别在血流快速的血管更是如此；而造成冠状动脉缺血的缓慢血流充盈的血管，用冠状动脉造影技术是无法测量的。⑤细小冠脉分支（直径 <0.5mm）是无法用冠状动脉造影技术来分析判断的。

为了弥补冠状动脉造影的局限性，目前得以公认的新检查方法有：①血管内超声：了解真正的血管腔和管壁变化。②血管内血流多普勒：了解血流速度、血流量及血流储备。③血管镜：直接观察血管腔大小及内膜面的病理变化。④冠状动脉血流量测定：用冠状窦热稀释法测定冠状动脉血流量。⑤心肌代谢测定：应用PET等方法测定心肌代谢情况；⑥超声心肌显像：应用静脉超声专用造影剂，可显示心肌灌注情况。

二、冠状动脉造影与心绞痛

早在20多年前Zoll等就首先系统地描述了冠状动脉正常的心绞痛症状发作病例，当时他们通过尸检发现了几个具有典型缺血性心脏病症状而冠状动脉是正常的病例。

自20世纪60年代中期，逐渐开始普遍地将冠状动脉造影作为冠心病的主要诊断手段以来，已有报告10%~20%具有心绞痛症状的病例而冠状动脉正常的存在，这些病例往往具有长期良好的预后。

根据临床经验，有两种心绞痛综合征存在，其一是疼痛与活动密切相关，这是由于冠状动脉存在固定狭窄而心肌代谢增加时血运不能得到充分满足所致。另一类型心绞痛病人，活动与心绞痛的关系不够明确，轻度活动可诱发症状，但似乎又可以承担一定的活动量。有几个因素可以解释这些病人存在的活动与心绞痛之间不确定的关系，冠状动脉血管阻力的变化和侧支循环旁路缺血的代偿造成血管舒张样效应可能是其原因。

但是多数冠状动脉固定狭窄可同时伴发冠状动脉痉挛，因此，心胶痛的发生并非仅与活动有关。Maseri等通过持续的血液动力学监测发现，随着心肌需氧量的增加，有时心绞痛并不发生，但有些心绞痛发生时却出现非常有意义的冠状动脉血流量的减少，与同位素心肌显像所提示的相同。症状发作时的血管造影证实，这些病人中往往存在严重而又广泛的冠状动脉血管痉挛。Maseri等将与活动密切相关的心绞痛称之为“继发心绞痛”，因为这种心绞痛的病理生理基础在于心肌代谢需氧量的增加，还将心绞痛发作时的心脏负荷增加者称为“原发心绞痛”。

当血管痉挛闭塞一支主要冠状动脉血管时，往往存在广泛的心脏透壁缺血伴 ST 段抬高，但在另一些病人，痉挛影响到冠状动脉分支或小血管，会导致狭窄后的远端冠状动脉血流减少，这些病人仅有心内膜下的缺血发生，心电图往往呈现 ST 段下移而不是 ST 段上抬。针对晨起心绞痛，Yasue 等已将 α－肾上腺素受体介导的血管痉挛解释为疼痛发生的机制。静息心绞痛和心肌梗死也可能是由于血管痉挛所诱发的。过长时间的痉挛诱发的动脉损伤和血小板聚集可伴有血栓素 A_2 的释放。

少见的是痉挛可能发生于冠状动脉造影正常的冠状动脉（这种变异称为变异型心绞痛），痉挛甚至可引起猝死，正如 Ballestra 等所报告的那样，伴有冠状动脉正常的心绞痛也不再被认为是良性的，具有类似情况的病人应该进行激发冠状动脉痉挛的试验。当心绞痛与活动无密切相关时，为了作出心绞痛症状发作时典型心绞痛心电图的变化以明确诊断，在这些病人中加测痉挛阈。关于运动心电图诊断典型心绞痛的作用，阴性运动试验结果并不能除外冠状动脉硬化病变，这一点应予以强调。病人有明确冠状动脉病变，例如右冠状动脉完全闭塞，但伴有充分的侧支循环，就可能没有临床症状或体征。

年龄超过 40 岁的妇女（通常为绝经期）存在非特异性胸痛，往往呈现非特异性的心电图复极变化，其运动试验是阴性结果，虽然这种临床综合征的诊断并不困难，但这种综合征却经常会与典型心绞痛混淆。

这种综合征也许能解释为什么 50%有类似心绞痛的妇女冠状动脉造影是正常的，应该牢记，有非特异胸痛的妇女往往有心理方面或植物神经系统的异常，伴非特异的广泛的复杂变化或可靠的静态心电图的 T 波变化，而实际上她们是没有心绞痛的。

另一方面，她们往往在心室造影时有异常的射血分数和收缩缩短率，由于这些测量在收缩期末往往是正常的，所以一般认为左室变化是轻微的。然而心室造影异常却与心电图的非特异性变化有很好的相关，但原因却不能确定（不除外心肌炎、激素分布以及别的因素）。

三、心绞痛的鉴别诊断

解释胸痛的原因是内科医生的关键任务之一，这个症状涉及许多心脏问题，病史无疑对鉴别胸部不适的原因是一重要手段，虽然胸痛或胸部不适是心脏病的心前区症状之一，但也应清楚地认识到这种疼痛症状不仅源于心脏，也可源于：

1. 不同的非心脏胸腔内组织器官，诸如主动脉、肺动脉、支气管及其分支、纵隔肌及食管等。
2. 颈部组织或胸壁包括皮肤、胸肌、脊柱神经元等。
3. 膈下器官诸如胃、十二指肠、胰腺和胆囊。

功能性痛和假性痛也可发生于胸部，虽然目前有各种各样的化验检查有助于胸痛的鉴别诊断，但询问病史仍为最有价值的检查手段，采取胸痛病人的病史有助于掌握病人的精神状态，并可要求病人描述疼痛部位放射和不适的特征、何种诱因及缓解方法、发作起始作用、持续时间、频率和伴随症状，特别观察病人症状发作时的姿势。见表 26–1、表 26–2。

第二节　冠状动脉造影正常的慢性胸痛

这种情况现已发现存在于如下的疾患：

（1）心脏疾患：导致耗氧量不成比例增加的疾患，诸如主动脉和肺动脉狭窄、甲状腺功能亢进症。

（2）心肌病：梗阻或不伴梗阻的肥厚心肌病经常可发生典型心绞痛，肥厚型心肌病有时很类似于心绞痛的临床表现，会产生缺血性心肌病的心电图改变，临床上可见到误诊。

（3）心肌炎：大约半数慢性心肌炎的病人有心绞痛，但冠状动脉却可能不显现明显的狭窄；心绞痛症状不够典型，但更有力的指标却是运动试验呈现 ST 段压低，其他研究应包括心肌活检等有助于确定诊断。

（4）伴有缓慢血流冠脉扩张综合征：这些病例似乎冠脉的阻力很高，可能存在动脉炎（小血管），由

表 26-1　类似心绞痛的阵发胸痛的鉴别诊断

	持续时间	性　质	诱发因素	缓解方法	定　位	备　注
活动心绞痛	5~15分钟	内脏痛（压榨）	活动性或情绪变化	休息硝酸甘油	胸骨下段（放射）	头一次发作症状重
静息心绞痛	5~15分钟	内脏痛（压榨）	自发（与活动无关）	硝酸甘油	胸骨下段（放射）	常在夜间发作
二尖瓣脱垂	数分至数小时	浅表性很少内脏性	自发	时间	左前胸	固定
食道返流	10~60分钟	内脏性	卧位空腹	食物抗酸剂	胸骨下（放射）	很少放射
食道痉挛	5~60分钟	内脏性	自发冷食活动	硝酸甘油	胸骨下	类似心绞痛
消化性溃疡	数小时	内脏性烧灼感	空腹酸食	自发食物	上腹部后背	
胆系疾患	数小时	内脏性	自发食物	时间止痛剂	上腹部胸骨后	
颈椎痛过度	变化渐消失	浅表性	夹颈部活动	时间止痛剂	胳膊颈	休息不能缓解
换气肌肉	2~3分钟	内脏性	情绪快呼吸	刺激移动	胸骨下	面部机能异常
骨骼	变化	浅表性	触痛活动	时间止痛剂	多种方法	压痛
肺源性	30 分钟以上	内脏性压力	常是自发	休息时间气管扩张	胸骨后	呼吸困难

表 26-2　区别心源性和非心源性胸痛的要点

	疼痛特点	疼痛部位	诱发疼痛因素
心源性胸痛	压缩感 挤压感 烧灼感 “重压感”　“沉重感”	胸骨下 整个正中和前胸部 双侧胳膊、肩部 颈、颌和牙 前臂手指肩胛区域	活动兴奋 其他形式 冷天气 餐后
非心源性胸痛	钝痛 “刀割样”尖锐刺痛 随呼吸增强的冲击痛	左乳房下区域 左半侧胸	完成运动后的疼痛 特殊的身体活动 诱发

于动脉炎的存在增加了冠脉阻力，进而造成冠脉扩张，为了进一步研究这些病例，临床上很有必要做冠脉血流测量，测定乳酸产物和做心肌活检。有报告 10 例类似病例进行了心脏导管检查，但是没有一例病人同意接受心肌活检检查，这些病例表现的心绞痛不典型，运动试验是阴性结果，但静态心电图呈现为广泛非特异性改变。

(5) 远端冠状动脉狭窄：远端冠状动脉狭窄并不多见，但却很容易将远端冠状动脉狭窄报告为正常的冠状动脉造影结果，因此对正常冠状动脉心绞痛的病例，应仔细观察评价远端冠状动脉直径和血流充盈速度。临床上还没有通过尸检来系统研究过这类病例的报告，但这类病例血管造影呈现远端冠状动脉往往是正常的，而实际上冠状动脉远端的确存在病变，只不过以目前冠脉造影手段未能显示出来。

(6) 心脏瓣膜疾患：30%~50%的二尖瓣脱垂病人可发生心绞痛，已有关于这种综合征和左冠回旋支发育不良病人猝死的报道。瓣膜结构退行性病变或心肌炎也有发生心绞痛的报告。对这些疾病通过心音图或超声心动图很容易作出诊断。在二尖瓣脱垂和冠状动脉正常以及通过同位素扫描研究证实存在心肌缺血的病人中可以观察到非典型心绞痛和运动试验时 ST 段缺血变化。然而，要排除冠状动脉硬化性心脏病的存在，却应加以仔细斟酌，因为在一些病例，二尖瓣脱垂是继发于缺血性心脏病的。

此外，主动脉瓣狭窄，严重的主动脉瓣关闭不全，明显的二尖瓣狭窄与肺动脉狭窄都可以出现心绞痛的临床症状，临床上仔细的心脏听诊，动态心电图 ST 段观察以及超声心动图检查都是至关重要的鉴别诊断手段。

（7）冠状动脉瘤：动脉粥样硬化是动脉瘤很常见的原因。虽然目前还没有孤立的动脉瘤的经验积累，但随着冠状动脉造影的广泛进行，小的冠状动脉瘤就容易经常被发现了。在尸检系列中动脉瘤的检出率为 1.4%。最近几篇关于黏膜皮肤淋巴结综合征并非是少见病的报告，认为如果冠状动脉在这种疾病中受累，表现为动脉炎，类似于观察到动脉周围结节样改变。日本心脏病学者（该病在东方多于美国）报告患这种综合征的儿童有非常大的冠状动脉瘤存在，他们还报告，心肌梗死和猝死不仅发生于该病的急性阶段，还可在急性发热阶段后的几年内发生。巨大原发动脉瘤（约有 10cm × 10cm × 5cm）可以伴发或不伴发冠状动脉瘤者均有报告。

（8）冠状动脉痉挛：在发生心绞痛的病人中对冠状动脉痉挛应有所认识，特别是根据现有的经验，如果有严重的心理或植物神经功能紊乱的病人，医生就比较容易确定其有冠状动脉痉挛的存在，现在，植物神经系统对冠状动脉痉挛发生的作用已被人们所认识。

变异型心绞痛（Prinzmetal）通常是由于冠状动脉痉挛诱发的，如果这类病人冠状动脉造影正常，为了确诊痉挛存在，通过用导管尖端或静脉注射麦角新碱（0.05mg）诱发出冠状动脉痉挛。通过导管机械性刺激所致的痉挛被认为是医源性的，如果手法粗暴地操作导管，由于动脉受到损伤就可能发生痉挛，但通常以轻柔的技术操作，不到 3%的病人发生痉挛。

我们认为较低的致痉挛阈以及与导管相关的冠状动脉痉挛不应该总是被归于医源性的，但是与导管相关的痉挛在临床实际中可作为测试痉挛阈的另一种方法，可疑病人存在冠状动脉痉挛也可以使用麦角新碱来加以确认。另外，诸如乙酰胆碱或肾上腺素等激发痉挛的药物可以被心得安增效，但可被硝酸甘油、阿托品和苯氧苄胺抵消药效。

在伴冠状动脉造影正常的心绞痛病人应认识到冠状动脉痉挛可以诱发心绞痛甚至心肌梗死，我们认为可以用适当的介入性方法研究痉挛阈以明确冠状动脉痉挛，应该强调的是，这些介入性的方法至今不清楚其敏感性和特异性如何。可以说大剂量的麦角新碱在许多病人可以诱发痉挛，但还应注意到随着植物神经张力变化，痉挛阈也不同，一般说来，小剂量麦角新碱可以反复诱发出痉挛，这是具有很大的诊断价值的，但大剂量药物诱发的痉挛有较高的假阳性率，当然，在这些试验中，应避免使用可能缓解痉挛的药物如硝酸酯类、阿托品和安定等药物。

在医疗单位，不应认为这种诱发痉挛的试验过程是安全的，应充分准备好硝酸酯类、阿托品、安定、酚妥拉明和心痛定等药物。除了常规药物外，还应在导管室内准备好抗心律失常和抢救心脏骤停的设备。应该记住冠脉痉挛可以阻断主要冠状动脉分支的血流，引起大面积急性心肌缺血而危及病人生命。

在不稳定心绞痛和心肌梗死病例中，冠状动脉痉挛在有病变冠状动脉中的作用也很重要，在最近的临床实验中，Oliva 发现 15 名接受导管检查的病人在开始 12 小时内有 6 人发生了冠状动脉痉挛。

冠状动脉造影显示了冠状动脉痉挛是如何发生于血管固定狭窄的基础上，并有助于认识心绞痛与冠状动脉痉挛。冠状动脉痉挛还可以引起长时间的心肌缺血，甚至非冠心病源性的完全性房室传导阻滞。另外，应牢记的是，尽管冠状动脉造影提示的冠状动脉痉挛已被人们所认识，但冠状动脉造影和病理解剖所显示的由于粥样硬化而产生的冠状动脉固定狭窄往往诱发源于心肌缺血的临床心绞痛症状，但冠状动脉痉挛却很少是活动心绞痛的原因。

近来 Heilstron 提示：心肌损伤——血管痉挛的机制可与活动心绞痛的发生有关，由于心肌缺血释放血管活性代谢产物，这些物质可以诱发血管的收缩与舒张。致收缩与舒张的两种代谢产物之间的失衡可以解释偶发的在不同活动形式下发生的心绞痛的不规则形式。

血小板在缺血性心脏病发生中的作用现在得到了深入的研究，血小板激活后可以在病变血管中充分地聚集和消散，血小板释放有力的血管活性物质——前列腺素，还有诸如缩血管的血栓素 A_2，血管内皮还可以释放另一种舒血管物质——前列环素。我们承认正常的冠状动脉由于血管痉挛诱发典型心绞痛是很少见的，但在冠状动脉粥样硬化病变基础上的冠状动脉痉挛则可以经常诱发心绞痛甚至心肌梗死。

(9) 冠状动脉迂曲：一些病人存在增加血管阻力并可以诱发心绞痛症状的非常迂曲的冠状动脉，Macruz 曾描述过这个综合征，该综合征包括典型或不典型心绞痛，心电图显示非特异性的复极变化，运动实验在大多数病人为阴性，少数病例可以发现乳酸代谢产物增高，进而借此说明缺血心肌的存在。迂曲冠状动脉也可以经常在发展至相当程度的冠状动脉粥样硬化病人见到，更常见于有高血压的病人。

过长的冠状动脉可同时伴发运动试验阳性和明显冠状动脉狭窄。冠状动脉造影阅片误差或技术所限可见于少数正常迂曲冠状动脉但运动试验阳性的病例。当心电图有弥散的倒置 T 波与中等度的弥漫的左心室活动度降低并存时，应注意到慢性心肌炎或内分泌紊乱也会影响到左室运动。

(10) 冠状动脉肌桥与冠状动—静脉瘘：心肌桥是指冠状动脉某一段或其分支走行于心肌纤维中，被形成似桥的心肌纤维所挤压，该心肌纤维称为心肌桥，该段冠状动脉于心肌收缩期受心肌桥不同程度压迫，产生短暂或间歇的狭窄，但舒张期大都恢复。Juilliere 等报告，冠状动脉造影病例中心肌桥的检出率为 0.41%~1.6%，冠状动脉心肌桥是一种较常见的心肌结构变异，并非所有心肌桥都引起冠状动脉严重狭窄导致心肌缺血，但对于临床无明显冠心病危险因素，而有心绞痛发作的病人、心电图与同位素心肌显像有缺血改变者，均应做冠状动脉造影检查。如证实心肌桥存在，则有一定的临床意义。

冠状动脉及其分支与右心房、右心室、肺动脉或冠状静脉窦之间直接相通，形成冠状动脉捷路或冠状动—静脉瘘。大约半数以上病例来自右冠脉，90%注入右侧心腔，其中右室占 40%，右房 25%，肺动脉 15%和冠状静脉窦 7%，少数注入左心房或左心室。此类结构畸形病人的主要体征为心前区连续性的收缩期或舒张期杂音，如果无其他畸形并存，则大多无临床症状，预后和自然疗程一般是良好的。

(11) X 综合征：缺血性胸痛和冠状动脉造影正常是 X 综合征的两大主要特征，胸痛多为典型劳力型心绞痛，运动时发生胸骨后不适，向肩与前臂放射，也可以发生休息痛或不典型性心绞痛，尤其多见于 45 岁以下的年轻人，舌下含服硝酸甘油可缓解胸痛。用导管尖端刺激或麦角新碱诱发试验阴性，而运动心电图则有缺血改变。关于该综合征的发生机制目前还不很清楚，其胸痛的机制可能与冠心病缺血的胸痛机制相类似，即腺苷的释放增多，影响了心脏冠状动脉阻力增高时血管自主调节性代偿。外源性给予腺苷可以刺激疼痛感受器。该综合征病人一般的预后良好，除了解除病人的顾虑之外，很少需要特殊治疗。

(12) 邻近器官的疾患：反流性食道炎与食道裂孔疝：前者酸滴入实验可重复胸部疼痛症状，而后者则通过胃肠造影可以明确诊断。

弥漫食道痉挛：是一种神经肌肉运动疾患，也可伴发于反流性食道炎；食道镜、食道造影和食道内压力监测食道压力变化可明确诊断。

胆绞痛：常突然发病，疼痛剧烈，可伴巩膜黄染、发热和白细胞增高；腹部 B 超常可以明确诊断。

胸部疼痛如肋软骨炎（Tietze's 综合征）：触诊胸肋部有局部压痛，局部注射普鲁卡因或皮质激素可以缓解症状。

上述几种邻近器官的疾患通常心电图无缺血表现，同位素心肌显像也无明显改变。

(13) 全身疾患：如继发于败血症，失血或药物应用造成的低血压；各种血液病造成的冠状动脉内相对供血不足或冠状动脉内血栓形成（白血病、严重的贫血、真性红细胞增多症、发绀性心脏病伴细胞增多和 DIC 等）；氧需要量的增加（甲亢、安非他明的应用等）均可以在临床上出现心绞痛症状，对此应有所认识，避免误诊。

第三节　冠状动脉造影正常的急性胸痛

冠状动脉造影正常的急性胸痛占冠状动脉造影病人总数的 4%。如果没有血栓或栓塞病史，鉴别急性心绞痛与冠脉硬化诱发的心肌梗死（中期阶段）几乎是不可能的，Arnett 和 Robert 否定伴正常冠状动脉心肌梗死病人在梗死发生数周或数月后才进行冠状动脉造影，因为此时血栓或栓子可能早已被溶解并转运走了。Oliva 和 Breekinridge 最近报告了两例症状发生在 12 小时内的病例研究，其中一例似乎冠状动脉造影正常，而另一例冠状动脉仅仅存在不足以导致大面积心肌梗死的远端冠状动脉病变。如果所谓伴正常冠状动脉心绞痛有时是良性的话，出现心肌梗死者就不应如此考虑了，因为此时心肌已发生了不可逆的损害，在此类病人中猝死者也有报告。

解释这些病人发生梗塞的最可能的病理生理基础似乎应该是冠状动脉痉挛或小血管的血小板聚集（直径小于 0.7mm），一般说来，如此的血管痉挛与血小板聚集并不能阻塞一个正常的血管腔，但血小板聚集往往释放强有力的缩血管作用的血管活性物质，在这些物质作用下产生的血管痉挛就可以阻塞血管，新的血小板聚集不断形成，肾上腺素还可以诱发血小板聚集与冠状动脉痉挛。已有报告，急性心肌梗死时血小板解聚时间延长（正常时间 <10 分钟）。以下疾患可能诱发伴冠状动脉造影正常的急性胸痛：

1. 心包炎：发生疼痛可类似心绞痛，除了经典的鉴别诊断方法外，超声心动图是最有效的探查心包积液的方法。

2. 冠状动脉血栓栓塞：曾有报告瓣膜修补术的病人患了心肌梗死，而术前冠状动脉造影是正常的。如果没有血栓栓塞史，在急性发病阶段，这些病人与血管粥样硬化为诱因者的鉴别诊断几乎是不可能的。

3. 急性心肌炎：在研究 Chagas 病的心肌炎患者中，心肌梗死和室壁瘤的发生并非少见。在血管造影发现，没有冠状动脉病变但左室造影异常的中间综合征病例，往往提示存在心肌病变。

徐桂萍

第二十七章　心导管医师培训及培训要求

心血管医生培训计划主要是心导管技术的培训。尽管新介入方法及技术的出现需要介入医生接受继续再教育，但在介入医生培训计划未实施时进行任何导管技术方面的培训都是不合适的，因此，此章节将重点介绍心导管医师培训计划。

至于哪一种培训心导管医师的方法最好，例如，需要心导管医师在导管室轮转的时间要求和手术技术要求，并没有人提供任何客观数据来证明哪种方法更好。培训计划的制定主要依据心导管领域专家们的普遍看法及建议，而在介入心脏病学领域，随着新技术的出现，培训指南也在不断地更改以更加适应新的要求。即使将来有了客观数据可以参考利用，培训大纲也只能是指南，而不是标准。

第 17 届 Bethasda 大会制定了被医师广为接受的成人心脏病学培训标准。该大会针对三类心血管医师制定了三种不同水平的心导管培训计划：一类，此类医师不做心导管术；二类，完成诊断性导管检查术；三类，完成诊断性导管检查术、血管成形术及其他更高层次的介入手术。培训指南于 1995 年由心脏病学培训研讨大会中心（Core Cardioloy Training Symposium，COCATS）重新修订。此次研讨会旨在讨论有关介入医师培训事宜，本章大部分内容来源于该大会全体成员的报告总结。

第一节　心导管医师培训

如何选择合适年轻医生进行介入医学培训，有关该方面的文章微乎其微。我们经常根据科室内人力资源情况选择候选人进行培训，而很少考虑受训者的教育情况。很多情况下，此类培训可能只是因为很容易找到申请人就接受他的申请，而很少依据申请人的素质挑选候选人。所谓的素质是学习和掌握丰富知识和技能的能力，要想成为一名合格的心血管医生必须具备这种能力，我们一定要禁止那种只要有人申请就同意培训而对其素质不闻不问的做法。即使是设计得非常好的培训计划，也不可避免地会出现受训人员不能胜任严格训练计划的情况，培训导师必须挑选出这个不能胜任训练的医生，使之终止培训。

虽然有些医生能胜任心脏病学的众多领域，却可能缺少成为合格介入医生的技术条件，这种情况非常普遍。事实上，确实有许多这样的医生正在做介入手术，可想而知，这已经对患者生命构成了潜在威胁。允许更多的技术水平低下的介入医生从事介入手术是绝对不可取的。心脏介入培训应该只是一位多才多艺的心血管医师经历的一部分。对导管不感兴趣的医生也必须清楚地了解手术的适应证、局限性、并发症和导管检查及血管造影结果的意义，而欲从事介入事业的医生不但需要掌握上述一切，还必须尽可能了解心脏病学所有知识，尤其要重点了解临床基本技能，并且在评价和处理心血管病人时要重点掌握并运用病理生理学。

介入心脏病学协会最近公布了培训成人和儿童介入心脏病学医生的中心课程。介入心脏病学培训从了解心血管系统的结构和生理开始。尽管这些没有经验的年轻心血管医生在大学读书和做住院医师时已经掌握了一部分这些知识，但为了弥补存在的差距，应该向他们提供合适的教材并举办教学座谈会以加强医生们对这些知识的更深了解，同时，为使医生们更准确地掌握介入心脏病学，也应提供合适的教材并举办会议，这些介入心脏病学知识包括病史资料、设备需要及使用、病理生理学、血液动力学、血管造影术及手术过程、放射物理学和放射安全问题及手术适应证、禁忌证、局限性、并发症以及导管结果的意义。最理想的是在受训者第一次进入导管室之前把上述有关信息告诉他，使他可以利用这些信息。

一、诊断性心导管术手术过程培训

实用心导管培训包括三方面：术前阶段、手术本身和术后阶段培训。术前及术后阶段培训同手术本身培训同样重要，在教学过程中要同样加以强调。

(1) 术前阶段培训：手术医师术前对病人进行详尽的病史询问及体格检查通常是心导管术最重要的一个方面。通过病史采集和体格检查，医师不但掌握了病人健康情况的第一手材料，也了解了病人的情绪状态，尤其是那些对病人手术不利的情绪。医患之间的交流是手术成功与否的第一步，良好的医患交流可以使患者在整个手术过程中不会感到紧张与不适。由于交流的存在，医生也尽可能地了解了病情，而且也使患者感到满意。

通过病史询问及体格检查，医生对病人情况有了很深的了解，就可以为患者选择非常合适的导管术式。医生必须知道，医嘱不应一成不变，而必须尽量随每位患者的病情而有所改变。例如，有造影剂过敏反应史的患者需要接受特殊治疗，而大多数患者却不需要治疗。每位医生要学会根据病史及体格检查涉及整个手术过程，决定选择什么造影剂，是做右心导管还是左心导管，所需导管的类型及大小，导管的入径及其他手术细节，这些对每个患者都会有些差别。

有些患者以往曾做过心导管术和外科手术，所以，作为术前准备的一部分，医生必须复习病人以往造影资料和手术小结以便充分了解病人情况，合理地制订手术计划。每次手术之前，主治医生应同术者一道讨论病人的病史、体检、情绪状况、手术适应证，另外，是否有特殊需要，需注意事项以及针对特殊病例预计会有何风险出现，这均应该成为讨论的内容，最后，由主治医师和术者共同制订手术计划。如果术者已注意到手术的危险性，他必须毫无保留地告诉主治医师。

(2) 手术阶段培训：为了更好地完成心血管介入手术，要求主治医生和术者在整个手术过程中不断相互交流，整个手术过程需要主治医师在场或一旦需要，立即到场。有些情况下，高年资医生可以替代主治医生，但主治医师仍然要对患者的安全负最大责任，要保证手术顺利完成，并对低年资医生进行培训。

手术培训的第一步是要让受训者至少对数次手术过程进行观摩而不直接参加手术。他应该观察手术的每一步，从患者到达导管室那一刻起，到患者安返病房为止。他要观看技术员准备仪器，为导管床铺单，连监护器，准备无菌台，安装使用转换器、照相机、录像机、高压注射器以及所有成功完成心导管术所必需的各种生理记录仪，观察记录电影的仪器及使用方法，了解导管室仪器保养维护方法及保证电影质量的方法。

整个手术过程中，学习医生要观察主治医师和/或有经验的高年资医师如何麻醉、进针部位、置入穿刺针、放入导丝，如何扩张后置入鞘管，如何选择不同类型导管送入静脉和动脉，应该注意荧光屏如何与手术床移动配合，也应注意他们如何推送导丝及导管到位。他也要注意如何安全使用导管，防止血栓形成和防止气体经导管进入病人体内。他还要观察如何采取血样验血氧饱和度，如何用 Fick 公式计算心输出量，如何用热稀释法计算心输出量，如何测量和记录各房室腔以及大血管内的压力，如何注射造影剂进行血管和心内造影，也必须观察如何撤除导管、拔出血管鞘管以及如何按压穿刺点止血。

受训人员要直接参与手术，必须从难度小、风险低的手术做起。随着受训者技能的不断提高、自信心的不断增强，再逐步过渡到难度较大、风险较高的手术。必要的时候，需要有人监督“自信心过大”的新手，要给他“泼点冷水”，但这并不等于只是让他做助手而不放手，而是要尽量对他进行培训指导，允许他做力所能及的事。受训者最后应该直接参与并完成手术的每一过程。

应该让受训人员知道，学习时主要注意两方面：①患者的安全和利益高于一切；②为了得到诊断所必需的完整信息，手术过程要组织得当，并卓有成效、按部就班进行，除非病人情况不允许手术。根据术中发现及病人情况的变化，术中必须灵活地改变手术程序和术式。受训医生还应该知道，病人的安全和舒适需要医患之间的不断交流。如果受训医生和主治医生均直接参与患者交流，这是最理想的，没有办法的情况下，可经护士和技师与患者间接交流，但很显然，这是不理想的。

受训者要不断向主治医师学习，也要向导管室的护士学习，如果他打算将来管理导管室，更应该如此。在培训过程中，受训者做助手工作时经常被人监督，很多人对受监督表示不理解，其实，若想成功实施手术，必须经历这个“被监督”过程。

介入心脏病学培训时，应该让受训者观看、学习并参与各种手术，如静脉穿刺术和经皮动脉穿刺术、右心及左心导管术、临时起搏器置入术、心包穿刺术、心内膜活检术、各种造影术（包括肺动脉、心室、主动脉、冠状动脉、冠脉桥血管造影术）。由此可见，如果学习时间短、参与手术例数少和参与手术种类有限的话，是不可能掌握所有这些知识的。

在培训期间，打算从事心导管事业的医生要给他机会在主治医师指导下从事导管室教学活动。教师角色需要他更加注意细节，而不会像做学生那样不求甚解，这可以使他对手术过程有更深的了解和掌握。

最后，我们应该让受训者知道终止手术的适宜时机。有些病例非常难，以致必须冒险才能完成，所以，有时有必要请另一位有经验的医师到场，由他安全地完成手术。这种事可能发生在任何人身上，无论你是新手还是非常有经验的人，决不能只顾及个人面子而危害患者利益。

(3)术后阶段培训：术后培训主要有两方面：病人护理和手术获得的数据之分析和使用，受训医生必须直接参与这两方面的工作。

术后需要立即做的事情就是护理病人，受训医生要与导管室护士一起察看手术留下的创口，要注意观察患者心功能状况（尤其术中心功能状况有所变化时），还要注意患者的一般情况（尤其是生命指征、是否疼痛、抗凝作用、血管活性以及肾功能情况）。受训人员应学会下完整术后医嘱，以便医护人员密切观察患者病情变化。受训者要学会追踪患者住院期间的病情变化并且知道自己有责任对患者出院后的情况进行随访，随访时要注意穿刺部位、血管分布以及任何与手术有关的并发症。另外，值得一提的重要问题是，医生们应在术后与患者及家属进行明确交流并给他们以健康指导。

术后，受训医生应参与资料处理、结果判断及报告书写过程，并相互交流所得到的资料。作为信息处理的一部分，未来的介入心脏病学专家应了解用来记录和分析血液动力学信息的设备、记录造影影像的设备、光碟记录及电影记录的过程。受训人员也不能简单地接受计算机得到的血液动力学资料（如瓣口压力阶差及瓣口面积），而必须学会独立处理这些信息。受训者应该知道如何估计分流量，如何测量每一个血液动力学改变。

恰当地解释生理学及血液动力学资料，不但需要利用标准教科书及文献作为参考，而且也需要主治医生本人特别留意这些资料。参加手术成员应一起阅读血液动力学资料及电影资料。有时，受训医生自己分析数据而没有老师的直接监督；有时，为了节省时间，主治医师自己复习这些资料并写出报告。最理想的模式是，受训医生学习写正式术后报告，然后由主治医师评阅修改，最后给出正确报告。

有时，受训医生忘记将导管结果告知患者、家属和其他有关医生，这样的事情也经常可见。我们不但应该让受训者知道这种交流的重要性，还要教他如何进行交流。受训人员还应该知道，把每个患者导管资料存入医院资料库也非常重要，这不仅有利于组织的导管试验室研究，也有利于保证导管实验室质量。

培训计划应包括定期举办心导管会议，每次会议提供各种不同类型病历供大家讨论，并重点讨论并发症及造影质量情况。在此会议上，每位受训医生应提供自己完成的手术病例，并准备为自己的结论及操作辩护，因为会有人向你提出不同意见。当然，若自己的结论和操作存在问题，就不要坚持己见，要予以纠正。

每位受训医师要坚持写完整的工作日记，记录自己完成的病例情况，日期不但要包括患者姓名、手术类型、诊断，也要包括手术结果及并发症。日记可以为受训者提供自己完成的病例数、手术的广度和深度等大量资料，当他以后遇到难以处理的情况时，日记便成为他绝好的参谋。

二、诊断性导管培训的最少例数及培训时间

如前所述，有关医生参加心导管培训的合适受训时间及手术最少例数，并没有客观标准。COCATS 建议：所有受训者需在导管室受训 4 个月，至少参加 100 例手术，参与患者术前临床评估到最终处理的一切过程（一类）。COCATS 还建议，对于将进行诊断性导管术及血管造影术的受训人员，需要受训 36 个

月，其中，至少 12 个月在导管室，在此期间至少要完成 300 例手术，其中，至少 200 例为术者（二类）。

Bethesda 大会的二十三项报告（题目为《心血管病人护理的捷径》）建议：要让较少的医生在介入心脏病学领域接受培训，而让更多的医生在临床和预防心脏病学领域接受培训。报告提出，并非所有心血管医生均应该花时间在导管室直接轮训，并提出，这只是建议，并未明确一定要这样做。

笔者认为，对于不打算在介入心脏病学领域发展的医生，应该允许他在导管室工作一段时间，其时间要比 COCATS 建议的 4 个月导管室培训时间更短，在有些情况下，甚至完全可以不在导管室轮训。关于导管的许多非技术方面的问题（包括禁忌证、资料分析和病案室资料利用），这些医生可以通过阅读资料、临床轮转、参加介入讨论会而综合获得。这可以使受训医生利用更多时间学习心脏病学的其他各个方面知识，并进行科学研究。很明显，少数对介入只是一知半解的医生也会为了经济利益去做介入手术，尽管他们缺少介入方面训练经历。所以如何解决这一情况，也是一个问题。笔者以为，要想从事介入心脏病学，合适的训练应该包括 12 个月的导管室学习时间，并在此期间至少完成 300 例手术，其中至少 200 例为术者。

（1）介入心脏病学医师培训要求：美国心脏病学会介入委员会建议：1995 年 7 月以后，任何想学习介入手术的介入心血管医生均需要另外学习介入心脏病学一年。因此，针对这一点，作者建议，应该仅在受训介入医生水平进行基础介入培训，而进一步考察其是否有资格从事介入心脏病学研究，要充分考虑他在受训期间的受训情况。

介入培训不是上帝赋予每位医生的权利，并不是所有心血管医生均能适应介入手术室的压力，也并非所有医生均可以协调地完成高水准的专业手术。有些医生虽然技术熟练但缺少很好的导管鉴赏分析能力，所以，不应该再允许其在导管室工作，而应认真选择合适的心脏介入医生进行导管培训。

（2）经皮冠状动脉腔内成形术培训要求：尽管目前已经可以实施多种介入手术，经皮冠状动脉腔内成形术（PTCA）仍然是介入培训的基础。介入培训应该从 PTCA 开始，并且使受训者熟练掌握 PTCA 操作技术并对自己行 PTCA 有信心和把握时，才可允许其进行其他手术，如直接斑块切割术，这些手术通常要在有特殊培训计划的导管室内进行。介入学员应该了解一些不常见的手术，如瓣膜球囊扩张术等，但不能直接参加或做手术，直到他们对整个介入手术非常了解并可以非常轻松地完成手术，方可允许其参加手术。

美国心脏病学会就心血管医生的行医权力发表了一篇文章，文中明确列出一个心血管医生有资格行 PTCA 所需的知识和技能。这些知识和技能是培训介入心脏病学医生的基础，如表 27–1、表 27–2 所示。

表 27–1　有资格行 PTCA 所需的知识技能

1. 掌握目前该手术适应证和手术成功的可能性
2. 掌握手术禁忌证
3. 掌握术前评估情况，包括选择 PTCA 而不选择冠脉搭桥术或仅药物治疗的原因
4. 掌握冠脉循环的解剖学、生理学、病理生理学
5. 掌握心脏生理学
6. 能够发现心导管及直接 PTCA 的并发症
7. 熟练掌握处理并发症的方法
8. 能够将手术风险、益处及手术结果通知患者及家属应记录在案，以便得到他们的认可

表 27–2　有资格行 PTCA 所需的技术要求

1. 操作熟练灵活
2. 熟练操作使用 X 线、光盘及其他设备
3. 对心导管技术、冠状动脉造影技术和放射安全有熟练的经验
4. 可行 PTCA 的其他资格证明文件
5. 掌握 PTCA 并发症及处理技术
6. 超时手术技术资格证明

(3) 新开展的介入手术培训要求：每次开展新介入技术，都需要就有关理论及技术进行严格论证。受训医生要尽量从经验总结和文献阅读中掌握基础知识，这些知识一部分来源于指定资料，其中，包括该技术本身的知识，特殊技术所需的特殊设备、手术适应证、预期结果，该技术所固有的风险。

目前，有些医院正开展外周血管成形术和其他外周血管介入手术。如果要培训这类介入手术医生，培训课程应当包括以下内容：外周血管疾病的自然病程和解剖学变化；非介入手术的外周血管评估；手术禁忌证、风险、益处；不同的治疗方式（包括保守疗法、血管成形术、其他介入手术及外科手术）；外周血管疾病溶栓适应证及溶栓剂使用。

三、介入治疗手术培训

(1) 术前阶段培训：对于任何介入手术，医生在术前均应向患者交代病情，让患者明确拟实施的手术名称，为何选择该术式而不选择其他方式，预期结果如何，存在的风险，尤其外科紧急手术的可能性和必要性。每次手术之前，受训医生应同主治医师会面，讨论患者临床情况，复习造影诊断，设计手术程序，尤其是有关特殊设备、球囊大小，先做某一根血管而非其他血管的原因、牺牲血管而保存另一血管的原因等问题，均应注意认真而详细地讨论。

(2) 术中阶段培训：术中阶段培训包括深入了解特殊导管器械并明确如何使用这些器械。至少要观察几例手术之后，受训医生才可以直接参与手术，要先做助手，后做术者。非常重要的一点是，受训医生要观察如何选择器械，包括如何选择导引导管、导丝、球囊导管、支架及其他介入器械。随着不断学习，受训医生逐渐学会为特殊病人选择合适器械，而且也可以随着病情需要而决定更换另一种器械。

任何介入手术都可能出现意外，并需要紧急外科手术，受训医生必须明确终止手术最佳时机，并通知外科医生紧急外科治疗，也必须知道在外科手术之前如何处理患者并发症，而不是盲目等待。目前，有近2%~3%的介入手术患者需紧急外科手术，受训医生需要在遇到许多这种情况之后，才会取得处理这些问题的一些经验。

(3) 术后阶段培训：介入病人的术后护理比普通诊断性造影患者术后护理复杂，受训人员必须对术后并发症有一定估计，并能充分认识并发症的临床表现，尤其是血管并发症、出血和早期冠脉再关闭等并发症。他必须会熟练处理血管鞘管，使用抗凝剂，及时发现轻微及明显心肌缺血征象。受训人员应该知道，继续观察患者病情很重要，而且对护理介入手术后病人的护士进行培训也非常关键。术后医嘱应考虑上述所有因素，如早期发现并发症、处理血管鞘管、抗凝剂使用、心肌缺血变化以及对患者的继续观察等。最理想的方式是受训医生直接参与患者术后观察。

应该培训介入医生适当的分析每一介入手术结果并写出手术报告，这一点同培训医生进行诊断性造影一样。介入医生应该告诉患者有关手术的结果，并坚持记录每一患者情况，包括手术适应证、手术过程、手术结果及并发症。

应该每周举办一次介入讨论会，受训人员要积极参加这类讨论会，要积极鼓励受训医生对手术展开公开讨论，提出批评意见，也鼓励其他医生对受训医生的手术进行公开讨论，提出批评建议。介入心脏病学同其他领域一样，人们从错误中学习知识，尤其是当别人指出你的缺点错误时，你进步更大。尽管受训医生不一定必须参加国家级介入研讨班，但我们却鼓励医生们外出学习，因为这个不断更新的领域必须要有继续再教育。

每位要完成心脏介入手术的导管室受训人员要在该领域做一些继续研究，这可以作为他教育过程的一个重要部分，所以受训人员要积极参加这些研究。

四、最少手术例数及受训时间要求

多数介入领域权威，尤其 COCATS 建议：介入培训需要在基础心脏病学培训后再进行一年培训，而心导管培训则需要进行四年培训。COCATS 建议：培训的第四年，受训介入医生应至少参与 300 例手术，其中至少 125 例为术者，并且在 125 例中大多数为球囊血管的扩张术。关于其他介入手术方面的培训，建议在以往经验基础上，至少完成 10 例该类型介入手术。

五、非血管造影介入图像术

目前，在心导管室可实施三种非血管造影介入影像术：冠状动脉血管内超声、冠状动脉内多普勒超声、冠状动脉毛细血管显微镜术。前二者目前已在临床应用，后者主要作为一种科研工具。这些非血管造影图像技术需要特殊培训，作为第四年介入培训计划的一部分。尽管许多研究中心在诊断心导管术中使用血管内超声，但大多数导管室却禁止介入受训人员从事血管内超声术。因为一旦出现意外，如冠状动脉在行血管内超声术时发生撕裂（当然这不一定出现），只能由有丰富经验的医生，利用一些设备采取补救措施以保证患者的安全。然而受训医生一般不具备这种能力。

关于这些手术培训所需的病例数，目前无文献报道可供参考。但是如果受训人员经过介入培训，已经掌握了 PTCA 丰富经验，再让他参加至少 10 例非血管造影介入影像手术，看起来总有些道理。

第二节　心脏介入医生再教育问题

一、诊断性介入手术的再教育

如上所述，基础诊断性心导管术应只在介入医师受训时学习掌握，永远不要在心血管医生再教育期间学习。

有时，已经掌握导管术的医生停止导管操作一段时间后，又想回到导管室从事导管术，美国心脏病学会建议：此人必须首先有经过合适培训的证书并由培训他的导师证明他有资格才能允许他继续行导管手术。如果离开导管室时间在 1~3 年之间，他必须在导管室主任的直接监督下工作，直至导管室主任确认他有资格做手术，在此期间，他必须完成至少 25 例各种诊断性手术。如果离开导管室 3 年以上，则需要在导管室正规技术培训至少 3 个月并由培训导师认可，方可赋予手术资格。

加拿大心血管学会建议重新培训指南更严格一些，要至少再做 100 例手术，其中 75 例为术者。他们认为，若离开导管室时间较短，其重新培训可在自己工作的导管室进行，若较长时间离开导管室，就要到其他培训中心学习。

二、介入培训的再教育

如前所述，基础介入心脏病学培训与 PTCA 培训是介入培训的基础，只应在介入医生培训计划期间进行。当新的介入方法出现时，已经过培训并可行介入手术的心血管医生必须接受该手术方法的继续再教育培训。新手术方法的再教育应只提供给那些原来接受过心导管培训并可进行手术操作的人，这些人的手术熟练程度及手术例数（至少 75 例 / 年）必须让人接受。目前，有太多的心脏介入医生每年做的 PTCA 数不足 75 例，而大家知道，这 75 例是保证心脏介入医生有资格做手术所需的最小数目。医疗界不需要任何未经正规训练的介入医生。

对新手术方法的再培训教育，也同样应该遵循介入医生培训的同样过程。培训导师希望受训人员同样具有敬业精神。受训医生必须阅读资料，参加座谈会，公开与导师和其他对该技术熟知的人讨论自己做的病例。他还必须参与患者治疗的各个方面，从术前病史采集和体格检查，到术后病人护理和手术结果的分析和报告。

经过培训后可行介入手术的心血管医生想要熟练掌握新介入技术和非血管造影介入影像术，需要做多少例手术，这方面文献报告很少。然而，有人认为，病例数至少要与正式介入培训相同，即每一种类特殊手术至少要求 10 例。为了掌握新介入技术，每位参加培训的医生至少要参加一个或更多正式课程。

有人提出，为了熟练掌握外周血管成形术，医生必须完成 100 例诊断性外周血管造影，50 例外周血管成形术（其中至少 25 例为术者），在有经验的介入医生指导下完成 10 例外周血管溶栓治疗病例。

第三节　培训的导管室要求

对医生进行诊断性心导管技术培训，只是培养高水平介入医师培训计划的一部分，这些培训计划旨在培训合格的介入专科医生。完成培训计划的导管室应该有专门在导管室工作的心脏介入学专家专门指导，此外，导管室还至少要有一位专门工作在导管室的医生，当专家不在时负责培训，这样也可以打破一言堂的局面，有时可能会提出更正确的观点。导管室组成人员及设备要合适，以便诊断研究在高水准、低风险水平上进行，并符合 1991 年 ACC/AHA 心脏介入手术和心导管室的指南要求。心导管室手术例数应尽可能地多，至少要达到培训所需的最少例数，同时也需要有各种类型手术病例，而且一定要建立卓越的外科系统以提高手术的安全度。

导管室主任必须有强烈的教学愿望，且必须在所有内科医生、心导管医生、导管室护士和技术员中慢慢灌输教学是发展的灵魂这一概念，同时，他也必须至少一周主持一次导管教学讲座。承担教学任务的导管室必须坚持登记患者，不仅是为了保证教学和科研质量，也可以作为教学和科研的资料库。导管室应该承担一些科研任务，受训医生也要参加其中一部分科学研究。

为了提供介入心脏病学的培训，导管室必须提供进行诊断性心脏介入技术培训所必需的所有条件，并且必须是心脏病学训练计划的一部分。完成培训任务的导管室每年至少要完成 300 例经皮冠状动脉导管术，还必须至少有一位专门在导管室工作的介入心脏病医生，主要负责介入培训，而且他必须是公认的介入领域专家。每位介入导师应有足够的经验，手术例数总计累积 500 例以上，并且每年达 100 例以上。导管室内要提倡献身教学的精神，也需要有献身科研的精神。而且，导管室内必须有安全有效完成介入手术所必需的所有设备。

导管室主任必须预期地评价每位手术人员的知识和技能，及时发现那些对导管缺少认识和判断或技术水平差的人以及那些较少考虑患者安全和利益的人，并及时把这些人从导管室队伍中调整出去，以最大程度地保证患者的安全和利益。

侯爱洁

第二十八章　常用无创检查冠心病的方法同冠状动脉造影结果的比较

第一节　心电图诊断冠心病与冠状动脉造影的比较

一、心电图诊断心肌缺血的局限性

心电图作为一种无创性检查冠心病的方法在临床上应用比较广泛。冠心病病人有心肌缺血时，心电图上可出现损伤型 ST 段改变和 / 或缺血型 T 波改变，甚至坏死型 Q 波形成，并在心电图的相应导联部位出现这些改变。但是，心肌缺血与心电图的改变并不一定呈平行关系。

某些病人冠状动脉粥样硬化的程度很重，病变范围也很广泛，但是心电图可以完全正常，尤其是休息时心电图。心电图与冠状动脉造影对比，冠状动脉造影显示在冠状动脉有多支病变而无透壁性心肌梗死的患者中，休息时心电图正常者达 16%~66%。通常认为最危险的左冠状动脉狭窄时，1/3 患者休息时心电图为正常，这是因为冠状动脉有很大的贮备能力。正常人剧烈运动时，心肌需氧量极度增加，冠状动脉供血量可增长 10 倍，从而不发生心肌缺血。普遍认为冠状动脉管腔缩小 <50% 时才有意义，缩小至 70%~75% 时，才产生冠状动脉供血不足。而且，随着冠状动脉狭窄程度的加重，代偿功能逐渐下降，休息时心电图的异常率也逐渐增加。休息时心电图正常的冠心病病人，往往是单支冠状动脉病变，而休息时心电图有缺血改变者，多为双支或多支冠状动脉病变。运动后出现低电压（低于运动前水平），伴有 ST 段压低者，几乎所有病人均有前降支 90% 以上的狭窄或部分左主干病变。ST 段压低与 T 波倒置被认为是心内膜下心肌缺血，而 ST 段抬高与 T 波高耸被认为是广泛的透壁性缺血，极为明显的 ST 段抬高多为大冠状动脉痉挛使管腔闭塞引起一过性透壁性心肌缺血。

冠状动脉供血不足的心电图表现多种多样，最有诊断价值的应是 ST-T 改变，ST-T 改变可以是缓慢多变的，多呈波动性，时轻时重，时有时无。持续性 ST-T 改变多由各种原因的心肌病、高血压性心脏病等所引起，对预测冠状动脉狭窄意义不大，而与症状相关联的动态 ST-T 改变常常是冠状动脉供血不足的重要指标。

总之，冠心病的心电图诊断十分重要，但有一定限度，一些病人不能从休息时心电图反映出来，负荷试验可提高冠心病诊断的阳性率，准确的方法还是选择性冠状动脉造影，它被认为是诊断冠心病的“金标准”。

二、心电图诊断心肌梗死同冠状动脉造影的比较

心电图是最早用于诊断心肌梗死的检查方法。心肌梗死时，心电图的改变和冠状动脉病变部位有一定的对应关系。通常认为，前壁心肌由前降支供血，下壁心肌由右冠状动脉的后降支或左回旋支的后降支供血，也可由特别发达的前降支供血。高位后壁根据冠状动脉的分布类型可由冠状动脉的房室支或左回旋支供血。侧壁局限性心肌梗死比较少见，该部位多由前降支的对角支或回旋支的钝缘支供血。而真性心内膜下心肌梗死者，冠状动脉病变多严重，三个主要冠状动脉大多有高度狭窄。

心肌梗死时，心电图也并非都有所表现，有资料表明，以病理性 Q 波为指标，416 例临床与病理对照，阳性率仅为 61%。阜外医院病理证实为心肌梗死的 81 例病人中，心电图诊断率为 60.5%，结合临床，诊断率为 69%，仍有 31% 的病人未得到诊断。北京市对出现的 717 例心肌梗死病人进行随访，心电图检查，其中，163 例已无陈旧性心肌梗死表现，恢复率为 29.4%。如果在普查中仅依据心电图来判断是否曾

患心肌梗死，大约漏掉30%。

心肌梗死时，冠状动脉造影检查也并非100%。Levin报告的68例急性心肌梗死病人中，有9例病人冠状动脉造影影像正常，占13.2%。吴淼贤报告的108例急性心肌梗死病人中，有13例病人冠状动脉造影正常，占12.04%。辽宁省人民医院统计192例急性心肌梗死病人中，有9例病人冠状动脉造影影像正常，发生率为4.7%。可见任何一种检查都有局限性，阳性率与特异性都不可能100%，临床医生应结合病史及检查结果，进行综合判断。

三、心电图潘生丁试验诊断冠心病同冠状动脉造影的比较

潘生丁是一种血管扩张剂，它可使血液从缺血的心肌倒流向非缺血的心肌，形成“冠状动脉窃血”现象，从而诱发一系列心肌缺血反应。潘生丁试验可提高冠心病的诊断率，对冠心病的诊断具有高度特异性和较好的预测性。Tavazil研究了49例病人，冠状动脉造影有显著血管病变者26例，敏感性为53%(26/49)；单支病变、双支病变和三支病变，血管狭窄≥75%者，试验的敏感性分别为36%、79%及69%；冠状动脉造影正常或狭窄程度≤50%者试验均为阴性。对于劳力型心绞痛患者，双支或三支血管病变的发病率较高，有单支、双支或三支血管严重狭窄者试验的阳性率分别增至69%、92%和75%。由此可见，心电图潘生丁试验为无创检查冠心病的一种较为可靠的方法。

第二节 放射性核素扫描诊断冠心病与冠状动脉造影的比较

一、心肌灌注显像

心肌灌注显像是无创检查冠心病的较为可靠方法，该方法是利用心肌细胞对 ^{201}Tl 或 ^{99m}Tc 标记的异腈类化合物具有选择性摄取功能的原理，同时心肌各个部位的摄取量与该部位的冠状动脉灌流量成正比，故心肌灌注显像对冠心病心肌缺血、心肌梗死的定性、定位诊断具有重要价值。

冠心病病人的冠状动脉狭窄，其血流量减低，该区域在心肌灌注影像上出现放射性减低区，3~4小时后出现延迟显像，可见原稀疏区有“充填”，所谓“再分布”现象，这是心肌缺血的典型表现。而急性与陈旧性心肌梗死由于梗死相关血管闭塞及瘢痕形成，心肌灌注影像上均表现为永久性放射性缺损区，在影像上无法区分急性与陈旧性心肌梗死。

二、心肌灌注显像的临床评价

1. 确定有无心肌缺血：Maisey等报道100例 ^{99m}Tc-MIBI心肌灌注显像，与 ^{201}Tl 心肌灌注显像与冠状动脉造影对比，平面显像与 ^{201}Tl 显像的总符合率为98%，节段符合率为88%，断层显像的敏感性为93%，阳性预见率为98%。阜外医院总结115例 ^{99m}Tc-MIBI心肌单光子断层显像与冠状动脉造影对比，敏感性为96%，特异性为87.9%，阳性预测值为95%，阴性预测值为90.5%。美国麻省总医院等总结了1897例 ^{201}Tl 心肌显像与冠状动脉造影对比，发现 ^{201}Tl 心肌显像对冠心病诊断的灵敏度为83%，特异性为91%。

2. 确定心肌缺血的部位：冠状动脉的三个主要分支分别有其相应的供血区域。根据心肌平面或断层显像的结果，将左心室分为前壁、间壁、侧壁、心尖部、下壁及后基底段。前壁、间壁或前侧壁由前降支供血，后壁及后外侧壁由左回旋支供血，心尖部及下壁由右冠状动脉供血。平面显像对病变血管检出的敏感性为60%~70%，断层显像为80%~85%，二者的特异性均为90%，Nohara报道平面显像对右冠状动脉，前降支及左回旋支病变检出的敏感性分别为85%、73%及39%，断层显像分别为96%、88%及78%。可见，对右冠状动脉，前降支病变检出的敏感性高于左回旋支，而断层法的敏感性高于平面法，同时，断层法又可提高对左回旋支病变检出的敏感性。

3. 确定心肌缺血的程度：冠心病病人血管病变程度越严重，心肌灌注显像检查的敏感性也越高，林学辉报告一组85支病变血管，狭窄程度与运动心肌显像敏感性的关系，其中，轻度狭窄13支，中度19支，

重度 53 支，运动断层显像的敏感性分别为 53.8%、78.9%和 92.4%。冠状动脉病变血管的支数越多，冠心病诊断的敏感性也越高。林学辉报告一组 43 例冠心病病人，单支、双支及三支病变分别为 15 例、13 例、15 例，断层显像的敏感性分别为 86.7%、92.3%和 100%。

4. 评价心肌缺血的治疗效果：心肌灌注显像为无创伤性检查，可用于冠状动脉搭桥术（CABG）和经皮腔内冠状动脉成形术（PTCA）术后随诊和复查。林学辉等报道一组 28 例冠心病病人，PTCA 术后 75%病人心肌灌注显像恢复正常，17.9%有不同程度的改善，总的有效率达 92.9%。

5. 对心肌梗死的诊断：心肌梗死患者心肌灌注显像表现为梗死区缺损，且梗死面积越大，缺损区也越大。西村报道了一组 83 例冠心病心肌梗死患者，心肌灌注显像与冠状动脉造影对比，运动负荷试验对心肌梗死的检出灵敏度为 100%。

6. 对室壁瘤的诊断：心肌灌注显像诊断室壁瘤与左室造影的符合率 > 95%。

三、放射性核素心脏功能测定

放射性核素心脏功能测定主要包括心脏收缩功能、舒张功能及局部室壁运动功能的测定。心脏收缩功能的测定主要是对左室射血分数（EF）的测定，它是反映心室泵功能比较敏感的指标，心室功能早期受损，EF 的变化常发生在心排血量降低之前。运动试验射血分数测定对探测心肌缺血有意义。有报道，53 例经冠状动脉造影证实的冠心病病人，核素心室造影功能性显像的结果，敏感性为 90%，特异性也为 90%。Newman 等报道 333 例经冠状动脉造影确诊为冠心病的患者，核素造影运动试验对冠心病诊断的灵敏度为 89%，特异性为 90%。

左室高峰充盈率（PFR）系指左心室舒张早期在 100ms 期间的最大斜率，它反映了左室快速充盈期的变化，是广泛应用的测定左室舒张功能的指标。PFR 对冠心病诊断的灵敏度为 86.6%，特异性为 93.3%。Reduto 等报道 68 例冠心病病人，测定左室舒张功能，冠心病组明显低于对照组。Poliner 等认为运动时 PFR 与安静时 PFR 的比值是鉴别正常人与冠心病病人的有力指标，其灵敏度为 98%，特异性为 94%。

Borer 等报道 63 例经冠状动脉造影确诊为冠心病的病人，其中，59 例（94%）示局部室壁运动不正常，而 21 例临床疑似冠心病，冠状动脉造影正常者，全部核素心血池显像正常，前降支病变要比左回旋支或右冠状动脉病变易于检出。阜外医院 30 例经冠状动脉与左室造影的患者，17 例进行了 ^{99m}Tc 心血池检查，其中，17 例经外科手术和 / 或左室造影确诊为室壁瘤，只有 1 例左室外侧壁功能性小室壁瘤（2cm × 2cm）无阳性发现，16 例（94%）心血池电影显示室壁瘤改变，13 例左室造影无室壁瘤者，心血池显像均未见室壁瘤特征性改变，可见放射性核素检查对室壁瘤的诊断具有重要价值。

四、PET 心脏显像

1. 原理：PET 是由发射正电子的核素，如 ^{82}Rb、^{11}C、^{15}O、^{18}F 等及其标记化合物进行显像。这种正电子在组织中穿过一定距离（数毫米）后，与一个负电子相撞，发生泯灭辐射，发放出方向相反、能量相等（511keV）的两个 γ 光子。同时激活处于相对位置（180° ）的两个探头，得到一个符合脉冲，从而显示该化合物在脏器的分布。PET 比 SPECT 具有更好的空间分辨率和对比分辨率，它是一种较好的定量显像方法。

PET 心肌灌注显像剂，如 82Rb、13N-NH、15O-HO 等在心肌的分布与局部心肌血流量成正比，因此，这些显像可以评估局部心肌血流量。由于大多数 PET 显像剂的半衰期短，因此，运动试验显像往往是比较困难的，临床上大多数应用的是药物负荷试验，如潘生丁、腺苷和多巴酚丁胺等。

2. 适应证：

（1）冠心病的早期诊断。

（2）严重缺血心肌存活的估价。

（3）急性心肌梗死和不稳定型心绞痛的鉴别诊断。

（4）心肌病的诊断和研究。

（5）糖尿病性心肌病诊断和研究。

3. 显像方法：

（1）透射显像。

（2）动态显像。

（3）发射型显像。

4. 临床应用：

（1）冠心病的诊断：PET 灌注显像对于诊断冠心病具有很高的灵敏度和特异性，冠状动脉狭窄大于50%，应用潘生丁负荷试验 N-NH-PET 显像对冠心病诊断的灵敏度为 94%，特异性为 95%；PET 灌注缺损程度与狭窄血流储备之间有很好的相关（$\gamma=0.77$）。PET 比 SPECT 具有较高的准确性，因为 SPECT 有三个局限性：①很难进行光子衰减校正；②非心肌的其他组织的放射性的重叠；③深度依赖的分辨率。

（2）心肌存活的测定：PET 显像估价心肌存活的传统方法是采用两种不同的显像剂：一种用于测定心肌血流（如 ^{82}Rb、^{15}O 和 ^{13}N）；另一种用于测定心肌的葡萄糖的利用（如 ^{18}FDG）。根据心肌局部血流和 FDG 摄取，可以将心肌 PET 摄取概括为两种类型：一种是血流—代谢（^{18}FDG 摄取）不匹配；一种是血流—代谢（^{18}FDG 摄取）匹配。血流—代谢（^{18}FDG 摄取）不匹配是指在血流灌注减低的心肌节段，心肌 ^{18}FDG 摄取正常，甚至增加，它是心肌细胞存活的标志；反之，血流—代谢匹配是指在血流灌注减低的心肌节段，心肌 FDG 摄取也减低，它标志心肌细胞不再存活。

（3）急性心肌梗死和不稳定型心绞痛：目前，静脉溶栓已被广泛地用于治疗急性心肌梗死，因此，任何需要较长时间的检查方法都是不太实用的，像 PET 显像这种复杂的检查，在急性心肌梗死早期的应用是有限的。首先 ，溶栓后，梗死有关血管的再通一般小于 85%；第二，在相当数量的急性心肌梗死患者，虽然再灌注成功，但是，梗死有关的冠状动脉往往仍然存在明显的狭窄；第三，由于再灌注后的心肌顿抑，测定心室收缩功能很难估价心肌再灌注是否成功。临床上，测定可被救活的和残留受损的心肌的范围，对于治疗方案的决策是非常重要的，因此，在溶栓治疗后 PET 代谢显像可以判断处于危险状态但仍然存活的心肌，特别是判断能得益于进一步的介入治疗，如冠状动脉旁路移植术、PTCA 的患者。

（4）心肌病：^{11}C- 棕榈酸心肌 PET 显像可以鉴别缺血性心肌病与非缺血性心肌病。Eisenberg 等（1987）报道，80%的缺血性心肌病患者的心肌 ^{11}C-棕榈酸放射性缺损范围大于 15%；在正常人和非缺血性心肌病患者，没有发现一例。这表明，在缺血性心肌病患者，存在较大范围的、均匀的心肌 ^{11}C-棕榈酸摄取减低；而在扩张型心肌病患者，则为弥散性 ^{11}C-棕榈酸摄取不均匀。

肥厚型心肌病应用 ^{13}N-NH$_3$、^{11}C-棕榈酸和 ^{18}FDG PET 显像检查肥厚型心肌病患者的心肌血流、葡萄糖和脂肪酸代谢。PET 显像显示，左心室室间隔和外侧壁对 ^{13}N-NH$_3$、^{11}C- 棕榈酸摄取相似，而且，^{13}N-NH$_3$、^{11}C- 棕榈酸的半清除时间和残留分数也无明显区别，但是，室间隔心肌对 ^{18}FDG 的摄取明显低于外侧壁。肥厚型心肌病患者的这种心肌葡萄糖代谢的局部差异的病理生理意义尚不清楚。

（5）糖尿病性心肌病：在糖尿病患者，胰岛素的相对或绝对缺乏降低心肌对葡萄糖的利用，从而降低心肌对 ^{18}FDG 的摄取。糖尿病患者心肌对 ^{18}FDG 的摄取降低，可能还与其他因素有关，血液中游离脂肪酸增高也可能抑制心肌对 ^{18}FDG 的摄取，在空腹状态下，心肌对葡萄糖的利用率与血浆中的游离脂肪酸浓度成反比。另外，在糖尿病患者，血液中的 ^{18}FDG 放射性清除减低可以导致低质量的心肌 ^{18}FDG 显像，但是，这不一定表明，心肌对葡萄糖的利用减低，而只是心肌与血液放射性的比值减低。

第三节　超声心动图与冠状动脉造影的比较

作为无创检查手段二维超声心动图在临床评价冠心病中起到了重要作用，特别是冠状动脉内超声心动图的开展，对冠状动脉病变的观察诊断更有所裨益。

一、静息状态下的室壁运动

Tennant 于 1935 年发现在冠状动脉阻断后数秒中可出现心室壁节段性运动异常。节段性室壁运动异常是冠心病在超声心动图上的主要表现之一，常发生于血液动力学改变和心电图改变之前。目前，临床常用的室壁节段划分方法有：根据左室切面解剖部位划分的 16 节段法；美国超声心动图学会推荐的 20 段划分法；根据室壁节段与冠状动脉分布关系划分法。心室壁心肌运动状态分为Ⅴ级：Ⅰ级运动正常；Ⅱ级运动减弱；Ⅲ级运动缺失；Ⅳ级矛盾运动；Ⅴ级运动增强。超声心动图对心肌缺血特别是心肌梗死的定位诊断与冠状动脉造影有很好的相关性。室壁节段性运动异常，对应用于冠状动脉灌注区表现见表 28-1。

表 28-1 室壁节段运动异常与冠脉病变部位关系

室壁节段运动异常部位	冠脉病变部位
左室前壁、前间壁、心尖	左前降支
侧壁、后壁	左回旋支
右室、左室下壁、后间壁	右冠状动脉

在急性心肌梗死，若坏死面积和透壁的程度低于产生室壁运动异常阈值，即梗死面积小于 6%，透壁范围小于 20%~30%，则无室壁运动异常。因此，对这部分小面积或心内膜下的心肌梗死，超声心动图可造成漏诊。此外，在心绞痛发作间歇期，有些病人即使存在严重的冠脉病变，静息状态下室壁节段性运动亦可正常，这也降低了诊断率。综合多家报道，与冠状动脉造影比较，阳性率 50%。我们初步统计辽宁省人民医院经冠状动脉造影证实冠脉狭窄大于 75%的病例 100 例，包括心肌梗死 67 例、心绞痛 23 例。二维超声出现室壁运动异常仅占 52.1%。

二、负荷超声心动图

负荷超声心动图（Stress Echocardiography, SE）是在各种负荷状态下应用超声心动图观察心脏室壁运动及血流动力学变化，从而评价心肌血流灌注及左室功能的一种技术。可用于检测冠状动脉血流储备，评价心脏病变程度及代偿功能。

SE 目前在临床上应用的主要有运动和药物负荷两大类。运动负荷超声心动图（ESE）是最符合生理状态的一种负荷方法，早期采用直立位蹬车、平板运动的方法，其不足在于运动过程中难以同时进行超声心动图监测，运动后也难于真正即刻观察心脏情况，现在有专用的仰卧位蹬车床，仰卧位蹬车 SE，在运动过程中可实时观察心脏情况，可即时发现室壁运动异常，准确评价心室壁运动及心功能、心脏血流动力学变化。ESE 过程中由于受检查者身体的活动、呼吸运动，图像的清晰度往往受到较大影响，在很大程度上限制了 ESE 的准确性。ESE 的优势在于其为生理负荷，是机体对负荷的生动应答。此外，在运动停止后各项生理指标的恢复要较药物负荷为快。

药物 SE 主要应用的有多巴酚丁胺和腺苷两类，特别是多巴酚丁胺负荷超声心动图（DSE），其拟似 ESE 产生的血流动力学效应，是药物负荷的最佳选择，故目前 DSE 在世界范围内已发展为最常采用的负荷试验方法。

多巴酚丁胺负荷超声心动图（Dobutamine Stress Echocardiography, DSE）首先由 Berthe 提出，是经典的药物负荷超声心动图检查方法，即运用超声心动图直接观察、比较多巴酚丁胺（Dobutamine，Dob）负荷前后节段室壁运动改变及增厚情况，被公认为一项安全性好、敏感性高、特异性强的检测冠心病心肌缺血与心肌梗死后存活心肌的方法。

DSE 原理：正常人冠脉储备为静息状态的 5~6 倍，即使存在冠脉狭窄，亦有部分病人的冠脉血流量仍能维持正常的室壁运动，因此，只有增加心脏负荷，增加心肌耗氧量，来诱发心肌缺血，才能准确检出潜在的冠状动脉病变。心肌耗氧量的决定因素有：心室容积、血压、心肌收缩力和心率，其中心率与收缩力乘积为衡量心肌耗氧量的指标之一，故心肌耗氧量增加有赖于心率增加和心肌收缩力的增强。静脉注射 Dob 主要通过此两方面作用引起心肌耗氧量增加，当存在局部冠状动脉狭窄时，该冠状动脉所供血的心肌节段耗氧量的增加并不能带来相应冠状动脉血流量的增加，从而使该区域心肌缺血缺氧而导致室壁运动异常，二维超声心动图可实时、准确地观察到此种室壁运动变化。

小剂量 Dob［5~20μg/（kg·min）］时，可使缺血心肌收缩力呈剂量相关性增加，而对心率、血压影响较小，心肌耗氧量无明显增加，二维超声心动图上表现为局部缺血心肌节段运动幅度随剂量增加而增强；大剂量 Dob［20~40μg/（kg·min）］时，β_1、β_2受体兴奋使心肌收缩力过度增强，心率、血压亦升高，局部缺血心肌相应冠状动脉血流并不随心肌耗氧量增加而增加，心肌耗氧量增加加重了心肌缺血，超声心动图上表现为局部缺血心肌收缩功能恶化。故而小剂量 Dob（LDDSE）可用于检测冠心病心肌梗死区域存活心肌；大剂量 Dob（HDDSE）则用于诊断冠心病心肌缺血。

DSE 与冠状动脉造影相关性：Sanada 等以冠状动脉造影为诊断冠心病金标准。研究表明，DSE 诊断冠脉狭窄敏感性、特异性分别为 89%和 85%，诊断单支血管和多支血管狭窄的敏感性分别为 81%和 100%。Mayo 的研究亦表明，DSE 与冠状动脉造影间有良好相关性。美国 Mayo 临床中心报道的 DSE 检测冠心病敏感性和特异性分别为 97%和 65%，检测各主要冠状动脉分支的敏感性、特异性分别为：左前降支 88%和 73%，右冠状动脉 96%和 51%，左回旋支 69%和 87%。Maneovity 对 141 例冠心病病人检测结果敏感性 96%，双支病变 97%。Cohen 等对 70 例冠心病病人的检测结果为敏感性 86%，特异性 95%，单支病变 69%，双支病变 97%。综上可以看出 DSE 对检出冠心病具有较高敏感性和特异性。综合其他大量报告敏感性在 86%~96%，特异性 71%~95%。

DSE 结合超声新技术应用及研究进展

DSE 结合多普勒组织成像（Tissue Doppler Imaging, TDI）由于传统二维 DSE 受主观性的影响而对超声医师经验要求很高，且不同医师间检测结果往往存在差异。TDI 又称多普勒心肌成像（Doppler Myocardium Imaging, DMI）是近年来开发的一项超声心动图新技术，可选择实时显示心肌运动的方向与速度，从而达到定量分析心肌运动及功能的目的，弥补了传统二维及 M 型超声心动图的一些局限性。TDI 的出现为 DSE 中客观、定量评价冠心病局部左室功能提供了新的手段。将多普勒组织成像技术与多巴酚丁胺负荷试验结合起来，即运用 TDI 敏感直观地反映多巴酚丁胺负荷前后节段性室壁运动方向和速度的改变将 TDI 的定量特性与多巴酚丁胺负荷试验的敏感性与特异性进行优势互补，用于诊断心肌缺血以及评价缺血后心肌存活性。

Dob-TDI 技术亦可用于诊断右冠状动脉（RCA）狭窄。Rambaldi R 等观察了 Dob-TDI 技术测量三尖瓣环组织多普勒速度检测 RCA 狭窄的价值，其敏感性、特异性分别为 82%和 78%；以冠状动脉造影为金标准其真阳性率、真阴性率分别为 69%和 88%。

Larrazet F 等比较了 Dob-TDI 技术与二维 DSE 检测冠心病心肌梗死区存活心肌的价值并观察了二者与 ^{201}Tl 核素显像的一致性，结果认为 TDI 是传统 DSE 的有效补充，TDI 结合 DSE 检测存活心肌节段数与 ^{201}Tl 核素显像相似且远较单独运用 TDI 或 DSE 的价值高。Rambaldi R 等比较了 DSE 结合脉冲 TDI 技术与二维 DSE 对 40 例慢性 CAD 左室功能低下（平均 EF33% ± 11%）患者存活心肌的检测率，结果表明，静息下存活心肌与非存活心肌射血相速率 VS 无差别，而多巴酚丁胺负荷下前者 VS 明显高于后者。脉冲 TDI 结合 DSE 检测存活心肌的敏感性高于传统二维 DSE（分别为 87%和 75%，$P < 0.05$），而特异性则两者间无差别（分别为 52%和 51%）。Altinmakas S 等采用 DSE 结合脉冲 TDI 技术检测 40 例患者共计 82 个异常运动节段（其中运动减低 30 节段，无运动 52 节段）中的存活心肌节段，结果证明，存活心肌与坏死心肌负荷前后 VS 增加率有显著差异（分别为 45% ± 10%和 25% ± 12%），$P < 0.01$。若将 VS 增加率达 35%作为评价心肌梗死后存活心肌的界值，其敏感性和特异性分别为 89%和 86%，并认为 DSE 结合脉冲 TDI 技术可定量检测 CAD 心肌梗死区存活心肌。

DSE 结合彩色室壁运动（Color Kinesis）：DSE 是较为敏感的识别缺血心肌及检出心肌梗死后冬眠心肌的方法，其缺点在于不能定量，CK 自动定量技术可弥补这个缺憾，用于定量评价 DSE。Mor-Avi 等报告 12 例正常人及 20 例 CHD 的患者左室室壁运动的结果表明，CK 能客观准确评价 DSE 识别缺血心肌的能力。Koch 等研究发现，以冠脉造影结果为金标准，CK 定量区分 DSE 诱导的室壁运动异常的结果比有经验的观察者的判断结果更准确（准确率为 0.93 VS 0.82）。

DSE 应用于冠心病的另一个重要方面是识别心肌梗死后的冬眠心肌。Vitarelli 等认为 CK-DSE 评价冬眠心肌较 2-DE 结合 DSE 评价冬眠心肌更敏感。

DSE 结合心肌背向散射积分技术（Integrated Backscatter，IBS）：IBS 是近年来发展较快的无创性评价心肌内在声学物理特征的方法，它通过探讨心肌组织声学特性与超声表现之间的相互关系，寻求能有效反映心肌状态的声学参数，以其作为区别不同组织及鉴别病变性质的依据。其中，心动周期变化幅度（Cyclic Variation in Intergrated Backscatter，CVIB）与反映心肌收缩性的室壁增厚率相关性较好，甚至直接与肌小节长度相关，能敏感、定量地反映心肌收缩状态。

有学者报告，结合背向散射技术和小剂量多巴酚丁胺超声心动图对陈旧性心肌梗死患者的心肌存活性进行探讨，结果表明，非心肌梗死组及非存活心肌组的 CVIB 和 CVIB%在小剂量多巴酚丁胺负荷过程中无显著变化，而存活心肌组 CVIB 和 CVIB%均在 5~10μg/（kg·min）时增加并保持较高水平至负荷终点，故可认为陈旧性心肌梗死患者的心肌背向散射积分参数在小剂量多巴酚丁胺负荷状态下呈现出有意义的改变，两种方法的结合可用于定量检测存活心肌。

三、心肌超声造影显像

近 10 年来，心肌超声造影（MCE）技术发展迅速，随着性能稳定的新型超声造影剂的出现，各种超声显像方式的应用以及造影剂从有创的冠状动脉（冠脉）直接注射发展到无创的由外周静脉注射，MCE 已成为很有前途的无创检测技术。

检测心肌梗死区及冠心病心肌缺血区：Linka 等利用三维方法对 15 条开胸犬进行心肌缺血—再灌注超声造影，检查结果与病理切片对照，结果显示缺血状态下三维心肌超声造影显示的心肌缺血体积与染色切片呈线性相关，认为三维心肌超声造影可用来估测改变梗死 / 危险体积比值的干预效果。Veron 等经冠脉注射超声造影剂评价 21 例陈旧性心肌梗死患者心肌灌注与 ^{201}Tl 铊负荷心肌显像情况，两者心肌节段灌注记分完全一致者 69%，不一致仅差一个级别者 27%，完全不一致即相差两个级别者 3%。

测定冠脉血流储备：Florenciano Sanchez 等对 107 例临床可疑或已部分确诊的心肌缺血患者进行多普勒超声心动图检查，应用高频率探头和超声造影剂，分别记录双嘧达莫注射前后左前降支末端的脉冲波。78%（83/107）的患者记录到了多普勒信号，其中，29%（24/83）的患者有显著的左前降支狭窄，通过冠状动脉血流储备的异常发现左前降支狭窄的敏感性、特异性和准确性分别为 87%、74%和 78%，认为冠状动脉血流储备的测量用于发现左前降支狭窄是一种可行的和正确的方法。袁霞萍等采用声学密度技术获得心肌超声造影时间—强度曲线，发现峰值强度和曲线下面积的比值是反映冠脉血流储备的可靠指标。

与负荷试验并用鉴别无功能心肌节段的心肌是否存活：Fontana 等对 21 例临床患者进行了多巴酚丁胺负荷及 Levovist 造影二次谐波显像，分别记录了 Levovist 注射前后的基础状态及峰值负荷状态下的胸骨旁长轴、心尖四腔及心尖两腔观声像图改变。结果显示，造影剂可明显提高在多巴酚丁胺负荷条件下基础状态及峰值状态对心尖节段的观察，提高了峰值负荷状态下观察者评价节段室壁运动的一致性。Rocchi 等对 25 例临床同时在双嘧达莫负荷条件下进行能量多普勒心肌超声造影、单光子发射体层成像（SPECT）显像和血管造影检查，能量多普勒心肌超声造影和 SPECT 对发现心肌缺血有 84%的一致性，但与 SPECT 相比，敏感性低（89% VS 100%），特异性高（100% VS 88%），而且对室壁运动分析的敏感性低（68%）、特异性高（100%）。

四、经食管超声心动图

经食管超声心动图可以观察到冠状动脉左主干、左前降支和左回旋支的开口及其部分近端血管，较经胸超声心动图清晰度高，但由于技术条件限制，患者耐受程度等多种因素影响，目前，其普及率及诊断率远不及冠状动脉造影技术。有人报告，经食道超声多普勒技术测定冠脉储备功能对冠脉病变进行估价与冠状动脉造影对比其敏感性 82.4%、特异性 85.7%、阳性预测值 82.4%、阴性预测值 85.7%、准确性 84.2%。

五、冠状动脉血管内超声显像与冠状动脉造影比较

近年来，随着介入心脏病学的迅速发展，冠状动脉造影术的精确性和可重复性受到了挑战。对冠状动脉造影结果评价的重视性使不同观察者之间可存在较大的竞争。曾有研究显示，不同观察者在冠状动脉狭窄程度估测上的差异高达50%；同时，几乎所有的尸检研究都显示，冠状动脉造影结果与尸检的组织学发现存在较大的差异，冠状动脉造影术显著低估动脉粥样硬化的程度。目前，冠状动脉造影术估测冠状动脉病变狭窄严重程度的常用方法为目测或计算机定量检测，将病变节段管腔直径与“正常参考血管”管腔直径进行比较，然而，尸检发现冠状动脉粥样硬化往往是弥漫性的，因此，在许多患者中，并不存在真正意义上的正常参考血管，所以，冠状动脉造影术常常低估病变狭窄的严重性。另外，冠状动脉造影术在病变狭窄严重程度的估测时，还受到冠状动脉重构现象的影响。1987 年 Glagov 通过尸检发现，在冠状动脉病变早期，管腔会代偿性增大以维持有效血供，斑块负荷直径超过 40%以上才会导致管腔面积减少。这使冠状动脉造影术难以发现早期病变，而早期病变却可导致急性冠状动脉综合征的发生。

冠状动脉内超声显像能够较准确提供血管腔及管壁信息，并能对病变的性质作出准确的判断。故在冠心病的诊断中日益显示其重要作用。它可以对血管进行 360° 周边观察，了解粥样硬化斑块的位置、大小、形态、钙化、纤维化程度，对不稳定斑块的诊断的敏感性和特异性均高于冠状动脉造影术。目前，它可以应用于冠状动脉管腔大小的测量，钙化的评估，斑块偏心性的评估，冠状动脉重构类型的评估，冠状动脉造影的模糊或临界狭窄病变的进一步评估，PCI 术前病变选择、术中球囊及支架大小的选择，术后即刻疗效评价，指导冠状动脉内斑块旋磨术及定向旋切术，评价支架内再狭窄的机制等，但冠状动脉内超声检查不能离开冠状动脉造影，因为单独血管内超声显像难以全面了解病变部位及长度，因此，二者互为补充。

第四节　心电图运动试验检查结果与冠状动脉造影比较

心电图运动试验是一种心脏负荷试验，是通过一定负荷量的生理运动增加心肌的氧耗，从而了解心脏病理变化的技术。用心电图的改变为主要检查指标，观察有无心肌缺血的表现。主要用于冠心病的诊断及冠心病患者心功能及预后估计。

心电图运动试验的类型主要包括活动平板运动试验、双倍二阶梯运动试验、踏车运动试验三种。其中，活动平板是目前最常用的器械运动中引起心肌氧耗量最高的活动方式，亦最接近理想的生理运动形式，目前，最常用的平板运动试验方案为 BRUCE 方案，判断阳性标准：

（1）在 R 波占优势的导联上，ST 段水平或下垂性下移，J 点后 0.08"≥1.0mm，持续 2 分钟或以上。

（2）在 R 波占优势的导联上，ST 段凹面向上，抬高＞1.0mm，持续 2 分钟或以上。

（3）典型的心绞痛症状发作。

运动心电图的结果受病人年龄、性别、饮食、症状以及冠状动脉病变的部位、程度、病变多寡、侧支循环建立情况等多方面因素的影响。运动试验的假阳性率特别高。在高危人群与一般人群的假阳性率亦相差悬殊，因此，在一般人群中，不宜单独根据心电图运动实验结果或休息时心电图 ST–T 改变来确诊冠心病。而在 40 岁以上男性，45 岁以上的女性，伴有高血压、高血脂、糖尿病等易感因素者，虽无明显症状，如运动试验阳性，也可诊断为可能冠心病。因此，临床医生必须对其结果进行综合分析判断，不能单凭运动试验结果作出冠心病与否的诊断。大量运动心电图与冠状动脉造影对比研究结果表明，其诊断单支病变的敏感性 37%~60%，双支病变的敏感性 60%，左主干或三支病变的敏感性可达 86%~100%。平均 77%，特异性平均为 81%。

临床上已有明确心绞痛的病人运动试验有其特殊作用。运动试验可以帮助筛选高危病人，评价临床药物或手术治疗效果，确定病人运动耐量及了解病人预后等。运动平板试验阳性而运动耐量低于 5METs、血压不升或下降的病人，预示多支病变或左主干病变，这类病人应进行冠状动脉造影，选择进行 PCI 支架或

CABG 术。运动试验出现血压不升或下降的病人。50%存在左主干病变或多支病变。文献报道，冠状动脉显著狭窄的 2290 例病人进行运动心电图试验并随访 4 年，发现运动试验阳性者病死率是阴性者的 3 倍。心绞痛病人，冠状动脉明显狭窄，运动心电图试验 ST 段下降≥2mm，随诊发现生存率与运动时间密切相关，能完成 Bruce 方案 4 级者 5 年存活率是 100%，完成 3 级者存活 86%，完成 2 级者存活 73%，完成 1 级者存活率是 52%。

每年全世界有数以万计的冠心病病人进行 PCI 术，近年来，我国 PCI 的病人数量激增。运动试验不仅可以为 PCI 术前多支病变病人确定罪犯血管，而且还可以检测 PCI 术后再狭窄、预测术后心脏病事件的发生率。特别是结合运动核素、超声心动图运动试验价值更大。心电图运动试验检测 PCI 术后再狭窄的敏感性为 24%~60%。PCI 术后 1~2 周可以进行运动试验。PCI 手术前后进行活动平板运动试验，比较运动耐量可提高 2METs，运动时间延长 2 分钟，并且反过来通过运动试验指导 PCI。

运动试验对于 CABG 术前病人的选择和术后疗效的评价及术后是否发生桥或原有血管的再狭窄有着非常重要的作用，运动试验引起严重心肌缺血的病人进行 CABG 是非常有益的，运动耐量小于 5METs 或最大收缩压小于 169kPa 的病人 CABG 是有效的。运动试验还有助于评估 CABG 后血管再通的情况，CABG 后运动试验与冠状动脉造影的结果密切相关。CABG 后如果冠状动脉再通良好，术后 2~12 个月运动试验明显改善，主要表现为运动耐量增加，心绞痛减少，缺血的程度减轻，结合运动心肌核素，可以显示心肌灌注也明显改变，CABG 术后运动耐量≥9METs 显示有良好预后。相反，如果移植血管阻塞则运动试验无改善或加重，预后严重。

心肌梗死后进行运动试验可以检测有无缺血心肌或存活心肌；制定运动量，鉴定劳动能力；检测高危病人，预测心脏病事件的发生率；选择药物治疗方案；选择再血管化治疗的病人；确定加强随诊的病人；评价心功能。

心肌梗死后运动心电图试验阳性常常提示多支病变，运动心电图试验的敏感性前壁较低（52%），而下壁较高（87%），可能是与前壁心肌梗死常有室壁瘤有关，因其向量与缺血向量相反而相互抵消所致。

心肌梗死后运动心电图试验出现 ST 段下降，心绞痛发作和严重心律失常的病人属于高危病人，以后心脏病事件的发生率较高，预后较差，需要进行再血管化治疗或药物预防。

近年来，在普通心电图运动试验的基础上，创建了一种新的 ST/HR 斜率检查方法，大大提高了对冠心病的诊断的敏感性、特异性和预测性。ST/HR 斜率是以心率为自变量，ST 段改变值为因变量建立线性回归方程而求得，其判断标准为在运动试验中，记录所有导联心电图，最大 ST/HR 斜率≥2.4uv/bpm 为单支血管病变，斜率≥6.0uv/bpm 为三支血管病变。许多研究结果与冠状动脉造影结果对照，诊断单支病变其敏感性 91%~96%，特异性 93%~97%，诊断三支病变的敏感性 78%~93%，特异性 57%~97%。明显高于普通运动试验，且其结果不受 β- 受体阻滞剂、钙拮抗剂、洋地黄类药物的影响，亦不受性别因素影响。今后可望成为一种新的无创检查方法而广泛应用于临床。

第五节　动态心电图检测结果与冠状动脉造影的比较

1957 年 Normen J Holter 创立动态心电图又称 Holter 检测，之后此技术得到了飞速发展，它能连续记录 24~72 小时的心电信息，亦为冠心病的诊断提供了很大的帮助。目前，常规使用 CM–1、CM–5 及 Neb–D 双极导联。对冠心病患者进行 Holter 检测，可以了解心肌缺血发作次数、发作时间及持续时间、程度，发作时心律、心率变化等。通常以 ST–T 的改变来判断有无心肌缺血，特别是对于无症状心肌缺血等意义更大。判断标准为：J 点后 0.08 秒 ST 段呈水平或下斜型压低≥0.1mv，持续时间至少 1 分钟。对于冠状动脉痉挛者典型特征是 ST 段呈损伤型抬高和 T 波高尖。近年来，对动态心电图诊断心肌缺血最敏感的导联，不是 V_5 而是 V_2、V_3，因此，很多研究已采用 CM–2、CM–3，以增加诊断敏感性。ST 段的判定亦有了改变，例如有人提出利用 ST 段形态数字分析系统能更准确地反映心肌缺血情况。沿用 J 点后 80ms 判断 ST 段下移，在心率大于 120 次 /min 时出现很大误差，此时应在 J 点后 50ms。

应用动态心动图判断有无心肌缺血有其局限性，可以出现假阴性和假阳性。造成假阴性的原因有：①DCG 导联数太少，缺血部位不能在动态现有的导联上反映出来。②心肌缺血的部位相对应产生的 ST-T 向量相互中和抵消。③心肌缺血面积小，不足以在 ECG 上反映出来。④记录心电信号的技术问题。造成假阳性的原因有：①其他某些心脏疾病如高血压、瓣膜病，成人呼吸睡眠暂停综合征。②电解质紊乱，药物影响，神经精神状态，体位变化。③记录心电信号技术方面的问题等。正是由于这些局限性使动态心电图与冠状动脉造影比较有一定差距。Sterns 研究了 140 例有心绞痛或心肌梗死的冠心病患者 Holter 监测 97 例（61%）正常。国内一家医院报道以冠状动脉造影对照 Holter 监测心绞痛组心肌缺血敏感性 58.4%，特异性 53%，心肌梗死组敏感性 53.4%，特异性 73%。

大多数资料显示，对造影无冠状动脉病变证据的无症状人群进行 Holter 监测假阳性率在 30%左右。

此外，Hombach 研究了 95 例证实有冠心病的患者采用 3 个双极导联监测，证实 CM-5、Nehb-D 导联 ST 段改变的敏感性最高，二者联合应用可使敏感性提高 33%~57%，对于冠脉痉挛和心肌梗死经自溶或药物溶栓再通而冠状动脉造影无明显冠脉病变的患者，Holter 监测 ST 段可出现改变，对这部分病人的诊断 Holter 无疑是有帮助的。

Ruberman 比较了 260 例死亡和 261 例存活患者的动态心电图资料，发现短暂 ST 段压低的相对危险性为 1.73。这种危险性和心肌缺血的持续时间有关，ST 段压低时间 1~30 分钟者，相对危险性为 1.9；ST 段压低时间超过 30 分钟者，相对危险性为 4.3。Rocco 和 Deedwania 亦报道动态心电图检出的心肌缺血的预后重要性。1996 年，Madjessy-Simon 比较了动态心电图检测时无心肌缺血的 229 例患者和 84 例有心肌缺血的患者，这些患者冠状动脉病变的严重程度相似，经过 30 个月随访，无心肌缺血的患者 5%死亡或发生心肌梗死，有心肌缺血的患者 17%死亡或发生心肌梗死（P=0.09）；无心肌缺血的患者，15%需要接受冠状动脉介入治疗，有心肌缺血的患者 31%需要接受冠状动脉介入治疗（P=0.0018）。

刘 莹 曲海波

第二十九章　有关造影剂的若干问题

第一节　造影剂的分类及特性

水溶性碘造影剂的分类及化学结构

目前临床应用的水溶性碘造影剂，其基本结构单元是含碘苯环（3- 乙酰 -2，4，6- 三苯甲酸），根据其结构可分为四型：离子型单体造影剂、离子型二聚体造影剂、非离子型单体造影剂、非离子型二聚体造影剂。

衡量造影剂临床显影效果及其渗透压毒副作用大小的一个重要指标是造影剂溶液中碘原子数目与粒子数目之比。该比值越大，其渗透压及相关化学毒性越低。因为碘原子越多，对 X 线的衰减作用越强，显影效果越好；而造影剂分子越少，它所带来的渗透压负荷就越低，不良反应也越少。

1. 离子型单体造影剂每分子含 3 个碘原子，溶于水后每分子产生两个粒子，每分子造影剂中碘原子数与其在水溶液中的粒子数的比值（R）为 1.5。故该型在四种 X 线碘造影剂中渗透压最高，为血浆渗透压（280mmol/L）的 5 ~ 7 倍，故此类造影剂又称为高渗造影剂（HOCM），渗透压＞2000mmol/L，代表产品有 76% 复方泛影葡胺及泛影酸钠、异泛影葡胺及碘拉酸钠。

2. 离子型二聚体碘造影剂每分子含 6 个碘原子，溶于水后每分子产生两个粒子，每分子造影剂中碘原子数与其在水溶液的粒子数的比值（R）为 3，渗透压约为血浆渗透压的 2 倍。代表产品有低渗显影葡胺。

3. 非离子型单体碘造影剂每分子含 3 个碘原子，溶于水后每分子产生 1 个粒子，每分子造影剂中碘原子数与其在水溶液的粒子数的比值（R）为 3，渗透压约为血浆渗透压的 2 倍。主要产品有甲泛葡胺、碘普胺、碘帕醇、碘海醇、碘佛醇。

4. 非离子型二聚体碘造影剂每分子含 6 个碘原子，溶于水后每分子产生 1 个粒子，每分子造影剂中碘原子数与其在水溶液的粒子数比值（R）为 6，其渗透压接近体液渗透压，故此类造影剂又称为等渗造影剂（IOCM），渗透压为 285 ~ 295mmol/L，代表产品是碘克沙醇、碘曲伦。

离子型二聚体碘造影剂和非离子型单体碘造影剂被称为低渗造影剂（LOCM），渗透压为 580 ~ 810mmol/L。低渗透压是相对于高渗透压而言，其仍然较正常人体血浆渗透压高，等渗指与正常血浆渗透压相似，表 29–1 为水溶性碘造影剂的特性对比。

表 29–1　水溶性碘造影剂的特性对比表

	每个分子含碘原子数	水溶液电离粒子数	分子量	0.3sm/kgH_2O 时碘含量	300mg²/ml 时渗透压
离子型单体	3	2	600 ~ 800	≈70	1.5~1.9
非离子型单体	3	1	600 ~ 800	≈150	0.6~0.7
离子型二聚体	6	2	1269	≈150	0.56
非离子型二聚体	6	1	1550~1626	≈300	≈0.30

第二节　造影剂的生物学安全性

一、不同类型造影剂对机体的影响

离子型和非离子型造影剂在诸多方面的差别是很大的，其根本原因是由于离子型造影剂分子在溶液中被电离成带正、负电荷的离子，具有导电性，渗透压高。非离子型造影剂分子不被电离，在溶液中呈分子状态，无导电性，渗透压低。

（一）渗透压差别及其影响

渗透压的大小只取决于活性颗粒的数量而不取决于其大小。由于其结构差异决定离子型造影剂渗透压要远远大于非离子型造影剂，而所谓的低渗造影剂在威视派克出现前渗透压都高于人体渗透压的 2 ~ 3 倍，目前只有威视派克真正达到了等渗。这种渗透压方面的差别直接表现在临床应用中患者的反应。

1. 局部反应：注射时，特别是行血管造影，高浓度造影剂的高渗透压作用于血管内壁，产生刺激性疼痛；非离子型造影剂渗透压低，疼痛作用就小。当然疼痛也与注射速度及血流的速度有关。

2. 血管扩张反应：高渗性有对平滑肌的直接松弛作用，使小动脉扩张，引起动脉性充血，产生热感和不适。而较大范围的扩张，可以引起血液聚集，回血减少，产生低压反应。非离子型渗透压低，此反应较小。

3. 红细胞影响：人体内部是一个稳定的内环境，高渗的造影剂进入血液后，使得红细胞内水分向细胞外转移，从而使得细胞壁硬化导致红细胞的可塑性降低。这样的直接后果是红细胞的通透性降低，血流阻滞，引起相应部位的动脉高压。

4. 内皮细胞损伤：如同高渗对红细胞的作用，这种情况还直接影响了内皮细胞的完整性，造成内皮细胞的变形、皱缩、内皮间的连接不紧密。

5. 心脏作用：渗透压增高造成水分转移，细胞内和组织间隙液体转入血管内，使得心脏容量负荷加大。红细胞的变形造成循环阻力加大使得心脏负荷加大。同时造影剂的高渗性还可以直接对窦房结和房室内传导产生影响，使心率变慢，诱发心律不齐和房颤。在外周造影时可能会作用于颈动脉化学感受器引起心率变慢。

6. 肾脏：渗透效应被认为是造影剂导致肾脏病变的主要因素之一，主要通过以下三方面产生影响：①高渗透压造成过渡利尿、过量排钠，造成肾小球滤过率（GFR）下降，影响肾小管—肾小球反馈；②高渗透压造成血管收缩性物质——内皮素、腺苷增高，引起皮质—髓质血管收缩，从而使 GFR 下降；③高渗透压造成红细胞形态改变，红细胞通过性下降，红细胞聚集在髓质循环，导致肾血流量下降。综合以上三个因素使得肾功能下降。

（二）离子电荷影响

离子型和非离子型造影剂的最本质差别是离子型造影剂的溶质颗粒不但数量多而且都带有电荷，因而具有导电性。非离子型溶质颗粒（分子）不带电荷，不具有导电性。

1. 心脏功能影响：冠状动脉造影时，使用离子型造影剂，在血液中的造影剂阴离子与 Ca^{2+} 结合，减少了钙离子向生理结合部位的移位，而钙离子又容易与造影剂中的螯合剂 EDTA 结合。钙离子主要起肌电的耦合作用，钙离子的减少必然导致负性肌力作用。特别是在心肌缺血的情况下，离子型的这种负性作用更为严重。所以，在冠状动脉造影时，应使用非离子型造影剂。

2. 蛋白质结合率的差别：离子型造影剂具有电荷，分子具有极性，因而蛋白质结合率比非离子型高得多。这种结合对过敏反应有关键作用。

（三）特异反应的差别

特异反应即过敏体质反应，其中只有少部分是真正的过敏反应（抗原—抗体反应），其表现均是释放以组胺为代表的各种生物活性介质，引起一系列过敏样症状。造影剂引发特异反应的途径如下：

1. 造影剂的组胺直接释放作用：离子型造影剂渗透压可高出人体渗透压 7 倍，而且又带有电荷，当注射速度快，注射量又大时，可直接刺激细胞引起变性和损伤而释放组胺。

2. 造影剂激活补体系统而引发组胺释放：实验证明，造影剂是一种补体激活物质，可能是通过替代途径激活补体而产生 C3a、C5a 和 C2a，引起组胺释放等反应。离子型造影剂的补体激活作用明显高于非离子型。

3. 造影剂引发 I 型超敏反应：有机碘造影剂，特别是离子型造影剂可具有半抗原性，和蛋白质结合后可以成为一种完全抗原而引起免疫应答，产生 IgE 抗体，使机体处于致敏状态。当造影剂再进入人体后，便和吸附在肥大细胞上的 IgE 抗体结合，引起脱颗粒而释放组胺，产生 I 型超敏反应，即过敏反应。但初次接触造影剂的人就可能产生过敏反应，这可能是造影剂和其他某种抗原的抗体有交叉反应。

二、造影剂不良反应

碘造影剂的不良反应在临床上可分为两类，一类与剂量、注入方式、速度无关，即特异性反应或变态样反应，即非剂量相关性，即使过敏试验所用的剂量也可引起严重反应。另一类与剂量、注入方式、速度有关，即物理化学反应或毒性反应，呈剂量相关性，主要是由造影剂的高渗透性、电荷和黏滞性引起。

（一）特异性反应

1. 特异性反应即变态反应，按严重程度可分为轻度、中度及严重反应三种。

①轻度：恶心、呕吐、发热感、局限性荨麻疹、流涕、大汗。此型一般无需处理，可自行缓解。因此型可是重度反应的前兆，故应严密观察病情变化。②中度：声门水肿、支气管痉挛或喉头水肿、眼睑水肿、呼吸困难、寒战、短暂昏迷、剧烈呕吐、重度荨麻疹。此型应积极加强处理。③重度：血压显著下降、循环衰竭、肺水肿、重度呼吸困难、意识丧失、显著的支气管痉挛及喉头水肿、心律失常、心脏停搏、呼吸停止、心肌梗死综合征。此型反应必须紧急抢救，行心、肺、脑复苏。

2. 一些学者认为过敏反应可能与抗原抗体反应、凝血系统、激肽系统、补体系统以及纤维溶解系统有关。其病因学包括以下四个方面。

①细胞介质的释放：其中最重要的为组胺和血清素。②抗原—抗体反应：造影剂反应与过敏反应在临床上有类似性，动物实验可复制出类似过敏反应。严重反应病人中造影剂的抗体活性比无反应病人中要高的多。③激活补体—凝血—纤溶—激肽系统：由于造影剂的高渗和组胺的释放，直接损伤血管内皮，导致内原性凝血系统的激活，随之引起激肽、补体、纤溶系统的激活。④精神性反应：可通过涉及循环介质释放的典型的迷走神经机制引起反应，但尚无定论。

（二）物理—化学反应

物理化学反应为造影剂的毒性反应。主要由于药物的高渗透性、水溶性、电荷和黏滞性引起的局部反应，此外，注射速度也是重要因素之一。

1. 毒性反应的机制

（1）渗透压：高渗透性造影剂可引起血管内皮细胞脱水改变，细胞间连接破坏，如血脑屏障破坏则可引起造影剂直接对脑神经细胞的损害，使红细胞损害，红细胞脱水、变硬，呈棘细胞畸形，变形能力下降，影响微循环，严重时则可使血流阻滞；因高渗所致的细胞脱水、细胞外液增加可使血容量在最初数秒内增加 10%～15%，当造影剂在数分钟内散入组织液后，这种血容量增加的作用将终止。

（2）水溶性：理想的造影剂应该是完全亲水性的，然而，由于碘原子固有的高度疏水性，实际上很难达到。离子型造影剂的分子上有一个羧基，虽增加了水溶性，但由于它们的酸性性质，也增加了其对机体的毒性反应。非离子型造影剂每个分子至少有 4 个羟基，因而具有很高的亲水性，同时羟基不同程度的包绕碘原子，又屏蔽了碘原子的化学毒性—位阻现象。

（3）电荷：离子型造影剂中的电荷使体液的传导性增加，干扰电解质平衡及电离环境，影响细胞间电传导的正常生理过程，尤其对神经组织影响较大，可诱发癫痫。离子型造影剂中的电荷与钙离子相互作用是引起心脏不良反应的一个重要原因。造影剂中的钠离子与钙离子竞争，造影剂中的阴离子与钙离子结合及造影剂中的螯合剂与钙离子结合，均使生理需要量的钙离子浓度下降，引起兴奋收缩耦联障碍，除极与复极化异常，造成负性肌力作用，尤其对缺血心肌作用更为明显。

（4）黏滞度：对临床耐受性有很大影响。它是溶质颗粒形状、数目、电荷以及溶剂黏稠度的函数。行血管造影时，需含 370mg/ml 的溶液且具有相对低的黏度，利于快速推注。浓度不变时，黏滞度与温度呈反向变化，因此若需快速注射可将造影剂加温以降低黏滞度。

（5）化学毒性：是指造影剂分子和生物学大分子结合，引起其功能紊乱的结果。造影剂中的疏水性碘原子可与大分子的蛋白质结合，从而引起蛋白质结构及功能发生变化。

2. 造影剂对心血管系统的影响

（1）临床表现：

①血管张力：所有高渗性造影剂均会引起全身血管的明显扩张，血压降低、皮肤潮红、发热等不适。

大量造影剂血管内注射可发生血液聚集，回心血量减少，对有心功能不全的病人可引起心肌缺血。但也有引起血管收缩的报道。造影剂舒张血管的活性以离子型二聚体较强，非离子型二聚体的血管活性极小。造影剂对周围血管张力的影响与血管床的生理特性、造影剂的种类和给药方法等有关。心血管造影剂快速注射时中毒的危险性增大，可有血压改变。②局部血管的并发症：造影剂血管内注射后可引起注射部位血管疼痛、静脉炎和静脉血栓形成，注入血管壁内引起动脉壁剥离、动脉血栓形成。这些反应与造影剂种类、剂量、静脉与造影剂接触时间和静脉血流速度有关。造影剂对心脏的直接作用：含钠盐的造影剂不论浓度如何，注入冠状动脉后均会引起左心室收缩减弱。离子型造影剂的渗透压数倍于血浆，当较大量的高渗造影剂短时间内注入血管内，血容量随之迅速增加，使心脏负荷加重，对原有心功能不良的病人威胁甚大。冠状动脉造影或左心室造影可影响心输出功能及心脏电生理，在缺血性心脏病的病人可进一步引起室颤。非离子型造影剂还可发生心肌梗死。静脉输入大剂量的泛影葡胺进行尿路造影时，心电图可有明显缺血、传导阻滞、二联律、三联律等心律失常及心脏停搏。在选择性冠状动脉造影时，上述反应对已有心功能不良的患者危险性更大。非离子型造影剂的渗透压低，对心脏作用较小。

⑵ 发生机制：高渗性对平滑肌有直接的松弛作用，使小动脉扩张，引起动脉性充血，而较大范围的扩张，可以引起血液聚集，回心血量减少，产生低血压反应。造影剂可造成血管壁的组织学损伤，并导致内皮下结构暴露，进一步激发血栓形成。离子型造影剂还可抑制血管平滑肌增生。高渗性造影剂对窦房结产生抑制作用，引起心率变慢。而高渗性又可直接使房室内的传导去极化作用减慢，能诱发心律不齐和房颤。在脑血管造影时，高渗性作用于颈动脉的化学感受器和脑内心血管中枢也引起心率变慢。

第三节 冠状动脉造影中造影剂的不良反应

尽管造影剂发展较快，非离子型造影剂有许多优点，但不良反应仍相对很高（达 5% ~ 10%），其中多为轻度反应，几乎不需要什么处理。据美国 20 世纪 80 年代资料统计，严重并发症导致死亡的发生率为 1/40000，每年有 500 人死于与造影剂相关的检查。常见不良反应有以下几种：

1. 过敏性：荨麻疹，瘙痒，皮疹，支气管痉挛，类过敏反应。

2. 不适症状：疼痛 / 发热，恶心 / 呕吐，面色潮红。

3. 心脏毒性反应：低血压，左室舒张末期压力增高，缓慢性心律失常（窦房和 / 或房室阻滞），快速性心律失常（室速 / 室颤）。

4. 肾脏毒性反应：一过性肾功能下降。

此外，尚可见到如下不良反应：

1. 心血管系统：肺水肿，出现胸部压迫感；充血性心衰，出现心悸；休克，心电图改变，出现 QRS 波增宽、电轴偏移（右偏、左偏）、ST—T 改变，可持续 24 小时；心脏停搏出现面色苍白。

2. 呼吸系统：喷嚏、发绀；咳嗽，出现陈—施呼吸；窒息感，出现呼吸停止；呼吸困难、窒息；呼吸急促、声嘶。

3. 神经系统：头晕、失语；眩晕、意识丧失；虚弱、痉挛性瘫痪；困倦。

4. 泌尿系统：肾区疼痛、少尿、排尿不畅 / 尿潴留；蛋白尿、无尿、急性弥漫性出血性肾病血尿；白细胞尿、肾衰、血非蛋白氮增高。

5. 其他：出汗、呃逆、口腔金属气味感等。

第四节 造影剂不良反应的预防

一、过敏试验

过敏试验的方法

1. 过敏试验前的准备

①在进行冠状动脉造影前一天进行，观察有无反应，以防迟发性过敏反应的发生。②病人应保证充分

的休息和睡眠。③了解病人心、肝、肾、肺功能及有无过敏史，特别是碘过敏史。④应准备好一切抢救药品及器械。⑤试验过程中，密切观察病人反应，如有可疑情况立即停止注射，对轻、中、重反应应给予相应处理。

2. 过敏试验的方法及阳性标准

（1）口服试验：冠脉造影前3天起口服10%碘化钾或碘化钠溶液10ml，每日3次。观察10～15min后出现皮疹、恶心、呕吐、皮肤潮红、口唇麻木或呼吸困难等症状为阳性。

（2）结膜试验：向患者一侧眼内滴入30%浓度的造影剂1～2滴，观察15min，出现结膜充血、流泪或水肿为阳性。

（3）皮内注射：在患者前臂内侧用30%浓度造影剂注一小皮丘，10～15min后，观察皮丘红斑的大小，如红斑直径超过1.5cm为阳性反应。

（4）静脉注射：30%浓度造影剂1ml做静脉注射，注射时间可在2~3min之间，观察10～15min，出现恶心、呕吐、流泪、眼睑水肿、心悸、气促、血压下降及其他不适等为阳性反应。

二、高危人群的识别

因冠状动脉造影属于高危检查，不良反应发生率较高，如若在高危人群中行此项检查，不良反应发生率显著增高，故高危人群识别非常重要。高危人群主要包括以下几组：

1. 造影部位和方法：冠状动脉造影、左心室造影、肺动脉造影、脊髓动脉造影等风险较大，出现严重反应的几率大。此外，高浓度、快速造影剂注入，剂量大的造影或介入操作，副反应发生的几率高。

2. 造影剂过敏史：有造影剂过敏史或其他药物过敏史者发生轻、中、重度反应的危险性为正常人的6.9倍、8.7倍、10.9倍。有人认为有造影剂反应者，再度发生不良反应的危险性是正常人的100倍。

3. 肾功能损害者：尤其是中度、重度肾功能障碍病人，造影后肾功能障碍可能加重。

4. 糖尿病、肺气肿、重度脑动脉硬化、肝功能不良、骨髓瘤、甲状腺功能亢进、禁水和脱水状态。

5. 心脏病：特别是充血性心力衰竭、重度心律失常、冠心病、肺动脉高压、发绀型先心病，其发生死亡或重度反应者高于正常人。

6. 哮喘：发生中、重度反应的危险性为正常人的2.7倍和5倍。寻麻疹：发生中、重度反应的危险性为正常人的4.8倍和2倍。湿疹：发生重度反应的危险性为正常人的4.7倍。其他过敏反应性疾病及药物过敏史：发生中、重度过敏反应约为正常人的2~3倍。

7. 某些特殊病例，如镰状细胞贫血、嗜铬细胞瘤。

8. 婴儿、60岁以上老人、虚弱和恶病质患者。

三、造影剂的选择

由于冠状动脉造影（包括左室造影）属于高危造影检查，且多在高危人群（糖尿病、心脏病、高龄、肾功能不全）中进行，故推荐使用非离子型造影剂。Wink K等临床观察证明：以心率减慢、主动脉收缩压及舒张压降低及在心电图肢体导联上的ST段抬高或压低为指标，无论注射左或右冠状动脉，非离子型造影剂均优于离子型造影剂。现在临床上通过参考碘试验结果，结合患者肝、肾功能及其经济情况选择合适的造影剂（第二代、第三代造影剂）。

四、造影剂剂量

造影剂的不良反应发生率随着造影剂用量的增多而增高，尤其是对高危病人。理想的剂量应该是达到诊断目的的最小剂量，造影剂应用过多时，应终止检查。最好用专用自动注射器，以掌握流速、流量，既有助于显影，又可降低造影剂的用量。冠状动脉造影时，操作者的熟练程度也是决定造影剂用量多少的一个重要原因。若X光机显影清晰，投照体位按6~8个计算，熟练操作者完成冠状动脉造影加左室造影的造影剂用量应在80ml以内。

五、适当的血容量

患者必须保持适当的血容量，若输液过多再加之造影剂造成的一过性血容量增加，则极易引起心力衰竭及急性肺水肿发生。反之，若液体量不足，血容量过低，体内的造影剂浓度就会明显增高，无论哪一种造影剂，当其以高浓度经肾脏排泄时都会引起肾脏损害，尤其是已经存在肾功能不全者，这种损害更为明显。故对此类病人一定要补充血容量。

六、术中心电监护

冠状动脉造影时，不仅会引起心肌缺血的心电图改变，而且会引起各种致死性的严重的缓慢性及快速性心律失常。心电监护有助于极早识别严重心律失常，并指导医生对不同心律失常给予不同的处理。

七、术前预防性用药

1. 皮质激素的使用：可采用口服法及静脉法。因静脉法不受时间限制，尤适于急诊冠状动脉造影患者，故目前国内多采用静脉法。方法是在注射造影剂之前静脉注射地塞米松 5~20mg。其机理为：皮质激素可减慢接触激活因素形成的速度，从而对造影剂的不良反应提供保护作用。有皮质激素应用禁忌证忌用。

2. 抗组胺药物：多将 H1、H2 受体阻滞剂联合应用。方法有：①苯海拉明 50mg 和西咪替丁 30mg（均可口服或静注）；②扑尔敏 4mg 加西咪替丁 400mg 口服。

第五节 造影剂不良反应的处理

一、造影剂不良反应的识别

1. 造影剂不良反应发生的时间：在造影剂注入的全部过程中均可能发生不良反应，但绝大多数均发生在注射后 30min 内，有资料显示 90%的严重和致死性不良反应发生在注入造影剂的 20min 内，60%以上发生在最初的 5min 内。因此，对病人的最初 30min 观察、监护尤为重要。

2. 患者的任何轻微的症状、体征都可能是许多严重威胁生命的不良反应的开始。因此，只要病人有不适主诉，就应严密监视，尤其是生命体征，直至症状减轻或消失。表 29-2 为过敏反应与血管迷走神经反应的鉴别。

表 29-2 过敏反应与血管迷走神经反射的鉴别

症状	过敏反应	血管迷走神经反射
脸色苍白	+	+
大汗	+/−	+
神志改变	+	+
荨麻疹、血管性水肿	+/−	−
呼吸困难	+	+/−
哮喘	+	−
过度肺充气	+	−
喘鸣	+	−
声嘶	+	−
心动过速	+	−
低血压	+	+
心律失常	+/−	心动过缓，窦性心动过速
其他心电异常	+/−	−

二、过敏反应的处理

1. 一旦确定副作用的发生，应立即停止注射造影剂。

2. 保持呼吸道通畅：据报道，过敏所致死亡 40%是因为呼吸性代偿失调引起，故气道通畅尤为重要。如有喉头水肿，应立即气管插管，喉头水肿严重时，可行环甲膜切开或气管切开，并尽早人工辅助通气。

3. 吸氧：根据有无肺部疾病，可给予不同流量（2~8ml/min），氧流量的调整应根据血气分析情况而定。

4. 保持静脉通路，及时给予液体治疗：静脉输液，快速扩容，使收缩压维持在 90mmHg 以上。优先选用胶体溶液，也可使用晶体溶液，因为外周血管阻力急剧下降，加上血管通透性增加以及过敏反应早期静脉回流减少，这时补液可以说是重中之重。

5. 其他抗休克治疗措施：基本同其他过敏性休克的处理原则一致。包括：①补充血容量：按“需要多少、补充多少的原则”，一般选用0.9%氯化钠；②缩血管药物：肾上腺素、多巴胺等。

6. 抗组织胺药物：宜同时使用H1和H2受体拮抗剂，采用静脉给药方式。如：苯海拉明25~50mg静注，西咪替丁4~8mg/kg，成人常用300mg加5%葡萄糖20~40ml，15min内注完。

7. 支气管扩张药：常用于有支气管痉挛症状的患者，用法为5%葡萄糖20ml加氨茶碱0.25g静脉注入。

8. 肾上腺素皮质类固醇类：虽对已发生的症状无效，但可减少延迟复发症状。用法：5~10mg静注，间隔4~6小时重复一次。

9. 其他：胰高血糖素、阿片类拮抗剂等临床少用。

三、心脏不良反应的处理

对造影剂反应所引起的心衰、肺水肿、休克、心律失常的处理基本上同原疾病的处理。需要注意的是要将心脏病的加剧与过敏反应引发的心脏表现区别开来。后者具有其他过敏症状，中心静脉压正常或偏低。对于室颤和心室停搏应立即常规进行心肺脑的紧急复苏，详见有关书籍。

四、造影剂诱发的肾病

由于造影剂最终由肾脏排泄出体外，使造影剂或多或少会对肾脏引起损害。一般注射造影剂24小时内会有血浆肌酐水平升高，2~5天达高峰，2周内转为正常。其肾损害作用绝大多数是短暂的和自限性的，偶尔需要透析，持续性肾衰少见。

第六节　理想的造影剂

由前所述，我们可初步得出结论，理想的造影剂应该是低抗原性、等渗、非离子型、亲水性好、黏稠度低、无毒、无生物活性、能迅速从体内排出、显影良好的化学物质，此外，还应价格便宜。遗憾的是目前尚不存在此类造影剂。即使目前使用的非离子型造影剂与离子型造影剂相比，亦有其不足，如非离子型造影剂有加重血液凝结的倾向。

由于目前尚不存在理想的造影剂，因此人们也在不断研究、探索。相信不远的将来会有理想的造影剂不断问世，造福人类。常用造影剂见表29-3。

表29-3　常用心血管造影剂

品名	成分		浓度	容量	含碘量	含钠量	渗透压	黏度35℃
(生产厂家)	阴离子	阳离子	%	(每瓶)	mg/ml	mg/ml	mmol/L	mPa*s
复方泛影葡胺76%	泛影酸	甲葡氨　66%	76	20ml				
(信谊)		钠　10%			370	4.48	—	8.4
优维显	碘普罗胺			50ml				
(先灵)	(Iopromide)	无		100ml	370	微量	610	—
欧乃派克	碘苯六醇			50ml				
(荼可明)	(Iohexol)	无		100ml	350	微量	844	10.4
碘必乐	碘异肽醇							
(Bracco)	(Iopamidol)	无		50ml	370	微量	796	9.4
安射力	碘佛醇			20~100ml				
(万灵可)	(ioversol)	无			320/350	微量	—	—
伊索显	碘曲伦			10~20ml				
(先灵)	(iotrolan)				300	无	320	8.1
威视派克	碘克沙醇			20~100ml				
(荼可明)	(iodixanol)	无			270/320	无	290	5.8/11.4

金元哲　乔兴科

第三十章 心导管室工作常规和放射保护制度

第一节 心导管室的设置

一、位置

应设在清洁和安静要求较高的位置，为避免X线机对四周环境的辐射损害，应尽量设在建筑物的底层的一端，自成一区。

二、设施

1. 地面：平整，光滑无缝隙，抗化学消毒剂腐蚀，易清洗，不易污染，一般为水磨石、大理石材料形成，有排水系统。

2. 墙壁：防辐射，抗化学消毒剂腐蚀；光滑，不脱落，不散发或吸附沉粒，易清洗。颜色以淡绿色、淡蓝色为宜。设有壁橱、阅片灯、中心吸引、中心供氧开关、足够的电源插座，插座有防火花装置，各种开关要有明显的标志，防止搞错。电缆、电线宜安装在暗设的壁槽或地槽内，便于维修与清洁。

3. 门窗：不宜装有对外的窗户，门应为无槛自动感应门，具有防辐射功能，并坚固耐用。避免用易摆动的弹簧门，以防气流使尘土及细菌飞扬。造影间与操作间一墙之隔，装有宽广透明铅玻璃，便于操作和观察。

4. 手术间内装有对讲系统。

三、布局

1. 分区：分为洁净区、相对洁净区和非洁净区。洁净区内设有造影间、刷手间、无菌导管库房、机房及操作间。相对洁净区内设有办公室、医师休息室、微机室、消毒间、仪器室、药品室、库房等。非洁净区内设有男女更衣室、浴室、值班室、杂物间、敷料室、导管准备间及洗澡间等。

2. 入口布局：要符合功能流程与洁污分区要求，设双走廊，洁污分流。设有病人出入处和工作人员出入处。工作人员出入处最好建有风浴、气浴的通道设备，以除去带入的灰尘和细菌。病人出入处应有入口管理台，护士核对后更换室内推车进入，亦可在此地上铺一消毒地毯，可减少车轮带入的灰尘。

四、造影间的设施

1. 造影间的面积除足够容纳机器外，必须有足够的余地，便于工作人员操作及必要时抢救方便，一般为50~60m^2。

2. 造影间依靠空调、空气过滤装置进行室内空气交换及温度调节。室温必须保持在24~26℃之间，相对湿度保持在50%~60%左右。室内应有温度表、湿度表。

3. 造影间只允许放置必需的器材、物品，以减少X光散射线，避免影响C形壁的旋转。应具有心电监护仪、除颤器、体外主动脉反搏泵（IABP）、器械台、处置台、药品柜、敷料柜、抢救车、污物桶等。

4. 造影间内物品位置固定，便于抢救使用和清点，术中医师一般站在患者的右侧，故无菌手术台放在患者的右侧，处置台应在无菌台附近，抢救车、壁柜、导管柜应在处置台附近，减少物品供应的路程，提高工作效率。

五、X线机的要求

心血管造影所用X线机不同于普通X线机，它要求必须能在数秒时间内获取一连串高质量图像。血管造影机X线发生及控制系统往往采用40~50kV范围，可达800~1250mA，可连续或脉冲式曝光；控制系统多为全计算机化、程序化，以键盘或等离子屏等方式输入各种指令，操作简便，显示清楚。C形或U形臂和诊断床能够方便地从各种角度显示心血管解剖结构，而且尽可能不妨碍手术医生的操作。动态旋转减影要求C形臂从LAO到RAO旋转角度达180° 以上，旋转速度达30° /s。诊断床的纵向、横向及升降运动范围要大，并可左右旋转，方便患者交换。C形臂和诊断床的控制应方便、灵活，手术医生及技术员均能对其进行操作，可手动或电动操作，以便步进式追踪造影剂减影。影像增强器及监视器：通常采用的影像增强器直径为9~16英寸，一般均可进行多种视野大小变换，高分辨的影像增强器应配备高清晰度监视器。造影室内监视器需配较大屏幕或采用多屏幕、多分割或画中画形式，便于随时进行前后、动态、左右等各种方式的对比。影像采集、记录方式及储存系统：血管造影图像可选用数字化图像、电影、100mm切割片、快速换片器、录像等多种方式进行采集和记录。一般一台血管造影机应具有2~3种方式。由于心血管造影数量特别大，采用可读写光盘或8mm数据磁带进行不失真储存，后者存盘时间快、经济，是目前较流行的方法。影像处理系统：分图像重放部分：用于控制循环放映的速度、方向，截取放映范围等。图像处理部分：窗宽窗位调试，黑白转换，放大漫游，边缘增强，像素移位，多种时间减影方式及其对减影效果的调整。图像分析部分：系统可提供多种分析手段，如密度测量、距离测量，还可能提供多种分析软件包，进行左心室功能分析、血管分析、血流测量等。图像管理部分：可以删除图像、储存图像、挑选图像进行激光或多幅相机照相。

第二节　导管室的管理

一、无菌管理

无菌管理在导管室的管理中的重要性居首位，科学化、规范化的管理是保证手术成功的关键。从工作的性质和特点出发与无菌技术、操作规则、管理制度、建筑条件、设置、工作人员等众多环节密切相关，应加强以下几个方面的管理。

1. 合理布局：符合功能流程和洁、污分流的要求，严格划分污染区、清洁区、无菌区。物体的表面要易于清洗和消毒。

2. 监督管理：建立感染质控小组，负责微生物监测，消毒隔离制度的落实及平时工作督促定期检查，发现问题及时改正并提出改进措施。

3. 制度管理：各种规章制度是保证贯彻无菌操作的纪律。定期组织医护人员学习有关的无菌管理制度，全面普及知识的同时，加强对监控人员的培训，要求正确、规范化。训练与提高护士的业务水平与无菌观念，使其认识到无菌质量管理的重要性，经常检查制度的落实情况。

4. 监测管理：术间空气、物体的表面、医务人员的手，各种无菌物品与手术感染有直接或间接的关系，必须进行定期的监测。术间每日紫外线照射2次，每次60分钟，每周1次用75%乙醇纱布擦拭紫外线灯管，每月1次星光指示卡监测强度，每月空气培养1次，使其菌落数在≤200cfu/m^{3}以内。各种手术物品原则上能用压力蒸汽灭菌，首选压力蒸汽灭菌，对不能耐湿、耐温的物品首选环氧乙烷灭菌。压力蒸汽灭菌监测除每个包外粘贴指示胶带，包内放指示卡肯定效果外，还应对其灭菌效果进行工艺监测、化学监测、生物监测、B-D实验等。手术人员要严格执行有效的洗手制度，在手术规定的范围内采样，手指带菌数不超过5cfu/cm^3。

5. 隔离管理：对特殊感染的病人，如乙肝等，严格隔离管理术后器械及物品消毒，术间、术后进行严格的终末消毒。生活废弃物用黑色垃圾袋分装，医用废弃物置入黄色垃圾袋，感染性废弃物置入红色垃圾袋，放射性废弃物随时随地置入黄色污物袋内，加特殊标记、时间，送专门部门的专用放射性废物储藏室储藏，直到放射性物质衰减到无害的程度为止。

二、安全管理

由于导管室工作具有以严格无菌、急症抢救、护士执行医嘱为口头医嘱等特点，故更应要求工作细致，一丝不苟，严格执行规章制度，以防差错事故的发生。在手术中较易发生的差错事故有下列情况：用错药，接错病人，误用未消毒器材。为确保病人安全，必须加强以下管理。

1. 加强医德教育：医德是医务人员在自己的职业生活中形成的关心与爱护病人的基本道德。病人在手术时，将生命交给了医护人员，所有参与手术人员的认真作风、负责精神对手术的成败、优劣起重要作用。因此，加强医德教育，培养认真细致、一丝不苟的作风，这是安全管理的基本要求。

2. 技术精益求精：为提高手术质量，消灭差错，手术前要充分做好计划，遇到情况能准确、迅速地处理，这就要求医护人员有科学的理论知识与娴熟的技术。努力学习，严格训练，更新知识，技术上适应科学发展的需要是安全管理的关键。

3. 严格规章制度：分析发生差错的原因，绝大多数是未严格执行制度，尤其是查对制度所造成的。实践证明，规章制度是从前人的经验和病人的痛苦中总结出来的，必须严格执行各种规章制度，这是安全管理的有力保证。

4. 注意防微杜渐：预防差错事故的教育不可能一劳永逸，必须结合临床实践，将可能发生问题的苗头或其他单位的有关教训经常告诫医护人员。注意防微杜渐，将差错消灭在萌芽状态，并注意表扬在预防差错中的好人好事。如已发生差错，则应认真讨论，分析原因，提出改进办法。对差错事故的防范，采取预防为主的方法是安全管理的有效措施。

三、物资管理

严格、科学的物资管理是保证日常工作，急症抢救能否顺利进行的关键，物资管理主要有设备、仪器、手术器材、药品、布类敷料、一次性导管材料。

1. X线设备应由指定技师操作、保养、维修、清洁，设有运行维修保养登记本。

2. 抢救设备，如除颤器、监护仪、IABP、吸引器等应由专人员负责检查、保养、清洁，每天进行功能检查，使其处于完好备用状态，用后及时登记使用记录。

3. 手术器械应有专人负责保管，定期检查清点，防损，防失。金属器械每次用后上油保护，注意防锈。

4. 药品专人负责，定位放置，定期检查，及时更换，用后及时补充，剧毒、麻药用后做好记录。

5. 布类敷料应选用致密而厚的棉布制成，宜用浅绿色，减少手术台上白色及光的刺激，并易与非手术用布类区别。布类用品应有专人负责保管，定期清点，做到账物相符。损坏报废布类应及时增补，以保证供应。

6. 一次性导管材料的管理，由护士长专人管理，建立入出库的登记。记录每次出入库的产品名称、型号、规格、数量、批号、有效期等，贵重物品加锁保管。术中所用材料护士应做好登记，术后按基数补充。材料收费由专人负责，护士长监督防止漏费。

第三节　导管室的规章制度

一、一般规则

导管室需严格执行各项消毒、隔离制度及无菌操作规程，除参加检查、治疗的有关人员外，其他人员不得入内，患呼吸道感染者不得入内，手部感染者不得参加手术。

凡进入导管室人员必须按规定更换鞋、衣裤、口罩、帽子，外出时更换外用鞋，穿好罩衣；术毕，衣裤、口罩、帽子、鞋放于指定位置。

导管室内应保持肃静，不得大声谈笑，禁止吸烟、会客等与治疗无关的活动。

导管室内器械、物品一律不外借，特殊情况必须外借时，需经负责人许可，并做好借用记录。

检查申请单应于前一日上午10时前送到导管室，检查时间一经排定，原则上不得更改，手术人员应于约定时间前半小时进入导管室，因故变动者，应事前与导管室联系。

急诊手术由值班医生通知导管室，同时或随后补填手术申请单以免发生错误。如急症手术与常规手术发生冲突时，优先安排急症手术。

值班人员要坚守岗位，随时准备接诊急诊病人，不得擅离。

导管室人员均应熟悉本室内各种物品的固定位置及使用方法，用后放回原处。急救药品、器材必须随时做好准备，以便立即取用。一般药品、器材必须随时检查，及时补充。

手术完毕，用过的器材、物品应及时作清洁或消毒处理，然后放回原处。患传染性疾病患者用过的器械物品，应做特殊处理，手术间亦应重新进行消毒方可再用。严禁不熟悉各种造影设备使用规则的人乱摸乱动机器，发现机器有异常情况应立即停止使用并报告上级及维修人员。

注意X线防护，造影机器运转期间，室内工作人员应穿铅衣。

二、病员入室规则

病人术前30分钟，由病房医生送至导管室，护士与医生共同核对清点带来的物品，沿病员出入处进入手术间。

护士按病历核对手术病员的姓名、床号、住院号、血型、出凝血时间、肝功、肾功、乙肝、HIV，如使用离子型造影剂，要核对碘试验的结果。同时要核对医嘱执行情况，如发生不符需及时采取措施。

急诊手术由医生通知导管室，值班护士做好一切术前准备，病员由医生护送入室。

重危抢救病员入室搬运时要注意病情变化。

三、工作人员一般规则

应严格执行无菌技术，入室人员必须严格控制，除参加手术的医生、本室工作人员、进修人员、维修人员外，其他人员不得随便进入，如有特殊情况，应通知科主任及护士长。

进入导管室人员需经工作人员出入处换鞋、更衣，按无菌要求戴好口罩、帽子。

非手术用品不得带入手术间，入室后要轻声、轻走、轻动作，保持室内肃静，不可大声谈笑，禁止吸烟，禁止使用手机。

工作需要外出时，必须更换外用鞋，更换外出衣。

工作人员离室时，应换下手术衣裤、铅衣、口罩、帽子、鞋等，并放于指定位置。

四、参观制度

院外参观者，需经医务处及科主任、护士长同意；院内参观者，需经科主任、护士长同意方可入内。每次参观者人数不得超过3人。

参观者需由相关人员带领，不得随便走动。必须严格遵守导管室制度及无菌原则。

教学医院的实习医生、护士由专职老师带教，并在前一日与导管室护士长取得联系。

患者亲友一律谢绝参观。

五、安全制度

导管室内的所有设备应有专人负责、保管、维修、保养，使用者必须熟悉各种设备的操作规程和注意事项，各种抢救设备处于完好的备用状态，发现问题及时与专职维修人员联系。

各种易燃剧毒药品应由专人保管，定期清点。易燃物品需远离火种、电源。

导管室工作人员严格执行各项规章制度，加强职业道德，保证工作顺利安全完成。

节假日值班人员要坚守岗位，负责室内水电、门窗等安全检查，发生意外情况应立即向院内汇报，并及时采取措施。

六、清洁制度

导管室术间每日晨湿式清扫，包括门、窗、器具、地面、台面、物品的表面等，每周大清扫1次，包括墙角、紫外线灯管、日光灯、墙面等。做到室内无浮灰、无血迹、无各种药液残留。

术中保持室内清洁，污物立即处理，防止污染环境。

术后彻底清扫，物品归位，揩去器具上的血迹，拖扫地面。特殊感染的病人，术后术间用1000mg/L含氯制剂擦拭物品表面、地面。

走廊每天拖地2~3次，生活用间除必需生活用具外，不得放有其他物品，保持室内清洁。

附属工作间每天清洁整理，拖扫地面，每两周大扫除1次，每月彻底大扫除1次。

七、保管制度

库房应保持阴凉、干燥，通风良好。

严格执行物品交接班制度，工作人员衣裤、更衣柜的钥匙由专人收发。

各种仪器、抢救器材专人保管，定位放置，用后放回原处。及时填写运行记录。仪器表面无灰尘、无损害，定期维修保养并做好记录。

一次性导管材料建立入出库账册，每月底清点库存。使用时，仔细检查包装有无破损失效，用后及时登记。

导管室物品、器材不外借，遇有特殊情况，需要请示科主任、护士长同意。需要时立即返还，以不误本科室使用为原则。应设有借物、维修物品登记本。

第四节　导管室的消毒隔离原则

一、器械物品的消毒

1. 物理灭菌法。

干热灭菌法：是利用干热对微生物的作用，破坏细胞原生质，使细菌致死，适用于耐高温，不耐高湿或湿热不易穿透的物品，如玻璃器皿、液体石蜡等。由于干热穿透力差，一般干烤箱加温160℃，2小时；170℃，1小时；180℃，30分钟。如用热空气消毒箱则180℃，15分钟可杀灭各种病原体。干热灭菌以嗜热脂肪杆菌芽孢为生物指示剂。

压力蒸汽灭菌法：是利用水和水蒸气传导的职能，在高压、高温、湿度大、穿透力强的作用下杀灭一切细菌和芽孢。适用于耐湿、耐高温的物品，灭菌温度及时间见表30–1。

为达到预期灭菌效果，要提前排净冷空气，柜内物品不超过容积柜的85%，物品体积不得大于400m × 30m × 20m。如选择预真空灭菌器更为理想，它占柜可达95%，温度132℃，3~5分钟就杀灭病原菌。压力蒸汽灭菌法可用指示胶带和嗜热脂肪杆菌芽孢为化学指示片和生物指示菌片。

表30–1　几种常用物品的灭菌温度、压力和时间

物品种类	灭菌温度（℃）	表压（kPa）	灭菌时间（min）
器　械	121	103.4~137.9	30
器　皿	121	103.4~137.9	15
橡胶手套	121	103.4	15
敷料类	121	103.4~137.9	30

辐射消毒：$^{60}Co\gamma$ 射线，它干扰微生物代谢，破坏细胞膜，引酶系紊乱。适

用于一次性包装物品，如口罩、帽子、纱布、纱垫等。剂量为 2~3Mrad 48~72 小时。短小杆菌芽孢 E_{601}（ATCC 9372）为生物指示剂。

紫外线消毒：它破坏微生物细胞内的 DNA。适用于导管室的空气消毒。空气消毒 $1W/m^3$，有效距离 2m 以内，30~60 分钟。紫外线灯管需每周用 75%酒精擦拭，以防灰尘沾于灯管上，吸收紫外线而降低其发射量。每 3 个月用紫外线强度计测定发射红外线强度，低能管要及时更换。枯草杆菌黑色变种芽孢（ATCC 9372）为生物指示剂。

微波消毒：利用热效应。适用于包装厚或导热差的物品，如药品消毒，微波内处同时加热，杀灭微生物速度较快。

2. 化学消毒法。

戊二醛：能与细菌体内酶的氨基起反应，阻碍细菌的新陈代谢。常用于医疗器械消毒，浸泡时间需 10 小时，物品取出时需用无菌水冲净。

环氧乙烷：它与微生物蛋白质产生烷基化作用，使微生物酶代谢受阻。适用于消毒各种导管、合成纤维、医疗器械、精密仪器等。环氧乙烷灭菌器消毒用量 $0.4\sim0.7kg/m^3$，12~24 小时。目前，已采用环氧乙烷与惰性气体按 12：88 比例混合而成一种气体，它具有使用安全、不燃不爆的特点。可用环氧乙烷化学指示片监测其灭菌效果。

洗必泰：它能抑制脱氢酶的活性，破坏细胞浆膜，凝集孢浆内成分。适用于泡手液及外阴部消毒。常用浓度 1：1000 或 1：2000。在使用溶液时，注意勿与皂类及有机物接触。

乙醇：它可破坏脱氢酶，干扰细菌的新陈代谢。适用于皮肤消毒和术前手浸泡消毒。常用浓度为 75%，乙醇易挥发，应及时监测浓度，它不能杀死细菌芽孢，故使用时应有选择性。

碘伏：它是碘与表面活性剂的不定型结合物，在溶液中逐渐释放，能较长时间杀菌。适用于施术者手、病员皮肤和器具消毒。浸泡物常用浓度 3%~10%，1~2 小时。使用碘伏时应注意颜色的变化，当颜色褪至无色或微黄时，杀菌力显著下降。

灭菌王：它是一种无毒、无刺激的无色中性液体，对芽孢真菌具有杀菌力。适用于施术者手的消毒。使用灭菌王时应注意不能与肥皂、甲醛、红汞、硝酸银合用。

二、室内空气消毒

1. 紫外线照射法：$1W/m^3$ 消毒 1 小时。
2. 乳酸熏蒸法：$12ml/m^3$ 加等量水，加热蒸发，封闭 30 分钟。
3. 生物洁净法：主要采用空气净化技术，除掉空气中的微粒尘埃，达到空气洁净的目的。初级过滤用泡沫海绵，过滤率在 50%以下，中级过滤用无纺布，过滤率 50%~90%之间，高级过滤用超细玻璃滤纸，过滤率 99%左右。
4. 过氧乙酸消毒法：电动喷雾法，1%溶液 $16ml/m^3$；加热蒸汽法，$0.75\sim1g/m^3$。

三、手术区皮肤的消毒

目的是消灭切口及其周围皮肤上的细菌。

先夹取 2%碘伏纱布球于手术区中心开始向周围皮肤无遗漏地涂抹药液，待干后同样方法反方向再涂抹一次。外生殖器可用 1：1000 洗必泰消毒。

手术区皮肤消毒范围上至肚脐线，下至大腿上 1/3 处，两侧至腋中线。

第五节　导管室的无菌技术常规

一、无菌操作原则

1. 进入的人员必须洗手、更换衣裤，戴好口罩、帽子，换上室内的拖鞋。

2. 明确无菌区、非无菌区，无菌物品的概念。无菌物品必须与有菌物品分开放置，有明显的标志；无菌物品不可以暴露于空气中，应存放于无菌包或无菌容器中；无菌包外需标明物品名称、灭菌日期，并按失效期先后顺序摆放；无菌包的有效期一般为 7 天，过期或受潮应重新灭菌。已打开的无菌物品，虽未使用也不得放回无菌容器内，24 小时内未使用应重新灭菌。

3. 进行无菌操作时，与无菌区保持一定距离；取放无菌物品时，应面向无菌区；取用无菌物品时应使用无菌持物钳；手臂应保持在腰部或治疗台面以上，不可跨越无菌区，手不可接触无菌物品，如用物疑有污染或已被污染，应予更换并重新灭菌。

4. 浸泡持物钳、镊等的容器，每次手术消毒、换液一次。其他浸泡器械的容器，每周消毒、换液两次。无菌棉签盒 24 小时更换，消毒备用，专人负责。

二、无菌持物钳的使用方法

1. 无菌持物钳的存放有两种方法：一种是经压力蒸汽灭菌后浸泡在盛有消毒液，底部垫有纱布的大口有盖容器内；另一种是干燥保存法，将盛有无菌持物钳的无菌干罐保存在无菌包内，在集中治疗前开包，4 小时更换一次，一般选用后者。

2. 检查有效日期，将浸泡无菌持物钳的容器盖打开，手持无菌持物钳，将钳移至容器中央，钳端闭合垂直取出。使用时保持钳夹向下，不可倒转向上。

3. 用后闭合钳端，立即垂直放回容器，轴节打开，关上容器盖。无菌持物钳只能夹取无菌物品，到距离较远处取物时，将容器一起移至操作处，就地取用；如持物钳被污染，则不能放回原处，需要重新灭菌。

4. 每个容器只能放一把持物钳。

三、无菌单的铺置

1. 由执行消毒的医师消毒后在穿手术衣之前按下、左、上、右顺序将 4 块无菌单折边向下铺于手术野四周。显露双侧股动脉后纵铺一块四折长条治疗巾于耻骨联合上。

2. 穿手术衣，戴手套后在手术野周围铺两块孔巾，手术野周围无菌巾要求 4 层以上，其余部分覆盖两层，应有足够大的覆盖面积。

3. 无菌布巾、布单必须是干燥的，覆盖手术区后，布单不可移位，尤其不准从外周向切口移动。

四、手的消毒

1. 取下手上的饰物及手表，卷袖过肘，打开水龙头，调节合适水流。

2. 湿润双手取适量洗手液，揉搓双手（掌心对掌心搓擦，手指交错掌心对手背搓擦，手指交错掌心对掌心搓擦，两手互握互搓指尖，拇指在掌中转动，指尖在掌心中搓擦）持续 15 秒，流水冲净，反复三遍，范围为双手、手腕及腕上 10cm。用无菌巾擦干双手及臂或用烘干器，将手及臂晾干。

3. 用皮肤消毒剂依次涂擦双手、手腕、腕上 10cm 任其自干。

4. 连台造影手术时，先洗去手套上的血渍，由他人解开衣带，将手术衣向前翻转脱下，脱衣袖时，顺带将手套上部翻转于手上。右手伸入左手手套反折部之外圈中脱下该手套，左手拿住右手套内面脱去该手套。双手及前臂涂擦皮肤消毒剂，然后穿手术衣、戴手套。

5. 如手已接触他物或已用清水冲洗，应重新洗手消毒。

五、穿无菌手术衣方法

1. 取得手术衣后，离开周围人员和物品再穿，以免碰脏手术衣。

2. 双手拿住手术衣两肩部，抖开手术衣，然后稍抛起，顺势将两手同时伸入袖筒内，也可以分别先后穿入袖筒。

3. 双手交叉提起腰带近端，由巡回护士在身后接过腰带远端，帮助穿衣，并依次系好背部的带子和腰带，拉直手术衣。再戴干手套（湿手套则先戴），将手套口反折部上翻至袖口上。

4. 穿好手术衣后，双手前伸置于胸前，避免触碰周围的人或物，靠近器械台等待手术开始。如因故不能马上开始手术，应以无菌巾包盖双手，置于胸前。不可将手置于腋下、上举或下垂。

5. 如手套或手术衣碰及周围的人或物以致污染或手套有破口，皆需随时更换。

六、戴无菌手套方法

1. 先穿手术衣，后戴手套。用无菌滑石粉涂擦双手，以利戴手套。右手拿住手套反折部之内面，取出手套，左手先伸入左侧手套中，戴手套后，将左手伸入或手套反折部之外圈内，然后右手伸入手套（先戴右侧手套亦也）。将手套之反折部拉到袖口之上，不露出手腕。

2. 注意在未戴手套前，手不能接触手套之外面，已戴手套后，手不能接触手套之外面。

3. 戴完手套后，用无菌盐水冲净手套上的滑石粉。

第六节　导管室各级人员职责

一、导管室主任职责

在院长领导下，全面负责本室的医疗、教学、科研及行政管理工作。

制定本室工作计划及发展规划，并组织实施。经常督促检查各岗位技术人员劳动纪律及工作情况，定期总结汇报工作。

经常学习和引进国内外先进技术，开展导管检查新项目。做好资料积累和科研工作。

负责制定检查计划，并担任一定的导管检查工作。组织各科导管技术攻关和协调各种导管检查工作，审定导管订货计划及掌握导管使用、管理情况。

督促检查本室人员严格遵守技术操作规程，防止医疗差错及事故发生；做好放射卫生防护工作，确保本室人员安全工作。

负责安排进修人员培训工作。

负责本室人员的业务学习和技术考核，不断提高本室人员的业务技术能力。完成院长临时交办的其他工作。

二、导管室主任（副主任）医师职责

在科主任领导下，负责本室医疗、教学、科研及日常业务管理工作。

负责指导和带领下级医师及技术人员进行正确的导管检查操作，严格执行各项导管检查或治疗的技术操作规程，避免医疗差错和事故发生。

负责审查导管诊疗的诊断报告。

定期查房，出诊；组织导管术前会诊、讨论及术后处理工作，认真做好随访工作。

承担本室教学和外来进修人员、实习生的培训工作。

努力学习和不断提高更新专业知识，吸收和引进国内外先进技术，经常开展新项目，应用新技术，不断提高导管检查及治疗的质量。

负责完成本室的主要科研工作，并指导下级医师不断提高科研能力。

完成科主任临时交办的其他工作。

三、导管室主治医师职责

在科主任领导下及上级医师指导下，负责本室日常的导管检查及治疗工作。

负责一般导管检查的技术操作，严格遵守各项技术操作常规，避免医疗差错和事故发生。

协助主任做好导管检查前的各项准备工作。

参加导管检查或治疗的各种术前讨论及术后处理工作。

注意学习和收集国内外先进技术，更新自己的专业知识。及时总结经验，搞好资料积累和科研工作。

负责部分教学和指导进修生工作。负责督促和检查下级医师的业务工作。

完成科主任临时交办的其他工作。

四、导管室住院医师职责

在室主任领导下及上级医师指导下，负责导管室的一般性日常业务工作。

严格遵守导管室的各项规章制度及技术操作常规，在上级医师指导下，完成一般导管检查工作。

负责书写导管检查报告，填写完报告后，送交上级医师复查签字。

具体负责进修生及实习生的教学工作。

负责导管检查的登记和资料保管工作。

认真学习国内外先进技术，积极参加本室的科研工作。

完成室主任临时交办的其他工作。

五、导管室护士长职责

在护理部主任和科主任双重领导下，负责导管室护理行政管理、业务管理及护理人员的政治思想工作，协调有关科室关系。

制定并组织实施工作计划，按期总结工作，向护理部汇报。

监督检查各级医护人员无菌操作、消毒隔离制度执行情况，防止交叉感染及职业防护。

结合科内情况，组织安排业务学习、技术培训，组织护理科研与论文撰写。负责进修、实习生的教学安排。

负责导管室固定资产、器材、敷料即一次性导管材料等的请领、保管工作。

负责考核各级护理人员，按时填写护士长手册。

负责工作量统计及登记各种报表工作。

负责安排与接待参观者。

六、导管室主管护师职责

协助护士长做好科室各项护理工作。

负责科室固定资产、器材、敷料、消耗品等的预算、请领、保管工作。

结合科内情况，组织业务学习，协助护士长对各级护理人员进行技术考核。注意新知识、新技术的学习，总结经验，撰写论文。

负责护士、进修护士、实习护士的教学工作。

负责卫生工作的安排与检查。

七、导管室护师职责

在护士长领导下，负责日常手术配合工作。

严格遵守各项技术操作常规，避免差错事故的发生。

协助护士长做好术前的各项准备工作。

负责科内麻醉、剧毒药品的保管、使用、登记工作。

负责实习护士的教学和指导进修护士工作。

负责各种抢救器材的使用、保养、维修工作。

八、导管室护士职责

在护士长领导下及上级护师指导下，负责导管室的一般性日常业务工作。

严格遵守各项规章制度及技术操作常规，在上级护师指导下，完成导管检查的配合工作。

按导管通知单，准备导管材料，检查所需的器材、敷料等。

负责本室无菌物品的准备、检查、药品的使用、补充。

九、导管室放射线技师职责

在科主任领导下，负责日常导管检查与治疗的配合工作。

负责 X 光设备的使用、检查、保养、清洁工作。

认真执行各项规章制度，严格遵守机器操作规程，避免差错事故发生，并做好放射防护工作。

负责造影资料的保管。

完成科主任临时交办的其他工作。

十、导管室监测技师职责

在科主任领导下，负责术中监测工作。

负责监护仪的使用、检查、保养、清洁工作。

负责登记仪器的运行记录。

认真执行各项规章制度，严格遵守机器操作规程，避免差错事故发生。术中随时观察心电图及压力曲线，有变化及时通知医生并做好记录。

负责心电图及压力曲线资料的保管，做好结果分析报告。

完成科主任临时交办的其他工作。

第七节 冠状动脉造影的配合

一、巡回护士的工作程序

术前了解病情，根据患者情况选择适当的导管及附件，准备造影时所需的一切用物及设备、仪器、药品。

接病人入室，核对姓名、床号、住院号，检查术前医嘱的执行情况，包括造影剂过敏试验结果、手术区的皮肤准备、化验单的结果等，清点带入物品。

安慰病人，做好心理护理，给病人讲解造影的简单步骤、需要配合的内容，解除病人恐惧感。

摆好体位，暴露术区，建立通畅的静脉通路。

打开手术包，为术者做好皮肤消毒的准备，准备术中所用无菌物品，包括注射器、输血器、无菌生理盐水、一次性导管材料等。

术中严密观察病人，随时准备配合抢救，准确地执行术中医嘱，并做好记录；经常检查输液是否通畅，并及时纠正。随时为手术提供所需物品，并监督手术人员无菌技术的正确执行。

造影结束，消毒清洗术中所用导管及器械，包好手术器械敷料包，待消毒。

补充术中所用药品及负责登记术中所用导管及材料。

与辅助护士一同清扫室内卫生。

二、辅助护士的工作程序

术前为参加手术人员准备好洗手衣裤，为术者更衣做好准备。

准备好无菌刷手盘，为术者刷手做好准备。

患者入室后，协助患者上手术台，适当遮挡患者，摆好体位，为患者测量血压，必要时吸氧。

协助手术人员穿好手术衣，冲洗无菌手套。

术中随时配合抢救。

术后协助包扎切口，搬移病人到平车上。

整理术中所用物品，清扫、清毒房间等。

三、监测技师工作程序

术前了解病情及术中可能出现的并发症。

患者入室后，连接多导生理记录仪的心电图导联及压力换能器，为术中监护、测压做好准备。

术中随时观察心电图及压力曲线，有变化及时通知医生并做好记录，随时配合抢救。

术后整理仪器，涂油保养，与辅助护士共同清扫室内卫生。

整理心电图及压力曲线资料，作出结果分析报告。

四、放射技师工作程序

术前了解病情，准备好术中所需要的各种光盘、录像设备，保证术中有电影和录像双套记录，以防资料不完整。

打开 X 光机，检查机器运行情况，选择所需要的技术条件。

准备好高压注射系统，按无菌要求，装好注射器，抽吸好造影剂，扣好加热器，保护好注射器，以防污染，备用。

需要高压注射时，选择好注射压力、注入量及速度。旋转剂量限制钮到所需剂量位，以避免机器失控而致造影剂注入超量，注入后拆下注射器及时清洗，擦去注射器外溢的造影剂，保养机器。

术中随时记录造影过程，录像后应及时回放，以检查病变情况、录像质量。对造影资料进行编号、登记、存档，妥善保管资料。

第八节　导管室的物品准备

一、布类

一般采用浅绿色纯棉布制成，也可使用一次性手术敷料。

1. 手术帽：分男帽及女帽，帽深 13.5~15cm，帽顶直径 20cm，周长 60~64cm，能遮盖较长头发。目前，使用一次性手术帽较多。

2. 口罩：长 18cm，宽 14cm，8 层纱布制作。目前，使用一次性口罩较多。

3. 手术衣：分大中小号，应选择全遮盖式，背部也可达到无菌，胸腹前双层布，松紧罗纹袖口，衣长能遮住膝下，腰带长 60cm。

4. 洗手衣裤：分大中小号，应选择穿着适宜，露出双臂，以方便刷手且不粘湿衣袖为原则。

5. 孔巾：大小以遮盖手术野以外的所有未消毒部位，手术野处留以 5cm × 10cm 小孔即可，孔的周围用双层布制作。

6. 包布：用于包裹手术器械、敷料，需双层布料制作，分大中小三种：大包布以打开包后能够遮盖整个手术器械台并且四周下垂 30cm 为准，中包布一般 80cm × 80cm，小包布一般 40cm × 40cm。

7. 小单：一般为 80cm × 80cm 单层布料制作，用以遮盖手术野周围皮肤。

二、器械

心脏介入诊疗一般只需要做股动脉穿刺，偶尔需进行皮肤、血管的切开和缝合，所用器械比较简单，宜选用小巧、适用的器械。

1. 刀片：一般准备 11 号手术尖刀片，配以相应的刀柄，用以切开手术穿刺处皮肤，减小穿刺阻力。

2. 钳类：弯、直止血钳各一把，以分离穿刺点处皮肤、皮下脂肪，使动脉鞘能顺利进入动脉。巾钳 4 把以固定皮肤切口周围的无菌巾，多选用小号者，卵圆钳 2 把，以皮肤消毒之用。

3. 搪瓷类：冲洗盒一个，用以冲洗导管；换药碗两个，用于盛装盐水及肝素盐水；麻药杯两个，用于盛装麻药及造影剂；弯盘两个，用于盛装手术器械及皮肤消毒用纱球。

三、导管材料

导管材料种类详见表 30-2。

表 30-2　导管材料种类

名称		规格型号
动脉鞘		4F、5F、6F、7F、8F
造影管		4F、5F、6F
0.035J 型导丝		150cm　260cm
三联三通		5030-M-R
三环注射器		12ml
压力连接管		90cm　120cm
高压连接管		30cm
压力传感器		
穿刺针		16 号　18 号
0.014 指引导丝		180cm　300cm
指引导管		6F、7F、8F
球囊	普通球囊	Φ1.5　2.0　2.5　3.0　3.5
	切割球囊	Φ2.5　2.75　3.0　3.25　3.5
支架	普通支架	Φ2.0　2.25　2.5　2.75　3.0　3.5　4.0　4.5　5.0
	药物涂层支架	Φ2.5　2.75　3.0　3.5　4.0　4.5　5.0
	覆膜支架	Φ2.5　3.0　3.5
IABP 球囊		40 号　34 号
血管内超声导管		1.5mm

四、设备、抢救物品

多导生理记录仪、测压记录系统、除颤器、心脏起搏器、自动血压监护仪、主动脉反搏泵、处置柜、手术器械台、抢救车（配有：各种型号喉镜、气管插管、面罩、简易呼吸器、开口器、舌钳、牙垫、吸痰管、引流袋、血压计、听诊器、多插座插销板等）备有各种敷料包、器械包（起搏器置入器械包、动静切开包）导尿包、输血器、输液器、注射器、加压输液袋等。

五、药品

导管室常用药品有清洁剂、消毒剂、静脉输液、麻醉药、急救药、抗凝药、造影剂等。药品的请领、保管应有专人负责，设立登记簿和卡片，按药品的用途分类存放，各有一定的位置（药柜、药架等）。药品标签字迹要清楚，模糊不清者不得使用，每日晨清点药品，用后及时补充。

1. 清洁剂：常用的有肥皂水、洗手液、3%过氧化氢（双氧水）。

2. 消毒剂：常用的有 75%酒精、2%~4%碘酊、0.1%洗必泰、0.1%~0.5%过氧乙酸。

3. 麻醉剂：2%利多卡因。

4. 静脉输液：0.9%生理盐水、5%葡萄糖、10%葡萄糖、碳酸氢钠、20%甘露醇、右旋糖酐等。

5. 造影剂：76%复方泛影葡胺、优维显、欧乃派克、安射力等。

6. 急救药。

升压药：多巴胺、阿拉明、去甲肾上腺素、肾上腺素、异丙肾上腺素、酚妥拉明等。呼吸兴奋药：可拉明、洛贝林。心血管系统药：异搏定、利多卡因、心律平、地高辛、西地兰、毒毛旋花子苷 K、硝酸甘油、心痛定、阿托品、硫酸镁、硝普钠、罂粟碱、止血敏、垂体后叶素、肝素、尿激酶、鱼精蛋白等。镇静药：地西泮、杜冷丁、吗啡、氯丙嗪、苯巴比妥。抗过敏药：异丙嗪、地塞米松。利尿、脱水药：速尿、高渗葡萄糖等。

第九节　放射保护制度

X 线对人体组织有一定程度的损害，但只要我们了解 X 线通过人体组织时产生的各种反应，采取一定的防御措施，充分利用现有物质的防御作用，尽量减少对 X 线的直接接触，认真做好防御工作，那么，X 线的损害是完全可以大大减少甚至避免的。

一、X 线防护的意义

当 X 线通过人体组织时，根据通过 X 线量的多少，人体对 X 线的感受程度，产生某些生理上的反应。这些反应常引起人体组织细胞和功能受到损害、抑制，甚至破坏的结果。微量的接受 X 线，并不立即发生明显的反应，但 X 线照射后的生物效应并不很快消失，长时间微量的积累，可能使反应逐渐显著。虽然人体各部组织对 X 线的敏感性不同，然而其反应具有共同的性质，这是因为 X 线的生物效应，仅当人体组织吸收 X 线的能量时才产生，而不同质与不同量的 X 线所引起的能量吸收则很不一致。因而只有反应程度的不同，而无性质上的差别。

X 线的急性反应：多表现在神经系统所引起的功能失调、衰退，其全身性反应为疲劳、困倦、食欲不振、呕吐、不适、头痛等。据认为，这是神经系统对 X 线最为敏感的表现。淋巴组织与血液里的白细胞，对 X 线也很敏感。这些组织受到过量的 X 线照射后，其淋巴细胞、白细胞就会出现发育障碍、萎缩、分解，造成死亡而数量减少。

对 X 线反应较为迟钝的组织或器官：如皮肤、肺、肾、肝、肌肉、骨、结缔组织等。这些组织与器官受到过量的 X 线照射后，在一定时间则出现 X 线慢性反应：如生殖功能受到损害或生殖细胞死亡而减少、毛发脱落、毛囊破坏、汗腺和皮脂腺发生功能障碍、分泌减少或停止分泌、皮肤干硬、骨质增生等。血液内也会引起某些变化，如白细胞减少、血小板降低、血沉加快，有时出现齿龈或口腔黏膜出血等。眼球可引起眼干涩、易疲劳、视力衰退、白内障等。如有溃疡现象，经 X 线大量照射后，常有剧烈疼痛，很难治愈。伤口经 X 线照射后也不易愈合。上述这些反应均系指人体接受了一定量的 X 线量或长时间微量的积累到一定量之后才会逐渐出现。但是，由于我们利用了防御措施，在工作中引起对防御工作的重视，可以使 X 线通过人体的量减少到无任何反应可觉察不出来有任何损害，此种 X 线的量称为“安全照射量”。

根据过去规定：X 线的安全照射量人体每周不超过 0.5r 的皮肤量，相当于 0.3r 的空气量的范围内。这个量主要是指全身照射时，神经系统、造血系统、生殖系统等对 X 线的生物反应最敏感的组织，对 X 线的最大耐受量。局部照射到手、足、臂、颈等部位，则每周不超过 1.5r 的范围内，对透视或摄影的患者来说，每一项接受 X 线量不得大于 100r，超过上述范围即为不安全。

根据 1978 年我国卫生部颁发的《医用诊断 X 线卫生防护规定》，已将 X 线工作人员的允许剂量和 X 线机房相邻及附近地区工作人员、居民的年限制剂量当量的控制原则作了具体规定。

类　别	X 线工作者的允许剂量当量				X 线机房相邻及附近地区工作人员和居民的年限制剂量当量
	第一类器官：全身性腺、红骨髓、眼晶体	第二类器官：皮肤、骨、甲状腺	第三类器官：手、前臂、足	第四类器官：其他器官	
平均月剂量当量（雷姆）	0.4	2.4	6	1.2	—
最大年剂量当量（雷姆）	5	30	75	15	0.5

注：为便于 X 线监测和屏蔽防护设计，可和伦琴代数代替雷姆数。1 伦琴 $=2.58\times10^{-4}$C/kg。

能引起机体损害的 X 线，主要有以下几种：

（1）直接从 X 线管窗口射出的 X 线，此种 X 线通过管壁、油层、窗口和滤过板的过滤之后，穿透力最强，效用也最大，是直接起诊断和治疗作用的有用射线。因而，对人体组织的损害力也较大，用于此种 X 线防御的物质叫“主防御物质”。

（2）自 X 线管套漏出的但也包括自窗口射出的直射线，这类 X 线因大部分管套内壁都嵌有一定厚度的铅皮，故其强度已经微弱，但如使用不符合防御规定的管套，这种射线因能四处散射，仍然有很大的损害作用，所以过去也规定：一个符合防御规定的管套，其所漏出的直射线在 1 米外测量，每小时不得超过 0.1 伦，即 1.67mC/min（1 伦＝1000 毫伦）。

（3）X 线通过人体或其他任何物质所产生的散乱线，这种散乱线因被通过物质的吸收减弱很多，且波长很长。一般认为，在某点所产生的散乱线的强度，不会大于射到此点的原发 X 线的 0.1%。但在某一角度上，所产生的散乱线与原发 X 线的性质无大差别。故对散乱线的防御也应重视。

因从 X 线管管套所漏出的趋向直射线及被透过物体所产生的散乱线，都比从 X 线管窗口射出来的有用射线的强度减弱很多，不需用防御效能较大和较厚的防御物，故用于此种 X 线防御的物质叫“副防御物质”。

二、防护物质

当 X 线通过物体时，被透过物质对 X 线吸收的量与该物质的原子序数成正比。在相同的厚度下，物质原子序数愈大，对 X 线的吸收愈多。故物质对 X 线吸收的量，与该物质的厚度几乎成正比。根据这一物理特性，通常用的防御物质有以下几种。

铅：铅的原子序数为 82，比一般金属的原子序数都高，对 X 线有较大的吸收作用，且加工容易，价格低廉，故 X 线管套、遮线器、遮线筒、荧光屏上面的玻璃以及防护手套、围裙都是用不同厚度的铅或含有一定成分铅橡皮来作为防御的。而其他物质也用铅当量来计算其防御效能。

铜、铝：铜的原子序数为 29，铝的原子序数为 13，它们对 X 线的吸收能力较铅差得多，但如能适当地增加其厚度，也能达到铅相等的效能。例如在管电压 100kV 时，4.6mm 的铜或 60mm 的铝就是具有相当于 1mm 铅的效能，故此两种物质也是 X 线防御中常用的物质。

混凝土：为建筑上常用的材料之一。如用它作为诊断用或治疗用 X 线室的四周墙壁的建筑材料，在一定的厚度下，完全可以达到对邻室或室外的防御目的。

三、对机房防护的要求

选择安装 X 线机的机房时，应根据机器容量、规格、特点、机械结构，结合当时当地的条件，因地制宜地全面考虑。

机房的位置：安装 X 线机的房间，要与有关的工作室邻近，以方便工作，又要考虑到邻室的防护问题，尽量设在建筑物底层的一端。

机房的面积：X 线机机房的大小，除足够容纳机械外，必须有足够的余地，以给予病人出入的方便，同时，机房面积越小，X 线的散乱线对人体的损害作用也就越大，心血管检查室面积不得少于 45~70m²，机房高度不得低于 3.2m。

机房的防护：为避免 X 线对四周环境的辐射损害，直射线朝向的墙壁应有 2mm 铅当量的防护厚度，其他侧墙壁和天花板应有 1.8m。机房的门、窗需合理设置，同样要有适当 的铅当量的防护厚度。机房内布局要合理，不可堆放与 X 线工作无关的杂物。要通风良好，机房门外应安设工作指示灯，并配备各种辅助防护用品，如铅围裙、铅手套、铅座椅、铅屏风等。

四、X 线机的要求

X 线球管均应装于诊断型防护管套内，套内应嵌以一定厚度的铅皮，以减少辐射线逸漏。当 X 线球管在最大工作条件工作时，距管套 1 米的球面上所测得的辐射量不得超过每小时 2.58×10^{-7}C/kg，厂家对此要求应作出保证。X 线球管固定滤过板（铅）厚度 1.5~2.5mm。遮线器、遮线筒或固定光栏活动准确灵活，并控制在受检查部位之内。控制台上的各种指标准确无误，旋钮或键盘灵活。机器安装后必须请射线防护监督部门检测，符合防护要求并发证后方可投入使用。

五、放射工作者的防护

凡从事放射性的核设施和建筑物等都应符合国家规定的安全防护要求，并有定期检查监督制度。设置超过容许辐照水平的报警信号网络。从事放射性工作的人员，必须进行健康检查，合格后方可从事射线工作。凡有活动性肺结核、肝炎、肾炎、各主要器官和系统有严重疾患者，均不宜参加此项工作。从事放射性工作之前，要进行有关射线防护知识的教育，提高对射线防护重要意义的认识，经防护理论知识和实际操作技能考核合格者方可录用。按医用射线防护规定的要求，射线工作者应定期进行健康检查，建立定期健康监护和健康档案。建立和执行放射防护和剂量监督制度，并有详细的记录备查。操作中严格遵守操作规程，充分利用屏蔽、距离、时间三原则，在安全条件下完成工作。使用性能良好的个人防护装备和放射线操作器具，尽量减少与放射源的接触。严格执行一年中允许接触的次数、时间、剂量和间隔接触时间。禁止孕妇和哺乳期妇女参加本项工作。积极锻炼身体，重视合理营养，食用富含高蛋白、高维生素饮食，提高健康水平和自身抵抗力。

赵冬云

第三十一章　冠状动脉内超声显像技术

作为传统的"金标准"，冠状动脉造影目前仍然是诊断冠状动脉病变并用于指导介入治疗的主要方法。不过，由于冠状动脉造影仅显示被造影剂充填的管腔轮廓，通过管腔形态的改变间接反映位于管壁上的粥样硬化病变，且造影对病变狭窄程度的判断常需要依赖邻近的参照节段，而冠状动脉病变常是偏心的，不规则的、弥漫性的、在粥样硬化病变形成的过程中，冠状动脉本身常以"重构"（remodeling）的机制发生代偿性扩大，作为参照节段的所谓正常血管常常被病变累及，尤其在经过介入治疗的操作后病变形态更为复杂，这些因素均导致冠状动脉造影在定性和定量评价冠脉病变方面均存在不可避免的方法学上的缺陷。

血管内超声显像（intravascular ultrasound imaging，IVUS）技术自 20 世纪 90 年代初开始应用于临床，将微型化的超声探头通过导管的技术送入血管腔内，可以提供包括管腔和管壁在内的横截面图像，既可以观察管腔的形态，也可以观察到管壁的形态，并可以根据病变的回声特性判断病变的性质，精确测定管腔、血管的大小及病变的狭窄程度，并可以用于指导介入治疗。

第一节　血管内超声显像的仪器和操作方法

IVUS 仪器由图像处理系统和超声导管两个主要组成部分。

一、图像处理系统

将接收到的超声信号经处理后在荧光屏上实时显示图像，随着技术的改进，目前所用的图像处理系统可以进行血管的实时三维重建，要实现此功能，需要采用经马达控制的自动回撤系统，以一定的速度匀速回撤导管以采集系列的图像。所有图像可采用录像带和数字化光盘进行记录和保存，以便事后回放分析，一般均配备打印设备。

二、超声导管

IVUS 导管的顶端带有微型化的超声换能器，导管的直径从 2.6~9F（0.86~2.97mm），可适合于冠状动脉或周围血管（如腹主动脉）的成像需要。用于冠状动脉内的超声导管直径多为 2.6~3.5F（0.96~1.17mm），一般来说，换能器发放的超声频率越高，其分辨力越高，但穿透力就降低。用于冠状动脉成像的超声探头的频率较高（20~40MHz），适合于近距离成像，轴向和侧向的分辨率分别约为 0.08mm 和 0.20mm，能提供高质量的图像。按设计类型不同，IVUS 导管及其相应的成像系统主要分为两种：机械旋转型和相控阵型。

1. 机械旋转型：机械旋转探头利用外置的马达和驱动轴旋转安装于导管顶端的单一压电晶体换能器，旋转速度通常为 1800rpm，可以每秒 30 帧的速度成像。目前所应用的机械旋转型超声仪器主要为美国波士顿科学公司（Boston Scientific）的 Clear View 和 GALAXY2 系统。带有超声换能器的导管在保护鞘内旋转，可避免对血管的损伤，进行检查时，保护鞘保留在血管腔内，启动马达旋转和回撤保护鞘内的超声导管。有两种不同的设计，早期 2.9F 的导管前端的保护鞘为导引导丝和超声探头导管共用，因此，需撤出导丝，才能将超声探头送至所需检查的部位，此型已较少采用。目前，所用的导管均采用单轨形式，导管前端的单轨部分较短，导管也较柔软，因此，对扭曲病变的通过能力相对较差。此型导管可因导管的不均匀旋转而产生图像的变形，即不均匀旋转伪像。

2. 相控阵型：相控阵型探头采用环行安置于导管顶端的 32~64 个换能器，其优点是稳定性很好，没有旋转伪像和导丝伪像，导引导丝的轨道作用较好，导管的推送能力较优。目前，由美国 VALCANO 公司

（原为 Endosonics 公司）生产。由于没有活动的部分，不会产生旋转伪像，使该型 IVUS 导管易于与其他的一些介入器械如支架、定向旋切等结合在一起。新一代的相控阵型 IVUS 图像质量已有明显的提高，与机械旋转型无显著的差别。利用相控阵型 IVUS 成像系统，还可以根据病变回声性质的不同，标上伪彩，分别代表不同性质的病变，即虚拟组织学成像（Virtual Histology），可用于帮助识别不稳定的病变。

三、血管内超声检查的操作方法

血管内超声成像检查均需在导管室完成，在造影检查的基础上，选定所需检查的血管和病变部位。目前所用的 2.6F 的 IVUS 导管可通过 6F（内径 1.8mm）的指引导管的内腔，因此可采用 6F 及以上的指引导管进行检查。为减少 IVUS 导管刺激可能诱发的血管痉挛，在放置好指引导管后，可事先在冠脉内注射 200μg 硝酸甘油，需加用 3000U 肝素。首先将指引导丝送至靶血管的远端，将 IVUS 导管沿指引导丝送至需要进行检查的病变部位的远端，一般采用从靶血管的远端往近端以一定的速度连续回撤（手动或自动）的方法进行检查，然后对感兴趣的部位再进行重点检查，尤其是在使用自动回撤装置时中间不要随意停顿，否则会影响重建的图像的准确性，将图像记录在光盘或录像带上，可供事后分析。使用相控阵型血管内超声仪器时，需在导管刚送出指引导管口，进入冠脉开口部分时，选择在管腔中央的位置，去除环晕伪像，否则会干扰图像的判断，尤其是邻近导管的图像。早年使用的 2.9F 的机械旋转型 IVUS 导管远端的保护鞘供导丝和超声导管共用，将导管沿导丝送至血管远端后，需先将导引导丝撤到此保护鞘外侧（在导管上有不透 X 线的标记），然后将带有超声探头的导管内轴往前送至此保护鞘内，方能启动马达旋转导管内轴进行成像，此型导管的缺点是每次检查均需要撤出导丝，检查完后需要重新放置导丝，在有些情况下（如血管夹层分离）重新放置导丝有一定的风险，并可能对血管产生新的损伤，目前此型导管已很少使用。

第二节 图像的判断

血管内超声显像对临床诊断和治疗指导意义的发挥有赖于对病变的正确的定性和定量判断。

一、血管内超声图像的定性分析

正常冠状动脉的管腔呈圆形，管壁则由具有不同回声特性的层状结构组成。管腔内的血液在采用低频的超声换能器（20MHz）时呈低回声或无回声，随探头频率的增加（30~40MHz），血液可表现为弱而纤细、无特定结构的回声，能随血流移动和蠕动。有些正常的血管壁表现为三层结构：①内层，代表内膜和内弹力膜，此层与中层和管腔比，相对回声较强；②中层，为中间无回声层，代表中膜；③外层，有特征性的“洋葱皮”样表现，代表外膜和外膜周围的组织，在 IVUS 图像上，外膜和血管周围组织之间没有明确的界限。大约 50%的正常冠状动脉表现为单层结构见影像图 31–1。需要指出的是，IVUS 图像上的三层结构并不等同于组织学上的内膜、中膜和外膜，有时剥离下的动脉内膜本身也可呈现为三层结构，三层结构代表的是不同的声学界面。

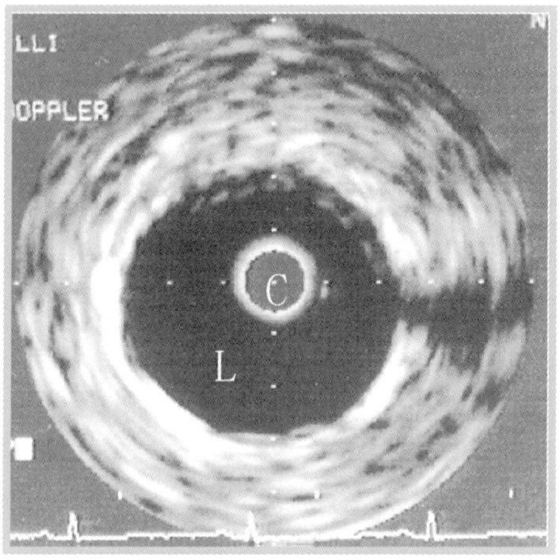

影像图 31–1 正常冠状动脉的血管内超声图像。

管腔呈圆形，无回声。从 11~3 点部位，管壁呈现“三层结构”，其余部分为单层结构。导管周围的白色晕圈即为环晕伪像（L.管腔，C.血管内超声导管）

冠状动脉的斑块在 IVUS 图像上的主要表现为内膜和内膜下组织的明显增厚，并占据了部分管腔。IVUS 可评价粥样硬化病变的分布范围、严重程度和病变的组成成分。

IVUS 进行斑块分类的依据是斑块的超声回声特性。离体实验证实回声的特性与纤维组织的含量有关，纤维组织含量越多，斑块的回声越强。IVUS 图像上通常将斑块内的回声与血管周围代表外膜或外膜周围组织的回声比较来确定斑块的“软硬”程度。“软”斑块指斑块的回声较其周围的外膜组织要低，并非指病变本身的软硬。通常软斑块的回声低是由于斑块内脂质含量较多，然而低回声的组织也可能是由于斑块内的坏死带、壁内出血或血栓而引起。“纤维化”斑块的回声强度中等，与外膜相似（见影像图 31–2），回声密度介于软斑块和钙化斑块之间，非常致密的纤维斑块可足以引起声波的衰减，引起声影，误认为钙化。“钙化”病变回声更强，超过周围的外膜组织，并伴有下方的声影（见影像图 31–3）。钙化病变可分表浅和深部钙化。混合性斑块，指斑块含有一种以上回声特性的组织，也有将其描述为纤维钙化斑块或纤维脂质斑块。血栓性病变在 IVUS 上常表现为管腔内的团块，可表现为分层、分叶，回声较弱，通常不均匀，有斑点状或闪烁状回声，血栓组织与原有的斑块组织可呈分层现象，两者的回声密度可有明显的差异。有时，停滞的血液可表现为管腔内不均匀的低回声区，需与血栓鉴别，前者在注射生理盐水后回声消失。需要指出的是，IVUS 对血栓的检出能力不如血管内镜，尤其在静止的图像上对血栓鉴别更困难，有时需结合血栓性病变前后邻近节段的斑块的性质或密切结合临床来作出判断。易损性斑块还缺乏明确的定义，一般指含有大的脂核和薄的纤维帽的病变，斑块溃疡和斑块破裂则指斑块的纤维帽破裂，完整性被破坏，有时斑块表面可出现糜烂，破裂的斑块上可见到血栓性病变，这些病变常见于急性冠状动脉综合征的病人，造影所见的狭窄程度未必很严重。影像图 31–4 示一例偏心性斑块破裂后继发血栓形成的 IVUS 图像。

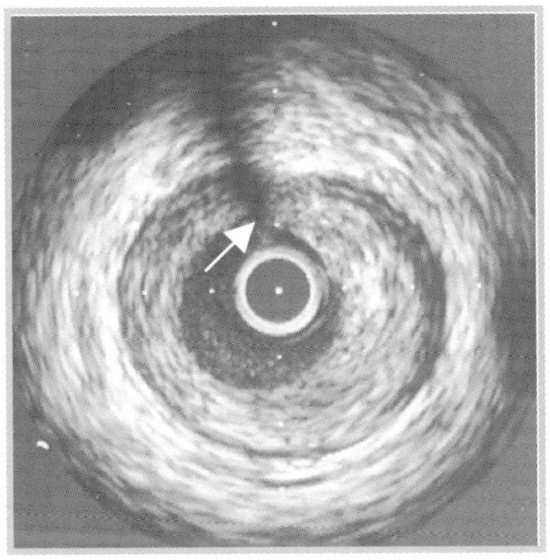

影像图 31–2 纤维化斑块的血管内超声图像。
图示一向心性的斑块，其回声密度和外膜相似，为纤维性斑块。箭头所指处为指引导丝引起的伪像，其后方可出现回声缺失。

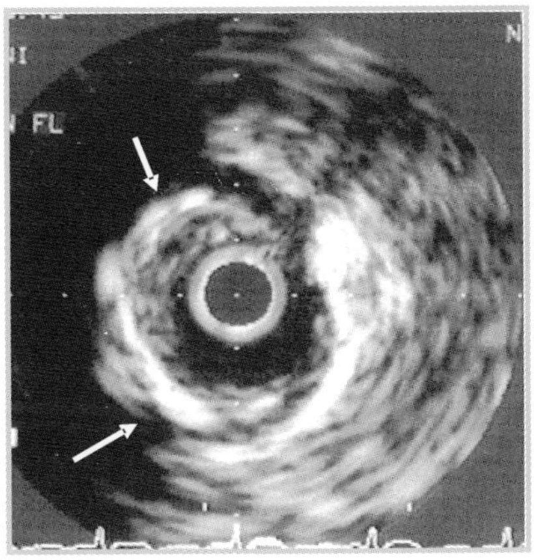

影像图 31–3 钙化斑块的血管内超声图像。
图像示一偏心性的钙化斑块，从 7~12 点为强回声斑块伴后方声影（箭头），影响其下方组织的显影。

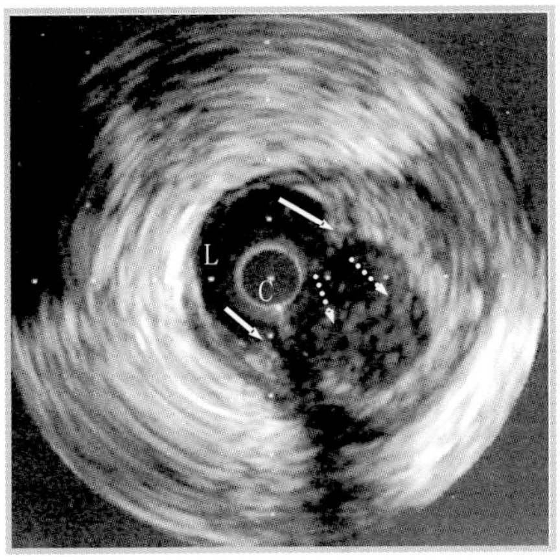

影像图 31–4 示一例斑块破裂后继发斑块内血栓形成的血管内超声图像。
图中从 12~7 点之间为一偏心性斑块，同时可见有斑块侧的血管外弹力膜向外突出，表现为正性重构。实线箭头所指为斑块纤维帽破裂后的残端。虚线箭头所指为斑块破裂后形成的血栓，可见血栓的回声密度与原斑块回声密度不同，且不均匀（L.管腔，C.血管内超声导管）。

IVUS 图像上还根据斑块在管壁上的分布将病变分为偏心性和向心性，如斑块最厚部分的厚度超过最薄部分的 2 倍或存在无斑块的管壁，则视为偏心性斑块。

二、IVUS 图像的定量测定

IVUS 进行定量测定时最常用的是两个声学界面，一是内膜和管腔之间，另一为中层和外膜之间，此分界线总是非常清晰，代表外弹力膜（EEM）。IVUS 上管腔横截面积（CSA）是指内膜表面所包含的面积，而用外弹力膜面积（EEM CSA）代表血管面积。最小和最大管腔直径分别指经管腔中心测定的直径的最小值和最大值，同样方法测定最小和最大 EEM 直径。由于 IVUS 图像上很难确定内弹力膜的位置，因此，无法测定组织学上斑块的面积（即以内膜表面和内弹力膜为边界的面积），常利用 EEM CSA 和管腔 CSA 计算得到的斑块＋中膜的面积来替代斑块面积，由于中膜面积在其中占的比例很小，因此，很少影响对斑块面积的测定。以下是常用的一些公式：

管腔的偏心性＝（最大管腔直径－最小管腔直径）/ 最大管腔直径

管腔面积狭窄率＝（参照节段 CSA－最小管腔 CSA）/ 参照节段 CSA

斑块与中膜面积＝EEM CSA－管腔 CSA

最大斑块与中膜厚度＝通过管腔中心线从内膜表面到 EEM 之间的最大距离

最小斑块与中膜厚度＝通过管腔中心线从内膜表面到 EEM 之间的最小距离

斑块偏心指数＝（最大斑块与中膜厚度－最小斑块与中膜厚度）/ 最大斑块与中膜厚度

斑块负荷（plaque burden,%）＝斑块与中膜面积 /EEM CSA × 100%

斑块负荷与管腔的面积狭窄率有所不同，前者指斑块在 EEM CSA 中占的比例，而后者指与参照节段比较得出的管腔狭窄程度，当病变部位发生明显的正性重构，即血管发生代偿性扩张时，通过 IVUS 测定得到的斑块负荷要大于面积狭窄率。这也是造影低估狭窄程度的原因之一。

对钙化病变可依据钙化组织在周长上占的象限进行半定量测定。

第三节　血管内超声的临床应用

1. IVUS 在诊断方面的应用：IVUS 在诊断方面主要用于造影不能明确病变性质和程度时，如造影结果无法解释临床表现，血管的开口、分叉处部位等造影有时难以显示清楚等。

（1）冠脉造影未能检出的病变：研究显示，在动脉粥样硬化病变进展过程中，血管可因产生重构而发生血管大小的改变，其中大部分发生正性重构，即血管发生代偿性扩大，可以在病变早期代偿管腔的丢失以维持管腔的通畅程度，不至于发生显著的狭窄，常表现为造影结果的正常，一旦斑块负荷达到 40%以上，血管代偿能力衰竭，管腔出现狭窄，此时，造影上可出现狭窄病变。因此，冠脉造影检出早期病变的能力有限，而 IVUS 能在看似正常的部位检出早期的内膜增厚和斑块形成。有研究显示，在临床上有胸痛症状而造影无明显狭窄的人群中，对前降支的 IVUS 检查可在近 70%的病人中检出早期的粥样硬化病变。IVUS 检出的早期病变对临床上所造成的影响尚不清楚，但可提示患者通过生活方式改善，危险因素控制以及必要的药物治疗等预防病变的进展。当造影结果不能解释临床症状时，如造影无明显狭窄的急性冠状动脉综合征等，应对临床怀疑的罪犯血管进行 IVUS 检查，常能识别发病原因。

（2）严重程度不明确的病变：IVUS 不受投照位置的影响，能检出造影无法作出明确判断的病变，如某些特殊部位如血管的开口、分叉处等的病变，并能精确定量测定狭窄程度，并可阐明造影上所见的临界性病变的性质和狭窄程度。由于造影剂的充盈常不够满意，且血管开口与主动脉之间的成角会影响造影对开口处病变（左主干及右冠状动脉开口）的程度和性质的判断，此时，IVUS 非常有价值，能帮助得出正确的诊断并指导治疗方案的选择。判断有临床意义的左主干病变的最小管腔面积界限值为 6.0mm^2，最小管腔直径的界限值为 3.0mm，前降支近段血管的最小管腔面积界限值为 4.0mm^2。分叉病变的处理方案可因分支血管累及程度不同而不同，造影常不能充分暴露分叉病变的程度，IVUS 导管可分别送入不同的分支，以确定分叉病变的程度和累及范围。

（3）不稳定性（易损性）斑块的检出：由于斑块发生破裂并引发严重的临床事件前其管腔的狭窄程度常并不严重，因此，人们期待能有新的技术提高对易损性斑块的识别能力。一般认为，易损性斑块的形态学特征为斑块内有大的脂核并有薄的纤维帽，由于临床上很难对动脉粥样硬化病变的转归作出前瞻的研究，有关易损性斑块的 IVUS 研究资料大多来自回顾性的分析和比较急性冠脉综合征和稳定性心绞痛病人的病变性质。血管内超声上不稳定的斑块多为偏心性软斑块，一般有薄的纤维帽，斑块内有面积较大的低回声或无回声暗区，代表脂核。纤维帽可完整，发生破裂者则纤维帽不完整（见图 31–4），表面可出现溃疡或糜烂，一旦发生破裂，则可继发血栓的形成。葛均波等提出血管内超声判断易损性斑块的定量指标包括斑块内脂核的面积 >1mm^2 或脂核占斑块的面积比 >20%，且斑块的纤维帽厚度 <0.7mm。不过，由于血

管内超声的分辨率有限，无法识别更薄的纤维帽和小的破裂口，这可用以解释急性冠状动脉综合征的病人中IVUS发现的斑块破裂比例较低，分辨率进一步提高的新的技术如血管内光学相干断层扫描显像（optical coherence tomography，OCT）在易损性斑块的识别方面可能优于IVUS显像。

（4）斑块进展、消退的研究：IVUS的三维重建图像可用于进行斑块容积的定量测定，并根据与邻近结构如分支血管等的关系进行定位，从而可用于对病变进行进展和消退的定量研究，有报道经IVUS研究证实，采用强化降脂治疗后，粥样硬化斑块可发生消退。也有IVUS证据显示长效钙离子拮抗剂有使斑块进展延缓的作用。

（5）移植心脏血管病：移植心脏的血管病变进展迅速的原因还不清楚，可能与慢性排异有关，影响着病人的预后。由于大多数心脏移植病人无胸痛症状，一些开展心脏移植工作的临床中心，在每年对这些病人进行导管检查时常规进行IVUS检查，以检出病变并确定其严重程度。

2. IVUS在冠心病介入治疗中的应用：IVUS通过对病变程度、性质、累及范围的精确判断，可用于指导介入治疗的过程，并可帮助监测并发症。

（1）确定斑块性质和范围以帮助治疗方法的选择：IVUS对病变性质的判断对治疗方案的选择是非常重要的，如严重的表浅钙化病变用球囊扩张不仅效果不佳，且可能发生严重的夹层分离，而高频旋磨是治疗表浅钙化病变最佳的治疗方法。对开口部位的软斑块，较适合定向旋切治疗，且IVUS可指导手术的进行。对分叉病变主支和分支血管病变累及范围的精确判断可用于指导手术方案的确定。近来有研究认为，采用IVUS指导下的介入治疗较造影指导下的介入治疗能提高近期和远期的效果，尤其是对左主干病变，但还需要更多的研究证实。

精确定量血管直径是IVUS指导介入治疗的重要依据。IVUS可对管腔直径、狭窄程度、“正常”参考血管的直径和介入后管腔直径能增加的程度作出正确的判断，选择更合适的器械。尤其是在目前药物洗脱支架应用越来越多的年代，未完全覆盖病变被认为是药物支架植入术后支架两端边缘发生病变内再狭窄的重要原因，使用IVUS指导显然对病变的累及范围的判断明显优于冠脉造影，因此，可能改善介入术的效果。然而，还没有前瞻性的研究结果显示，需要采用IVUS指导选择介入器械的大小以提高安全性和减少远期心脏事件。

（2）研究介入治疗扩大管腔的机制：IVUS可以直接观察到病变在介入治疗后形态所发生的改变，并测定病变的面积，因此，可用于研究介入治疗后管腔扩大的机制，如对大多数病人来说，球囊扩张所引起的夹层分离是其扩大管腔最主要或唯一的机制，而斑块的“挤压”或再分布所引起的管腔扩大并不常见。不同于球囊扩张，在定向旋切后，管腔扩大的主要机制是斑块的消除。高频旋磨后管腔往往呈圆形，其直径常与所用的器械的大小吻合。支架植入术后管腔扩大最显著。

（3）指导介入治疗的过程：定向旋切过程中可利用IVUS观察残余病变的程度和血管的完整性，以避免过度切割导致血管穿孔等并发症的发生，事实上曾有报道将IVUS导管与定向旋切导管联合在一起，以方便使用IVUS指导手术的进行，但该技术仍限于研究阶段。IVUS对定向旋切后效果的评价也用于指导是否需进一步采用其他的介入治疗手段（如是否需植入支架）。

IVUS研究证实，有些没有完全紧贴血管壁和/或扩张不对称的支架在造影上结果可表现非常好（见影像图31-5）。研究显示，如果IVUS证实支架放置非常理想，则可安全地降低全身抗凝的水平，这些IVUS研究结果推动了临床上支架植入术方法的改进，即常规使用高压球囊扩张以使支架完全扩张和贴壁。支架植入理想的IVUS标准包括：①支架贴壁良好；②支架最小的横截面积（CSA）与正常参照血管CSA（支架近端与远端CSA的平均值）之比>0.8；③对称指数（支架最小直径与最大直径之比）>0.7。

（4）并发症的监测：IVUS证实成功的球囊扩张术后，40%~80%的病变存在单个或多个夹层分离（见影像图31-6），通常发生在软、硬斑块交界处。IVUS对夹层分离深度和范围的判断有助于指导下一步治疗方案的选择，指导支架植入的时机以及植入的位置。IVUS也可识别壁内血肿，指导采取进一步的治疗措施。药物支架年代，IVUS是检出晚期支架贴壁不良方面的最有价值的方法。

（5）支架内再狭窄的评价：IVUS研究结果显示，支架植入术后发生再狭窄的主要机制是支架内的内膜增生，目前，所用的支架很少发生弹性回缩。事实上，采用抑制平滑肌增生的药物洗脱支架在临床上取得了很好的预防再狭窄发生的效果。

IVUS 可用来评价药物支架内内膜增生情况，IVUS 测定的晚期管腔丢失（late loss）明显较造影评价更有说服力。支架放置不理想尤其是扩张不充分是药物支架术后发生支架内再狭窄的重要原因，药物支架内最小管腔面积 <5.0mm^2 者发生再狭窄的可能增加。药物洗脱支架术后发生再狭窄的其他影响因素包括严重钙化病变、支架之间存在间隙以及支架梁的分布不均匀等。IVUS 研究结果显示，支架内内膜增生的形式在药物洗脱支架和裸金属支架是不同的，裸金属支架的内膜增生在整个支架节段是均匀的，但药物洗脱支架对内膜增生的抑制似乎在支架的两端边缘较支架中间要弱，不过，均显著强于裸金属支架。不过目前所使用的 IVUS 的分辨率还不足以用于评价药物支架术后支架表面的内皮化程度。

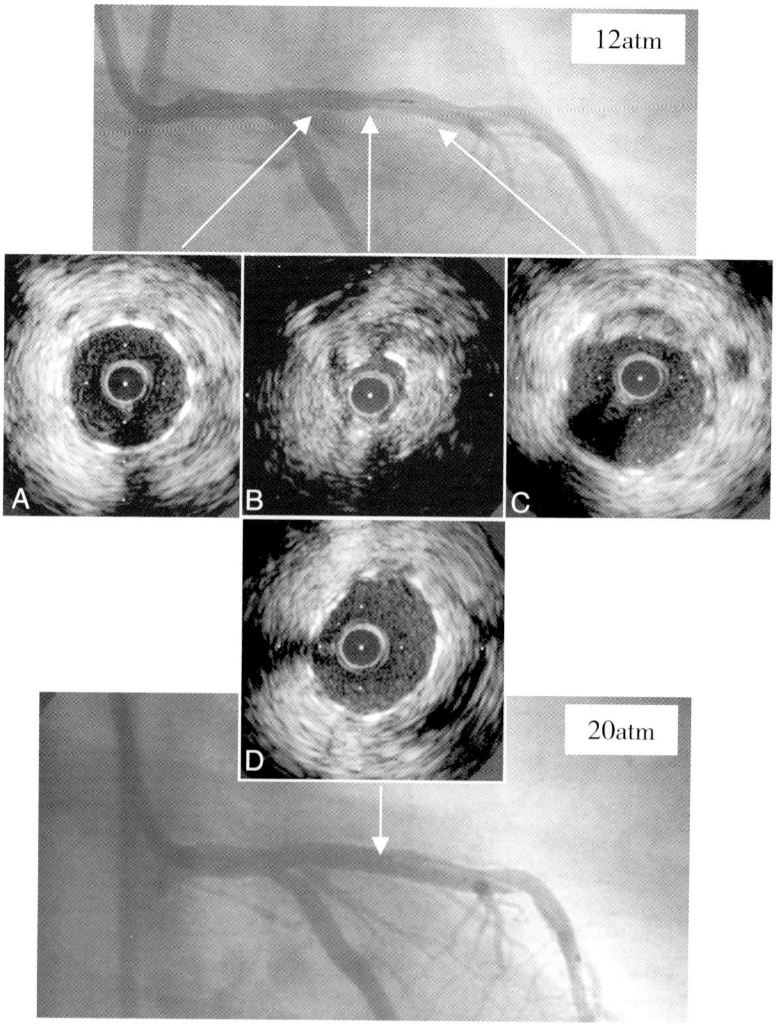

影像图 31–5 一前降支近段病变，采用 12 大气压扩张释放支架（上图）后造影显示支架内局部残余狭窄 30%左右，血管内超声检查示支架近端（A）和远端（C）的扩张和贴壁良好，但中段未完全扩张，经 20 大气压再次扩张后，复查造影示残余狭窄消失（下图），血管内超声示支架充分扩张（D）。

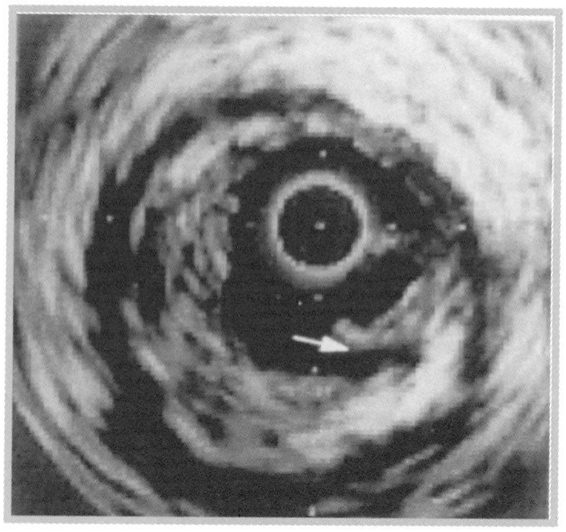

影像图 31–6 示球囊扩张后的血管内超声图像，箭头所指部位为斑块内膜撕裂后形成的轻度夹层分离。

第四节 血管内超声的局限性与安全性

一、血管内超声的局限性

血管内超声显像有一定的局限性，由于导管本身直径 1mm 左右，加上导管本身的推送能力较目前常用的球囊、支架比明显逊色，因此，在病变狭窄程度严重的情况下，导管无法通过病变，导管本身或因冠脉的特殊解剖特征等因素均可引起一些伪像，常见的伪像如下：

1. 环晕伪像（见影像图 31–1）：是由于声波的振荡导致近场图像模糊所致，使其不能显像邻近换能器周围的结构，表现为围绕超声导管的较亮的回声，有不同的厚度，因而图像上导管的大小大于其实际的大小。

2. 不均匀旋转伪像（NURD）：主要见于机械旋转型 IVUS 导管。驱动马达和换能器一一对应地旋转是形成正确的图像所必需的。机械旋转型导管的超声探头可由于鞘管和内轴之间的摩擦而导致旋转速度发生变化，即产生不均匀旋转伪像，会引起图像的“伸展”或压缩。常见原因包括冠状动脉有明显的成角或扭曲，指引导管扭曲或与冠脉开口部位呈角，Y 形接管的止血活瓣旋得过紧，超声导管打折等，当鞘管与内轴在曲径很小的血管段（如扭曲的血管）发生弯曲时此现象最明显，也常见于采用 Judkins 导管行回旋支检查时。

3. 血液回声：血液的回声密度随超声换能器频率的增加和血流速度的降低而增加，可影响对管腔和组织的鉴别，尤其是一些回声较低的组织如软斑块、新生的内膜和血栓。当病变高度狭窄，或发生夹层分离，或壁内血肿，血液发生淤滞或形成缗线状时此现象更显著。

4. 导丝伪像：只见于单轨很短的机械旋转型 IVUS 导管，由于导丝位于超声导管周围的管腔内，其金属特性在超声上可表现为强回声的点状影，后方可出现声影（见影像图 31-2），但很少对图像的判断和测量产生影响。一般凭该强回声点状影靠近导管，有时悬于管腔中，与病变并不相连等特性不难与病变组织鉴别。

5. 图像的几何扭曲：当换能器位于血管的中央，且平行于血管，即超声束垂直于管壁时，IVUS 图像最接近正常状态。当超声导管在血管内呈倾斜的角度，超声束不垂直于血管壁时，圆形的管腔成像为椭圆形，在实际应用中，应尽可能将导管放于同轴的位置，幸运的是，冠脉直径本身较小，限制了导管倾斜的角度，使图像的扭曲不至于太严重。进行实时三维重建时，往往将弯曲的血管重建成直的血管，在进行图像分析时需注意。

6. 对图像判断的局限性 IVUS：对图像判断依赖于相邻组织间声阻抗的差别，图像的重建是基于来自于组织的声反射，而不是真正的组织，不同组织的声学特性（回声密度）可能相同，例如，低密度的病变可能代表冠脉内血栓，但也可能为富含脂质的软斑块。IVUS 不能可靠地识别血栓，不如血管镜。IVUS 的分辨率有时不足以分辨较小的斑块纤维帽的破裂，斑块的贴壁情况等，而 OCT 的分辨率是目前所用的 IVUS 导管分辨率的近 10 倍，达到 10μm，对检出细微的斑块破裂有重要价值，但行 OCT 检查时需要暂时阻断血流，可能加重或诱发心肌缺血，且不能用于开口病变的检出，另外，OCT 的穿透力有限，有时无法观察到整个血管的形态。

二、血管内超声检查的安全性

总体上，如果熟练掌握血管内超声检出的操作技术，则该检查方法是非常安全的，严重的副反应并不常见，5%的病人发生短暂冠脉痉挛，可由冠脉内注射硝酸甘油迅速缓解，在对严重狭窄和小血管进行检查时可能引起短暂心肌缺血，在回撤导管的过程中需要观察病人的症状，心电监护情况和造影情况，以及时发现诱发的缺血或痉挛，一般撤出导管后可缓解，单轨很短的机械旋转型导管回撤过程中要防止导丝的打折。随访研究表明，血管内超声检查并不会加速动脉粥样硬化病变的进展。

钱菊英　葛均波

第三十二章　冠状动脉内镜

血管造影一直是诊断冠状动脉疾病以及周围血管疾病的主要方法和标准，病理研究表明，冠状动脉造影所提供的影像与病理解剖结果有很大的差异，其原因之一是冠状动脉造影仅提供被造影剂充填的管腔，而不能显示管壁和血管内膜的病变，其二是冠状动脉粥样硬化斑块常为偏心性或不规则性，其稳定性与斑块的大小和狭窄程度关系不大，在这些情况下，冠状动脉造影不能准确地诊断病变的性质及其导致的狭窄程度。冠状动脉内镜（coronary angioscopy）技术是近年来应用于临床诊断血管病变的一种新的手段，临床应用经验已表明该检查方法具有色彩鲜明、空间分辨能力高等优点，可直观、准确地对冠状动脉内膜的病变进行肉眼的病理诊断，它有助于明确不同冠状动脉疾病的病因，预测冠状动脉造影无法判断的心血管事件。随着冠状动脉介入性治疗技术的蓬勃开展，冠状动脉内镜技术也得到迅速发展。目前，该技术与血管内超声技术等经常被用于指导冠心病介入性治疗措施的选择，评价介入治疗的效果，阐明再狭窄的发生机制等。冠状动脉内镜技术正日益被临床工作者所认识和接受，成为一项重要的诊断和指导治疗的工具。

第一节　冠状动脉内镜的结构及装置

冠状动脉内镜是通过发放和接收生物体内的光波获得血管内膜影像的一种方法。由于经皮经管腔需要有一定的柔软度，冠状动脉内镜采用的是纤维镜，原理上与消化道和支气管的纤维镜一致，它包括冠状动脉内镜导管（纤维镜）和图像记录及显示系统。纤维镜包括成像纤维和向对象提供光源的照明纤维，成像纤维前端附有物镜，冠状动脉内镜的成像纤维有 3000~6000 束，在末梢动脉和心腔内使用时可采用 10000 束以上的成像纤维。成像纤维数少可增加柔软度，但影响画像质量。照明纤维以往是用玻璃材料制成，最近开始应用聚氯乙烯等材料，1~2 束即可保证充分的光源，也使得内镜导管直径得以柔软和细化。见影像图 32–1。

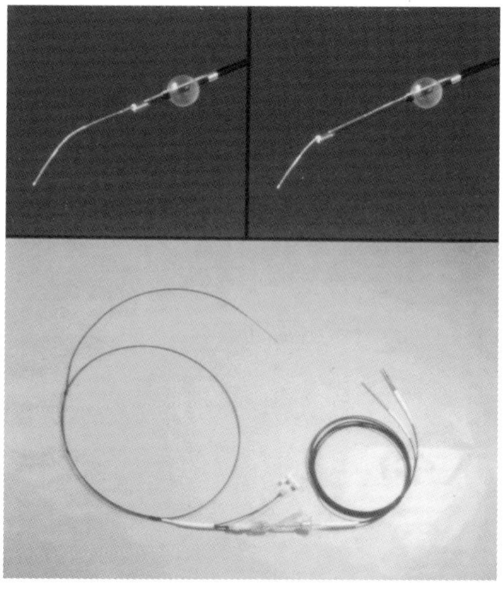

影像图 32–1　冠状动脉内镜。

第二节　操作方法

由于血管内充满血液，需要以生理盐水等透明液体置换血液。通常将附于导引导管或纤维镜前端的止血用球囊充盈，临时阻断血流。在体外时，应先进行色彩平衡调节。

检查程序：①经股动脉放入 8F 鞘管，充分肝素化后，将 7~8F（1F=0.33mm）的 PTCA 指引导管放在冠状动脉开口处。②应用冠状动脉造影作为放置导丝的路标，将 0.014in 导引导丝送至所要观察的冠状动脉血管内，在其引导下将血管内镜送入所要观察的血管内。内镜导管可沿导丝向前推送，并应用 X 线透视作为导引，将内镜放在感兴趣的冠状动脉近端。③在以 0.5~0.8ml/s 速度注入温肝素生理盐水的同时，将用以阻断血流的球囊充盈以获得观察的血管壁的无血流区，同时将内镜导管向前推送，此时，即可观察到血管内腔，并录像记录。一次可观察 5~60 秒，1 支血管可多次观察。④在获得清晰的图像检查后，松解球囊并停止生理盐水灌注，冠状动脉的血流灌注得以恢复。在检查过程中可有一过程性 ST 段改变或胸部不适，但当球囊松解后即可得到恢复。为获得完整、满意的检查可重复进行上述操作。

第三节　冠状动脉内镜的特点

冠状动脉内镜与以往的冠状动脉造影及血管内超声等检查手段不同，它是通过光导纤维系统及显像系统在体外直接用肉眼观察血管内腔，特别是内膜病变的一种方法。其特点：①彩色成像，色彩鲜明；②立体成像，分辨率高；③对血栓形成的诊断上优于造影及超声；④可对粥样硬化斑块的性质进行判定。不足点：①难以观察血管壁内的情况；②因其先端需配透镜系统，所观察的图像有所放大，不适合对病变进行定量诊断。表 32-1 为冠状动脉内镜、血管造影法和血管内超声等各自特点的比较。

表 32-1　各种冠状动脉影像检查手段特点的比较

	血管造影	冠状动脉内镜	血管内超声
色彩	黑白	彩色	黑白
图像表示	二维	三维	二维或三维
高解析度	+	+++	++
定量化	+++	+	+++
整体显像	+++	—	—
组织性状			
血管表面	+	+++	++
血管壁内	+	-	+++
血栓	+	+++	±
钙化	++	±	+++
斑块性状	±	++	++

第四节　冠状动脉病变的内镜所见

（一）动脉粥样硬化斑块

根据冠状动脉内镜对动脉粥样硬化斑块进行观察，根据其颜色将其分为黄色斑块（yellow plaque）和白色斑块（white plaque），前者纤维性被膜（纤维帽，fibrous cap）薄，厚度通常在 70~90μm 以下，被膜下富含大量的胆固醇（脂质池），通常被称为不稳定性斑块；白色斑块纤维帽厚，通常在 200μm 以上，也有人称之为纤维内膜肥厚性斑块或稳定性斑块。见表 32-2、影像图 32-2。

表 32-2　根据冠状动脉内镜所见粥样斑块的颜色分类

白色斑块	纤维性被膜厚（>200μm） 胆固醇含量少
黄色斑块	纤维性被膜薄（<70~90μm） 胆固醇含量多 斑块表面有胆固醇存在

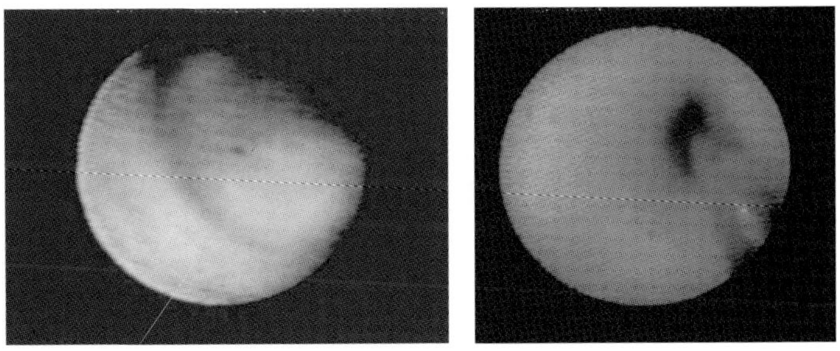

影像图 32-2　黄色斑块和白色斑块。

近年的研究发现。在冠状动脉内发现黄色斑块者中，血清总胆固醇和低密度脂蛋白胆固醇均高于白色斑块组，甘油三酯、高密度脂蛋白胆固醇等在两者间未见明显差别。有研究还发现，急性心肌梗死、不稳定性心绞痛患者 50%以上的罪犯血管内可见到黄色斑块，陈旧性心肌梗死及稳定性心绞痛患者则以白色斑块为主。应用冠状动脉内镜进行一年的追踪观察，发现黄色斑块组的急性心肌梗死、不稳定性心绞痛、心源性猝死、CABG、PTCA 等心脏事件的发生率高于白色斑块组。见表 32-3。

表 32-3　黄色斑块与血 LDL-C 和心脏事件的关系

	黄色斑块组	白色斑块组
LDL-C（mg/dl）	149	131*
心脏事件发生率（%）	33	6**

*$P<0.01$　**$P<0.05$。

（二）内膜损伤

根据斑块表面的凸凹、连续性、移动性以及是否向腔内突出等分为表面平滑边缘整齐的单纯性斑块（稳定性斑块 stable plaque）和表面及边缘均不整的复杂性斑块（不稳定性斑块 unstable plaque）。后者可向管腔内突出、向外膜侧侵蚀，也可见到斑块内膜剥离、漂浮、溃疡、龟裂等，见表 32–4、影像图 32–3。

表 32–4 根据冠状动脉内镜所见粥样斑块的形态分类

	表面形态	移动性	向腔内突出
单纯性斑块 / 稳定性斑块	平滑、类圆形	无	无
复杂性斑块 / 不稳定性斑块			
溃　疡	不整 可向外膜侧侵蚀	无	无
内膜剥离	不整 剥离断端厚	剥离 断端移动性小	有
内膜破片或漂浮	不整 剥离端薄	有	有

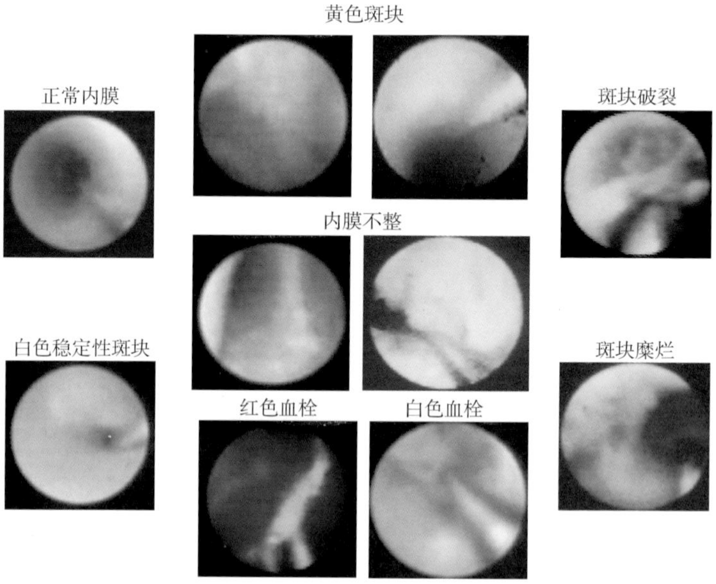

影像图 32–3 冠状动脉内镜所见。

（三）冠状动脉血栓

冠状动脉内镜用于诊断血栓的敏感度和特异度都远远高于其他的诊断方法，并且可根据血栓的颜色对血栓的性质进行诊断。根据颜色可将血栓分为红色血栓、红白相间的混合性血栓、白色血栓和粉红色血栓。血栓形成时，首先是血小板和纤维蛋白附着，呈白色；随之红细胞附着在纤维蛋白上，红色和白色混在，即形成混合性血栓；红细胞大量积聚阻断血流时则形成以红细胞为主体的红色血栓；此后血栓开始机化，先表现为粉红色，最后形成白色血栓。见表 32–5。根据血栓的形态又可将其分为闭塞性血栓和非闭塞性血栓，后者又称为壁在性血

表 32–5 冠状动脉内镜下血栓的颜色分类

颜色	新旧程度	病理组织
白色血栓	新	血小板 + 纤维蛋白
	旧	机化
混合血栓	新	红细胞 + 血小板 + 纤维蛋白
红色血栓	新	红细胞 + 纤维蛋白
粉红色血栓	稍旧（新旧之间）	轻度机化

表 32–6 冠状动脉内镜下血栓的形态分类

非闭塞性血栓	向血管内突出性血栓 壁在性血栓
闭塞性血栓	血管完全闭塞

栓。见表 32–6。临床研究发现，急性心肌梗死以红色或混合性闭塞性血栓为主，不稳定性心绞痛则以白色或粉红色非闭塞性的壁在性血栓为主。见表 32–7。

表 32–7　冠状动脉内镜下急性心肌梗死和不稳定性心绞痛血栓性质的比较

	红色血栓（%）	白色或粉红色血栓（%）	闭塞性血栓（%）	非闭塞性血栓（%）
急性心肌梗死　（n=36）	100	0	79	21
不稳定性心绞痛（n=18）	17	83	6	94

第五节　各种冠心病的冠状动脉内镜所见

（一）急性心肌梗死

90%以上的急性心肌梗死病例中可观察到血栓，多数为红色血栓或混合血栓，也有少数报告观察到白色血栓。半数以上还可见到黄色斑块和明显的斑块破裂。表 32–8 总结了目前急性心肌梗死患者的内镜所见。黄色斑块为富含脂质纤维性被膜薄的斑块，当内压突然上升时很容易破裂。Mizuno 等人的观察中均见到黄色斑块和破裂后引起的血栓。血栓多见于黄色斑块破裂部位，当黄色斑块破裂时血栓便会急剧增大。见影像图 32–4。

表 32–8　急性心肌梗死患者的冠状动脉内镜所见

	血栓（%）	复杂病变（%）	黄色斑块（%）
Mizuno（n=22）	90	45	50
Hosokawa（n=17）	100	39	59
Escobar（n=11）	92	92	–

（二）近期心肌梗死

血栓的发生率虽然较急性心肌梗死低，但在半数左右病例可观察到血栓形成。其中，白色血栓较红色血栓多见。因其内膜修复尚未完成，半数伴有内膜病变，同时半数以上还可见到黄色斑块。

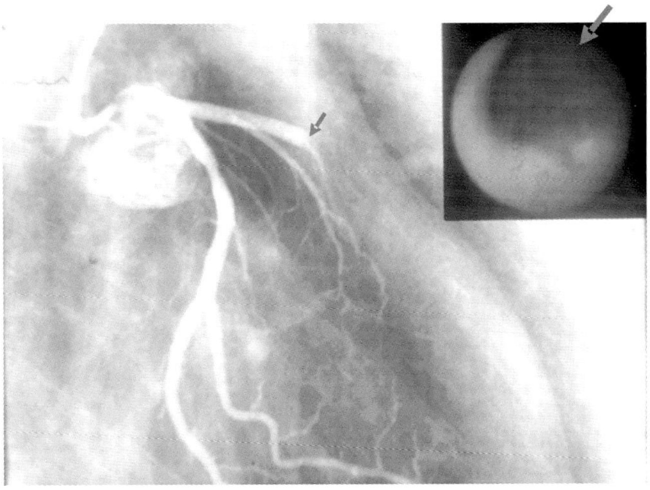

影像图 32–4　急性心肌梗死的闭塞性红色血栓像。

（三）陈旧性心肌梗死

在陈旧性心肌梗死患者中观察到血栓的频度较低，在 5%以下，可见到粉红色伴有光泽的血栓，提示为机化过程。黄色斑块和斑块破裂也较急性心肌梗死少见。

（四）不稳定性心绞痛

不稳定性心绞痛与急性心肌梗死一样，观察到血栓、斑块破裂、黄色斑块的频度较高。表 32–9 为不同研究者应用冠状动脉内镜观察到的血栓和斑块破裂的频度，其中，半数以上都可见到血栓形成和斑块破裂。因此，可以认为，不稳定性心绞痛和急性心肌梗死有同样的病因和病理基础。但是，在急性心肌梗死中多为闭塞性的血栓，而不稳定性心绞痛多为非闭塞性附壁血栓，内膜的损伤程度也较急性心肌梗死轻。见影像图 32–6、影像图 32–7。

表 32–9　不稳定性心绞痛的冠状动脉内镜所见

Sherman	血栓(%)	复杂病变(%)	黄色斑块(%)
Rest angina（n=7）	100	0	
Crescendo angina（n=3）	0	100	
Mizuno（n=20）	80	45	60
Feyter（n=44）	68	55	66
Silva（n=55）	67	74	85
Waxman（n=43）	48	40	49

（五）变异性心绞痛

在动物模型中应用血管活性物质的研究显示，冠脉血管内皮功能障碍对引起冠脉痉挛起重要作用。应用血管活性药物也可诱发冠脉痉挛性心绞痛，在人体中推测血管内皮功能障碍参与了

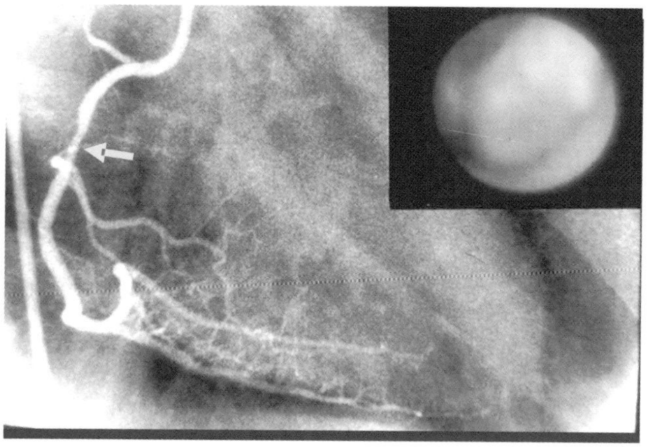

影像图 32-5 不稳定性心绞痛的巨大斑块破裂像。

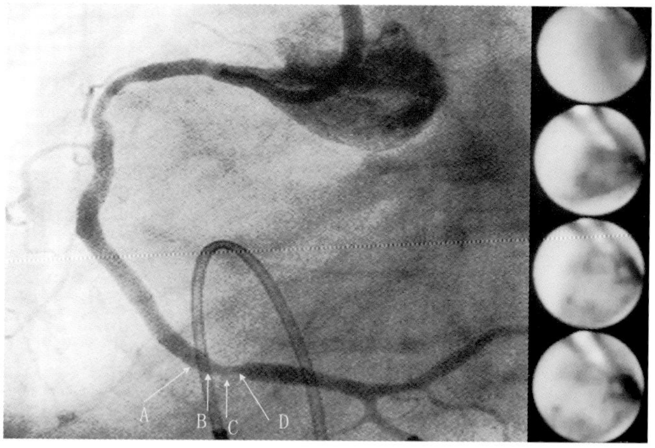

影像图 32-6 不稳定性心绞痛的斑块破裂和附壁血栓像。

冠脉痉挛，由于内皮细胞产生的血管舒张因子减少引起内皮细胞功能障碍。但是，变异型心绞痛是否存在内膜功能障碍尚未明确。应用冠状动脉内镜观察那些自然发作而不是用乙酰胆碱诱发的冠状动脉痉挛部位，约半数病例中可以看到出血、溃疡、内膜漂浮、血栓等，见表 32-10。根据冠状动脉内镜的所见证实内膜损伤是冠状动脉痉挛发生的重要机制。血管内镜不可能观察到更超微的内膜损伤，但是，通过血管内膜的生体染色则可以观察到更超微的内膜病变。因此，明确了内膜功能障碍在变异型心绞痛中起着重要作用。

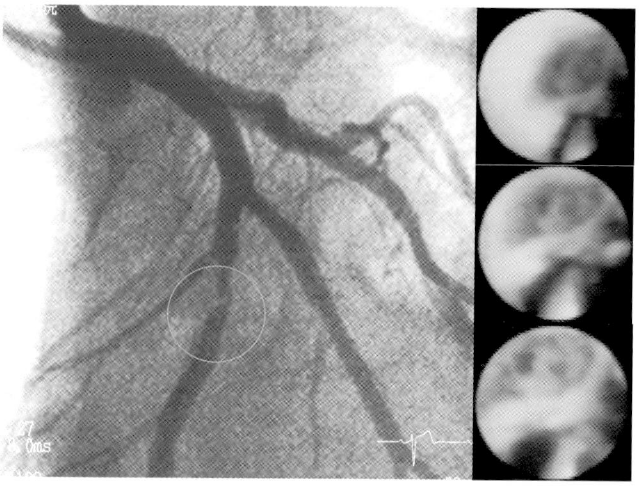

影像图 32-8 不稳定性心绞痛的斑块破裂和附壁血栓像。

表 32-10 变异性心绞痛的冠状动脉内镜所见

	内膜剥离	内膜出血	血栓	内膜溃疡	总 计
变异性心绞痛（*n*=10）	1	2#	1	1	4（40%）
稳定性心绞痛（*n*=44）	2	2	0	1	5（8.8%）*

*$P<0.05$ #1 例同时有内膜出血和内膜剥离。

（六）梗死后心绞痛

梗死后心绞痛是一种易发生再次心肌梗死及死亡的急性冠状动综合征，目前认为其发生原因与冠状动脉的痉挛、血栓形成、梗死部位残留高度的狭窄、侧支循环的缺乏等有关。应用冠状动脉内镜对 2 个月内的近期心肌梗死进行观察，约半数病例中可见到血栓形成，根据梗死后心绞痛的有无进行分组观察，在梗死后心绞痛组均可见到血栓形成，非梗死后心绞痛组只有 15%的病人可见到血栓形成，说明血栓形成参与了梗死后心绞痛的发病机制。

（七）稳定型心绞痛

冠心病的内镜下可见其斑块表面光滑、边缘齐，即所谓的稳定性斑块，颜色以白色为主，偶可见散在的黄色斑块，血栓非常少见。见表 32-11。陈旧性心肌梗死和 PTCA 后再狭窄与稳定型心绞痛相似。

表 32-11 各种冠心病的冠状动脉内镜所见

	血栓（%）	内膜不整（%）	黄色斑块（%）
急性心肌梗死（*n*=22）	90	45	50
梗死后心绞痛（*n*=17）	100	47	47
陈旧性心肌梗死（*n*=37）	5	11	14
不稳定性心绞痛（*n*=20）	80	60	60
变异型心绞痛（*n*=10）	10	30	0
稳定型心绞痛（*n*=23）	4	9	13

见影像图 32-8。

（八）冠状动脉搭桥术后

静脉桥血管在病理学上 1 年内可产生纤维性肥厚，3 年以上则同通常的冠状动脉一样产生斑块。血管镜上这些病变表现为黄色，易破裂状态。对于术后发生不稳定性心绞痛的病例，静脉桥血管内也可见到血栓形成和提示斑块破裂的内膜剥离，其发生率与未施行冠脉搭桥手术的不稳定性心绞痛者的血栓检出率基本相同。因此，也进一步证明无论是否施行冠状动脉搭桥手术在不稳定性心绞痛的发病机制中基于斑块破裂引起的血栓形成起着重要的作用。应用冠状动脉内镜检查还发现大隐静脉桥血栓形成明显比血管造影多（前者 71%，后者仅 19%）。冠状动脉内镜检查发现，21 例患者中有 15 例（占 50%）发现易碎的粥样硬化斑块排列在静脉桥的内表面，而应用血管造影发现的易碎斑块在 21 例患者中仅有 5 例（占 21%）。

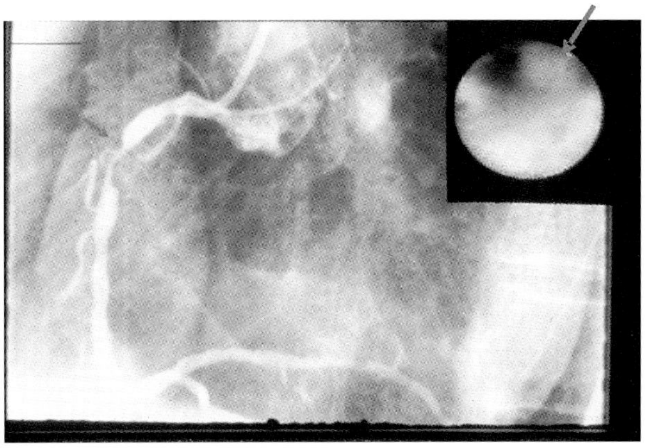

图 32-8　稳定性心绞痛的黄色斑块和白色血栓像。

第六节　冠状动脉内镜与冠状动脉介入治疗

（一）指导介入治疗技术的变更与追加

冠状动脉内镜检查对血栓的诊断和斑块破裂等复杂病变的诊断有优势，而这些病变在冠状动脉介入治疗中和治疗后较易发生。冠状动脉内镜技术作为一种临床诊断工具的最终测试依赖于它改进经皮冠状动脉介入治疗的能力。已有众多研究者在 PTCA 过程中应用冠状动脉内镜技术，通过观察发现由球囊扩张引起的血管壁的病理改变不能由单纯血管造影完全证实。在 PTCA 球囊扩张术后，应用内镜检查可以看到扩张部位内膜的鳞片样脱皮和带有分散性血栓的斑块破裂以及沿血管壁长轴的小的夹层，但是，单纯应用血管造影是不可能十分清楚地观察到这些病变。在冠状动脉球囊扩张术期间，内镜是检查腔内血栓形成及夹层的敏感方法，尤其对红色血栓的探查更具敏感性。为证明这一点，有人对 24 例稳定型或不稳定型心绞痛患者进行 PTCA 治疗时应用了冠状动脉内镜检查，在 4 例稳定型心绞痛患者中，血管造影和内镜检查均未发现血栓或夹层，在不稳定型心绞痛的患者中，无论是 PTCA 前还是其后，内镜检查均比血管造影发现到更多的血栓。球囊扩张术后，在 16 例病人中，应用内镜检查发现 15 例有血栓形成（94%），而应用血管造影仅发现 2 例血栓形成（13%）。在该研究中，发现内镜检查无论在 PTCA 术前还是其后，对冠脉夹层的诊断也均比血管造影敏感。

有学者应用冠状动脉内镜观察到支架植入术后粥样斑块组织可延伸出支架小梁进入血管腔，在支架与正常组织交界处也可看到新的组织插入至支架内；是否呈完全撑开状态而且与血管内膜紧密排列的支架与心肌再缺血及以后的再狭窄发生率明显相关，即呈规则地沿血管壁紧密排列的支架使再缺血发生率和再狭窄发生率均降至最低。

冠状动脉内镜对于支架植入后何时被内皮细胞覆盖的诊断也最为敏锐。影像图 32-9 为支架植入后即刻、1 个月和 6 个月的情况。通常情况下，1 周后支架开始被内皮覆盖，大约 3 个月时大部分的支架已被内膜覆盖，这个过程比动物实验的时间要长。

（二）预测介入治疗后心脏事件的发生

介入治疗中和之后的急性冠状动脉闭塞并发症是 PTCA 等治疗的重要问题。最近相继有应用冠状动脉内镜预测急性冠状动脉闭塞的报道。PTCA 前内镜检查发现黄色斑块、斑块破裂和 / 或血栓形成的病例容易发生急性冠状动脉闭塞，尤其是血栓形成与 PTCA 后的心脏事件相关联。见表 32-12。Mizuno 等分析了 PTCA 后内镜检查所见的结果提示有内膜剥离，特别是大的内膜剥离与 PTCA 后发生急性冠状动脉闭塞有

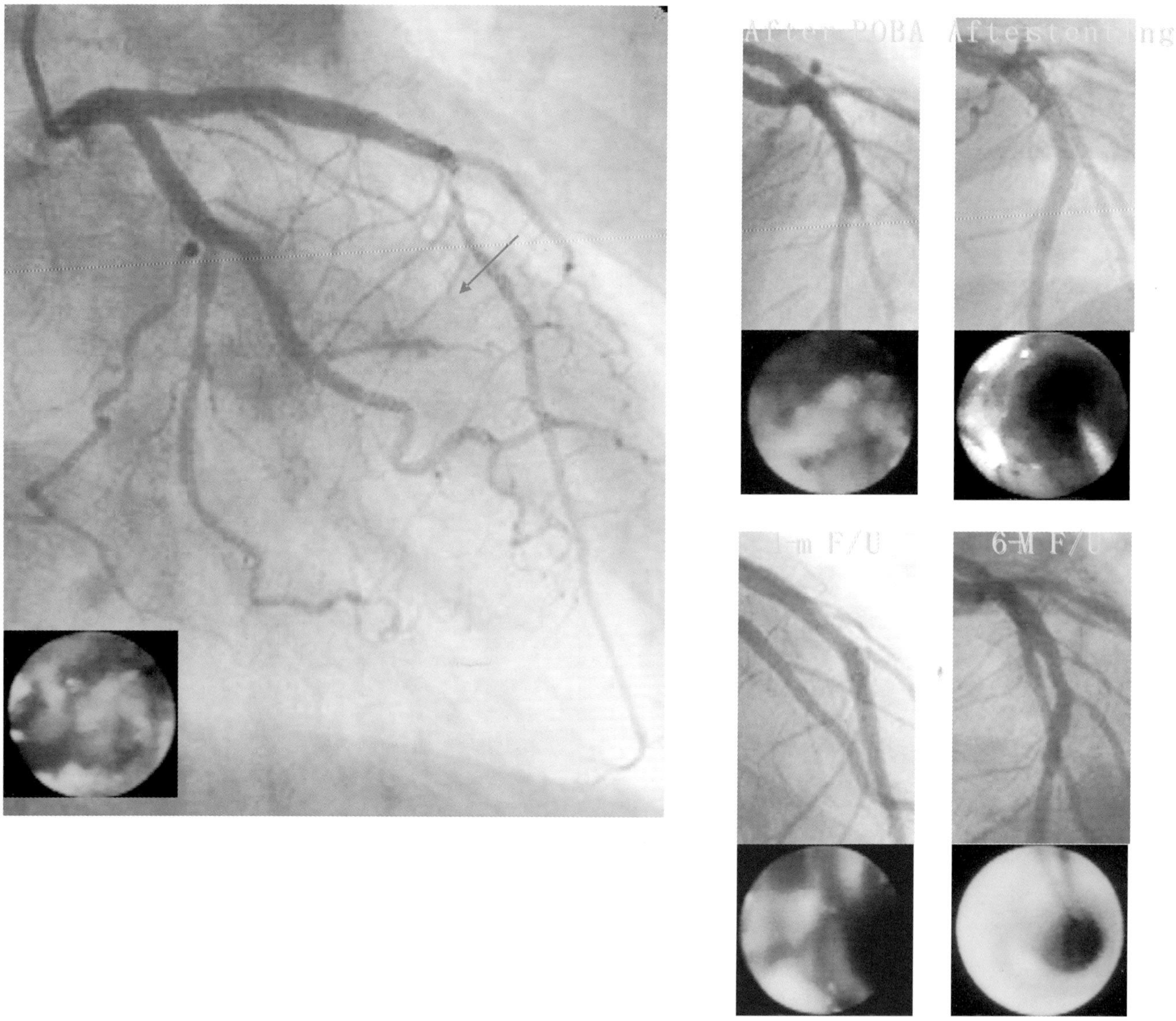

影像图 32-9 急性心肌梗死患者支架植入后的随访。

关，而血栓形成与 PTCA 后 1~3 天发生的急性心肌梗死事件相关。

（三）再狭窄的预测与研究

PTCA 后的再狭窄与急性冠状动脉闭塞一样是 PTCA 治疗后的难题。再狭窄的机制包括平滑肌的增生、早期血管的弹性回缩、血栓形成以及血管重构等。在应用内镜检查预测再狭窄的研究中，有报道病变处为黄色斑块的病例再狭窄发生率高，但也有与此相反的报道，目前尚无明确定论。而对于血栓与再狭窄的关系中，最近，有学者报告，对伴有血栓的病例进行 PTCA 治疗后再狭窄的发生率较无血栓的病例高。还有学者对 5 例 PTCA 术后临床及血管造影均证实有再狭窄的患者应用冠状动脉内镜

表 32-12 根据 PTCA 前冠状动脉内镜所见预测心脏事件的发生

	心脏事件［*n*（%）］	*P* 值
White 等		
血栓（+）*n*=74	24（32）	0.001
血栓（-）*n*=48	5（10）	
Waxman 等		
血栓（+）*n*=17	6（35）	0.01
血栓（-）*n*=25	1（4）	
内膜障碍（+）*n*=20	6（30）	0.04
内膜障碍（-）*n*=22	1（5）	
黄色斑块（+）*n*=18	6（33）	0.03
黄色斑块（-）*n*=28	1（4）	

对再狭窄区血管进行观察，发现再狭窄区的基本特征是呈白色，5 例再狭窄的患者中有 4 例呈白色改变，这一结果与“大多数再狭窄是以纤维内膜的增生及平滑肌的增殖造成”这一假说相一致，5 例中唯有 1 例是伴有颜色的再狭窄病变，其症状发生于 PTCA 术后的 6 周内，本例患者应用血管镜检查发现其主要为血管中层的夹层与斑块相连，几乎阻塞了整个管腔，该患者的症状于 PTCA 术后的早期出现，而且局部缺乏纤维化改变，这可能是真正由于不适当的血管扩张所致，而不是纤维化的加速形成所致。

（四）指导冠状动脉内溶栓治疗

应用冠状动脉内镜技术对由铜圈所致的冠状动脉血栓形成的一系列阶段进行观察，发现在放入铜圈 5 分钟内白色纤维蛋白样物质侵入到铜圈的周围，尔后便可见到白色和红色的混合成分包绕在铜圈周围；在铜圈插入冠状动脉内 15 分钟后，血栓形成范围逐渐扩大；25 分钟后血栓则完全阻塞了血管。人类冠脉粥样硬化斑块破裂时，冠状动脉内血栓的形成及发展可借鉴这种实验方式的血栓形成机制进行解释。

溶栓期间应用内镜观察虽仅有有限的几个动物实验研究报道，但均证实了溶栓的可行性。有学者对 4 例急性心肌梗死患者的冠状动脉内灌注溶栓剂，并连续地进行内镜观察，证实溶栓前每例患者均有完全阻塞或大部分阻塞血管腔的血栓形成。尽管数例病人的研究证实内镜在冠脉内溶栓是可行的，但是例数过少，因而尚不能对内镜引导施行的冠状动脉内溶栓的临床价值作出任何定论。

第七节　冠状动脉内镜技术与新的介入治疗方法结合

为改进经皮冠脉介入治疗的即刻和长期效果，目前已有许多血管成形术的新方法应用于临床。对冠状动脉内镜技术来讲，除非它对这些介入疗法最终能够产生一定的影响，否则将不能作为临床诊断工具加以推广和应用。目前，有不少应用冠状动脉内镜技术对这些治疗新方法如定向旋切、旋磨以及激光成形术等进行评价的报道。在冠状动脉斑块定向旋切术后，应用血管造影常可以看见一光滑的、呈广泛伸展的血管腔。然而，应用冠状动脉内镜却常常看到一粗糙的新血管腔，且附有残余的斑块，有时也可以看到撕裂及未完全去除的斑块导致的仅有部分血管腔能通过血流的情况。

第八节　结论及展望

经皮冠状动脉内镜技术对研究复杂冠状动脉疾病的诊断和治疗方面提供了一个令人振奋的革命性工具。它的安全性和可行性已显而易见，但在提供有关的临床信息方面仍面临着挑战，可以说是一个新起点。随着该技术的不断改进和操作者经验的不断积累将会使冠状动脉内镜技术在冠心病的经皮介入治疗方面起到日益扩大的作用，最终目的是在冠状动脉内镜技术的引导下，进行实时、同步、最小危险性的冠状动脉介入治疗以及改善长期预后。

马淑梅

第三十三章　冠状动脉内多普勒血流测定技术

由于静息状态下心肌组织从冠状动脉血液中摄取的氧的比率已达到最高，冠状动脉循环只能通过增加心肌的血流量来增加心肌的供氧量。心肌血流量是通过冠状动脉循环小动脉水平血管阻力的变化来调节的。随心肌需氧量的增加（如运动等），冠状动脉扩张而血管阻力下降，血流量增加。冠状动脉阻力血管最大程度扩张情况下血流增加的能力即为冠状动脉血流储备（Coronary flow reserve，CFR）。由于临床上直接测定冠状动脉血流量有困难，在假定冠状动脉血管的横截面积保持恒定的情况下，冠状动脉血流速度的变化和血流量的变化是相同的。因此，临床上可通过测定冠状动脉的血流速度来测定 CFR，此时 CFR 的定义为充血状态与基础状态下的血流速度之比。当心外膜血管存在限制血流的狭窄病变时，远端的微血管扩张以维持静息状态下的基础血流，然而，最大充血状态下的血流会受到狭窄的影响，因而，CFR 会降低。同样，微血管功能存在障碍时，冠状动脉的扩张能力受限，CFR 同样会降低。因此，CFR 可反映冠状动脉循环的功能和心肌的血流情况。

目前，可采用导管的技术，将多普勒导丝送入冠状动脉内，直接测定冠状动脉的血流速度，从而评价 CFR。研究资料显示，多普勒导丝在许多临床和介入手术过程中有辅助诊断价值。

第一节　多普勒血流测定的原理和仪器

（一）冠状动脉内多普勒血流速度的测定的原理

冠状动脉内多普勒血流速度的测定是根据多普勒效应的原理，当多普勒信号到达移动的靶物质（在冠状动脉内为红细胞）后，探头接收到的反射频率与探头的发射频率之间会产生差异，即多普勒频移，从多普勒频移可根据以下的多普勒方程计算血流移动的速度。

$$V=[(ft-fr)\times C]/[(2fr)\times \mathrm{Cos}\theta]$$

其中　V= 血流速度；

ft = 探头发射频率；

fr = 接收频率；

C = 常数，声音在血液中的传播速度；

θ = 声束与血流之间的夹角。

当探头发射的声束与血流平行，θ 为 0，Cosθ 等于 1 时，能最精确地测得最大血流速度，血流的流量即血管横截面积与平均血流速度的乘积。

（二）多普勒仪器

多普勒血流测定仪器由两部分组成：一部分为信号处理仪器，发射和接受来自多普勒探头的信号并经处理得到血流速度和其他的参数，配备有显示、存贮和打印设备。另一部分为送入冠状动脉的多普勒导管或导丝。早期曾采用 3F 多普勒导管，但由于导管本身有一定的直径，会加重冠状动脉的狭窄，对血流测定产生较大的影响，且存在信号处理方面（采用过零技术）的缺点。随技术的进步，多普勒导丝已经成功取代早期的导管，见表 33-1。

目前所应用的多普勒血流描记仪器主要为 Cardiometrics 公司（现为 VALCANO 公司）生产的 FlowMap，采用多普勒导丝（FloWireR ）可以在导管室中非常安全、容易和可靠地测定 CFR 和其他血流指标。多普勒导丝顶端的换能器发射并接受反射回的多普勒超声信号，传到 FloMap 仪器中，经快速傅立叶转换，以频谱的方式将血流速度显示在监视器上。目前，VALCANO 公司已生产出新一代的 ComboMap 仪器，同时

表 33-1　冠状动脉血流速度测定的多普勒仪器

仪器	大小	晶体位置	显示	采样范围（mm）	多普勒信号分析	频移
Numed™	3F（1.0mm）	侧置	绘图记录	1~10	过零	20MHz
Millar™	3F（1.0mm）	端置	绘图记录	1~10	过零	20MHz
Flowire™	0.018"/0.014"（0.46/0.36mm）	端置	实时频谱显示	5.2	快速傅立叶转换	12MHz

兼有冠状动脉内多普勒血流测定和压力测定的功能。可分别采用多普勒导丝和压力导丝，可同时测定血流速度和压力的导丝也已问世。

多普勒导丝 FloWireR 为柔软、容易操作的导引导丝，顶端安装有压电多普勒晶体，直径为 0.018in 或 0.014in，顶端可为直形或预塑成 J 形。多普勒导丝发射的超声声束在导丝顶端前方 5.2mm 处的发射角度为 28°，取样容积大约 0.65mm 厚，直径为 2.25mm。取样位置已远离多普勒导丝产生的血流变形区，能在小冠脉血管（或狭窄远端）及冠脉系统的多位置获得高质量的多普勒信号。FloWire 具有可调的脉冲重复频率（16~94kHz），脉冲时间 0.83μs，取样延迟 0.65μs，已足可提供频谱分析的满意参数。由于该技术具有低频和高重复频率的特点，能精确测定高达 4m/sec 的血流速度。从探头得到的信号，经联机的实时频谱分析仪用快速傅立叶转换，得到灰阶频谱显示和音频输出，计算频率大约 90 频谱 /s，以上技术指标确保在绝大多数情况下能获得满意的血流信号。多普勒血流频谱及其音频信号可用录像记录以供以后离机分析，在记录频谱速度时应同时记录心电图和血压。应注意将取样范围保持在血管内血流速度最快的部分（流线中央），以获得高质量的多普勒信号，从而为临床提供准确的信息。

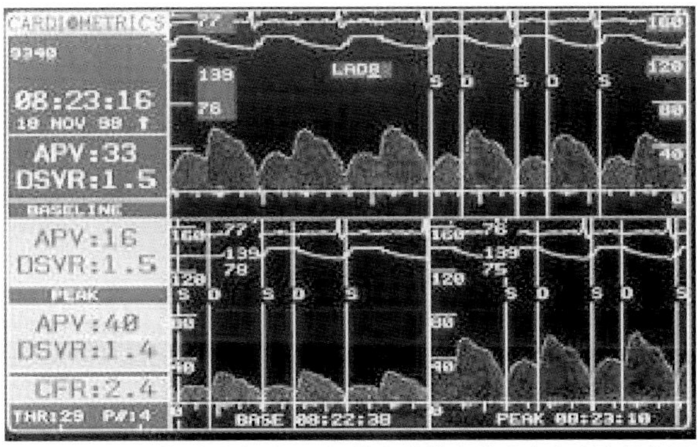

影像图 33-1　左前降支（LAD）的多普勒血流速度和血流储备图像。同时记录并显示血压和心率。APV:平均峰值血流速度；CFR:冠状动脉血流储备；DSVR:舒张期与收缩期血流之比。S:收缩期，D：舒张期。

J 形导丝的优点是一旦导丝稳定地靠在血管壁上，导丝的 J 形尖端正好离开血管壁，发出的超声声束恰能覆盖血管中央流速最快的血流。满意的多普勒信号特点是：较致密的、易重复的并且规则的流速包罗线（见影像图 33-1）。

第二节　多普勒血流测定检查方法

冠状动脉内多普勒血流测定在心导管室中进行。冠状动脉造影后，选取需要测定血流的冠状动脉，选用指引导管放置到冠状动脉口，一般在冠状动脉内注射硝酸甘油后，将多普勒导丝送至冠状动脉内，目前所采用的多普勒导丝直径和普通的冠状动脉成形术导丝一样均为（0.014in0.36mm），其操作也和普通导丝相同。在导丝尖端塑型时需要手法轻柔，以免损坏顶端的探头，预塑成 J 形的多普勒导丝可不需再次塑型，在送入冠脉后导丝能靠在血管壁上，维持多普勒探头在管腔中央的固定位置。注意多普勒探测的范围（取样容积的位置）是其前方 5mm 左右。一般检查血管狭窄病变的远端、狭窄部位和近端的血流情况，加以对比分析。在检查原位（native）冠状动脉血管时，需将导丝顶端放在病变远端至少 2cm 的位置，以尽量减少狭窄后的血流涡流或跨狭窄射流的影响，且避免将导丝放在血管的分叉部位和动脉的开口位置。理想的多普勒血流频谱信号在每个心动周期中呈较致密的、易重复的、规则的频谱包络线，同时，可清晰地听到多普勒声音。

在测定 CFR 时，先记录基础状态的血流参数，然后给予冠状动脉阻力血管扩张药物，待阻力血管达到最大程度扩张后，记录充血状态的血流参数，仪器可自动得出 CFR。在重复测定时，可采用趋势显示的模式，待观察到冠状动脉血流速度恢复到基础状态时可再次重复进行血流储备的测定。

可用于扩张冠状动脉的药物包括硝酸甘油、潘生丁、罂粟碱和腺苷，见表 33-2。其中，硝酸类药物主

表 33-2 最大程度扩张冠脉的药物

药 物	剂 量	持续时间
腺苷		
冠脉内	RCA 6~10μg（注射） LAD/LCX 12~20μg（注射）	20~45 秒
静脉内	100~150μg/（kg·min）	停止滴注后 45 秒
罂粟碱		
冠脉内	5~10mg	45~150 秒
静脉内	*	*
潘生丁		
静脉内	0.56mg/kg 超过 4 分钟	高峰 4 分钟 持续 20~40 分钟

* 不推荐静脉滴注，因为体循环排泄较慢；药物的蓄积可能导致体循环低血压。

要作用于冠状动脉的心外膜传导血管，而对阻力血管的扩张作用相对较弱，因此，血流改变的同时冠状动脉横截面积也发生明显的增加，不适用于 CFR 的测定。连续输入足量的潘生丁可引起最大的冠状动脉阻力血管的扩张，但潘生丁作用时间长，给重复测定和同一手术中评价不同血管的反应造成困难。冠状动脉内注射罂粟碱可扩张阻力血管，Wilson 和 White 等在人体已探索出冠状动脉内注射罂粟碱产生最大扩张效应的剂量范围：在冠状动脉内选择性注射 8mg，绝大部分（80%）冠状动脉产生最大扩张反应，注射 12mg，所有冠状动脉均产生最大扩张。8~12mg 罂粟碱引起的扩张效应与静脉注射潘生丁 0.56~0.84mg/kg 体重所产生的扩张效应相同。但冠状动脉内注射罂粟碱可能导致 Q–T 间期的延长，有诱发严重室性心律失常（包括室颤）的危险。冠状动脉内或静脉内注射腺苷产生的冠状动脉扩张效应与罂粟碱的反应相同，但从冠状动脉内注射腺苷到产生最大充血反应的时间以及充血反应所持续的时间均较罂粟碱短 4 倍。此外，腺苷不延长 QT 间期，能避免罂粟碱可能导致的危险性室性心律失常，不会产生明显的全身反应和症状。因此，在大多导管室中，采用冠状动脉内注射腺苷作为冠状动脉扩张剂，因为其使用方便，作用持续时间短并且安全。一般在行右冠状动脉检查时，冠状动脉内注射腺苷 12μg，而左冠状动脉内注射腺苷 18μg。在预先给予硝酸甘油后能达到最大的扩张效应，且心外膜传导血管被扩张且直径相对固定，所测定的血流速度的变化就可反映血流量的变化，血流速度储备可以反应血流量的储备。

第三节 多普勒血流参数

多普勒血流测定可提供的常用参数包括每一心动周期的平均峰值血流速度（APV）、舒张期—收缩期血流速度之比（DSVR）以及狭窄病变近—远端血流速度之比，1.5~90 分钟之间的 APV 变化趋势。其中，APV 为连续 2 个心动周期中内收缩期和舒张期血流速度时间—面积积分的平均值，给予扩血管药物后，可测定充血相血流参数，仪器可根据基础 APV 和充血相 APV 自动得出 CFR。

表 33-3 多普勒血流速度参数

变 量	正常值参考范围
平均峰值血流速度（APV）	
静息状态	≥20cm/sec
充血状态	≥30cm/sec
舒张期 / 收缩期平均流速之比（DSVR）	
LAD	>1.7
LCX	>1.5
RCA	>1.2*
远端 / 近端平均流速之比（PDR）#	<1.7
远端冠脉血流储备（CFR）	≥2.0

*RCA 远端或 PDA 的正常 DSVR>1.4。

也称为跨狭窄流速阶差。

（一）血流参数的正常参考值

表 33-3 列出了多普勒测得的冠状动脉血流速度“正常值”范围，必须指出，冠状动脉血流测定的各项指标缺乏明确的正常值，对具体测值的判断必须参考其他的指标、造

影特征及病人的临床情况。冠状动脉内注射硝酸甘油能使基础和充血状态下血管横截面积的变化降至最低，从而提高 CFR 测定的可靠性。

（二）CFR 和相对 CFR

CFR 的定义为充血与基础状态下的血流速度之比。所有的多普勒血流测值中，CFR 最有价值，主要用于评价狭窄病变的生理意义和冠状动脉介入前后远端微血管床的功能状态。有人认为在心外膜血管存在狭窄病变的情况下，如果 CFR 值 <2（尤其 <1.7）提示心外膜血管存在功能上有意义的阻塞性病变，但必须指出的是，微循环功能障碍也可引起 CFR 的降低，因此，CFR 同时受狭窄病变和微循环功能的影响，且 CFR 受基础血流和血流动力学的影响，没有明确的正常值，这也是其局限性之一，也有研究者认为，正常冠状动脉的 CFR 应 >3.0。

由于与微循环功能障碍有关的一些因素在不同心肌节段很少有差异，因此，如果无狭窄的冠状动脉 CFR 正常，就能非常可靠地除外同一病人中有明显狭窄的冠状动脉其 CFR 降低是由于小血管病变引起，也就是说此时 CFR 的降低反映了该狭窄病变对血流的影响。因此，有人提出相对血流储备（rCFR）的概念，其定义为狭窄冠状动脉远端的 CFR 与同侧无狭窄冠状动脉 CFR 的比值，正常值为 1，如果 <0.75，通常认为狭窄病变对血流有影响。

第四节　临床应用

冠状动脉血流储备可用于在导管室内评价冠状动脉病变的生理功能，在临床诊断和介入过程中均有应用价值。

（一）诊断方面应用

1. X 综合征：X 综合征的定义并不统一，传统上指有胸痛和心肌缺血的客观证据（运动试验阳性）但冠状动脉造影正常，且除外冠状动脉痉挛。越来越多的研究者认为 X 综合征的主要机制为冠状动脉微循环功能受损而导致的心肌缺血，也被称为“微血管性心绞痛”，因此诊断 X 综合征的“金标准”是冠状动脉造影心外膜血管“正常”的情况下，发现 CFR 异常。由于冠状动脉造影不能检出早期的粥样硬化病变，因此，有研究者提出还应该采用冠状动脉内超声显像除外冠状动脉粥样硬化病变，如果经多普勒血流测定 CFR 仍低于正常，则可诊断为真正的“X 综合征”。我们的研究显示，利用血管内超声和多普勒血流测定技术，可将临床上有胸痛但冠状动脉造影正常的人群分为四组：I 组，无动脉粥样硬化斑块且 CFR≥3.0，占研究人群的 9.2%；II 组，无动脉粥样硬化斑块但 CFR<3.0，占 21.1%；III 组，有动脉粥样硬化斑块但 CFR≥3.0，占 26.6%；IV 组，有动脉粥样硬化斑块且 CFR<3.0，占 43.1%。其中，I 组的冠状动脉无论形态和功能均正常，其余的病人或存在早期的动脉粥样硬化病变或存在 CFR 的降低，II 组病人无粥样硬化病变，但 CFR 降低，III 组病人代表的是有早期冠状动脉形态学的病变，但微血管的功能和心肌的血供不受影响，IV 组病人则冠状动脉无论是形态还是功能上均已受损。从严格的意义上说，只有第 II 组病人才是真正的心脏 X 综合征。对有胸痛但冠状动脉造影正常的病人进行如此详细的分类是否对预后有指导意义目前还不甚清楚，至少对那些检出早期动脉粥样硬化病变的病人应更积极地采取一些措施如控制危险因素，使用他汀类调脂药物等预防动脉粥样硬化病变的进展。由于严重的主动脉瓣狭窄和其他原因引起的严重左心室肥厚也能引起心绞痛和 CFR 降低，在诊断 X 综合征之前必须除外这些情况。

2. 心肌梗死：急性心肌梗死直接 PCI 术后，尽管心外膜血流可恢复 TIMI 3 级，但仍可能存在微血管功能的障碍，有研究表面，心肌梗死后急性期和恢复期梗死相关冠状动脉的血流速度、血流形式和 CFR 的变化与心肌灌注和 ST 段的恢复有关，能预测微循环和收缩功能的恢复情况。

3. 旁路搭桥术：成功的旁路搭桥术可使冠状动脉的血流储备恢复正常。静脉桥和动脉桥血管静息状态下血流的形式存在差异，这可能是两者远期通畅性不同的影响因素。

4. 心脏移植：移植心脏冠状动脉 CFR 的改变可能有助于识别排异和弥漫性的冠状动脉粥样硬化（即移植动脉病，transplant arteriopathy），用于指导这些病人的干预性治疗。

（二）介入术中的应用

1. 评价临界病变：临界病变的处理是临床上的难题，需要结合病人的临床症状、病变的性质（是否稳定）和功能（是否导致心肌缺血）综合考虑。CFR 是评价中等度狭窄或临界狭窄病变生理意义的可靠方法。尤其对存在多支血管病变，而缺乏可用于定位的心电图改变的心绞痛患者中，CFR 能识别“罪犯”血管，指导临床进行有针对性地介入治疗。跨狭窄速度阶差和 / 或 CFR 正常提示狭窄病变对血流无限制作用。对这样的病变推迟介入治疗是安全的。

2. 评价介入治疗效果：冠状动脉血流速度可用于评价介入治疗的结果，有报道在成功的 PTCA、DCA、ELCA、高频旋磨和支架植入术后，APV 和 DSVR 能恢复正常。但 CFR 的恢复正常并不常见，而植入支架后，CFR 能得到进一步的提高。DEBATE 研究的初步资料显示，PTCA 后病变远端的血流速度测定和 CFR 能预测心肌缺血的复发和再狭窄的发生。当介入治疗术后效果不理想时，如出现毛玻璃样改变或中等度残余狭窄等情况，可进行多普勒血流测定以决定是否需进一步的介入治疗。多普勒导丝可用作常规的 PTCA 导引导丝。

3. 并发症监测：FloMap 可设置为“趋势模式”以连续记录冠状动脉血流随时间的变化，用于在介入治疗后及时发现由于夹层分离、血管痉挛、血小板聚集或血管张力变化所引起的造影上不明显的血流受损（见表 33–4），对发现的血流不稳定的病人采用放置支架或强化抗血小板治疗可能改善其预后。

表 33–4 连续多普勒血流速度监测（趋势模型）

变化形式	原因
血流突然加速	暂时性痉挛
血流突然停止	血管迷走反应
血流突然降低	急性闭塞
周期性血流改变	突然闭塞 / 血栓形成

4. 无复流（no-reflow）的评价：可采用多普勒血流监测存在“无复流”高危的病人的介入治疗过程，并评价冠脉内注射异搏定等治疗措施对血流恢复的作用。

第五节 局限性和安全性

在将冠状动脉内多普勒血流速度测定技术应用于临床时，还需了解此技术的局限性（见表 33–5）。多普勒的局限性是其测定冠状动脉血流速度的变化而不是血流量的变化，如果基础和充血状态下，冠状动脉的横截面积维持恒定，则血流速度的变化和血流量的变化是平行的，即血流速度的储备即为血流量的储备。

CFR 的影响因素较多，除了狭窄病变限制血流引起 CFR 降低外，微循环功能障碍也导致 CFR 的降低，同时存在微血管功能障碍和狭窄病变时，影响 CFR 对病变狭窄程度的判断，这点非常重要。CFR 也可能对血流动力学条件的变化比较敏感，如心率、血压和收缩力均可能影响 CFR。相对 CFR（rCFR）则不受微血管功能的影响，可用于更精确评价狭窄病变的生理意义。另外，CFR 还缺乏公认的明确的正常值。在急性心肌梗死的病人行 PTCA 治疗中，CFR 在评价残余狭窄的功能意义方面的价值较小，因为这些病人梗死相关冠脉的 CFR 是受损的。

另外，冠状动脉血流速度的测定还受一些技术和解剖因素的影响，在应用过程中应加以注意（见表 33–5）。

表 33–5 技术和解剖学影响因素对多普勒血流测定的影响

因 素	可能产生的影响
多普勒导丝技术方面：	
1. 实时瞬间血流速度跟踪不当	APV 及 DSVR 假性降低，从 APV 计算得出的 CFR 错误
2. QRS 波 ECG 门控不当	舒张期和收缩期时间错误，DSVR 错误
3. 多普勒血流信号不稳	APV 可能假性降低
4. 多普勒探头位置并非最大流速位置	APV 可能假性降低

续表

因　素	可能产生的影响
影响跨狭窄流速阶差（TVG，PDR）的因素：	
1. 开口处病变	没有近端测值以供评价病变
2. 单支无分支血管	TVG 可能假性降低
3. 扭曲血管	不能得到可靠的远端峰值流速
4. 弥漫性远端血管病变	由于远端流速假性增高而 TVG 假性降低
5. 串联 / 系列性病变	由于远端流速假性增高而 TVG 假性降低（病变远端血流加速）
6. 偏心性病变	由于近端流速假性增高（狭窄处血流汇聚引起的加速）而 TVG 假性增高
可能影响冠脉血流储备的因素（CFR）：	
1. 微循环异常（心肌肥厚，糖尿病，结缔组织病，陈旧性心肌梗死，X 综合征）	可能引起 CFR 降低
2. 系列性病变	远端 CFR 是所有病变生理效应的联合作用
3. 血管张力的改变	可能引起 CFR 假性降低
4. 药物未达到最大扩血管的剂量	可能引起 CFR 假性降低
5. 远端血流的短暂增加	可能引起 CFR 假性降低
6. 在基础和充血相时多普勒导丝位置发生改变	可能引起 CFR 假性降低
7. 血流动力学状态发生改变	可能引起 CFR 假性降低

APV：平均峰值血流速度；DSVR：舒张期和收缩期流速之比；CFR：血流储备；PDR：近远端流速之比；TVG：跨狭窄流速阶差。

多普勒速度测定总体上是相当安全的。我们曾分析了 906 例多普勒血流测定的安全性，与多普勒血流测定有关的心血管并发症发生率为 2.98%。其中，1.66%发生较严重的短暂的心动过缓，0.99%发生冠脉痉挛，0.22%检查过程中发生心室颤动（其中一例为冠脉内注射罂粟碱后，另一例为急性下壁心梗右冠状动脉球囊成形术后），心脏移植病人中并发症的发生率明显高于非心脏移植病人，右冠状动脉行多普勒检查时的并发症尤其是心动过缓明显高于左冠状动脉。检查前冠脉内给予硝酸甘油可预防冠状动脉痉挛的发生，冠脉内注射扩血管药物要缓慢，尤其是右冠状动脉。

钱菊英　葛均波

第三十四章 冠状动脉内压力测量技术

临床工作中，为了作出客观正确的临床决定，我们不仅要对冠状动脉狭窄病变进行解剖意义上的评价，而且还要对狭窄本身的生理功能意义进行评价。冠状动脉造影是评价冠脉狭窄病变最简单的方法，对造影显示直径狭窄<30%或≥80%的狭窄的生理功能严重程度也可作出较为正确的判断，但对直径30%~70%的狭窄生理功能严重程度评价的准确性受到一定限制。造影直径狭窄程度的定义被理解为狭窄局部丢失的管腔直径占正常管腔直径的百分比，即依赖于正常血管段的存在。病理IVUS研究证实，动脉粥样硬化是弥散的病变过程，可使整个血管段管腔弥散性减小，也可因为血管正向重构导致局部管腔扩张，因此，造影评价的狭窄程度既可被低估，也可被高估。IVUS能更准确地评价血管直径和管腔横截面积，但由于血管重构和微血管床的影响，准确评价狭窄生理功能的严重程度仍受限制。Dopplar导丝可直接测量冠脉血管内血流速度，进而计算CFR。CFR反映整个冠脉树与血流的关系，CFR可因增大的冠脉狭窄而降低，也可由微循环功能障碍而降低，故这一参数没有狭窄特异性，不能准确评价狭窄病变本身对心肌血流量的影响程度。Pijls等发现，在冠脉最大充血状态下，冠脉内压力导丝测得的跨狭窄压力的降低程度能准确地反映狭窄本身对心肌血流量的限制程度。ACC/AHA 2005年PCI实践指南中已批准冠脉跨狭窄压力参数可用于冠脉病变生理功能意义的评价措施。

第一节 冠状动脉血流测定的理论基础

一、冠状动脉循环系统

1. 冠状动脉树：冠状动脉系统由直径几毫米到400μm的较大的冠脉和分支成树枝样的较小的冠脉及直径小于400μm的小动脉组成。较大的冠脉（除间隔支动脉）在心外膜下心脏表面走行，故也称“心外膜冠脉”。心外膜冠脉是粥样硬化性狭窄病变的好发部位，冠脉造影可以清晰地显影这些冠脉。正常的心外膜冠脉对血流并不产生明显的阻力，因此，也将心外膜冠脉称为管道血管。心外膜冠脉的这种物理生理特征是测定冠脉血流的重要条件。直径小于400μm的动脉被称为阻力血管，造影时不能被显影。阻力血管在生理或药物张力的作用下能够扩张，这对调节不同状态下的心肌血流量至关重要。阻力血管扩张能力的降低可发生在明显的粥样硬化形成之前。人类冠脉阻力血管可分成两部分：① 直径100~400μm的前小动脉，其张力受冠脉流量、扩张压力和肌原张力控制，也受自主神经系统和内皮功能的调节；② 直径小于100μm的小动脉，主要受灌注压和心肌代谢的影响。

2. 毛细血管：毛细血管床是由相互连接的细小血管组成的网状结构，肌细胞在网内穿行，并通过胶原结构与毛细血管壁相连。毛细血管的直径约5μm，具有扩张性能，受其内压和邻近肌细胞的收缩状态的影响。

3. 侧支血管：侧支是将不同冠脉间的血管网连接起来的血管结构，其功能是在当有一支冠脉阻塞时将血液从正常冠脉输送到阻塞冠脉的支配区。这种未发展的侧支血管在出生时就已存在，它们也许是胚胎动脉网的遗迹，生后在不同的刺激作用下可以逐渐发生发展。假设缺血的心肌细胞可以产生血管生成因子，促使侧支生长、扩张和成熟，这一过程大约需一个月的时间，因此缺血只是暂时的。狭窄产生的压力阶差也是侧支形成的重要条件，它可增加未发展的血管吻合及连接部位的血流速度，这种剪切力的增加可刺激血管内皮，导致黏附分子的表达和随后肌细胞的附着、生长因子的产生。人类侧支血管存在的主要部位是在心内膜下，血管的组织结构为异常薄壁的动脉，在显微镜下类似于相连接的大血管的正常管壁结构，但常有更明显的内膜下增生。心外膜冠脉狭窄时，侧支血管开放，到心肌的侧支血流量逐渐增加。因此，心外膜冠脉狭窄时，相应区域心肌的血流量包括狭窄冠脉的前向血流量和来自侧支血流量的总和，即心肌的血流量与狭窄冠脉的血流量明显不同。临床上评价心肌的流量储备更有价值，对侧支血流的评价也有一定的临床和科研价值。

二、心肌血流量的调节

由于心室压力和弹力变化的影响，冠脉血流主要发生在舒张期。最大血管扩张状态下，舒张期血流进一步增加，收缩期血流也有某些增加，但收缩期流量一般不超过总流量的 25%。心外膜冠脉正常时，冠脉流量等于心肌流量。由于静态下心肌的氧摄取能力已接近最大，因此，当氧需要量增加时，氧摄取已不能更进一步增加，故冠脉循环只能通过增加血流量来满足氧需要量的增加，代谢需要和心肌血流量间存在着近似线性的关系。心肌血流量受下列一些因素的调节。

1. 自动调节：自动调节是一种当灌注压在一定范围内变化时维持血流量恒定的内在机制。一组研究证实：当灌注压在 45~130mmHg 间变化时，心肌灌注仍可保持相对恒定。1974 年，Gould 等在动物实验中证实，当冠脉横截面积狭窄在 85%~90%以下时，静态冠脉血流量仍在正常范围。随着狭窄加重，冠脉微循环扩张，微循环阻力下降， 代偿狭窄对血流产生的阻力，以维持静态血流量正常。但当管腔横截面积狭窄≥75%时，充血相血流量则明显降低。自动调节的可能机制包括：① 肌原性机制：即通过增加血管运动张力来对抗灌注压增加所诱发的暂时血管伸展；② 局部代谢调节：包括氧，二氧化碳，高渗透性，H^+、K^+、Ca^{2+} 浓度的变化和腺苷。腺苷是最强的冠脉扩张因子之一，它可快速地从细胞内弥散进细胞间隙间。

2. 血管外压力调节：室收缩峰压力、舒张末期压力、心率和收缩力都可独立的作为血管外压力来增加冠脉阻力，特别是当有狭窄病变存在时，这种作用更为重要。

3. 神经调节：交感和副交感神经系统对心肌灌注的影响见表 34–1。

表 34–1　心肌灌注的神经调节

	直接作用	继发作用	对心肌血流的静作用
副交感神经系统	– 大冠脉舒张	↓代谢需要	
	→↑流量	→冠脉血管收缩	↓
	–↓心率		
	–↓血压		
交感神经系统			
β_1 受体	–↑收缩力	↑代谢需要	↑
	–↑心率	→冠脉舒张	
	–↑窦房结和房室结传导		
β_2 受体	– 冠脉传导和阻力血管舒张		↑
α 受体	– 冠脉传导和阻力血管收缩		↓

4. 冠状动脉内皮：冠脉内皮在调节大冠脉血管运动张力方面发挥重要的作用，正常状态下，内皮细胞可释放许多血管活性物质，特别是 NO。缺氧、凝血酶、血小板活性物质及剪切力增加等可刺激 NO 等内皮活性物质合成和释放增加，诱发内皮下平滑肌细胞舒张，降低血管张力。NO 对冠脉阻力血管也有类似的作用。在有内皮功能异常的病人，减弱 NO 依赖性的血管舒张会致使这些病人更易受冠脉狭窄远端低灌注损害。

三、流量储备的概念

1. 反映性充血：当冠脉被阻塞超过几秒钟后，心脏将失去氧供，小冠脉血管平滑肌细胞舒张，当阻塞被解除时，冠脉流量将有大幅度地增加，可达阻塞期间流量缺额的 3~5 倍。反映性充血的确切机制目前还不十分清楚。腺苷作为暂时冠脉阻塞、低氧血症和代谢需要增加时增加冠脉流量的主要调节剂，在反映性充血流量期间起重要的作用。血流突然恢复后对动脉壁的剪切力增加，可刺激 NO 的释放一延长血管扩张作用。氧对血管平滑肌的直接扩张作用也发生部分作用。临床上可用于诱发最大充血的方法包括：① 运动：最接近生理状态，但在导管室内难以应用；② 起搏诱发心动过速：通过这种方法诱发的心肌流量增加只能达基线的 2~2.5 倍；③ 解除冠脉阻塞：人类只在进行血管成形术时应用，而不能用在诊断导管时；④ 药物制剂：许多药物被用于诱发最大充血的发生，常用的药物有罂粟碱、腺苷、ATP、潘生丁和多巴酚丁胺等。

2. 冠状动脉流量储备：

(1) 绝对流量储备（coronary flow reserve，CFR）：冠脉（或心肌）流量能增加到何种程度，一般被称为冠脉（或心肌）的 CFR，即充血相与静态相的流量比值，正常时充血相的流量应是静态时的 4~6 倍。CFR 的测定受许多条件的限制，最大和静态流量的变化均影响其比值。

(2) 相对流量储备（relative coronary flow reserve，rCFR）：即狭窄冠脉（或支配区心肌）与邻近正常冠脉（或支配区心肌）最大充血相流量的比值。rCFR 相对较少依赖于心脏负荷状态的变化，但依赖于正常冠脉的存在，因此，在临床应用上受到一定限制。

(3) 流量储备分数（fractional flow reserve，FFR）：即狭窄冠脉（或支配区心肌）的最大充血相流量与假设同一冠脉（或支配区心肌）完全正常时的最大流量比值，以正常值的分数形式表达。FFR 可从充血反映期间测定的冠脉内压力计算获得。绝对、相对流量储备及流量储备分数的特征见表 34-2。

表 34-2 CFR、RCFR、FFR 的特征

	CFR	RCFR	FFR
定义	充血与静态相流量比值	狭窄区域充血相与邻近正常区域充血相流量比值	狭窄区域充血相与同一区域假设无狭窄时充血相流量比值
计算公式 *	CFR = Q^{s}_{max}/Q^{s}_{rest}	RCFR = $Q^{s}_{max}/Q^{n'}_{max}$	FFR = $Q^{s}_{max}/Q^{n'}_{max}$
压力依赖性	有	无	无
人类应用	可以（流量速度测定、PET）	可以（流量测定、灌注显像、PET）	可以（冠脉内压力测定）
用于三支血管病变者	可以	不可以	可以
侧支血流的评价	不可以	灌注：可以 速度：不可以	可以
确定的正常值	无（3~6）	有（=1）	有（=1）

* Q^{s}_{max} 狭窄区域充血相最大流量，Q^{s}_{rest} 狭窄区域静态相流量，$Q^{n'}_{max}$ 邻近正常区域充血相流量，$Q^{n'}_{max}$ 假设无狭窄时充血相流量

第二节 冠状动脉压力测量和流量储备分数

一、跨狭窄压力阶差

在 Gruentzig 开创介入心脏病学的早期，就已探讨了用跨狭窄的压力阶差来评价狭窄的功能意义的可行性，但结果令人失望，压力阶差和直径狭窄程度及病变长度之间的相关性较差。主要原因包括：① 技术问题：早期压力阶差的测量，多采用外径在 2.2~2.7 Fr 球囊导管，人为地诱发或增大跨狭窄压力阶差，导致对狭窄的功能严重程度评价不准确；② 方法学问题：早期的压力测量是在静态下进行，而许多冠状动脉狭窄在静态并不产生或仅有很小的压力阶差，但在最大充血期间则有明显的压力阶差存在；③ 生理功能的理解：早期只是用压力阶差来预测狭窄对冠状动脉血流量的影响，而实际上压力阶差与心肌血流量间没有固定的关系，而是受心肌灌注压力的影响。尽管压力阶差不变，若主动脉压力或远端冠脉内压力及中心静脉压力任何一个或同时发生变化，心肌的灌注压力均可随之变化。因此，压力阶差评价狭窄的生理功能有明显的局限性。

二、流量储备分数

流量储备的理想指标应该：① 不受血压、心率和收缩力的影响；② 在所有病人和冠脉血管间都应有一固定的正常值；③ 有能明确区分正常与异常之间的临界值；④ 包括侧支循环的作用；⑤ 便于临床应用。基于理想指标的这些考虑，近些年来，对冠脉内压力测量技术和方法学的改进，提出了流量储备分数（Fraction Flow Reserve，FFR）的概念并逐步用于临床。

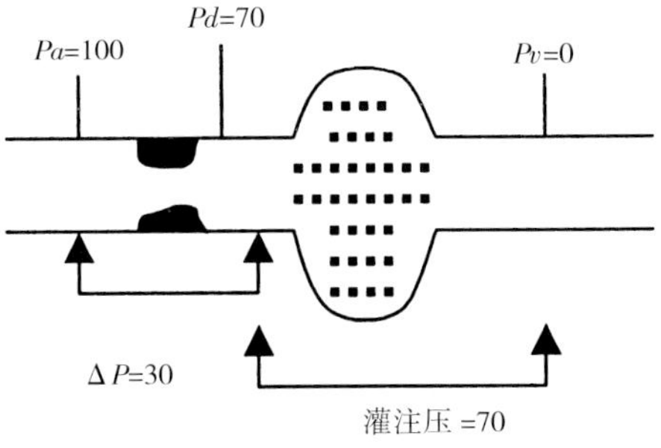

图 34-1　FFR 的测定原理

1. 心肌流量储备分数（FFR_{myo}）：FFR_{myo} 是在冠脉血管最大扩张和心肌充血状态下，通过测定冠脉狭窄近和远端的压力，利用压力流量方程计算获得的反映冠脉狭窄功能的流量储备指标。冠脉最大程度扩张和心肌充血状态下，心肌阻力最小，理论上接近常数，而心肌流量与其灌注压呈正比（见图 34-1）。当冠脉无狭窄时，心肌的灌注压为 100－0＝100mmHg，假如一冠脉在充血期间产生 30mmHg 压力阶差的狭窄存在，则心肌的最大灌注压只有 70－0＝70 mmHg，因此，心肌得到的最大血流也只有正常最大血流的 70%，我们也可以说，这支冠脉供血区域心肌的流量储备分数（FFR_{myo}）是 70%或 0.7，即正常值的百分数，它可以告诉我们狭窄对心肌血供影响的程度。例如，上面的例子说明狭窄病变已使心肌的最大血流量减少到正常的 70%。计算公式如下：

$$FFR_{myo}=\frac{狭窄时最大心肌流量}{正常最大流量}$$

正常时心肌的最大血流量（Q^N）和狭窄存在时的心肌最大血流量（Q）计算公式：

$$Q^N=\frac{(Pa-Pv)}{R} \qquad Q=\frac{(Pd-Pv)}{R}$$

式中　R：最大扩张状态下心肌阻力；

Pa，Pd，Pv：分别代表充血期的平均主动脉压力，远端冠脉压力，中心静脉压力。

由于心肌血管床最大程度扩张，其阻力达最小而接近常数，因此，FFR_{myo} 可被表达成 Q/Q^N，即：

$$FFR_{myo}=\frac{(Pd-Pv)}{(Pa-Pv)}$$

由于一般情况下，中心静脉压接近零，故公式可进一步被简化成：

$$FFR_{myo}=\frac{Pd}{Pa}$$

Pa 可用诊断和导引导管测得，Pd 需用末端带有压力感受器的直径 0.014 的压力导丝测量（送压力导丝通过病变使其感受器位置在狭窄远端）。因此，FFR_{myo} 很容易在进行诊断或导管介入治疗时获得（见图 34-2）。

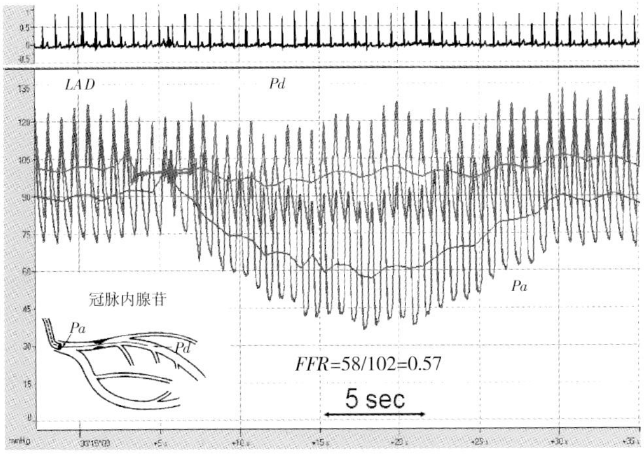

图 34-2　FFR_{myo} 的测量

2. 冠状动脉流量储备分数：基于冠脉狭窄近远端压力的测量，可以进一步区分冠脉前向流量对心肌最大血流量的作用。这对判断冠脉狭窄的生理功能及决定治疗对策十分重要。心肌的血流量（Q）为冠脉的前向血流量（Qs）和来自侧支循环的血流量（Qc）的总和。冠脉完全被阻断后，远端冠脉压力（Pd）等于冠脉边缘压力（Pw），因此冠脉流量储备分数（FFR_{cor}）为狭窄存在时冠脉最大流量与正常时最大流量的比值，即：

$$FFR_{cor}=\frac{Pd-Pw}{Pa-Pw}$$

在冠状动脉无狭窄时，侧支循环血流量接近于零，$FFR_{myo} = FFR_{cor}$，被表达成 $Q^{N} = Qs^{N}$。

3. 侧支循环流量储备分数：随着狭窄程度的逐渐加重，侧支循环也逐渐开放，到心肌的侧支流量比例逐渐增加，其占心肌最大流量的分数为：

$$Qc/Q^{N} = FFR_{myo} - FFR_{cor}$$

或

$$Qc/Q^{N} = \frac{(Pw - Pv)}{(Pa - Pv)}$$

式中，Pw 只有在将冠脉完全阻断时才能测量，因此，FFR_{cor} 和 Qc/Q^{N} 只有在介入治疗时才可获得。

4. 流量储备分数的优点与限制：

（1）基于冠状动脉压力测量获得的流量储备分数的优点：① 狭窄特异性指标：在静态状态下，每个人的基础心肌血流量都存在着一定的差别，因为 *FFR* 是在最大充血相测量，避免了静态血流的影响，所以它是个狭窄严重程度的特异性指标，不受个体差异的影响，即在所有病人正常值都应该为 1；② 重复性好：研究证实在基础血液动力学状态下，不同时间测得的 *FFR* 有很好的一致性，*FFR* 在两次测量间的变化系数（4.8%，CI，3.5%~7.4%）明显小于冠状动脉流量速度储备 *CFR* 的变化系数（10.5%，CI，7.7%~16.2%）；③ 不受血液动力学参数变化的影响：在不同心率状态下测得的 *FFR* 变化系数在 4.0%（CI，2.9%~6.4%），明显小于 CFR 的 14.9%（CI，10.8%~24.0%），血压和心肌收缩力的变化对 *FFR* 的测量也没有明显的影响（见图 34–3）；④ 可用于三支血管病变病人；⑤ 包括了侧支循环血流量：这对判断狭窄对病人的影响程度特别重要，无论是狭窄冠脉的前向血流还是侧支循环的血流，只要病人的最大心肌流量能满足代谢的需要，该狭窄就没有功能意义；⑥ 便于临床应用：在诊断和介入导管操作中很容易进行测量，即“导丝 + 注射器 = *FFR*”。

（2）流量储备分数的局限性：① 微血管病变：微血管病变存在时，“正常心肌最大血流量”实际上是不正常的，FFR_{myo} 反映的只是心外膜狭窄病变对已经降低的心肌最大血流量的作用，此时，测得的 FFR_{myo} 可能被高估。日本学者在 AMI 发病 12 小时内接受支架治疗的患者中发现，在 IVUS 证实的支架后残余狭

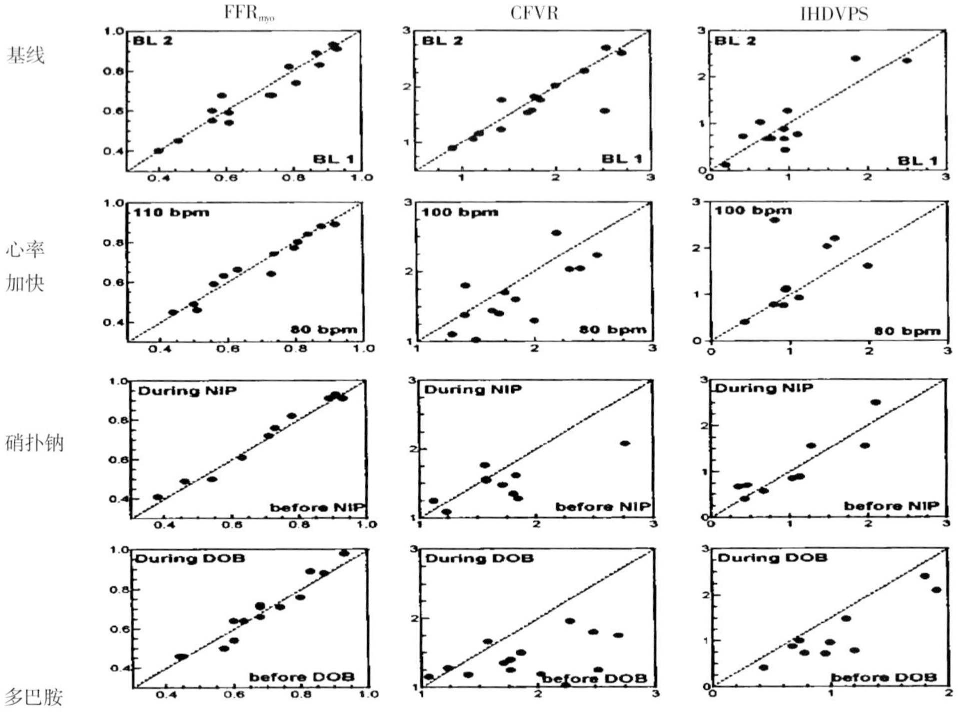

图 34–3 不同状态对 FFR、CFVR 和 IHDVPS 的影响

IHDVPS 代表充血相舒张期速度—压力斜率

窄一致的情况下，梗死相关动脉 TIMI2 级血流者的 *FFR* 大于 TIMI 3 级血流者，提示微循环障碍存在时，*FFR* 不能准确评价病变的功能程度。然而，由于 FFR_{myo} 是心外膜冠脉狭窄对心肌血流影响的特异性指标，所以，在有慢性微循环功能异常的患者中，它仍可提示解除心外膜冠脉狭窄对心肌血供的改善程度。值得注意的是，FFR_{myo} 本身并不能评价微血管病变。② 冠状动脉窃血：当一严重狭窄或阻塞的冠状动脉支配区心肌接受另一支有狭窄的冠状动脉的侧支循环血流时，很有可能发生窃血现象，这是因为在最大充血状态下，供侧支的狭窄冠状动脉支配区域心肌的阻力降低，血流量增加，狭窄远端冠状动脉内的压力降低，使侧支循环血管的灌注压力降低，因此到接受侧支供血区域心肌的侧支血流量降低。这种窃血现象在静脉给予血管扩张剂时更明显，而冠状动脉给药则作用不明显。由于在正常生理状态下，无论是狭窄冠状动脉支配区域的血管床还是提供侧支冠状动脉区域的血管床在充血期都将发生扩张，所以，为准确地评价由有狭窄血管提供侧支的心肌区域的侧支流量储备分数，应静脉给予血管扩张剂。侧支流量的降低可反映到 *Pw* 的降低，故计算的侧支流量储备分数并不受冠状动脉窃血的影响。③ 冠状动脉痉挛：在有冠状动脉粥样硬化的病人，冠状动脉血管有时在运动或其他一些张力的作用下会发生反常性血管收缩，*FFR* 不能评价这种病理现象。

第三节　冠状动脉压力测量方法

一、压力导丝

压力导丝（Pressure Wire™（Radi Medical Systems，Sweden）和 Wavewire™（Endosonics Inc.，Rancho Cordava，CA）特征类似于常规 PTCA 导丝，有较好的操纵性和柔软变形性，几乎可以在所有的病人代替 PTCA 导丝。导丝前端 3cm 软头的末端镶有压力感受器，感受器的工作范围 30~300mmHg，频率 0>200Hz。导丝的内芯为电子导线。导丝的末端可自行拆装。信号经传导界面再与普通的压力监测系统相连接，其压力曲线和主动脉压力曲线同时显示在监视屏幕上。

二、压力导丝的操作技术和注意事项

每一条压力导丝在使用前都应进行调零和定标。打开机器界面的电源，预热 10 分钟，插接特殊的连接导线到界面接口上。调零即使压力基线位于零的位置上，定标的目的是检测传导界面的敏感性。然后，将导丝末端轻轻地插进特殊导线的连接器内固定，校对通过后，导丝就可自由操作，调零和定标过程一般需要 1~2 分钟。将压力导丝沿诊断或导引导管送入冠脉内，使之感受器的位置在被评价病变的近端，通过上下微调导管压力换能器的高度，使导管和压力导丝测得压力相等。若最初两条压力相差 10mmHg 以上，建议重新校对压力导丝。在两条压力相等或仅差 1~2mmHg 时，再送压力导丝通过病变使感受器位于狭窄以远的冠脉内，同时记录两条压力曲线及其平均压力。为准确记录主动脉压力，建议使用 6Fr 或 7Fr 的导管，若使用大直径或带侧孔的导引导管，应将其后撤离开冠脉口，以免嵌顿诱发压力降低或假正常导致 *FFR* 被高或低估。使用带侧孔导引导管时最好静脉给血管扩张药，若冠脉内给药，应适当增加药物剂量。此外，导丝的导引针从上撤除并关紧“Y”连接器。此外，在实际操作中，还应注意各种因素造成的压力偏差，怀疑有偏差或偏差较明显时，应重新校对压力导丝。

三、最大充血相的诱发

前面已经多次提到只有在最大充血状态下测量的冠脉血流速度和压力，才能代表心肌的最大血流量，并反映狭窄的功能意义。不同的药物可经静脉或冠脉给予已诱发心肌血管床最大程度扩张。

1. 冠脉内罂粟碱：冠脉内注射罂粟碱被认为是诱发冠脉和心肌最大充血的金标准。常用剂量左冠脉 12~15mg，右冠脉 8~10mg，快速注射，作用高峰在给药后 30~60 秒，持续时间也为 30~60 秒。副作用有 QT 间期延长和 T 波变化，偶可见多形性室性心动过速发生。由于与离子型造影剂合用易发生混浊，故应

与真正的非离子型造影剂合用。

2. 冠脉内腺苷或 ATP：冠脉内注射腺苷是非常安全的，没有值得注意的副作用，并允许在几分钟内进行重复测量。ATP 有与腺苷类似的性质。腺苷的常用剂量左冠脉 0.2~0.4mg，右冠脉 0.15~0.30mg，起效迅速，充血相仅持续 5~15 秒，30 秒内作用消失，常不能达到稳定状态。偶有短暂的房室阻滞发生。一部分人不能获得最大充血状态，有高估 FFR 的可能性。

3. 静脉内腺苷和 ATP：通过中心静脉输注腺苷可在 1~2 分钟之内获得稳定的最大充血状态，几乎在所有的病人或冠脉均能获得最大充血相，并允许测到很理想的 pull-back 曲线。作用在停药后 1 分钟内消失，因此，便于重复使用。常用剂量 0.14~0.16mg/（kg·min），很少诱发明显的房室阻滞，输注期间血压会降低 10%~15%，病人可有类似心绞痛样的胸痛，但并不严重。注意有阻塞性肺病的病人不要应用。ATP 可作为腺苷的替代，在体内被代谢成腺苷后起效，胸部不适感较少发生。用法、用量、作用达峰时间和消失时间及注意事项均与腺苷相同。

4. 静脉内潘生丁：潘生丁 0.56mg/kg 输注 4 分钟，可诱发持续的充血效应，但许多病人不能获得最大充血相。提高剂量 0.75mg/kg，尽管可使绝大部分病人获得最大充血相，但往往伴有明显的低血压或发生其他的副作用。用药后充血作用可持续 20 分钟，故也不利于在短期内重复使用。

第四节　冠状动脉流量测量的临床应用

一、*FFR* 的定义和正常值

FFR 被定义为冠脉最大充血反应时狭窄远端平均压（压力导丝测得）与狭窄近端平均压（导管测得）的比值，反映一固定狭窄病变存在时心肌血流量的受限程度。在无狭窄的正常冠脉血管，血液从近端向远端传导时不产生压力阶差，因此，在任何一个病人或任何一支冠脉，*FFR* 的正常值都应是“1”。10 例健康自愿者的 41 支冠脉血管内测得的 *FFR* 范围在 0.94~1.0 之间，平均 0.98 ± 0.02。

二、临界值和可靠性

临界值（cut-off point）是指判断狭窄病变生理功能严重程度的分界值。通过大量的动物和临床研究证实：在有冠脉造影临界狭窄（直径狭窄 30%~70%）的血管内，*FFR* < 0.75，则提示狭窄有明显的血流动力学意义，可导致严重的心肌缺血。

Pijls 等在 45 例有临界单支冠脉狭窄的病人中，将 *FFR* 与 *ECG* 运动试验、运动 ^{201}Tl 心肌显像及多巴酚丁胺超声心动图结果进行了比较，结果证实：*FFR* ≥ 0.75 判断心肌有无缺血的敏感性、特异性、阳性预测值、阴性预测值和准确性分别为 88%、100%、100%、88% 和 93%（见图 34-4）。说明当狭窄使心肌最大血流量减少到正常的 75% 以下时，所有的病人均有心肌缺血发生，而心肌最大血流量在正常的 75% 以上时，仅 12% 的病人可能有心肌缺血发生。De Bruyne 等在 57 例 6 天前有过心肌梗死的病人中研究发现：*FFR* 0.75 的临界值确定 SPECT 血流分布不均的敏感性和特异性是 82% 和 87%，两者的协同性达 85%。PCI 前 SPECT 阳性的病人有明显低的 *FFR* 值和明显高的 *LVEF* 值，但阳性和阴性病人的靶病变狭窄程度没有差别。提示：在心肌梗死时，若狭窄程度类似，*FFR* 值与存活心肌的量有关。*FFR* 0.75 的临界值能够区分 SPECT 真阳性或真阴性的病人。

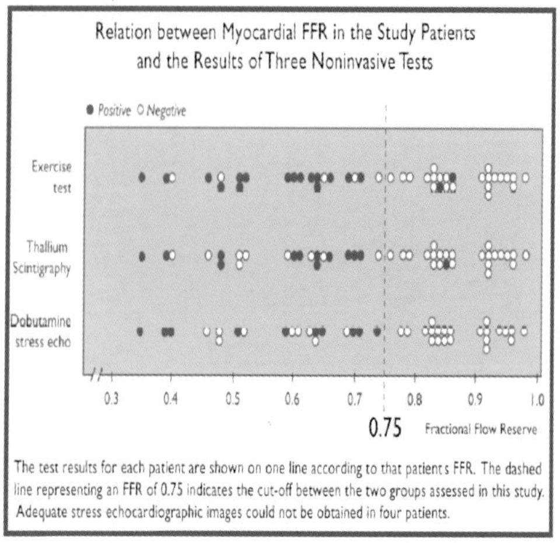

图 34-4　*FFR* 与无创心肌缺血指标的比较

比较 *CFR*、*FFR* 和 *IVUS* 结果发现：*IVUS* 的 *MLA* < 3.0mm² 和横截面积狭窄 > 60% 与 *FFR* < 0.75 有明显相关，*IVUS* 敏感性 83%，特异性 92%。Briguori 等经 ROC 曲线分析得出结论：面积

狭窄 > 70%、*MLD* < 1.8mm、*MLA* < 4.0mm² 和病变长度 > 10mm 是 *FFR* < 0.75 的最佳预测值。

三、指导冠状动脉临界病变治疗对策的选择

一项前瞻性根据 *FFR* 决定对临界狭窄病变治疗方案的研究（DEFER 研究）包括了 325 病人，185（57%）例病人的靶病变 *FFR*≥0.75，*FFR*≥0.75 和 < 0.75 病人的病变直径狭窄程度类似（48% ± 9%和 57% ± 12%）。单从造影结果不能将两组病人区分开，31%的 *FFR*≥0.75 的病人有造影 > 50%的直径狭窄，而 26%的 *FFR* < 0.75 的病人有造影 < 50%的直径狭窄。*FFR* < 0.75 者接受介入治疗为对照组，*FFR*≥0.75 者随机分成介入治疗（*n*=91）和推迟治疗（*n*=90）两组。随访结果发现：1 年和 2 年的无事件生存率在治疗和延迟组类似（1 年：92% VS 89%；2 年：89% VS 83%），而对照组无事件生存率明显低（80% VS 78%）。无心绞痛复发的病人百分比在治疗和延迟组也类似（1 年：49%和 50%；2 年：70% VS 51%），而对照组无心绞痛的病人较多（67% VS 80%）。这一研究提示：① 50%左右的有胸部不适主诉的病人，没有心肌缺血的客观证据，冠脉病变血液动力学意义不明显；② 单纯冠脉造影不能区分狭窄是否有功能意义；③ *FFR* < 0.75 者应推荐接受介入治疗，这可明显地改善病人的心绞痛；④ *FFR*≥0.75 者不能从介入治疗中获益，相反却有增加事件发生率的趋势。*FFR* 对决定左主干临界病变的治疗对策也有很好的价值。一组 54 例左主干临界病变基于 *FFR* 决定治疗策略的研究发现：*FFR*≥0.75 的 24 例病人接受内科药物治疗，*FFR* < 0.75 的 30 例病人接受 CABG 治疗。平均随访 29 ± 15 个月，3 年随访时的生存率内科组 100%，CABG 组 97%，无事件生存率分别是 76% VS 83%。Mates 等在日常临床实践中基于 *FFR* > 0.75 对 85 例 111 处临界病变推迟 PCI 治疗，随访长达 22.6 ± 6.6 个月，评价全因或心源死亡、致命心肌梗死、缺血相关的 *TLR* 或 CABG、心绞痛分级（*CCS*）及抗心绞痛药物应用情况。结果显示事件率 13%。33 个月时 Kaplan-Meier 无心脏事件生存率 91% ± 4%；*CCS* 降低达 1.6 ± 1.2 （对照 0.8 ± 0.8，*P*<0.0001）；抗心绞痛药物使用与对照无差别（1.7 ± 0.8 与 1.7 ± 0.9，*P* = *NS*）。一组 61 例基于 *FFR* 或 *CFR* 标准推迟了介入治疗长达 5.5 年的随访研究发现：MACE（死亡、心肌梗死、TVR、不稳定心绞痛和脑卒中）发生率 19.7%。

北京大学第三医院从 2000 年 5 月开始应用冠脉内压力测量，对 35 例患者 38 支临界病变血管因 *FFR*≥0.75 给予内科治疗，对 28 例 32 支 *FFR* < 0.75 的病变血管者即刻行介入治疗。两组患者病变的平均狭窄程度为 42.21% ± 18.31%和 58.89% ± 12.34%，但内科组有 10 支血管狭窄 >70%，而介入组有 7 支血管狭窄 <60%。内科组平均随访 18.21 ± 12.11 月，随访率 75%（26/35），无事件生存率（心绞痛恶化、心肌梗死、死亡、血管重建、心源再住院）85%（22/26）。

四、评价介入治疗即刻和远期疗效

PCI 术后血管功能的恢复程度与近远期疗效有一定的关系。Bech 等报告一组 60 例单支病变 PTCA 和 *FFR* 测量的病人 2 年随访结果。有（*n*=16）或无（*n*=42）MACE（死亡、心肌梗死、不稳定型心绞痛、CABG、重复 PTCA、伴有 ECG 运动试验阳性的心肌缺血复发）发生的术后血管直径狭窄和 *FFR* 分别为 28% ± 9%与 29% ± 8%（*P*=0.6259）和 0.84 ± 0.07 与 0.89 ± 0.07（*P*=0.0299）。多因素 logistic 回归分析证实术后 *FFR* 是 MACE 最强的独立预测因素（*P*=0.0084）。通过 ROC 分析确定能使敏感性和特异性最好相吻合的 *FFR* 临界值是 0.89（ROC 面积，68%，*P*=0.0103）。因此，当 PTCA 术后即刻 *FFR*≥0.90 提示 PTCA 在功能意义上有理想的结果，0.75≤*FFR* < 0.90 提示 PTCA 成功但结果不理想。PTCA 术后 *FFR*≥0.90 和直径狭窄≤35%病人，术后 6 个月、12 个月和 24 个月的无事件生存率明显好于对照组（92% VS 72%、92% VS 69%和 88% VS 59%）。

Hanekamp 等在 30 例有自身冠脉近端 de novo 病变接受支架植入的病人中，在术前和每一次球囊充气扩张后（6、8、10、12、14atm……）进行 QCA、IVUS 和 FFR 测量，直到术者认为支架植入结果满意为止。以 IVUS 标准和 FFR≥0.94 为理想支架植入标准，IVUS 与 FFR 预测不理想支架植入的一致性达 91%（*P*<0.00001），而 IVUS 与 QCA 或 FFR 与 QCA 的一致性较差，分别为 48% VS 46%。另一项多中心研究以 IVUS 标准评价了 FFR 对理想支架置入的作用。84 例孤立病变患者接受支架置入，释放压力从 10 atm 开

始，随后每次增加 2atm，直至 *FFR*≥0.94 或已达 16atm。然后进行 IVUS 检查。与 IVUS 标准比较，*FFR* 的敏感性、特异性和预测准确性为 80%、30%和 42%。ROC 分析确定 *FFR* 提示理想支架置入的临界值应≥0.96，其敏感性、特异性和预测准确性达 75%、58%和 62%，阴性预测值 88%。这说明 *FFR*＜0.96 能较好地预测 IVUS 不理想的支架置入，但 *FFR*≥0.96 并不能预测理想的支架结果。

多中心注册研究显示，支架术后 *FFR* 评价的血管功能的恢复程度与 6 个月预后明显相关。750 例患者支架后造影显示结果满意后测量 *FFR*，6 个月随访 76 例（10.2%）有 MACE 发生，死亡 5 例；心肌梗死 19 例；52 例 TVR，*FFR* 是各种事件的明显独立预测因素。*FFR*＞0.95 的病人占 36%，MACE 率 4.9%；*FFR* 在 0.90~0.95 之间者占 32%，MACE 率 6.2%；*FFR*＜0.90 者占 32%，MACE 率 20.3%；*FFR*＜0.80 者仅 6%，MACE 率高达 29.5%。

北京大学第三医院的资料显示，85 例 97 支血管于介入治疗后检测 *FFR*，直径狭窄从术前 79.14%±23.52%降至术后 13.79±8.84%，球囊充气压 11.77±2.57atm，术后 *FFR* 为 0.92±0.05，44%的血管术后 *FFR* 恢复理想，即 *FFR*≥0.94。平均随访 26.3±15.13 月，无事件存活率 69.2%。

根据现有的研究结果提示：在 PTCA 术后，*FFR*＜0.75，提示 PTCA 不成功，无论 QCA 结果如何，都应做进一步处理；*FFR* 在 0.75~0.89 之间，PTCA 成功，但结果不理想，6 个月再狭窄率约 30%，尽管 QCA 结果满意，也应考虑支架植入或其他的处理；*FFR*≥0.90 从功能意义上讲 PTCA 非常成功，若 QCA 残余直径狭窄≤35%，没有 C 形以上夹层存在，6 个月和 24 个月临床再狭窄率只有 12%和 16%，故不需支架植入。在支架术后，*FFR*＜0.90，提示结果不理想，支架开放不完全；*FFR*≥0.90，结果可被接受，近 85%的病例可获得这种结果；*FFR*≥0.96，提示支架远期效果较好，但这种结果仅在 30%~40%的病人中可获得。

五、评价侧支循环血流量

冠脉侧支是连接不同血管间的网状血管结构，大冠脉无严重狭窄存在时呈关闭状态，当冠脉血管有严重狭窄或闭塞发生时，在压力阶差、血管剪切力、血管生长因子等多种因素的刺激下，侧支血管进一步生长开放，使来自正常冠脉的血流进入狭窄冠脉支配区域，减少该区域的缺血程度。因此，心肌血流量是冠脉和侧支血流量的总和，冠脉血流量并不等于心肌血流量。对于病人来说，无论冠脉狭窄程度如何，只要心肌血流量能满足心肌的代谢需要就已足够。冠状动脉造影可显影侧支血管的发生情况，但不能定量评价侧支循环的血流量。研究证实，目前只有冠脉内压力测量允许定量评价侧支循环的血流量。在介入治疗术中，在球囊充气完全阻塞管腔时记录到的远端血管内压力，为冠脉边缘压，根据公式计算，能反映侧支循环的血流量。研究发现，当冠脉闭塞时，若侧支循环能提供心肌正常流量的 25%~30%的血液供应，则阻塞冠脉区域的心肌的静态血流将受到很好地保护。一组 120 例单支冠脉病变三级稳定型心绞痛患者在介入治疗期间接受侧支血流量的测量，119 例获得成功，结果发现：球囊充气期间 ECG 有缺血的 90 例病人中，87 例的 Qc/Q^N ≤28%，而无缺血的 29 例病人的 Qc/Q^N 均＞24%，即 Qc/Q^N＞28%时 88%的患者无 ECG 缺血表现，而 Qc/Q^N＜24%时总是伴有缺血发生。*Pw* 在 29mmHg 时可分开缺血的存在与否，但重叠范围比 Qc/Q^N 大。若忽略 *Pv*，用 *Pw/Pa* 值区分有无球囊充气期间的缺血，临界值为 0.30，且重叠范围很小。在平均 16 个月的随访中，16 例有缺血事件复发，其中 15 例当初 Qc/Q^N＜24%或 *Pw/Pa*＜0.30，仅有 3 例有造影可见的≥2 级的侧支。*Pw/Pa*≥0.30 提示心肌缺血受保护的阳性和阴性预测值约为 90% VS 84%。现有的资料提示压力导丝对侧支血流量的定量评价很容易在介入术中进行，不受年龄、血压和其他血流动力学状态的影响，有很好的重复性，若 *Pw/Pa*≥0.30，则 5 年的临床事件率比 *Pw/Pa*＜0.30 者低 5 倍。

通过压力测量定量测量侧支循环血流量对基础和临床科研十分重要，日本学者用此方法在糖尿病和非糖尿病患者中发现，在冠脉同等程度狭窄存在时，糖尿病者的侧支血流量明显低于非糖尿病者。

值得注意的是，侧支循环血流量只有在介入治疗术中进行，为减少误差，尽量同时测定 *Pv*，静脉内给予血管扩张药获得满意的心肌最大充血状态。

六、特殊状态下 *FFR* 的应用

1. 心肌梗死后的 *FFR*：*FFR*≥0.75 能否确定或排除心肌梗死后残余存活心肌的存在尚不清楚。心肌梗死后，由于心外膜或阻力冠脉不适当地收缩，远端血管床的栓塞，阻力血管的顿抑和微血管的部分闭合，可导致梗死区域的基础和充血相血流量降低，因此，有两个问题应引起注意：① 在梗死相关血管直径不变的情况下，支配区域的心肌肌块减少。② 梗死区域阻力血管功能失调可能会减弱最大充血反映。这样，心肌梗死发生后，跨狭窄的压力阶差比梗死前小和 *FFR* 比梗死前高，导致对狭窄功能严重程度的低估。但是，残余存活心肌的 *FFR* 应是狭窄存在时的最大流量与无残余狭窄时的最大流量比值，基本条件是存活心肌，而不是坏死心肌，也就是说应决定 *FFR* 在哪一界限值将提示残余心肌缺血的存在。一组研究将 27 例心肌梗死至少 5 天的病人，在 PTCA 前后用 SPECT 与 *FFR* 作了比较，结果发现所有 SPECT 提示有心肌缺血的病人，*FFR* 均<0.75，而所有 SPECT 阴性的病人，*FFR*≥0.75，敏感性、特异性、阳性预测值和阴性预测值为 81%、85%、77%和 87%。当只考虑真正阳性的 SPECT 病人时，*FFR* 的阴性预测值增加到 96%。这一研究提示：心肌梗死后梗死相关动脉的 *FFR*≥0.75 可以排除可逆性心肌缺血（敏感性 85%，阴性预测值 87%）；FFR_{myo}<0.75 常可提示（但不总是）残余心肌缺血（敏感性 81%，阳性预测值 77%）。也就是说，心肌梗死后，充血相梗死相关动脉内明显的跨狭窄压力阶差存在时，可能提示有存活心肌存在，介入处理后心功能会得到一定程度的恢复。

2. 左室肥厚病人的 *FFR*：左室肥厚时，血管床的增加与肌块的增加并不成比例，导致心肌血管床的正常流量储备将降低，*FFR* 的临界值 0.75 可能并不适合于判断左室肥厚时心肌有无缺血的发生，也许 *FFR* 的临界值更高。因此，在有严重左室肥厚存在时，解释 *FFR* 的意义应慎重。

3. 单支冠脉内多处狭窄功能意义的评价：在单支冠脉内有多处狭窄存在时，冠脉内压力测量不仅能决定多个狭窄共同对最大血流量的影响，而且能区分每个狭窄对血流量降低的独立影响程度。图 34–5 示前降支内有 *A* 和 *B* 两个狭窄，直观上狭窄 *A* 的 *FFR=Pm/Pa*，狭窄 *B* 的 *FFR=Pd/Pm*。然而，流体力学理论提示，跨某一狭窄的血流量会受另一狭窄存在的影响。假设另一狭窄不存在，狭窄 *A* 和 *B* 预测的 *FFR* 应计算为：

$$FFR(A)_{pred}=\frac{Pd-(Pm/Pa)\ Pw}{Pa-Pm+Pd-Pw}$$

$$FFR(B)_{pred}=1-\frac{(Pa-Pw)\ (Pm-Pd)}{Pa\ (Pm-Pw)}$$

当狭窄 *B* 或 *A* 真不存在时，*A* 和 *B* 的真正的 *FFR* 应是：

$$FFR\ (A)_{true}=Pm'\ /\ Pa'\ =Pd'\ /\ Pa'$$

$$FFR\ (B)_{true}=Pd'\ /\ Pm'\ =Pd'\ /\ Pa'$$

Pa'、*Pm'*、*Pd'* 代表当一个狭窄被完全解除后在相应部位测得的充血相压力。动物实验和临床研究证实：第二个狭窄的存在会导致对第一个狭窄功能严重程度的低估，远端狭窄对近端狭窄的影响比近端对远端狭窄的影响更明显。FFR_{pred} 和 FFR_{true} 间有很好的相关性（*r*=0.93）。压力导丝的这种功能对确定罪犯病变或在弥散病变时通过 pull–back 曲线决定限局性罪犯部位有独特的作用（见图 34–6）。

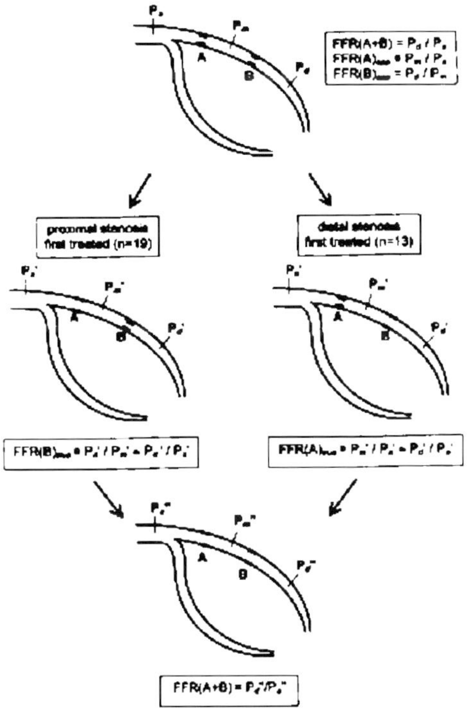

图 34–5　多处病变 FFR 的测量

七、压力导丝及 *FFR* 测量的安全性

对有介入治疗经验的医生来说，压力导丝的使用无论是在诊断导管中还是在介入治疗中都是安全的。腺苷等冠脉血管床扩张药物的应用也只有很少并很轻微的不良反应，常在停药后的 1~2 分钟内消失。我们在 44 例 53 支冠脉中应用的结果证实

了压力导丝的安全性，其中，51 支血管病变可直接用压力导丝通过。静脉腺苷输注使 12 例发生短暂房室传导阻滞，1 例短暂窦性停搏，均在停药后 10~30 秒内自行恢复。

第五节 结论与展望

综上所述，可得出如下结论：① 冠状动脉血流测量可有效地用于冠脉生理功能的评价，技术上安全可行，在评价冠脉临界病变的严重程度、介入治疗的近远期疗效和研究冠脉微循环几方面有重要作用；② 血流动力学明显的狭窄应该是 $FFR<0.75$；③ 根据 *FFR* 决定临界病变的治疗策略是安全可行的；④ 介入治疗术后理想的生理功能恢复，预示有较好的近远期疗效，即 PTCA 术后 $FFR>0.90$，支架术后 $FFR\geqslant 0.96$；⑤ 侧支流量分数，$Pw/Pa>0.30$ 提示缺血心肌受到较好地保护。2005 年 ACC/AHA PCI 治疗指南中建议：在有心绞痛冠脉造影 DS 30%~70%的病人，Dopplar 和冠脉内压力测量可被用于评价狭窄生理功能的严重程度，并可替代无创性张力试验（Ⅱa/B）；用于评价 PCI 的成功，以生理功能的恢复程度预测再狭窄的风险（Ⅱb/C）；用于评价有心绞痛但无造影明显的罪犯病变（Ⅱb/C）。

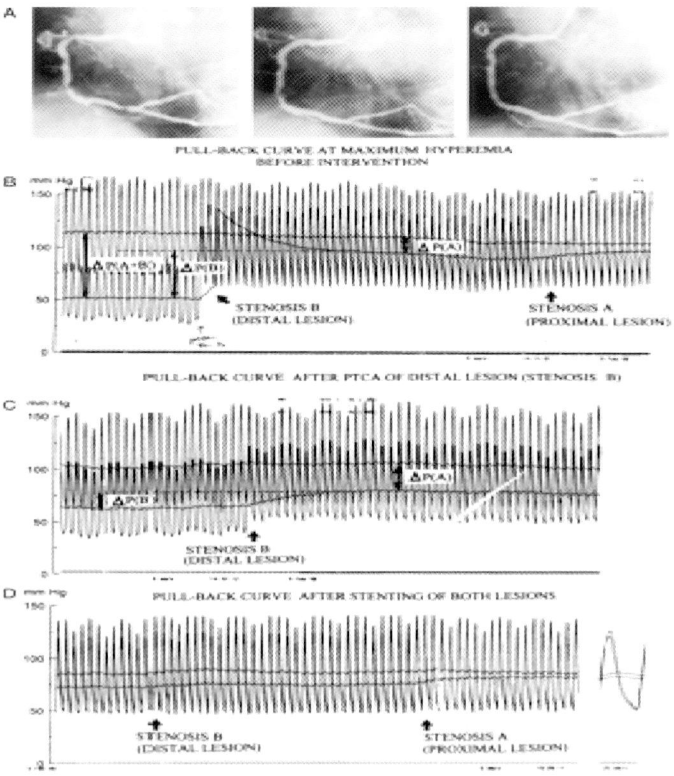

图 34-6 单支多处或弥散病变 pull-back 曲线

以压力导丝和冠脉内压力测量为基础的研究，未来可能在以下几方面有所发展：① 压力导丝的技术改进，使其在操作技术特征和功能上进一步满足临床的需要；如压力—流量的同时测量，联合 *FFR* 和 *CFR*，评价整个冠脉树的生理或病理功能状态；② 通过指导判定介入终点或支架的理想植入，有望使介入治疗的再狭窄率降低和降低介入的价格；③ 作为工具，在冠脉循环生理和病理的基础和临床研究中发挥作用。

郭丽君 高 炜

第三十五章　冠心病存活心肌核素显像检测技术及临床意义

SPECT（single-photon emission computed tomography）和 PET（positron emission tomography）核素心肌显像可通过判断心肌细胞膜完整性、心室壁运动、心肌局部收缩功能、心肌代谢等变化来评估心肌存活状态，为临床冠心病缺血心肌血运重建术（revascularization）适应证的选择、疗效判断、预后评估提供有力依据。目前，这一技术已在国内外得到广泛的临床应用，成为临床判断缺血心肌活力的有效方法，乃至“金标准”。

第一节　心肌灌注显像

一、显像原理

经静脉注射可被正常心肌摄取和浓聚的心肌灌注显像剂，当显像剂到达心肌时，心肌摄取和浓聚显像剂的量的多少与局部心肌的血流灌注量和心肌细胞膜的完整性密切相关。当局部心肌血流供应出现障碍，心肌细胞受损时，其摄取和浓聚能力降低，甚至丧失，致使病变区域的显像剂分布减低或缺损。采用核素心肌平面、断层显像和门控显像技术，观测显像剂分布和室壁运动状态可判断缺血心肌部位、范围、存活状态。

二、常用显像剂

1. ^{201}Tl

^{201}Tl（^{201}铊）是 K^+ 的类似物，依赖于心肌细胞膜上的 Na^+-K^+-ATP 酶进入细胞内。^{201}Tl 首次通过冠脉循环时，约总摄取量的 85%被存活心肌细胞摄取，此过程与心肌血流灌注状态有关。在随后的 2 ~ 4 小时或 24 小时，^{201}Tl 在心肌内的浓聚的量与心肌细胞的存活状态密切相关。

2. ^{99m}Tc-MIBI

^{99m}Tc-MIBI（^{99m}Tc- 甲氧基异丁基异腈，^{99m}Tc-sestamibi，^{99m}Tc-MIBI）是一种脂溶性、正一价的小分子化合物，静脉注射后通过被动扩散进入正常存活心肌细胞，约 90%经主动转运机制浓聚于线粒体中，首次通过摄取率约占总摄取量的 65%。心肌细胞膜和线粒体膜的完整性及线粒体的功能状态与 ^{99m}Tc-MIBI 在心肌细胞内的浓聚密切相关。

三、常规显像类型和方法

1. 显像类型

（1）平面显像：常规取前后位、左前斜位 45° 和左前斜位 70° 三个体位，必要时加做左侧位和右前斜位 30° 。有时为减少膈肌对下壁的组织衰减，也可在能耐受的患者中加做右侧位和俯卧位。

（2）断层显像：采集时探头尽量贴近胸壁，从右前斜 45° 起始至左后斜 45° ，旋转 180° ，一般采取步进采集，每 6° 一帧，每帧采集时间为 40~60 秒，共 30 帧。

（3）门控采集：以心电图中的 R 波为心动周期的起点，到下一个 R 波出现作为终点，将每个心动周期划分为 n 个时间段，在每一时间段开始时刻启动一次采集门，这样一个心动周期就会形成 n 帧图像。分别将各个心动周期中的第 1 帧图像顺次累积一遍计数，直到总计数满足要求并可获得较好的图像质量为止。第 2 帧至第 n 帧图像也按此方法顺次累加，这样就可以获得从舒张期—收缩期—舒张期的系列图像，这种采集方式称为多门控采集（图 35-1）。

2. 显像方法

（1）^{201}Tl 显像

① ^{201}Tl 负荷 / 静息—延迟心肌灌注显像：患者检查当日空腹，并依据选择的负荷方法进行检查前准备。当达到负荷标准时，静脉注射 ^{201}Tl 74~111MBq。5~10 分钟后进行“即刻”的平面或断层显像，2~4 小时后再以同样的条件进行“延迟”显像。以相同的条件对两次显像进行图像处理和分析。如患者存在做负荷试验的禁忌证，可直接作静息显像，2~4 小时后再行延迟显像。

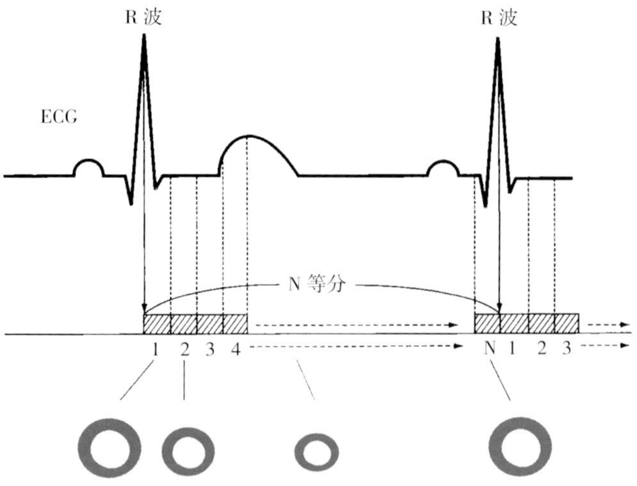

图 35-1 心肌灌注多门控采集示意图

② ^{201}Tl 负荷 / 静息—延迟—24 小时延迟心肌灌注显像：由于有一部分缺血严重但仍存活的心肌摄取 ^{201}Tl 的能力明显低下，需要更长的时间等待正常心肌清除更多的 ^{201}Tl 后，才能在显像上显示出显像剂分布。因此，当常规 ^{201}Tl 负荷 / 静息心肌灌注显像所示的放射性减低或缺损区在 2~4 小时延迟显像中不见再分布时，可在 24 小时后再次进行延迟显像，以评价这类心肌的活性。

③ ^{201}Tl 负荷 / 静息—延迟—再注射心肌灌注显像：由于在 24 小时延迟显像中，大部分 ^{201}Tl 已被心肌清除，难以保证图像有足够的信息量。当 ^{201}Tl 负荷 / 静息心肌灌注显像在 2~4 小时延迟显像中不见再分布时，也可再次静脉注射 ^{201}Tl（37MBq），15~30 分钟后进行再注射显像。因为此时处于静息状态，严重缺血但存活的心肌摄取 ^{201}Tl 的能力较负荷情况下好，且再注射后血液中 ^{201}Tl 的浓度增加，故原缺损区或减低区的放射性会有较明显的增加；而已经丧失活力的心肌则不会有这种表现。

④ ^{99m}Tc- MIBI 显像：负荷—静息心肌灌注显像：a. 两日法。患者检查当日空腹，并依据将要进行的负荷方法的要求进行检查前准备。当达到负荷标准时，静脉注射 ^{99m}Tc-MIBI 555~740MBq，30 分钟后进食脂餐（牛奶或油煎鸡蛋），1.5~2 小时后进行平面或断层显像。负荷心肌灌注显像正常者可不作静息显像，否则第 2 天行静息显像，显像剂剂量、采集条件和处理分析图像的方法应尽量保持一致。b. 一日法。一般先做静息显像，病人按要求做检查前准备。在静息状态下静脉注射 ^{99m}Tc-MIBI 259~370MBq，30 分钟后进食脂餐，1.5~2 小时后进行平面或断层显像。在静息显像后 3 小时进行负荷显像，当达到负荷标准时，静脉注射 ^{99m}Tc-MIBI 555~740MBq，30 分钟后进食脂餐，在再次注射显像剂后 1.5~2 小时后进行平面或断层显像。

四、介入试验

为更有效地检测缺血心肌的存活状态，可用介入试验进一步检测存活心肌。

1. 硝酸异山梨醇酯介入试验

（1）原理：通过硝酸异山梨醇酯（isosorbide dinitrate，ISDN）扩张冠状动脉，改善心肌尤其是缺血心肌的血流量，提高对存活心肌的检出率。

（2）方法步骤：①检查前记录心率、血压和 12 导联心电图。②建立静脉通道，用微量输液泵给药。从 60μg/min 开始给药，维持 3 分钟，递增剂量为 60μg/min，最大量可达到 600μg/min。③最大剂量维持 10 分钟后静脉注射显像剂，并继续给药 5~10 分钟。④每次递增药物前测量血压、心率并监测心电图变化，试验后心电图与给药前心电图进行比较。

2. 舌下含服硝酸甘油介入试验

舌下含服硝酸甘油介入试验与 ISDN 介入试验作用原理相似，方法简单，但效果稍差。检查前测量患者血压与心率，舌下含服硝酸甘油 0.6~1.2mg（以 60kg 体重为界），5 分钟后静脉注射显像剂。

3. 小剂量多巴酚丁胺与舌下含服硝酸甘油联合介入试验

检查前测量患者血压与心率，从 5μg·kg⁻¹·min⁻¹ 开始静脉滴注多巴酚丁胺，5 分钟后增至 10 μg·kg⁻¹·min⁻¹，同时嘱患者舌下含服硝酸甘油 1mg，并维持静脉滴注 10 分钟。含服硝酸甘油 5 分钟后，静脉注射显像剂。

4. 胰岛素介入试验

胰岛素可促进糖原代谢，提高细胞膜上 Na^+–K^+–ATP 酶活性，促使心肌细胞摄取 ^{201}Tl。故静脉注射葡萄糖—胰岛素—KCl 混合液（GIK）或静脉注射葡萄糖刺激内源性胰岛素生成后，在 ^{201}Tl“延迟”显像中出现了更多的再分布现象，提高了检测存活心肌的灵敏性。由于胰岛素介入和硝酸酯类介入检测存活心肌的机制完全不同，两者联合应用可对心肌活力的测定有明显帮助。

五、图像分析

1. 平面心肌显像图像

（1）正常图像：由于正常左室心肌厚度约为右室心肌的 3 倍，导致显像剂的分布量也有较明显的差异。因此，右室心肌在静息心肌灌注显像图上一般不显影。左室心肌显影清晰，显像剂分布大致均匀，但心尖部由于心肌较薄，显像剂分布可稍稀疏（图 35–2）；膈肌的衰减常使前位下壁心肌显像剂分布低于前侧壁；乳房的衰减作用可使左侧位前壁上部及 LAO45° 的后侧壁上部显像剂分布减低。还有部分正常人左侧位可见心脏乳头肌显影，表现为从前、下、后壁向心室腔突出的局限性显像剂浓聚影。如在静息心肌显像上见到右室心肌显影时常提示右室负荷增高，右室肥大。在负荷状态下，由于右室心肌血流相应增加，可见左心室右侧有弧形淡影。

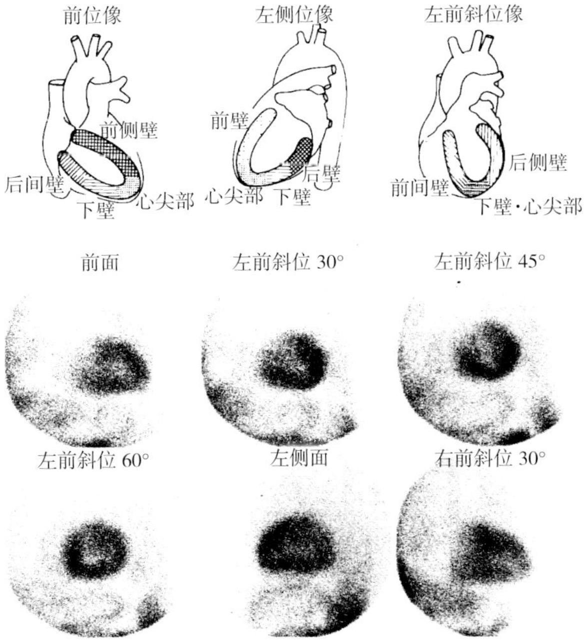

图 35–2　心肌投影示意图和正常平面显像图

由于冠状动脉具有节段性供血的特点（各个分支供应不同区域的心肌血流），可根据冠状动脉分支供血区域和心肌节段的解剖关系，通过评估灌注显像中出现显像剂分布稀疏、缺损的室壁节段可以推测冠状动脉的病变部位。

（2）异常图像

①显像剂分布异常的类型。在分析平面显像时，同一心肌节段在 2 个或 2 个以上体位的显像上出现显像剂分布稀疏或缺损时，表明该局部心肌存在缺血。a. 静息显像图上见到某心肌节段显像剂明显稀疏或缺损而延迟或介入显像图上显像剂分布明显或完全改善，表明该心肌活力良好；b. 若延迟或介入显像图上显像剂摄取增加但仍然低于正常，表明活力心肌与梗死并存；c. 若延迟或介入显像图上无填充，多提示心肌梗死或瘢痕形成；d. 在负荷或静息显像上表现为心肌壁内显像剂分布弥漫性不均匀，呈不随心肌节段性分布的“花斑样改变”，多见于心肌病或心肌炎。

②室壁厚度和心室腔大小变化。观察室壁厚度和心室腔大小也有助于疾病的诊断。室壁增厚常见于肥厚型心肌病和高血压病引起的心肌继发改变。室壁变薄则可见于扩张型心肌病。负荷试验后左室腔暂时性扩张是冠心病患者处于高危状态的指标之一，其发生机制目前认为是：由于左室心内膜下心肌灌注主要发生在左心室舒张期，当负荷增加时，心率加快，左心室舒张期缩短，病变冠脉的自身调节作用已接近最大限度，其所供应的内层心肌血流灌注不能相应增加反而减少，导致左室心内膜下心肌弥漫性血流灌注减低，引起的短暂性收缩功能障碍。

③半定量分析。以肉眼观察心肌内显像剂分布多少为依据进行判断可将显像剂分布异常划为 5 级：0= 分布正常，1= 轻度减低，2= 中度减低，3= 明显减低，4 = 缺损。轻度减低为显像剂分布似有减少，但与

正常分布区分界不明显。明显减低为显像剂分布明显减少，与正常分布区有清楚分界。2 级以上的显像剂分布改变有诊断意义。

④肺摄取指数。肺摄取指数为肺部像素平均计数除以左室壁像素平均计数，反映了肺摄取显像剂的相对量。当存在多支冠状动脉病变及 LAD 严重狭窄时，可造成左室功能明显降低、左室顺应性差及左室充盈压增高，从而导致肺内摄取显像剂增加。所以，肺摄取指数增高是患者处于高危状态、预后不良的指标之一。

2. 断层心肌显像图像

（1）图像的重建：按心脏本身的长、短轴得到下述 3 个方向的断层图像（图 35-3）。

（2）正常断层图像

①短轴图像。垂直于心脏长轴自心尖向心基底部行断层。心肌呈环形，中心空白区为心室腔。由于膈肌的衰减，下壁的显像剂分布常略低于前壁。侧壁的显像剂分布常略高于间壁。间壁近基底部为膜部，呈显像剂分布缺损区。

②垂直长轴图像。自心尖纵贯心基底部，切面从室间隔向外侧壁行上下切割而成，切面呈横位马蹄形。前壁和下壁可由于乳房或膈肌组织的衰减作用可见不同程度的显像剂分布减淡。

③水平长轴图像。自心尖纵贯心基底部，切面从下部的心脏膈面向上部的前壁行左右切割而成，切面呈直立和倒立马蹄形。间壁显像剂分布低于侧壁，近心基底部的膜部呈显像剂分布缺损区，常使间壁的长度短于侧壁。心尖部由于心肌较薄，有时可见较明显的显像剂分布减低，见影像图 35-1。

（3）异常图像：判断断层心肌显像异常的原则是同一心肌节段在两个不同方向的断面上出现连续 2 个或 2 个以上层面的显像剂分布异常，余同平面心肌显像，见图 35-2、图 35-3。

（4）定量分析

①半定量分析：同平面心肌显像。

②极坐标靶心图（polar bull' s eye plot，简称靶心图）是目前常用的心肌灌注断层显像的定量方法。在重建心肌短轴断层图像后，对其中一幅图像确定左心室腔中心点，由此向心室壁生成 36 个扇区，计算每个扇区放射性相对计数最大值，作出该扇区角度和该区计数最大值的散点函数分布图，即最大计数圆周剖面圈。每一短轴断面生成一个圆周剖面圈，按同心圆方式从心尖部至基底部排列，圆心为心尖部，外周为心基底部，形成了左室展开后的全貌平面图。以不同颜色或色阶显示各个室壁部位的相对

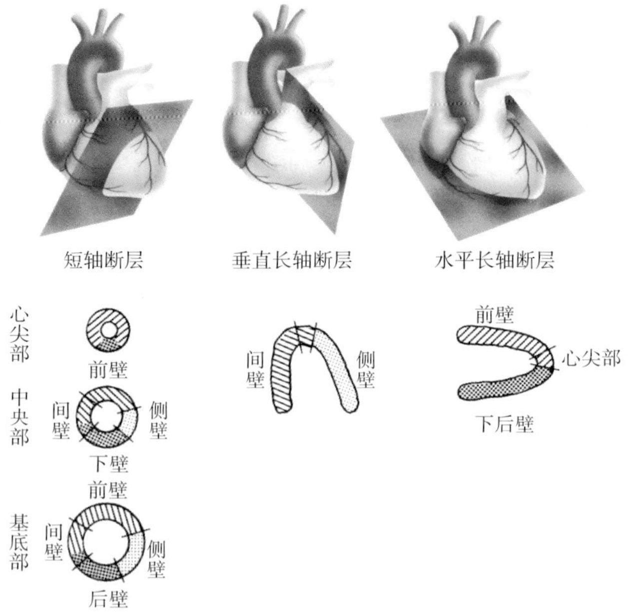

图 35-3 心肌灌注断层显像示意图

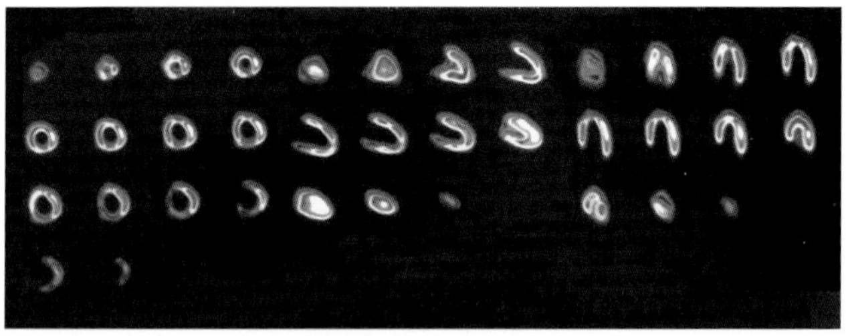

影像图 35-1 正常心肌灌注断层显像图像。

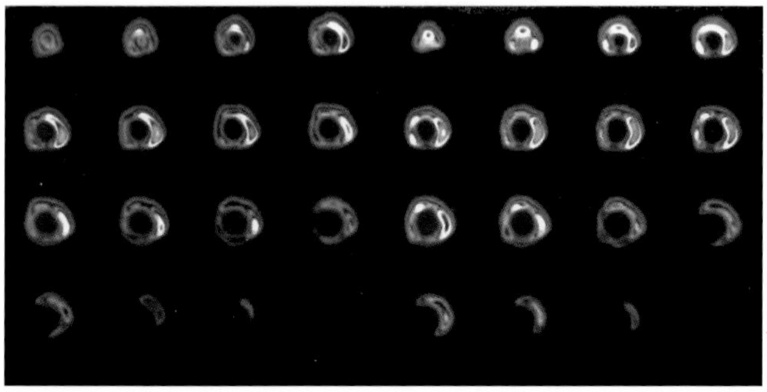

影像图 35-2 缺血心肌静息和含服硝酸甘油介入显像。

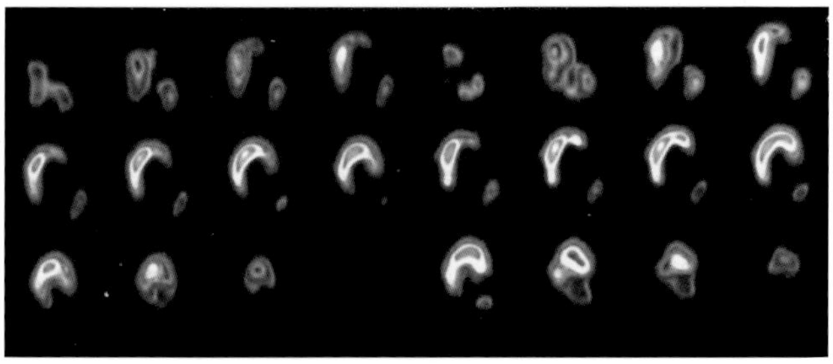

影像图 35-3 梗死心肌静息和含服硝酸甘油介入显像。

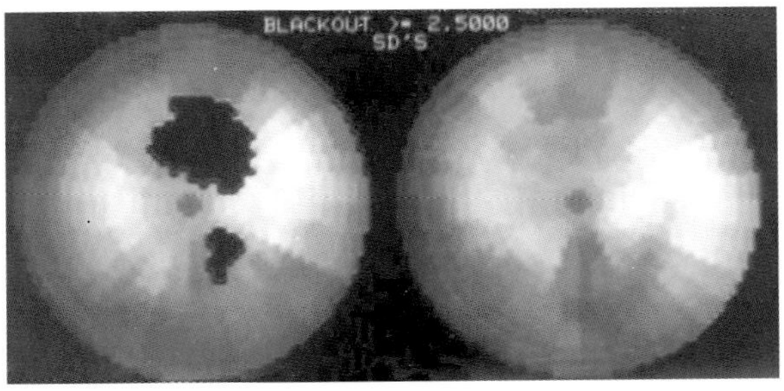

影像图 35-4　正常人靶心图。

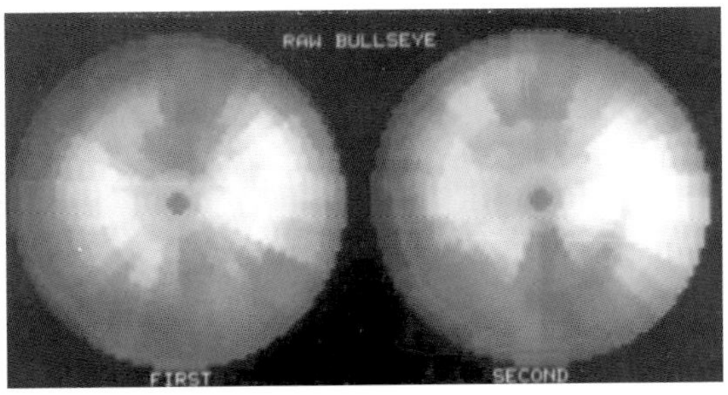

影像图 35-5　心肌缺血病人靶心图。

放射性百分计数值，比较负荷与静息显像靶心图。也可对靶心图上各部位的放射性计数与正常值比较，凡低于正常值 2 个标准差的病变部位则用黑色表示，即变黑图（blackout），见影像图 35-4、影像图 35-5。

3. 门控心肌灌注显像

门控心肌灌注断层显像可获得心动周期不同时相的心肌收缩期和舒张期断层图像。由于舒张期图像心室腔较大，心室壁较薄，能更好显示常规断层图像难以分辨的心肌灌注异常。不仅可灵敏、准确地反映心肌局部血流灌注改变，而且可在评价心室功能、运动方面提供准确、可靠的定量指标（影像图 35-6）。

（1）判断局部室壁运动：门控心肌断层重建处理后可获得心肌不同时相的断层图像，按照舒缩次序将多帧断层图像在计算机屏幕上进行动态显示，可评价心肌各节段收缩和舒张的情况，用室壁运动图和几何方法测定心室腔的轴缩短率可以观察心室壁的运动方向和运动幅度。据此将室壁运动分为运动正常、运动减弱、无运动及矛盾运动（反向运动）四种，并能观察心室腔随心脏搏动的形态变化（影像图 35-7）。

（2）心室壁收缩功能评价：心室壁运动包括向心运动和心室壁本身的增厚。由于门控心肌断层显像时，收缩、舒张图上的局部心肌显像剂分布的变化是心室壁增厚的直接结果，利用收缩末期（ES）、舒张末期（ED）室壁放射性计数的变化计算室壁增厚率（STR）＝（ES－ED）/ED×100%，评价心室壁心肌局部收缩功能，评估活力心肌（影像图 35-8）。研究显示，在冠状动脉缺血引起的心肌运动异常中，局部心室壁增厚的异常早于室壁向心运动的异常，计算 STR 可以更早地发现心室功能的变化，而且 STR 与局部心肌代谢的相关性良好，可以用来评价心肌存活。

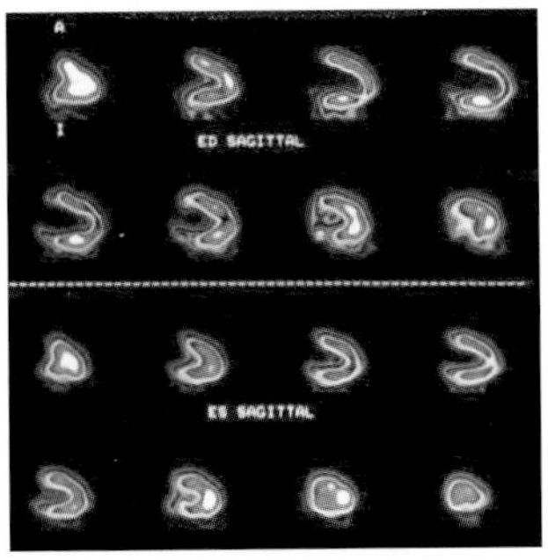

影像图 35-6　正常人门控心肌断层图像。第一、二排为舒张期心肌断层图像，第三、四排为收缩期心肌断层图像。

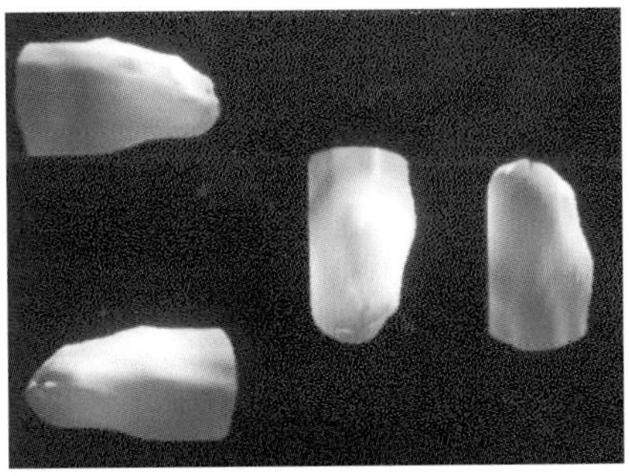

影像图 35-7　正常门控心肌灌注断层显像室壁运动图。

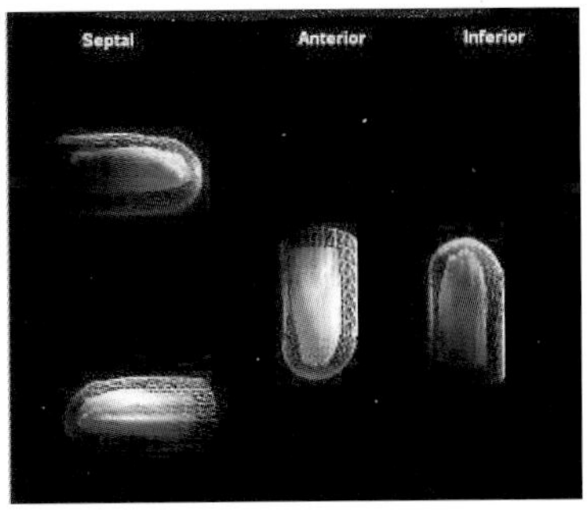

影像图 35-8　正常心肌室壁舒缩变化图。

（3）心室功能评价：在门控心肌断层显像重建后的图像上，利用计算机的自动勾边技术勾画左室的心腔轮廓，使用三维拟合或二维数学模型推导，先求出左心室舒张末期容积（EDV）和左心室收缩末期容积（ESV），可计算左室射血分数（LVEF）＝（EDV－ESV）/ EDV×100%，左室收缩分数（LVCF），舒张末期容积（EDV），收缩末期容积（ESV），每搏输出量（SV）（影像图 35-9）。

六、临床应用与评价

1. 评估心肌活力

由于 ^{201}Tl、^{99m}Tc-MIBI 心肌灌注显像反映心肌细胞生物膜的完整性，所以，心肌能否摄取和浓聚 ^{201}Tl、

^{99m}Tc-MIBI 可提示心肌细胞存活状态，可为临床相关治疗的适应证的选择和疗效评价提供有力依据。前面介绍的 ^{201}Tl 24 小时延迟显像、^{201}Tl 再注射显像、ISDN 和舌下含服硝酸甘油等介入试验是较好的评价心肌存活的有效方法。如在这些显像中见到完全可逆性显像剂分布缺损或稀疏则提示心肌存活（影像图 35-10）；显像剂分布中度减低者则可能有部分存活心肌，这部分患者在术后的恢复程度上有所不同；如在这些显像中见到不可逆性显像剂分布缺损或稀疏则提示心肌丧失活力（影像图 35-11）。虽然上述检查结果与目前认为是评价存活心肌的“金标准”PET 检测结果比较，可低估存活心肌的存在，但预测准确性仍可达到 60%~80%。

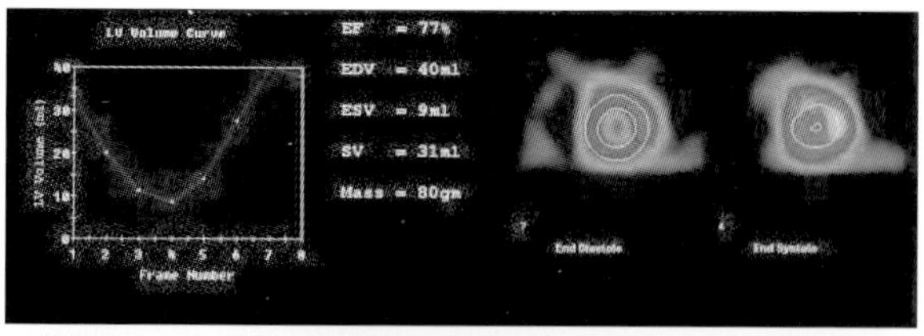

影像图 35-9　门控心肌灌注断层显像功能评价。

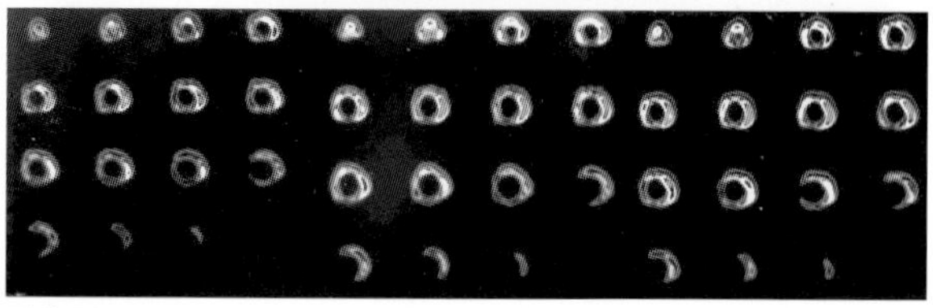

影像图 35-10　心肌介入显像评价心肌活力。左图为 PTCA 术前静息 ^{99m}Tc-MIBI 显像，中图为含服硝酸甘油介入 ^{99m}Tc-MIBI 显像图，右图为 PTCA 术后静息 ^{99m}Tc-MIBI 显像。

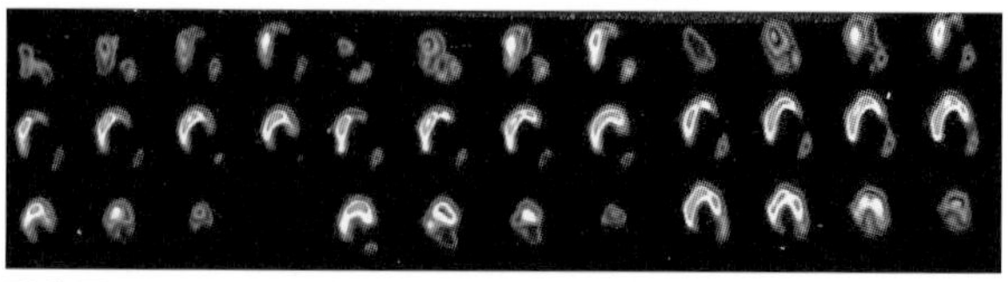

影像图 35-11　心肌介入显像评价心肌活力。左图为 PTCA 术前静息 ^{99m}Tc-MIBI 显像，中图为含服硝酸甘油介入 ^{99m}Tc-MIBI 显像图，右图为 PTCA 术后静息 ^{99m}Tc-MIBI 显像。

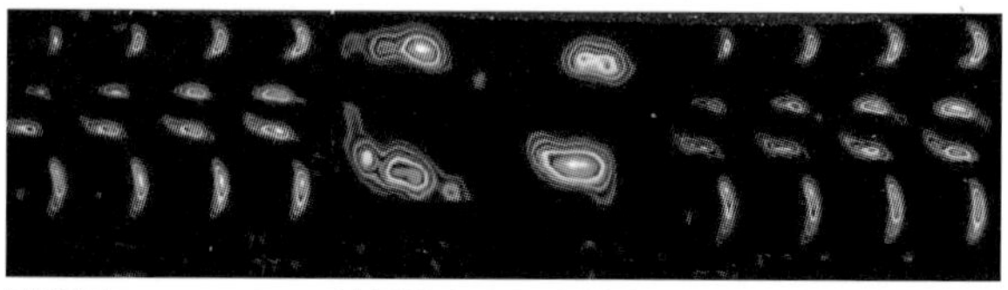

影像图 35-12　STR 判断缺血心肌有活力，PTCA 术后缺血心肌恢复良好。

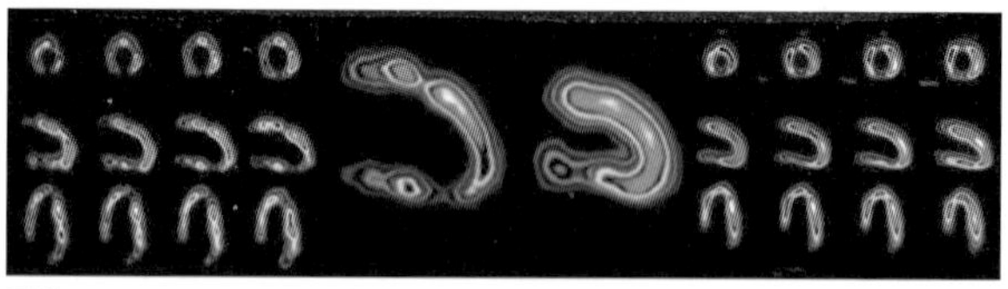

影像图 35-13　STR 判断缺血心肌丧失活力，PTCA 术后几无恢复。

^{99m}Tc-MIBI 门控心肌灌注显像时，收缩—舒张图像上心肌显像剂分布的变化反映心肌舒缩情况。在评估心肌灌注的同时，通过计算 STR 和门控采集观察负荷前后室壁运动的变化也可用于评价心肌活力，进一步提高核素显像技术对存活心肌的评估能力。STR 是目前较常用的评价定量参数之一。有学者对 260 个显像剂分布缺损节段行 STR 测定，结果显示 108 个节段有室壁运动，提示其尚有活力。行冠脉血运重建术后，108 个节段中的 68.8% 显像剂分布改善（见影像图 35-12、影像图 35-13）。

运动负荷门控断层显像显示的左室局部室壁运动的情况对于评价“顿抑”心肌具有很好的灵敏度和特异性。通过比较静息和负荷后的门控图像可以观察到由负荷诱发的新的室壁运动异常提示心肌“顿抑”。这种运动低下状态的机制至今尚未完全了解。一种假说认为，再灌注时自由基对心肌的损伤作用导致心肌细胞中肌丝对 Ca^{2+} 的敏感度下降，而产生“顿抑”现象。有学者使用二日法运动 / 静息门控 ^{99m}Tc-MIBI 断层显像测量轴缩短率进行室壁运动分析，正常心肌部位运动后和静息轴缩短率分别为 0.3 ± 0.12 和 0.32 ± 0.13，差别为 0.02 ± 0.09，而缺血心肌运动和静息缩短率分别为 0.25 ± 0.14 和 0.39 ± 0.14，差别为 0.14 ± 0.15，说明运动负荷后的心肌“顿抑”现象明显降低室壁运动。

2. 疗效评价

在疗效评价方面，术后早期如缺血心肌显像剂分布明显增加，室壁运动改善，提示血运重建成功。有时因为术后早期只有部分冠状动脉血流储备能力恢复正常和“冬眠”心肌与“顿抑”心肌的存在，心肌灌注显像和心肌功能可随着时间的推移逐步改善。一般认为，最明显的改善时间在术后 3 个月，术后 6 个月后没有明显的进一步改善。

在观察溶栓疗效方面，可在溶栓前注射显像剂 ^{99m}Tc-MIBI，然后马上开始溶栓治疗，2~4 小时后再显像时反映的是溶栓前的血流灌注情况，24 小时后重复进行显像以观察疗效。两次显像比较，如溶栓前显像所示的显像剂减低区或缺损区面积减少、显像剂减低的程度减轻，表示取得疗效。24 小时影像不见好转并不意味抢救失败，可能是再通后出血或血肿所致，需 1~2 周后复查，而“顿抑”心肌局部室壁运动的恢复可能需要更长的时间。

第二节　心肌代谢显像

一、^{18}F-FDG 心肌代谢显像

1. 显像原理：^{18}F-FDG（^{18}F- 氟代脱氧葡萄糖，^{18}F-2-fluoro-2-deoxy-D-glucose）心肌代谢显像是目前临床常用的心肌代谢显像方法。在心肌能量代谢中，游离脂肪酸（FFA）、葡萄糖、乳酸、丙酮酸、氨基酸等均可作为心肌的能量底物。在不同情况下，心肌能量底物选择有赖于上述物质各自在血中浓度以及当时的生理状态。正常生理条件下，静息、禁食状态时，心肌以 FFA 作为主要能量底物；在进食或葡萄糖负荷状态下，由于血糖增高刺激胰岛素的分泌，促进了心肌对葡萄糖的摄取及利用，同时抑制心肌对 FFA 的 β 氧化，促进其以甘油三酯的形式沉积于脂肪细胞，从而降低血中 FFA 浓度，使葡萄糖成为心肌的主要能量底物；运动时，乳酸水平的明显增加使其成为心肌代谢的主要底物；心肌缺血、缺氧时，心肌细胞供氧量明显减少，心肌收缩功能减低，葡萄糖无氧酵解增加，FFA 的 β 氧化受抑制，ATP 水平下降，AMP 水平增高，肌酐水解释放的无机磷酸增加使磷酸果糖激酶的活性增加。由于葡萄糖的氧能转换效率最高，此时，即使空腹状态下缺血心肌也以葡萄糖为主要能量底物，因此，缺血部位心肌的葡萄糖代谢活动增强。如果缺血进一步加重，心肌细胞坏死，代谢则完全停止。^{18}F-FDG 为葡萄糖的类似物，其差别仅在于第二位的碳原子上的羟基被 ^{18}F 取代。^{18}F-FDG 在血液及组织中的转运与葡萄糖相似，二者都通过相同的转运载体进入心肌细胞，进入细胞内的 ^{18}F-FDG 被乙糖激酶催化变成 6-P-^{18}F-FDG，但由于结构上的差异，6-P-^{18}F-FDG 不能继续沿着葡萄糖途径继续向下代谢，同时由于 6-P-^{18}F-FDG 带负电荷，不能自由通过细胞膜，加之心肌细胞内的葡萄糖 -6- 磷酸酶活性很低，对 6-P-^{18}F-FDG 的脱磷酸作用微弱。因此，静脉注射的 ^{18}F-FDG 一旦进入到心肌细胞内即以 6-P-^{18}F-FDG 的形式滞留，通过探测 ^{18}Fβ^+ 衰变（$T_{1/2}$ 为 109.8 分钟）后湮灭辐射发出的一对 γ 光子（能量 511keV），即可知 6-P-^{18}FDG 所在位置与数量，获得局部心肌组织的葡萄糖代谢影像。由此可见，^{18}F-FDG 心肌显像有利于存活心肌的识别，即空腹时缺血心肌摄取 ^{18}F-FDG 增多，显示相对显像剂浓聚，坏死心肌则无显像剂分布；而检测梗死区中存活心肌时，多在糖负荷下进行，适量的葡萄糖负荷可刺激机体分泌适量胰岛素，增强存活心肌中的 ^{18}F-FDG 摄取，坏死心肌摄取 ^{18}F-FDG 缺损。

2. 检查规程

（1）病史采集：应注意了解病人是否患有糖尿病。如为糖尿病患者，应询问胰岛素的使用情况。

（2）检查前病人准备：

①普通病人的准备：注射显像剂前禁食至少 12 小时。测定空腹血糖水平，若 <8.3 mmol/L，病人口服葡萄糖 50g；若≥8.3mmol/L，则不需口服葡萄糖。检查前 72 小时查血钾，若有血钾变化征象，检查当天应继续复查。血钾正常为 3.5~5.0mmol/L，若低于 3.7 mmol/L，应停止检查。

②糖尿病病人准备：检查时病人血糖应低于 8.3mmol/L。检查前病人禁食早餐。若病人无法忍受饥饿或血糖 <4.9 mmol/L，可进食少量低 / 无脂糖类食物。若检查安排在下午，病人可食少量早餐，中餐禁食。

③显像剂注射、显像和重建：成人一般静脉注射 ^{18}F-FDG 370MBq。注药后病人仰卧并放松至少 20 分钟。注射 ^{18}F-FDG 45 分钟后进行图像采集。重建图像，生成短轴、水平长轴、垂直长轴图像及靶心图。

目前，^{18}F-FDG 显像评价心肌存活多采用改变心肌能量底物环境来提高心肌对 ^{18}F-FDG 的摄取，并结合心肌血流灌注显像加以判断。常用的方法有：①葡萄糖负荷法。是目前常使用的方法。于 ^{18}F-FDG 注射 1 小时前禁食状态下口服葡萄糖 50~100mg，使心肌的主要能量底物由 FFA 转为葡萄糖，心肌 ^{18}F-FDG 摄取增加。②正常血糖—高胰岛素钳技术。该方法通过调整胰岛素与葡萄糖静脉输入速度从而将血糖控制在一个稳定的水平（5mmol/L），是目前提高心肌 ^{18}F-FDG 摄取、改善图像质量的有效手段。本法受检者血糖稳定，使心肌 ^{18}F-FDG 摄取定量分析成为可能，糖尿病及糖耐量异常患者亦可得到高质量的图像，并可降低 ^{18}F-FDG 注射剂量或减少采集时间。其缺点是操作过于复杂，不适于临床常规使用。③烟碱类药物法。

口服烟碱类降脂药物，如乐脂平（acipimox）等，可在血糖无明显变化的情况下，使 FFA 浓度明显降低，心肌 ^{18}F-FDG 摄取明显增加，所得图像质量与使用高胰岛素钳技术基本相同。

二、^{11}C- 棕榈酸心肌代谢显像

^{11}C- 棕榈酸（^{11}C-palmitate）中的 ^{11}C 由医用回旋加速器生产，物理 $T_{1/2}$ 为 20.4 分钟，发射 γ 射线，棕榈酸亦称软脂酸。生理状态下，FFA 是心肌的主要能量底物，其中棕榈酸占血液中游离脂肪酸的 25%~30%，且心肌脂肪酸 β 氧化产生能量的 50%来自其中。^{11}C- 棕榈酸由静脉注射后，迅速被心肌细胞摄取（被动扩散形式），大部分通过 β 氧化进入三羧酸循环，最后代谢为 H_2O 和 CO_2，小部分以甘油二酯、甘油三酯和磷脂方式进入细胞脂池，并以典型的双指数规律从心肌中清除。PET 显像不仅可以显示 ^{11}C- 棕榈酸在心肌的分布状况，并可以通过动态显像获得 ^{11}C- 棕榈酸的心肌清除曲线，计算出利用参数和早期清除率。研究表明，^{11}C- 棕榈酸早期半清除时间与心肌的耗氧量呈负相关，与心肌内 β 氧化的终产物 CO_2 的生成速度呈正相关，因此，可灵敏地反映心肌功能状态及脂肪酸代谢水平，从而判断心肌活力。

正常人左室心肌 ^{11}C- 棕榈酸摄取均匀，早期清除快，半清除时间 $T_{1/2}$ 为 14 分钟左右。当心肌缺血时，脂肪酸 β 氧化减少，对 ^{11}C- 棕榈酸的摄取亦相应减少，早期清除时间延长，$T_{1/2}$ 延长至 30 分钟以上，局部的放射性分布呈稀疏或缺损，据此可对缺血或梗死心肌的情况加以判别。

三、^{123}I-BMIPP

^{123}I- 甲基碘苯脂十五烷酸（BMIPP）是近年来临床广泛使用的一种单光子心肌脂肪酸代谢显像剂。^{123}I-BMIPP 被心肌细胞摄取的机制与 ^{11}C- 棕榈酸相似，但因其分子 β 位上有一甲基侧链，使其在心肌细胞内的 β 氧化过程受到一定程度抑制，主要以合成甘油三酯的形式存在于细胞内，从而延长了在心肌细胞内的存留时间；另有少部分在细胞线粒体内进行 α 氧化。研究表明，BMIPP 在心肌内的滞留量与心肌局部血流灌注量及局部 ATP 含量、功能相关。应用成像仪器探测 ^{123}I-BMIPP 在心肌内的分布，可获得局部心肌血流灌注、脂肪酸代谢及线粒体数量、功能的相关信息。

正常心肌细胞内 ^{123}I-BMIPP 滞留时间较长，可满足临床断层显像的时间要求，且无游离碘释放，心肌显影清晰，显像剂分布均匀。心肌缺血时，心肌细胞对 ^{123}I-BMIPP 的摄取明显减少，反向弥散增加，影像表现为缺血区显像剂分布减低；在坏死的心肌组织中，^{123}I-BMIPP 摄取与心肌局部血流呈一致性严重减低，即使再灌注后心肌血流灌注得以完全或部分恢复，^{123}I-BMIPP 摄取量仍无明显变化，甚至由于反向弥散的增加导致其摄取量的进一步减低，可见坏死心肌是不能摄取和浓聚 ^{123}I-BMIPP 的，亦提示因缺血造成的局部心肌线粒体功能损害，不会因血流的改善而迅速恢复。

行 ^{123}I-BMIPP 显像，患者受检前应禁食 12 小时，于安静状态下静脉注射 ^{123}I-BMIPP 111MBq，15 分钟后行心肌平面或断层显像。如有必要可行 3 小时延迟显像，以观察 ^{123}I-BMIPP 在心肌的再分布状况。

四、^{11}C- 乙酸

^{11}C- 乙酸（acetate）不仅是一种心肌血流灌注示踪剂，同时也是一种较好的心肌有氧代谢显像剂。^{11}C- 乙酸被心肌细胞摄取后，首先通过合成酶被转化为乙酰辅酶 A，然后在线粒体内经三羧酸循环氧化为 $^{11}C-CO_2$，$^{11}C-CO_2$ 的清除率反映了心肌的血流和代谢状态，可用于直接地评价心肌有氧代谢。

在静息状态下，静脉注射的 ^{11}C- 乙酸在血液中的清除曲线呈单指数型。利用心肌时间放射性曲线的衰减特性测定的 ^{11}C- 乙酸清除率与心肌耗氧量密切相关，也与心率—血压乘积相关；且心肌可利用的能量底物浓度变化并不影响 ^{11}C- 乙酸对心肌氧耗量的评价。在心肌缺血或梗死时，心肌对 ^{11}C- 乙酸的摄取和清除减慢，表明局部心肌耗氧量减低。

五、临床应用与评价

1. 评估心肌活力：在心肌缺血情况下，代谢活动的存在是心肌细胞存活的最可靠的标志之一。PET 心

肌血流灌注 / 代谢显像，是目前评价心肌活力最为可靠的无创性检查方法，被视为“金标准”。^{18}F-FDG 心肌代谢显像是目前临床最常用的心肌代谢显像方法，临床上常用 SPECT 心肌灌注显像结合 ^{18}F-FDG 代谢显像来评价心肌活力。SPECT 和 PET 心肌血流灌注 / 代谢显像评价心肌存活可出现三种显像结果：①灌注、代谢均正常；②灌注、代谢显像呈一致性明显减低或缺损，即灌注 / 代谢“匹配”（match）；③血流灌注明显减低，而代谢依然存在或摄取相对增多，即灌注 / 代谢“不匹配”（mismatch）。血流—代谢均正常，可能是正常心肌，但也有可能代表“顿抑”心肌，必须根据局部心肌收缩状态、定量分析或负荷试验的结果加以分析判断；不匹配型影像表现是 PET 诊断“冬眠”心肌的标准；第①和第③种表现均提示局部心肌存活，即提示血供重建后心肌功能恢复的可能。匹配型表现则提示该部位为瘢痕组织或至少可以排除局部心肌功能恢复的可能（影像图 35-14~ 影像图 35-17）。若辅以定量分析，以上结果更具诊断价值。近年来，应用双探头 SPECT 配备超高能准直器行 ^{99m}Tc-MIBI/^{18}F-FDG 双核素心肌血流灌注 / 代谢显像评价心肌存活，取得了与 PET 显像相似的结果，为临床准确评价心肌存活提供了更便捷可行的检查手段。而常规的 ^{99m}Tc-MIBI 和 ^{201}Tl 显像，虽然对检测心肌存活有着较高的临床价值，但与 ^{18}F-FDG 相比，仍低估了约 25%~50%的存活心肌。

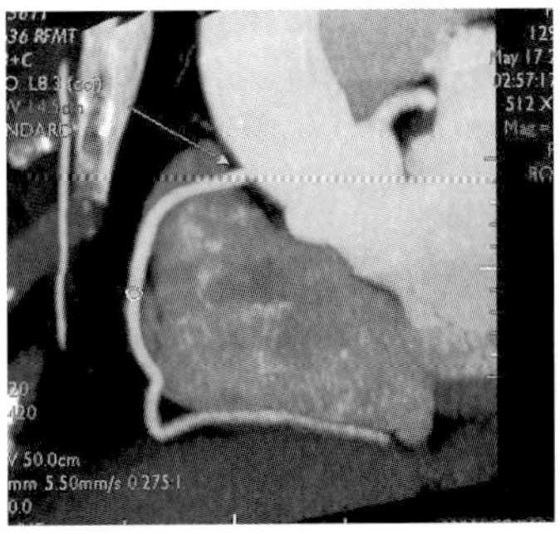

影像图 35-14　CABG 前 ^{99m}Tc-MIBI 心肌灌注显像。

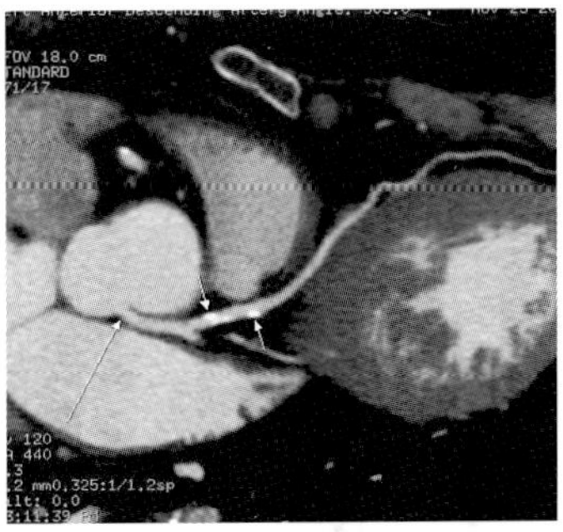

影像图 35-15　同一病人 CABG 前 ^{18}F-FDG 心肌代谢显像。

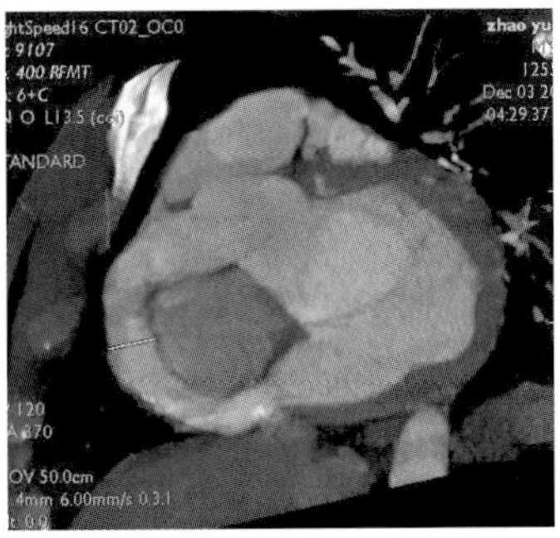

影像图 35-16　同一病人 CABG^{99m}Tc-MIBI 心肌灌注显像。

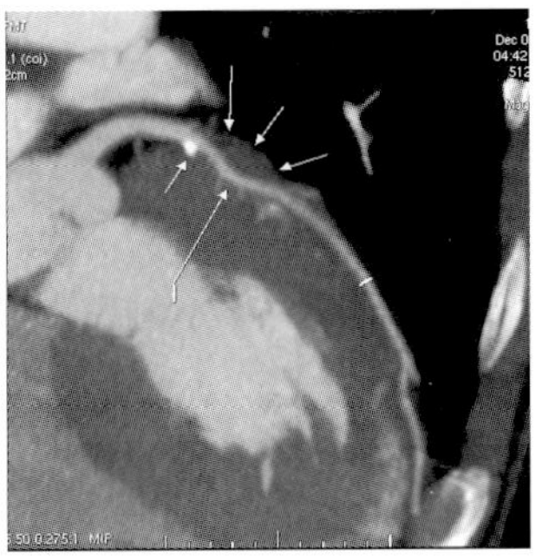

影像图 35-17　同一病人 CABG 后 ^{18}F-FDG 心肌代谢显像。

^{11}C- 棕榈酸、^{123}I-BMIPP、^{11}C- 乙酸等心肌代谢显像剂，与心肌血流灌注显像剂联合使用，用以评价心肌存活，也可得到较好的检测效果，但由于心肌在缺血状态下能量底物利用的转换，与 ^{18}F-FDG 相比仍有部分存活心肌可能被低估。

2. 心肌活力测定对冠脉血运重建术治疗后功能恢复的预测

根据心肌灌注与葡萄糖代谢不匹配现象，PET 可以很好地预测心室功能恢复。临床研究表明，冠状动脉血运重建术前存在室壁运动异常的心肌节段，如 $^{13}N-NH_3$/^{18}F-FDG 显像结果呈不匹配样改变，术后 75%以上室壁运动明显改善；反之，如 $^{13}N-NH_3$/^{18}F-FDG 显像结果呈匹配样改变，80%以上术后无室壁运动改善。可见，PET 心肌血流灌注 / 代谢显像在预测冠状动脉血运重建术后心肌功能恢复方面是准确可靠的。当 LVEF< 25%~30%，并有左室严重扩张的患者，PET^{18}F-FDG 代谢显像是预测血运重建术后的恢复情况的最好方法。一般认为，慢性冠心病伴左室功能受损具残留心肌活力的患者倾向于发生心脏事件的不稳定状态，应采取及时的再血管化治疗。有学者用 ^{99m}Tc-MIBI SPECT 和 ^{18}F-FDG PET 对 123 例心肌梗死后左室功能受损的患者测定心肌活力，按是否有 2 个以上灌注 / 代谢不匹配节段分为存活心肌和非存活心肌组，再据采用的治疗方法分为再血管化治疗和药物治疗组，结果在 26 ± 10 个月的随访中，再血管化治疗存活心肌组有一个高的无心肌事件发生率（92%）和存活率（100%）；药物治疗存活心肌组有一个低的无心脏事件发生率（48%）和存活率（69%）；而在没有心肌存活者，不管是用再血管化治疗还是药物治疗有相似的无心脏事件发生率（88%VS88.5%）和存活率（92%VS96%）。这项研究还显示，心肌存活者经再血管化治疗，术后 3 个月 LVEF 值从 36% ± 5%显著增加到 44% ± 8%，6 个月后进一步增加到 51% ± 9%。

冠状动脉再血管化治疗的目的是改善缺血性心脏病患者的预后、提高生活质量，人们试图确定可以导致这种积极结果的最低存活心肌数量。有学者对 47 例冠心病患者再血管化治疗后 LVEF 增加和心力衰竭症状改善与心肌活力关系的研究显示，再血管化治疗后 LVEF 增加幅度强相关于运动功能不正常而存活心肌的范围，心力衰竭症状的改善主要在术后 LVEF 改善的患者中观察到，有足够的存活心肌是再血管化治疗后心力衰竭症状改善好的预测指标。该研究显示，大于 31%左室节段存活心肌可以预测再血管化治疗后 LVEF 增加 5%以上（敏感度和特异度分别为 86%和 92%），同时可以预测再血管化治疗后心力衰竭症状的改善（阳性预测价值和阴性预测价值分别为 76%和 71%）。

急性心肌梗死后的“顿抑”心肌与随后功能自发性恢复有关。有学者对 52 例急性心肌梗死后随机采用药物治疗和再血管化治疗的研究显示，在药物治疗组中，86%的存有收缩力的节段，治疗后有功能恢复，而收缩力差的节段，不管有（38%）和没有（62%）摄取 ^{99m}Tc-MIBI 的能力，其功能的恢复均较差；在再血管化治疗组中，87%的 ^{99m}Tc-MIBI 显像存活的节段治疗后有功能恢复，其中，23 个无收缩力而 ^{99m}Tc-MIBI 显像未存活的节段中，16 个（70%）节段在再血管化治疗后见功能恢复。研究认为，对于急性心肌梗死患者，收缩力保留是最好的预测节段功能自发性恢复的指标之一。

第三节　心肌乏氧显像

一、显像原理及显像剂

乏氧组织显像剂是一类阳性显像剂，即它能够选择性地滞留于乏氧组织或细胞中，而在正常组织或坏死组织中无明显滞留或清除极快。根据显像剂的化学结构，乏氧组织显像剂目前可大致分为两大类：硝基咪唑类乏氧组织显像剂及非硝基咪唑类乏氧组织显像剂。

1. 硝基咪唑类乏氧组织显像剂：硝基咪唑类化合物与乏氧组织结合的机制是：配体的硝基在细胞内酶（主要是黄嘌呤氧化酶）的作用下发生单电子还原，产生自由基阴离子，在正常细胞中该中间体被迅速氧化成原化合物，并扩散到细胞外；在乏氧细胞中，该中间体的氧化过程受抑，被进一步还原，还原产物与细胞内的组分结合，并滞留于细胞内。^{99m}Tc-PnAO- 硝基咪唑是当前研究最多且显像效果较理想的一类 99mTc 标记心肌乏氧显像剂。

2. 非硝基咪唑类乏氧组织显像剂：理想的乏氧显像剂应具有高渗透性和低氧化还原电位，前者使它到达细胞内线粒体，后者利于它在正常细胞内稳定存在，在乏氧细胞中被异常高浓度的电子还原。硝基咪唑衍生物 HL91M 具备较高的乏氧组织 / 正常组织计数比，当其 2- 硝基咪唑基团被清除后，产物 HL91 的 ^{99m}Tc 标记物显示出更强的乏氧显像能力。

HL91 的化学名称为 4,9- 二氮 -3,3,10,10- 四甲基十二烷 -2,11- 二酮肟（4,9-diaza-3,3,10,10-tetramethyldodecan-2,11-dione dioxime），亦称 BnAO，与 ^{99m}Tc 标记率在 95% 以上。研究表明，^{99m}Tc-HL91 在缺血、乏氧心肌细胞中吸收多，乏氧 / 正常组织计数比高，而肝脏摄取低，对心肌显像干扰少，但其选择性滞留于乏氧组织与乏氧组织结合的机制尚不完全清楚，有待于进一步研究。

二、临床应用及评价

目前，乏氧显像多处于实验研究阶段，因显像能够提供任何器官中有供氧障碍但组织存活的直接依据，决定了其临床应用前景非常广泛，在临床疾病的诊断、鉴别诊断及治疗决策制定中将起到至关重要的作用。

在心血管疾病方面，目前临床常规的 SPECT 显像，包括心肌血流灌注显像及亲心肌梗死阳性显像都存在一定不足。应用乏氧组织显像剂，能够迅速地浓聚于缺血、乏氧的心肌细胞中，而正常心肌细胞或坏死组织中则无明显放射性滞留，结合心肌血流灌注显像，可准确鉴别存活心肌或坏死组织，确定其范围及病变程度。

李亚明　张延军

第三十六章　多层螺旋 CT（MSCT）在冠状动脉疾病诊断中的应用

近年来，多层螺旋 CT（Multislice spiral computed tomography，MSCT）在冠状动脉疾病的诊断方面取得了可喜的进展，为心血管影像学开拓了全新的领域。

第一节　冠状动脉 MSCT 技术简介

心脏作为运动器官曾是“机械式”CT（非螺旋 CT 和单层螺旋 CT）临床应用的盲区，这主要是由于它的时间分辨力低，不能“冻结”心脏包括冠状动脉的运动。20 世纪末开发的 MSCT 实现了快速螺旋扫描（≤0.5 s/ 转），通过回顾性心电门控的薄层数据采集和心脏扇区（单扇区、双扇区或多扇区）图像重建算法，时间分辨力显著提高，通过二维和三维图像重组可获得优良的冠状动脉 CT 图像。

早期推出的 4 层螺旋 CT 在单位时间内的扫描覆盖范围偏小，心脏 CT 扫描时间长（约 40~50 秒）。为弥补该不足，很快推出了 8 层螺旋 CT，虽然心脏 CT 扫描时间减半（约 20~25 秒），但长时间屏气过程中的心率明显波动一般难以避免，冠状动脉 CT 检查的成功率以及图像质量满足影像学评价的比例偏低，其临床应用受到一定限制。其后推出的 16 层螺旋 CT 使 CT 冠状动脉成像技术初步进入临床应用，由于单位时间内的 CT 扫描覆盖范围较大，若采用的层厚与 4 层或 8 层螺旋 CT 相同，心脏 CT 扫描时间较短（约 10~15 秒），冠状动脉 CT 检查的成功率明显提高，对比剂用量减少。16 层螺旋 CT 通过亚毫米层厚的心脏数据采集使 Z 轴上的空间分辨力提高，冠状动脉细小分支的显示有一定改善。由于 4 层、8 层和 16 层螺旋 CT 的时间分辨力仍然偏低，冠状动脉 MSCT 检查对被检者的心率要求较高，可适用的心率范围偏小。

32 层、40 层、64 层、128 层螺旋 CT 的相继问世使多层螺旋 CT 冠状动脉成像的临床应用步入一个新阶段。以 GE 的 64 层螺旋 CT 为例，探测器采用 64mm × 0.625mm 排列（40mm 覆盖范围），采用新一代高毫安输出球管（800mA 峰值输出），螺旋扫描速度更快（≤0.35 s/ 转），通过回顾性心电门控数据采集和单、双或多扇区图像重建算法，时间分辨力显著提高，可适用的心率范围更大，亚毫米层厚的心脏 CT 扫描时间很短（约 5 秒），心率明显波动的可能性很小，对比剂用量明显减少，通过二维和三维图像重组通常能获得优良的冠状动脉 CT 图像。另外，冠状动脉 CT 图像后处理软件（例如，冠状动脉斑块彩色编码、心脏彩色透视观察、心功能分析、3D 冠状动脉树提取和自动跟踪技术等）更加人性化和高效率。

第二节　MSCT 显示冠状动脉变异和畸形的临床应用

冠状动脉可有变异和畸形，以冠状动脉起源异常最多见，其次为冠状动脉瘘。美国 Clevelan 医学中心的 Yamanaka 和 Hobbs 等对 126595 例导管法冠状动脉造影结果进行了总结，冠状动脉畸形 1686 例（占 1.3%），其中，冠状动脉起源与分布异常占 87%，冠状动脉瘘占 13%。

多数冠状动脉变异和畸形对心肌供血无明显影响，多为冠状动脉在主动脉上的起源位置异常（例如，冠状动脉高位开口、左前降支与左回旋支单独起源于左冠状窦等）。少数冠状动脉变异和畸形（例如，冠状动脉起源于对侧冠状窦、单一冠状动脉、冠状动脉起源于肺动脉等）影响心肌供血，可以导致心绞痛、心肌梗死、晕厥、心律失常、心力衰竭或猝死。

一、冠状动脉起源异常

中国大连医科大学附属第一医院的王照谦等对一组临床可疑或诊断为冠状动脉疾病的 7000 例病人行

冠状动脉 MSCT 检查，冠状动脉起源异常 64 例（占 0.91%），其中，冠状动脉高位开口（均为右冠状动脉）34 例，冠状动脉起源于对侧冠状窦或冠状动脉（包括右冠状动脉起源于左冠状窦，左回旋支起源于右冠状窦或右冠状动脉，冠状动脉起源于后冠状窦）25 例，单一冠状动脉 3 例，左前降支和左回旋支单独起源于左冠状窦 2 例。

1. 冠状动脉起源于升主动脉（又称冠状动脉高位开口）：即冠状动脉起源于主动脉窦上嵴的上方。临床上，右冠状动脉高位开口最常见（影像图 36–1），左冠状动脉高位开口少见。

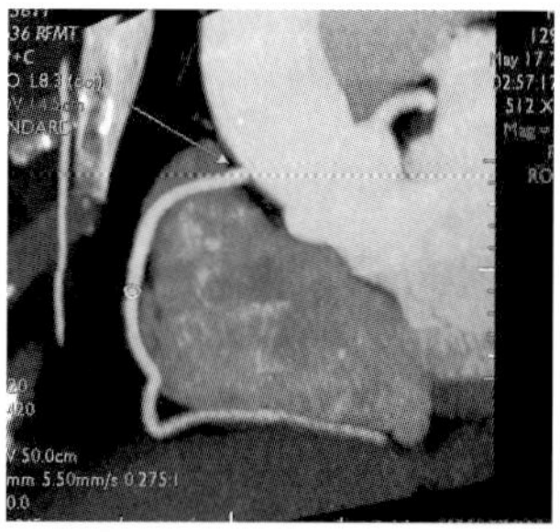

影像图 36–1　男，42 岁，MSCT：右冠状动脉高位开口。

2. 冠状动脉起源于对侧冠状窦：以右冠状动脉起源于左冠状窦常见。①右冠状动脉起源于左冠状窦：右冠状动脉自左冠状窦发出后，在右心室圆锥部和升主动脉之间的间隙内走行，可受到两者的挤压而狭窄或闭塞，影响其供应区域的心肌灌注并引起心肌缺血。②左冠状动脉起源于右冠状动脉近端或直接起源于右冠状窦：左冠状动脉穿过右心室圆锥部与升主动脉之间的间隙后分出左前降支和左回旋支。该畸形与某些不明原因的死亡有关，可能与走行于右心室圆锥部与升主动脉之间的左冠状动脉受压而引起急性狭窄或闭塞有关。③左回旋支起源于右冠状窦或右冠状动脉：左回旋支可单独起源于右冠状窦，也可起源于右冠状动脉或者与右冠状动脉共开口。左回旋支发出后，绕过主动脉根部后方进入并沿着左侧房室沟走行。左回旋支近段也许会受到升主动脉和左心房的挤压而影响其供应区域的心肌灌注。④冠状动脉起源于后冠状窦：左或右冠状动脉起源于后冠状窦（影像图 36–2）。

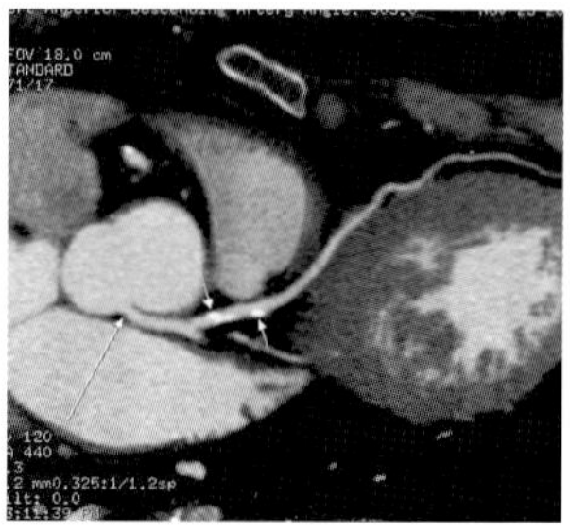

影像图 36–2　女，71 岁，MSCT：左冠状动脉主干起源于后冠状窦。

3. 单一冠状动脉：部分类型的单一冠状动脉与心肌缺血有关，可能有潜在的危险。Lipton 等按单支左、右冠状动脉及其异常走行分为以下类型：RI、LI、RⅢA、LⅡA、RⅡB、LⅡa、RⅡp、LⅡp 和 RⅢ型。

4. 左前降支和左回旋支单独起源于左冠状窦：又称左前降支与左回旋支双开口。

5. 冠状动脉起源于肺动脉：被认为是严重的冠状动脉畸形。其中，左冠状动脉主干起源于肺动脉占多数，左前降支、左回旋支或右冠状动脉起源于肺动脉占少数，全部冠状动脉均起源于肺动脉罕见。

6. 其他少见的畸形：①左回旋支阙如。②冠状动脉在相应的冠状窦内多开口。③左前降支起源于右冠状窦：右冠状动脉起源和分布正常，左前降支起源于右冠状窦或与右冠状动脉共开口发出，然后行走于右心室圆锥前部，进入前室间沟并同正常左前降支一样行走、分支。④冠状动脉分支起源异常：少见，例如，窦房结动脉起源于右冠状动脉的左室后支。

导管法造影用于冠状动脉起源异常的诊断已有文献报道。对于异常起源于升主动脉的冠状动脉而言，若能将导管插入该血管并进行造影检查，导管法造影对其诊断具有优良价值。但冠状动脉起源异常可给冠状动脉造影的操作带来困难，在少数病人，由于导管未能插入异常起源的冠状动脉而可能被误认为该冠状动脉缺如。另外，导管法造影对异常起源的冠状动脉与心脏各房室关系的显示不理想。

MSCT 心脏容积再现重组图像对异常起源的冠状动脉整体观察较好，能直观显示该血管与主动脉的连接情况及其与心脏各房室结构的关系，二维曲面重组图像可多角度展开异常起源的冠状动脉，有利于评价走行迂曲的血管，与最大密度投影重组图像相结合，对异常起源的冠状动脉管腔评价具有优良价值。在评价异常起源的冠状动脉时，建议采用多种图像重组方法对该血管的起源和走行进行观察，并结合 CT 横断面图像进行分析。MSCT 在冠状动脉起源异常的诊断和形态学评价方面可以替代插管法造影。

二、冠状动脉瘘

冠状动脉瘘是指冠状动脉与心腔、冠状静脉窦、上腔静脉或肺动脉直接相通，是冠状动脉异常引起血流动力学障碍的常见类型。冠状动脉与右心系统相连导致心脏的左向右分流。多数病人的瘘口较小，可无临床症状，部分病人因心脏杂音而在心导管检查时被偶然发现。文献报道，冠状动脉瘘起源于右冠状动脉或其分支占 50%，起源于左前降支、左回旋支或其分支占 42%，起源于多支血管占 5%，血管起源不清占 3%。最常见的分流部位由多到少依次为右心室（占 41%）、右心房（占 26%）、肺动脉（占 17%）、冠状静脉窦（占 7%）、左心房（占 5%）、左心室（占 3%）和上腔静脉（占 1%）。

MSCT 对冠状动脉瘘的畸形血管显示较好（影像图 36–3），并可以显示与之相连的心腔、冠状静脉窦、上腔静脉或肺动脉等，但有时因引流血管较细或瘘口较小而无法确定其引流部位。冠状动脉瘘的畸形血管走行有时非常迂曲，二维曲面图像重组难以完整显示冠状动脉瘘的整体形态结构。容积再现重组图像能够直观显示冠状动脉瘘的畸形血管与心脏各房室以及大血管等结构的位置关系，在该方面优于导管法造影。

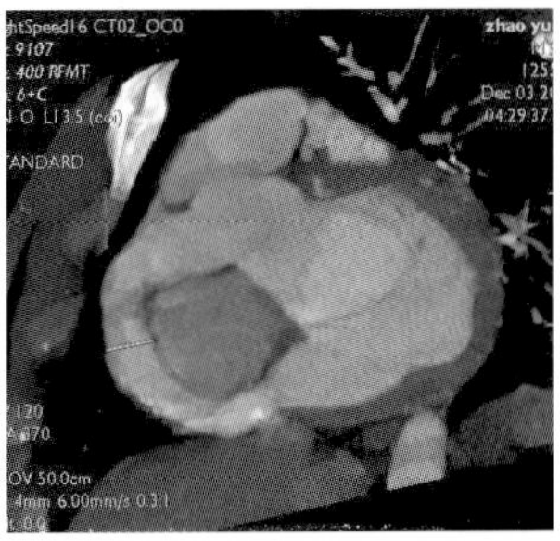

影像图 36–3 男，56 岁，MSCT：右冠状动脉—左心室瘘。

三、心肌桥和壁冠状动脉

冠状动脉主干及其主要分支血管近段大多行走于心外膜下脂肪组织内或心外膜的深面。有时浅层心肌覆盖了上述某一血管段，该部分心肌称为心肌桥，多为心室心肌，被心肌覆盖的血管段称为壁冠状动脉。

以往认为，心肌桥属于良性的冠状动脉正常变异。关于心肌桥的发生率，文献报道不一致（15%~85%）。心肌桥多见于原发性肥厚性心肌病患者（60%以上）。心肌桥大多发生在左前降支（以左前降支近、中 1/3 交界处最常见），也可发生在对角支、钝缘支、左回旋支、右冠状动脉或后降支等。壁冠状动脉的长度为 2~50mm，肌桥的厚度为 1~5mm。

在心室收缩期，心肌桥可导致壁冠状动脉管腔狭窄（狭窄程度可以大于 50%），影响其供应区域的心肌灌注，而在心室舒张期，壁冠状动脉管腔可以恢复正常。文献报道，心肌桥可导致心肌缺血（心电图改变和 / 或心绞痛）、心肌梗死或猝死，可能是由于壁冠状动脉在心室收缩期扭曲，血管内皮细胞损伤引起血小板聚集和随后的血栓形成所致。对有上述潜在危险的病人，可考虑实施肌桥松解术或冠状动脉搭桥术。也有对壁冠状动脉实施介入（支架）治疗的个例报道，但学术界对该治疗方法存在争议，而且远期疗效尚不肯定。

壁冠状动脉的 CT 表现为该血管段由不同厚度和范围的心肌覆盖（影像图 36–4）。CT 横断面图像和二维切面重组图像能够直接显示上述征象。MSCT 能较好地显示壁冠状动脉与心肌桥的关系，有助于壁冠状动脉长度和心肌桥厚度的评价。由于在心室收缩期获取的冠状动脉 CT 图像大多不能满足影像学评价，故 MSCT 对壁冠状动脉在心室收缩期的狭窄程度评价有一定限度。

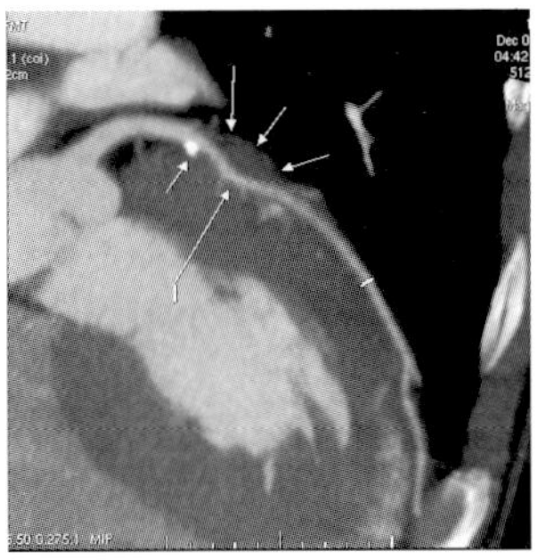

影像图 36–4 男，65 岁，MSCT：左前降支心肌桥和壁冠状动脉。

第三节 MSCT 在冠状动脉瘤和夹层诊断中的价值

一、冠状动脉瘤

冠状动脉扩张或动脉瘤在临床上不少见。冠状动脉扩张部位的直径超过病变近侧和远侧正常或相对正常的血管直径平均值 1.5 倍时可称为动脉瘤。一般认为，冠状动脉扩张或动脉瘤的发生是由于动脉粥样硬化或其他病因破坏了血管中膜并导致血管异常扩张。导管法造影对冠状动脉扩张或动脉瘤的检出率为 1.2%~4.9%，以男性相对多见。发生在右冠状动脉约占半数，发生在左前降支占 30%~40%，发生在左冠状动脉主干占 10%。

冠状动脉扩张或动脉瘤的最常见病因是动脉粥样硬化，可不伴有冠状动脉狭窄，也可与狭窄并存而呈串珠样改变。此外，某些疾病也可引起冠状动脉扩张或动脉瘤，其中，常见病因是川崎病（Kawasaki disease），少见病因包括结节性动脉周围炎、红斑狼疮、硬皮病、梅毒、马凡（Marfan）综合征、大动脉炎或外伤等，偶尔有先天性冠状动脉瘤。单纯冠状动脉瘤的病人通常无临床症状和体征。冠状动脉瘤破裂为猝死的原因之一。

冠状动脉瘤 CT 表现为冠状动脉局限或弥漫性扩张，形态为囊状、梭形或不规则形，动脉粥样硬化所致冠状动脉瘤的瘤壁可有钙化，冠状动脉瘤伴附壁血栓形成少见。MSCT 可显示冠状动脉瘤的全貌（影像图 36–5、影像图 36–6），有利于瘤体大小、形态、范围及其与主要分支血管关系的显示，对其诊断具有优良价值。单纯冠状动脉瘤的 CT 定性和定量评价不难。当冠状动脉瘤与狭窄并存时，应在多种 CT 重组图像上仔细分析以便正确评价冠状动脉扩张和狭窄的程度。

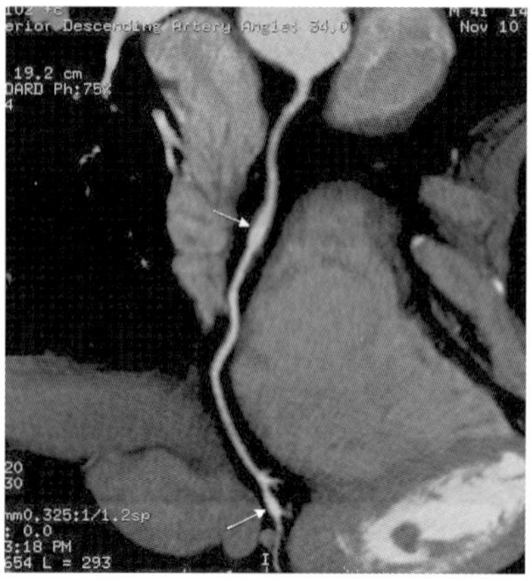

影像图 36–5a 男，41 岁，MSCT 和导管法造影。

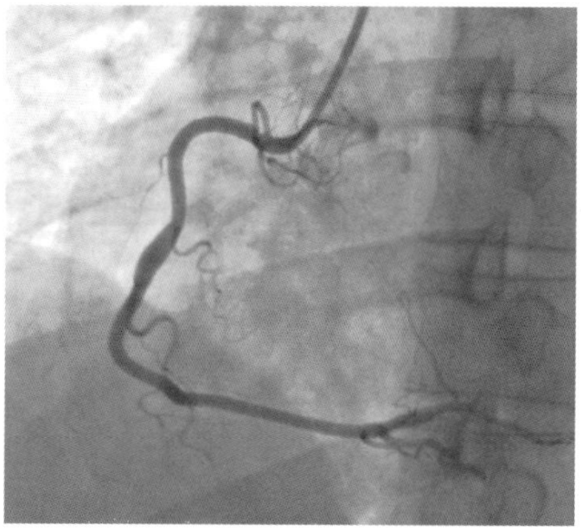

影像图 36–5b 右冠状动脉瘤和左室后支动脉瘤。

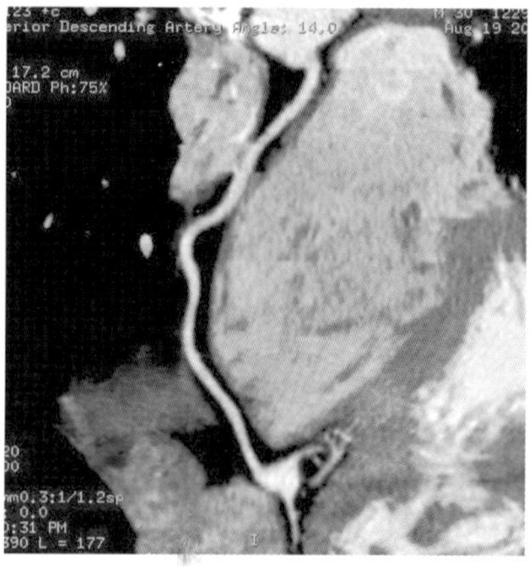

影像图 36–6 男，30 岁，MSCT：右冠状动脉瘤。

二、冠状动脉夹层

冠状动脉夹层是指血管壁中层分离，内膜片和真、假腔是其基本病理学特征。冠状动脉典型夹层（内膜有撕裂口）在临床上不少见，可自发产生，其病因尚不清楚，可能与动脉粥样硬化有关。导管法造影或介入治疗操作不当也可导致冠状动脉夹层。冠状动脉不典型夹层（内膜无撕裂口）又称壁内血肿，临床上罕见，其病因尚不清楚，可能与动脉粥样硬化（斑块的侵蚀、溃疡形成）有关，也可能与动脉中膜囊性坏死有关，其发病机制可能是血管壁中层的滋养血管破裂出血导致中层分离并形成血肿（假腔）。

导管法造影对冠状动脉典型夹层的诊断具有优良价值，但它对冠状动脉壁内血肿的诊断价值有限。血管内超声对冠状动脉壁内血肿的评价优于其他影像学方法，但它属于创伤性诊断技术，费用较高，临床应用尚不普及。

冠状动脉典型夹层 CT 表现为血管内中等密度线条影（内膜片），真、假腔因对比剂进入而呈高密度，真腔变形或变细。CT 横断面图像可直接显示内膜片和真、假腔。医源性冠状动脉夹层的内膜片多起始于血管开口部或主动脉窦（影像图 36–7），结合导管法造影或介入治疗的病史，与原发性夹层一般不难鉴别。

冠状动脉壁内血肿是夹层的特殊类型，由于冠状动脉相对细小以及对比剂首次通过时未进入假腔（血肿）内，CT 难以显示内膜片。此时，应与以纤维组织成分为主的斑块鉴别。前者冠状动脉管壁的充盈缺损影沿血管长轴延伸并呈螺旋状走行，范围较长。上述 CT 表现也许有助于两者的鉴别。

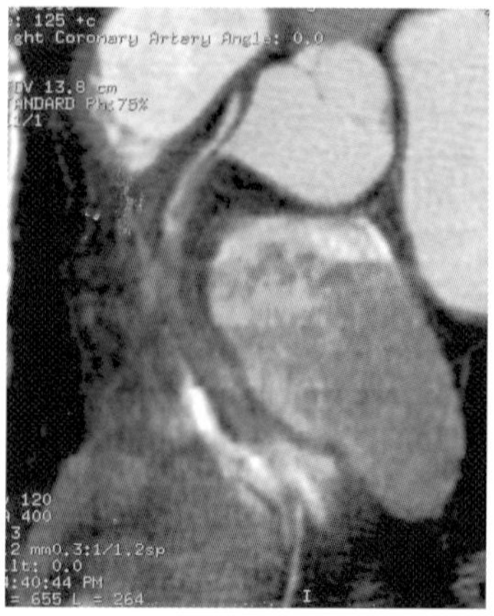

影像图 36–7 男，59 岁，MSCT：医源性（导管法造影所致）右冠状动脉夹层。

第四节　MSCT 显示冠状动脉狭窄和斑块的价值

一、冠状动脉狭窄

冠状动脉狭窄是冠状动脉粥样硬化病理改变中最常见且具有特征性的表现。根据其形态学特征分为以下两种类型：①向心性狭窄：冠状动脉粥样硬化病变以血管腔中心线为中心均匀地向内缩窄。冠状动脉病理学研究显示，真正意义上的向心性狭窄很少见，故向心性狭窄是指没有明显偏心的狭窄。②偏心性狭窄：冠状动脉粥样硬化病变向血管腔中心线不均匀缩窄或在中心线一侧缩窄。

冠状动脉狭窄程度可采用狭窄直径减少的百分数或狭窄面积减少的百分数表示。目前，国际上一般习惯于以狭窄直径减少的百分数表示，即以紧邻狭窄段近端和远端的正常或相对正常血管区的直径作为100%，血管直径减少 1/2 称为 50%狭窄，血管完全闭塞即为 100%狭窄。根据冠状动脉直径减少的百分数可推算出其面积减少的百分数（利用圆面积计算公式 πr^2）。研究表明，在冠状动脉狭窄程度≥50%的病人，运动可以诱发心肌缺血。在冠状动脉狭窄程度＜50%的病人，由于冠状动脉小血管阻力降低的代偿作用，即使运动也不会发生心肌缺血。所以，一般将≥50%的冠状动脉狭窄（面积减少≥75%）称为有临床意义的狭窄。当冠状动脉狭窄程度达 80%~85%以上时，静息状态时的冠状动脉血流量减少。冠状动脉完全闭塞是指管腔血流中断，通常由冠状动脉粥样硬化或伴急性、亚急性血栓形成所致，可以发生在冠状动脉的任何部位，绝大多数发生在冠状动脉近中段。

冠状动脉狭窄的影像学评价有助于冠心病治疗方案的制定。MSCT 冠状动脉成像作为无创影像学方法用于冠状动脉狭窄的定量评价和介入治疗的筛选受到广泛关注。MSCT 心脏容积再现重组图像对冠状动脉分布类型的判断较好。二维曲面重组图像可展开和拉直冠状动脉及其分支，能够直观和整体显示走行迂曲的血管，还可将拉直的血管沿着血管长轴旋转，与最大密度投影重组图像相结合，有利于冠状动脉管腔的评价（影像图 36–8、影像图 36–9）。

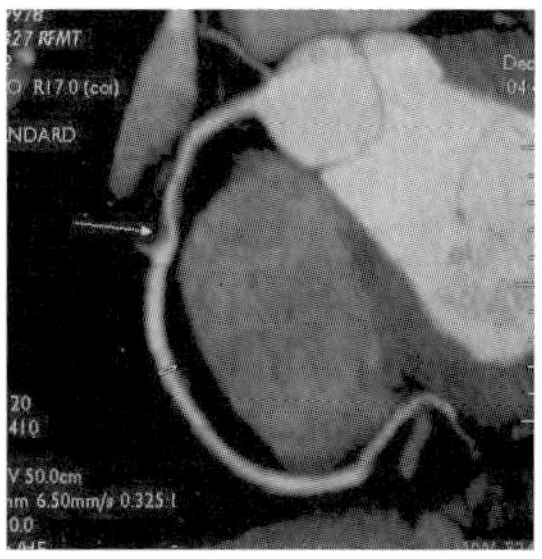

影像图 36–8a　男，35 岁，MSCT 右冠状动脉轻度狭窄。

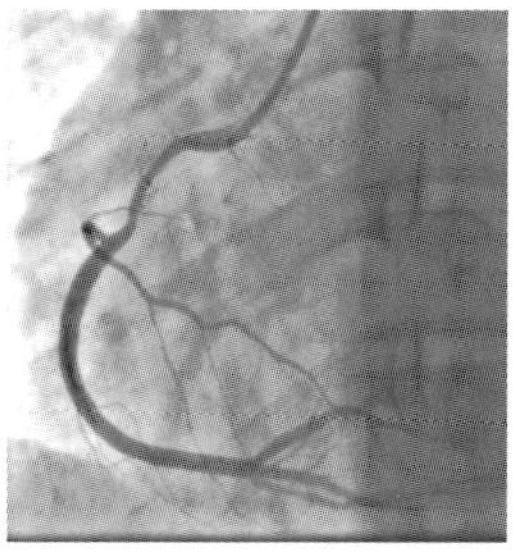

影像图 36–8b　导管法造影。

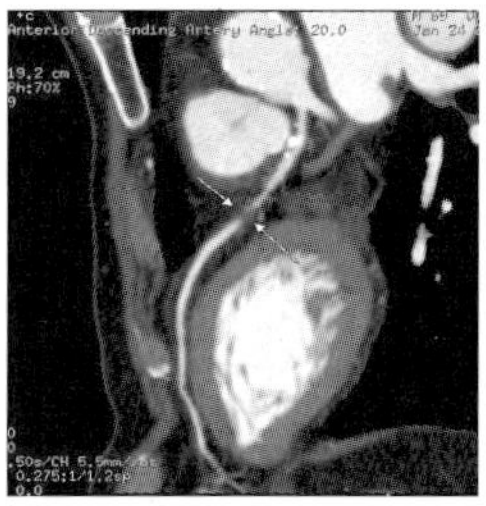

影像图 36–9a　男，61 岁，MSCT 左前降支重度狭窄。

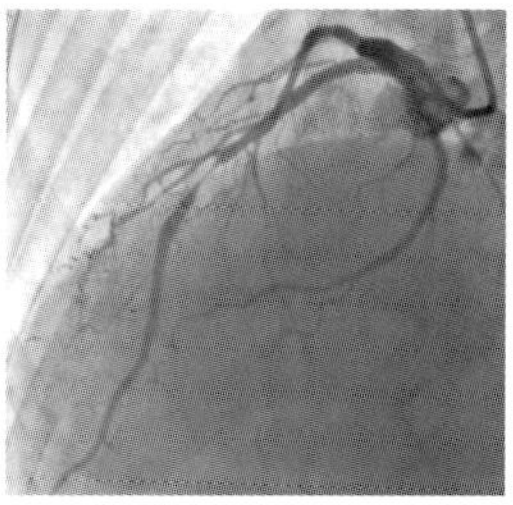

影像图 36–9b　导管法造影。

临床上，冠状动脉狭窄大多为偏心性，在某一体位的 CT 重组图像上，偏心性狭窄可能会被漏诊或者低估其狭窄程度。所以，冠状动脉狭窄程度的 CT 评价需在多个体位 CT 重组图像上进行分析。快心率时的心脏搏动、心律不齐或早搏等心律失常会降低冠状动脉的 CT 图像质量，对冠状动脉管腔的影像学评价有一定影响。冠状动脉钙化也是影响血管狭窄 CT 诊断和定量评价的因素之一，冠状动脉钙化越重，血管腔的影像学评价越困难，冠状动脉广泛重度钙化甚至不能满足管腔的影像学评价。在对冠状动脉钙化部位的管腔进行评价时，建议采用二维曲面图像重组技术拉直和旋转血管，并结合横断面图像进行分析。冠状动脉完全闭塞 CT 表现为病变部位的血管未强化，提示该部位血管未充盈含对比剂的血液，闭塞部位远侧的血管强化程度主要取决于侧支循环的丰富程度。由于冠状动脉的侧支循环较丰富，闭塞部位远侧的血管通常明显强化，故可以测量血管闭塞的长度（影像图 36–10）。在冠状动脉闭塞病变较短（指闭塞段仅为数毫米）的病人，其 CT 表现类似于重度狭窄。

国内外的研究显示，对于直径≥1.5mm 的冠状动脉节段，MSCT 显示冠状动脉狭窄（＞50%）的敏感度为 83%~87%，特异度为 95%~97%，阳性预测值为 71%~82%，阴性预测值为 95%~98%。由此可见，

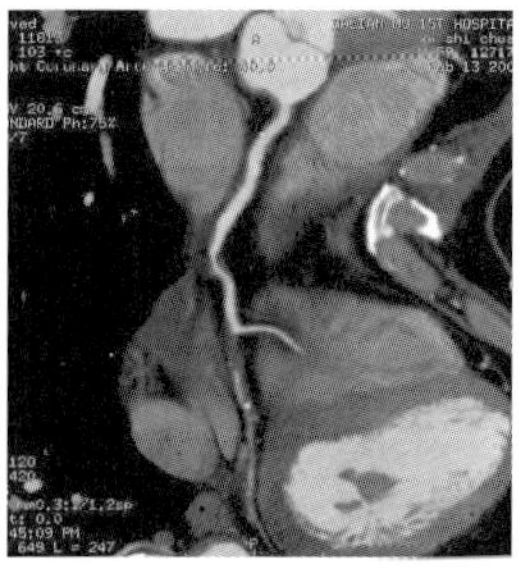

影像图 36–10a 男，59 岁，MSCT。

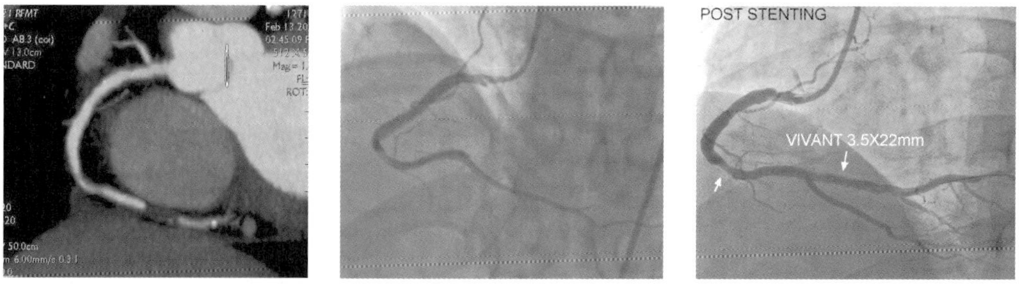

影像图 36–10b 右冠状动脉的左室后支近段完全闭塞，闭塞段长约 13mm，右冠状动脉中段狭窄，右冠状动脉近段和左室后支点样钙化。左室后支近段完全闭塞介入治疗（球囊成形和支架置入）术前（图 10c）和术后（图 10d）的插管法造影。

MSCT 显示有临床意义的冠状动脉狭窄（≥50%）的准确性很高，有助于治疗方案的制定；MSCT 对冠状动脉狭窄（＞50%）的阴性预测值很高，有助于避免冠状动脉正常或不需介入治疗（指无临床意义的冠状动脉狭窄）的病人做有创的导管法造影，基本能满足冠心病介入治疗的筛选需要。

二、冠状动脉斑块

在冠心病的发生、发展和转归过程中，冠状动脉斑块的性质较其导致的管腔狭窄程度更有决定意义。正确评估冠状动脉斑块的性质有助于指导冠心病的危险性分级和治疗方案的制定。

冠状动脉斑块的典型结构为覆盖着胶原纤维帽的细胞外脂核。冠状动脉斑块的稳定性主要取决于斑块内脂质核心（脂核）的大小和成分、纤维帽的厚度、有无炎症反应或新生血管等。未来“冠心病事件”发生的危险性主要取决于冠状动脉斑块的稳定性。因此，斑块稳定性的影像学评价以及如何使不稳定性斑块转变为稳定性斑块将成为冠心病研究的热点。

鉴于大多数冠状动脉不稳定斑块在破裂前所造成的管腔狭窄仅为轻 ~ 中度，所以，及时识别不稳定斑块并采取治疗措施使其稳定，有助于预防“冠心病事件”的发生。

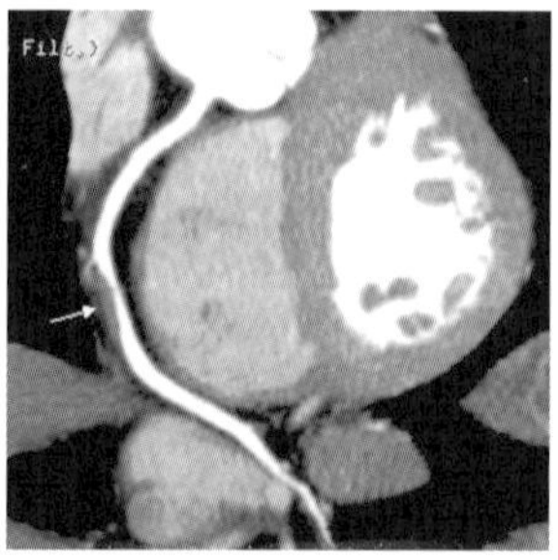

影像图 36–11 男，61 岁，MSCT：右冠状动脉软斑块。

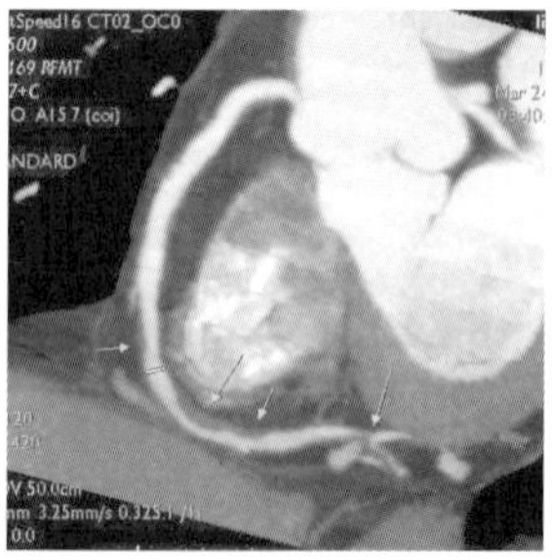

影像图 36–12 男，70 岁，MSCT：右冠状动脉中间斑块。

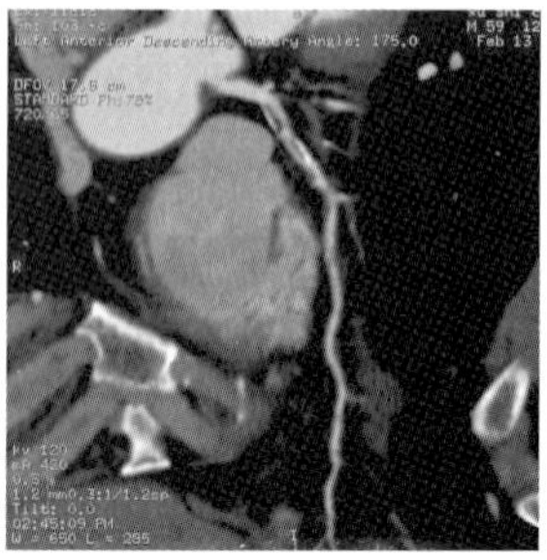

影像图 36–13 男，59 岁，MSCT：左前降支钙化斑块。

MSCT 能较好地显示冠状动脉主干以及较粗大的分支血管近段有一定体积的斑块，而且主要通过斑块的 CT 密度值可以大致评价其组织构成并初步确定其类型。MSCT 检测冠状动脉斑块并与血管内超声对照的研究显示，在斑块组织构成的分析及其量化方面，两者基本一致，以血管内超声作为冠状动脉斑块分型（软斑块、中间斑块和钙化斑块）的金标准，在 MSCT 图像上测量上述三种类型斑块的 CT 密度值，软斑块（影像图 36–11）为 14 ± 26Hu（–42~+47Hu），中间斑块（影像图 36–12）为 91 ± 21Hu（61~112Hu），钙化斑块（影像图 36–13）为 419 ± 194Hu（126~736Hu），三组斑块的 CT 密度值没有交叉。

初步的研究表明，MSCT 可检出和评价非钙化含脂质丰富的斑块，根据斑块 CT 密度值的不同，能够较可靠地鉴别富含脂质的斑块与富含纤维的斑块，对斑块稳定性的评价有一定帮助。MSCT 也许能检出有破裂倾向的冠状动脉易损性斑块。

MSCT 对钙化和脂肪等组织的显示有其独特的敏感性，有助于斑块的脂核以及钙化的观察，但目前它的空间分辨力尚不能满足对斑块形态学的细微观察，例如，对纤维帽的形态结构尤其厚度的评价有限度，而且对于相对较小的斑块，部分容积效应影响斑块密度的测量。

第五节　MSCT 在冠心病介入（支架）治疗术后随访中的应用

目前，冠状动脉内支架置入术已经成为冠心病介入治疗的主要方式。冠状动脉内支架置入术后可以发生再狭窄，其主要机制是由于血管壁深度损伤导致过度愈合反应而引起的内膜过度增生。近年来，以雷帕霉素洗脱支架和紫杉醇洗脱支架为代表的药物洗脱支架逐步被应用于临床，其防治支架术后再狭窄的有效性和安全性得到了一系列临床试验的验证，其再狭窄发生率明显低于普通支架，展现出良好的临床应用前景。

对于冠状动脉内支架置入术后可疑发生再狭窄的病人，以往主要采用导管法造影评价，也有采用血管内超声的报道，但它们都属于有创性检查方法。近年来，支架再狭窄的无创影像学诊断受到重视。

通过多种图像重组技术，MSCT 能较好地显示冠状动脉内支架的位置和形态学特征，可以评价支架是否明显变形。早年制造的支架或某些类型支架可产生伪影，影响其形态结构的评价。快心率时的心脏搏动会降低冠状动脉内支架的 CT 图像质量，表现为支架边缘模糊或运动伪影，适当降低被检者的心率有助于减轻其影响。心律不齐或早搏等心律失常可使支架不连续或呈阶梯样表现，对其影像学评价有一定影响。另外，支架部位的冠状动脉管壁钙化也影响支架的形态学评价。

目前，临床上使用的冠状动脉内支架基本为金属材料，其 CT 值较高（高于管腔内含对比剂的血液），在 CT 横断面图像和二维曲面重组图像上，适当调节窗宽和窗位，观察和分析支架腔的 CT 密度等，有助于支架内血管内膜增生程度和再狭窄的评价。若支架腔内有软组织充盈缺损影（影像图 36–14、影像图 36–15），提示血管内膜过度增生，根据软组织影所占支架腔直径的比例可初步评价其再狭窄程度。若支架腔内无对比剂充盈或者支架近端充盈而远端未充盈，提示支架管腔完全闭塞。某些类型的支架可产生伪影并影响支架管腔的观察。由于支架的金属成分和直径的不同以及心脏运动的影响，部分支架尤其管径相对细小的支架管腔 CT 评价有一定困难，甚至不能满足影像学评价。尽管 CT 血管仿真内镜图像重组技术可以显示支架管腔，但受其技术本身的限制，不能准确评价其管腔狭窄。

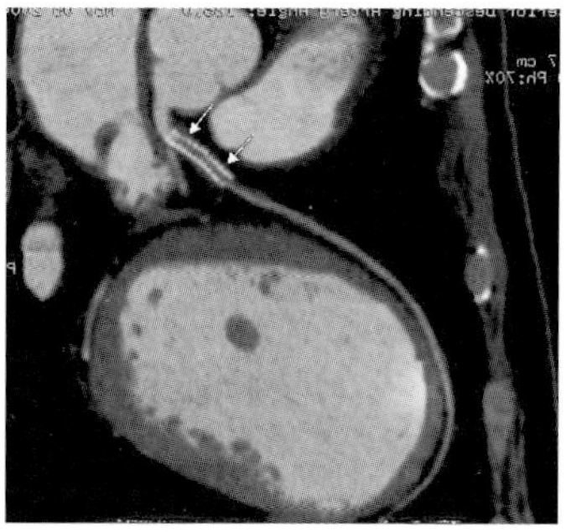

影像图 36–14　男，60 岁，MSCT：左前降支的支架内血管内膜局限性过度增生伴狭窄。

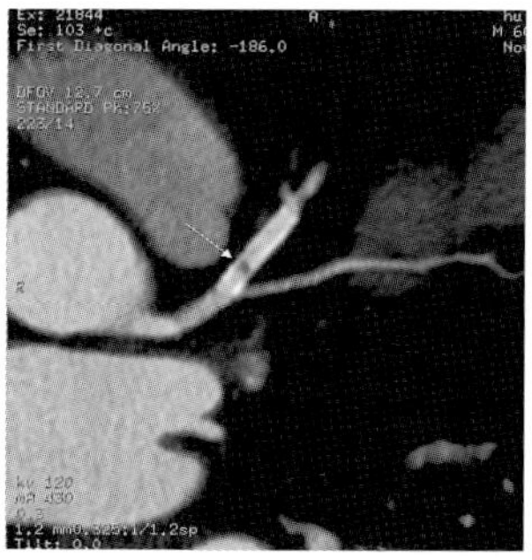

影像图 36–15　男，49 岁，MSCT：左前降支的支架内血管内膜弥漫性过度增生伴狭窄。

在冠状动脉内支架置入术后的病人，支架近侧和远侧的冠状动脉发生狭窄较常见。MSCT 对其显示和定量评价具有优良价值。

尽管 MSCT 可以用于冠状动脉内支架的评价，但它对支架再狭窄（≥50%）诊断的准确性偏低，其临床应用仍受到一定限制。一组 42 例病人共 47 枚支架的 MSCT 随访结果与导管法造影对照研究显示，MSCT 诊断支架完全闭塞的敏感度和特异度分别为 80%和 98%，MSCT 诊断支架再狭窄（≥50%）包括支架完全闭塞的敏感度和特异度分别为 50%和 89%。MSCT 用于冠心病介入治疗术后随访的价值仍需要进一步评价。

王照谦

第三十七章　动脉止血装置的应用

近年来，随着冠心病、心绞痛、心肌梗死发病率的上升，PCI 在临床上应用广泛，穿刺点术后止血问题也逐渐被临床医生关注。穿刺点持续人工按压后卧床休息被认为是动脉止血的金标准方法。该方法要求患者严格卧床、术侧肢体制动，易导致患者腰酸背痛，同时又担心穿刺点出血，从而加重患者的精神负担。术后为促进造影剂尽快从肾脏排出，鼓励患者适当多饮水，但部分患者却因术后卧床，排尿不方便，尤其是合并有前列腺肥大的老年男性，易出现烦躁不安，导尿又易损伤尿道或并发尿路感染。因此，人们发明了机械按压方法和血管闭合器。

第一节　机械按压

常见的机械按压方法有 Femostop（Bard，Billerica，MA）、Compressar（Instromedix，Beaverton OR）和 Clamp-Ease（Pressure Products，Rancho Palos verdes，CA）。这些装置节省了人工按压的人力，但在血肿发生率上与人工方法类似。而且，它们并没有减少术后卧床时间及患者的痛苦，也没有减少抗凝后拔鞘的时间。由于使用更大内径的新装置和围手术期抗凝、抗血小板治疗及经皮治疗血管疾病的范围增加，导致了穿刺点相关并发症发生率从 0.5% 上升至 17%。见图 37-1、图 37-2。

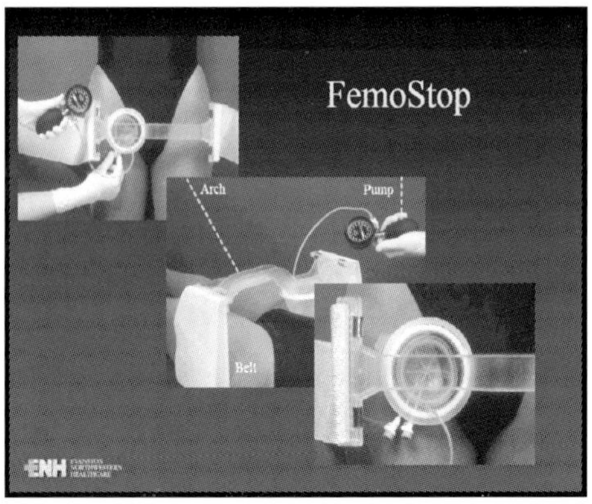

图 37-1

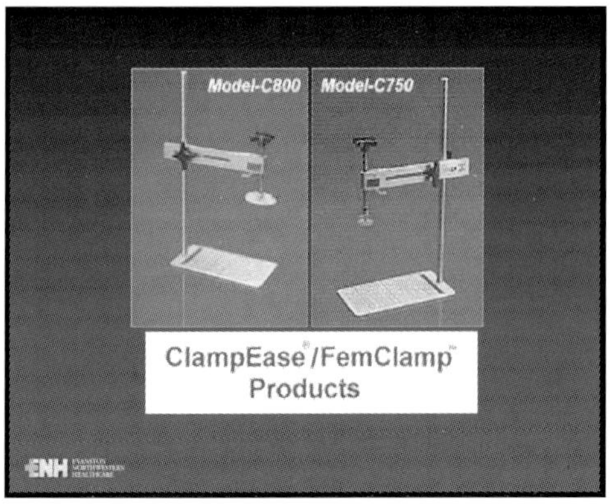

图 37-2

第二节　血管闭合器

血管闭合器是近年来针对单纯按压止血法不足而用于临床的一种新的止血方法，于 20 世纪 90 年代开始应用于临床，它只需最小的压迫或不用压迫即可达到止血，并且不受持续抗凝的影响。现已较广泛应用，并取得了比较理想的效果。与标准人工压迫相比，使用血管闭合器组止血较快，平均相差 17 分钟；卧床时间也较短，平均相差 10.8 小时；住院时间较短，平均相差 0.6 天。

根据工作原理不同，血管闭合器可分为以下几个种类。

一、胶原蛋白介导的血管闭合装置

1. 工作原理

动脉损伤后血凝块的形成是由血液与暴露的动脉壁平滑肌和胶原蛋白接触所介导的，上述过程导致血小板黏附、激活、聚集。该装置通过在动脉壁缺损处提供大块的胶原蛋白扩大了上述效应。红细胞和血小板黏附在材料的纤维网中，血小板在与胶原蛋白接触后，通过释放反应开始聚集，形成血栓。增大的血栓达到了机械填补血管破口和组织管道的效果。在动物模型中，抗凝剂和抗血小板治疗并不影响胶原可立即止血的性质，但是，纤维蛋白依赖的血块稳定性在 1 小时后消失。胶原蛋白可以激活粒细胞、巨噬细胞、淋巴细胞和纤维原细胞，Bovine 胶原蛋白最终被激活的粒细胞和巨噬细胞分解，4 周内被重吸收。

2. 目前常用的装置

（1） Angioseal 装置：

美国 DAIG 公司生产的 Angioseal 血管闭合装置主要由定位鞘、输送装置、固定锚板、胶原海绵、定位线、固定弹簧夹组成。其闭合原理是通过 3 个可吸收部件通过机械和生物化学的方式来止血，这种材料不会产生疤痕，不会促进细胞再生，不是永久性的植入物，安装在人体后 30~60 天完全被人体降解吸收。

①操作方法：将血管闭合器内的导丝导入动脉鞘送入股动脉后拔出鞘管，将血管闭合器的定位鞘管沿此导丝送入股动脉。此时，血液从标志腔口涌出，证明定位鞘管已位于股动脉内，再退出定位鞘管至血液不再涌出，然后再送入约 1.5cm，固定定位鞘管，拔出标志管。立即插入闭合器装置管，管内有闭合释放器械，能平滑直接地展开抛锚。此时，定位鞘管的不对称帽的箭头对准插入管的箭头。不对称帽与不对称抓爪指示器对齐、校直，抛锚已于股动脉内展开，回撤不对称抓爪指示器至不对称帽标志。此时，有抵抗感表示抛锚已紧贴股动脉内膜。退出整个鞘管，露出深绿色小塑料管，立即抓住小塑料管往里推（同时拉紧缝合线），可反复推扎几次，把螺旋型胶原蛋白压缩至股动脉外壁。此时，穿刺口已不再出血，用弹簧片继续保持缝合线拉力。6F 鞘管弹簧间距需 >2.5cm，8F 鞘管弹簧间距需 >2.0cm。用纱布覆盖，胶纸固定。见图 37–3。

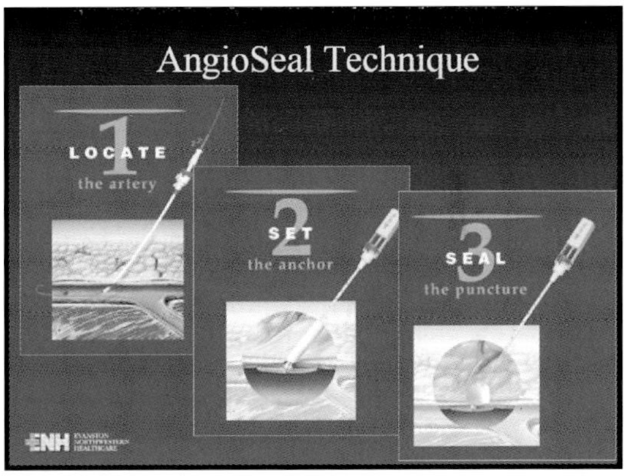

图 37–3

造影患者于 45 分钟后在皮下剪断缝线，介入治疗患者于 1 小时后在皮下剪断缝线。观察有无渗血或出血，用单块小纱布覆盖伤口固定，无需加压包扎。单纯冠状动脉造影者，在皮下剪断缝合线后平卧 1 小时后可下床活动。冠状动脉介入者，在皮下剪断缝合线后平卧 4 小时后可下床活动。

该装置成功率在 92%~98.5%，在 84%~98.5%病例中，该装置可达到独立止血，有 13%的患者，需要人工按压与器械交替使用。在 1%~9.4%病例中，应用失败，失败原因主要由于锚不能正确送入，或由于股动脉弯曲，或纤维化不能送入鞘。拔鞘后平均止血时间为 1~9.2 分钟，即使充分抗凝也不会明显改变。

②操作过程中注意事项：

a. 穿刺是决定 Angio-seal 血管闭合器有效性的关键因素，要求穿刺点距离股深动脉与股浅动脉分叉 4mm 以上，所以要求穿刺点在股动脉或股浅动脉，穿刺点过高客观上增加了发生腹膜后血肿的可能性，而且如果股动脉分叉过高或局部存在严重的粥样斑块不能使用 Angio-seal 血管闭合器势必增加徒手压迫止血的难度，若要穿刺在股浅动脉上就要求穿刺点比常规低一点，故建议穿刺点选在常规穿刺高或低一横指处。

b. 穿刺要求一次成功且只能穿透前壁，若是冠脉造影一次贯通前壁后壁而非多次穿刺也可以考虑使用 Angio-seal 闭合器。但如果是急诊 PCI 或要求肝素化的患者，多次穿刺或贯通了前后壁，建议不要使用 Angio-seal 血管闭合器，若使用势必要产生皮下或皮内血肿或假性动脉瘤。

c. 穿刺角度不宜过大或过小，厂家推荐 30°~45°，但由于病人高矮胖瘦不等，所以角度需在实际操作时临时掌握，但是，在使用 Angio-seal 血管闭合器时，要求皮肤外和皮肤下的拉线没有角度以减小渗血和血肿形成的可能。

d. 血管封堵器操作相对简单，应注意当锚释放后，操作应快速、连续，因为此时胶原蛋白已暴露，停顿时间过长可致其膨胀，造成推送困难，以致封堵失败。

e. 所有操作应严格遵守无菌原则，必要时术后应用抗生素，如合并感染，临床处理复杂、困难。

f. 在选用 Angio-seal 血管闭合器时，一般要和穿刺鞘一样大或比穿刺鞘大一些，以减小渗血和血肿形成的可能。

g. 对于 Angio-seal 血管闭合器第一代产品厂家要求弹簧定位夹保留 45 分钟，但在实际应用中若拿掉弹簧定位夹仍有一些渗血时可以延长 10~20 分钟，对于 Angio-seal 血管闭合器第二代产品厂家要求可立即剪掉皮肤外拉线，但在实际应用中，绝大多数的病人在剪线前轻轻撤出定位鞘时即有明显渗血，我们在应用中将定位鞘推送到底后用止血钳钳夹定位鞘后拉线 5~10 分钟，均未见渗血出现。

（2）Vasoseal device 系列装置：

a. Vasoseal Vascular Hemostatic，device（Vasoseal VHD）：是最新的血管闭合器。首先插入针进行测量，根据测量结果选择合适的装置，决定放置一个还是两个胶原蛋白栓。介入操作后，人工按压动脉，撤出鞘，沿着导丝插入扩张器直到感到阻力，证明碰到动脉壁，然后在扩张器上套上鞘到动脉表面。再次人工按压动脉，导丝和扩张器撤出，将胶原蛋白塞插入鞘中，直到感到阻力证明塞在动脉开口部位。将鞘收回使塞裸露，如果深度允许，可以放入第二个塞，再进行 2~5 分钟的人工按压。一项研究表明，使用一个塞可达到足够的止血效果。

b. 改良的 Vasoseal ES 装置：不必要进行首次测量，它使用了一种导线定位装置，可将鞘定位在动脉破口处。不必要通过触觉来决定扩张器是否到达动脉壁，扩张器和鞘的深度可由动脉定位导管的标记来确定。见图 37-4。

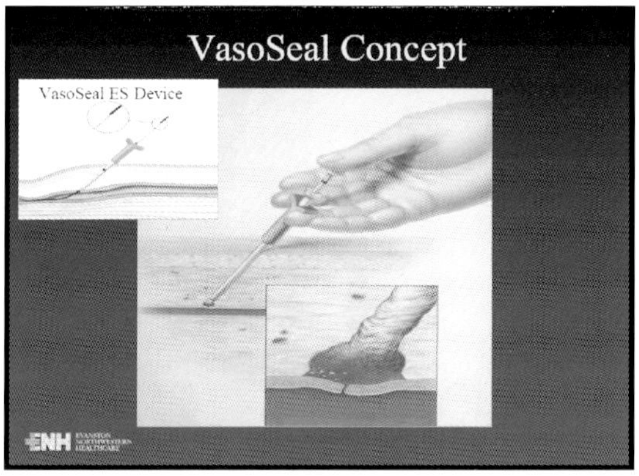

图 37-4

VHD 的使用成功率在 90.4%~100%之间。该装置失败率为 0~6%，原因为鞘撕裂、扭转或不小心鞘尖从动脉壁撤出等。对抗凝患者，11.7%需要人工或机械按压交替进行。

c. Duett 装置：

Duett 闭合装置（Vascular Solutions）由一个 3F 定位球囊导管和一个可注射的促凝血剂组成。通过鞘，球囊导管被送入动脉。将球囊充气，从动脉切口向外拉，这样球囊就从腔内将穿刺点闭合。在缓慢拔鞘时，将促凝血混合物［由 500mg 的 bovine 纤维胶原蛋白（Avitene，Davil，Woburn，MA）和 20000 单位 bovine 凝血酶原（Jones Medical，St. Louis，MO）由磷酸缓冲溶液配制而成］从鞘的侧壁注入。凝血酶将内源性纤维蛋白原转变为纤维蛋白，这样就加速了凝血连锁反应，与胶原蛋白协同激活血小板。进一步插入可移动的核心导线将球囊放气，收回到 3F 鞘中，撤出，然后人工按压 2~5 分钟。见图 37-5~图 37-8。

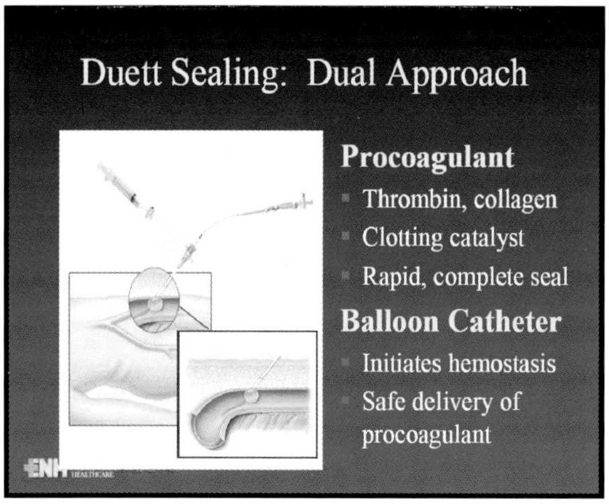

图 37-5

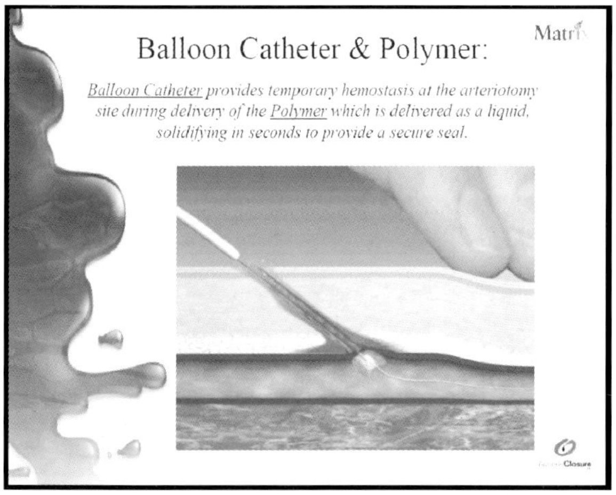

图 37-6

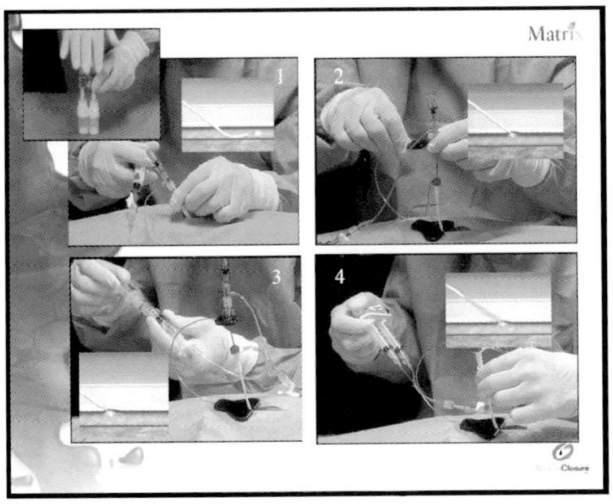

图 37-7

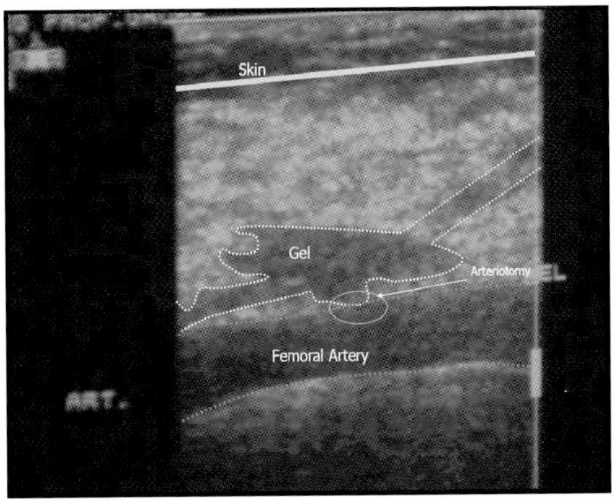

图 37-8

该装置推广成功率为 93%~100%，平均止血时间为 4.6 分钟，出血时间与鞘的大小呈正比。SEAL 研究比较了人工按压和该装置，发现该装置止血时间显著减少（7 分钟 VS20 分钟），开始行走时间明显缩短（5.6 小时 VS11.7 小时）。一项前瞻性研究发现，与其他胶原蛋白介导的装置相比，该装置技术上的成功率稍低（88.5%），止血时间类似，但是开始行走时间提前（造影组 2 小时，介入治疗组 3.2 小时）。

该装置在造影后应用，严重并发症发生率为 2.5%，介入治疗中发生率为 3.4%。促凝血物漏入动脉导致血栓形成是该装置特有的并发症，在欧洲多中心研究中发生率为 0.2%。在对比研究中发生率为 0.7%。通过在注射前确定有没有血从鞘侧孔抽吸处反流，在注射时保持球囊充足的张力，可以避免促凝血物进入动脉。局部注入溶栓剂可有效治疗凝血物外漏导致的血栓形成。

二、缝合介导的装置

1. 工作原理：缝合介导的装置采用的是类似外科手术局部缝合的方式闭合动脉破口。在开放的动脉切口的手术修补中，每隔 1mm 进行缝合，闭合装置则没有必要达到这样的缝合强度，单一缝合适用于 6F 鞘（8F 外直径），相当于缝合 4.1mm 切口，8F 和 10F 装置切口长度分别为 5.3mm 和 6.3mm，一般进行两次缝合。

2. 目前常用的装置：

（1）Perclose 装置：Perclose 是 FDA 首次批准的缝合介导的闭合装置。拔去工作路之后通过导丝送入缝合装置。将连接在一根或两根缝线上的针，穿过动脉壁进行缝合。见图 37-9、图 37-10。

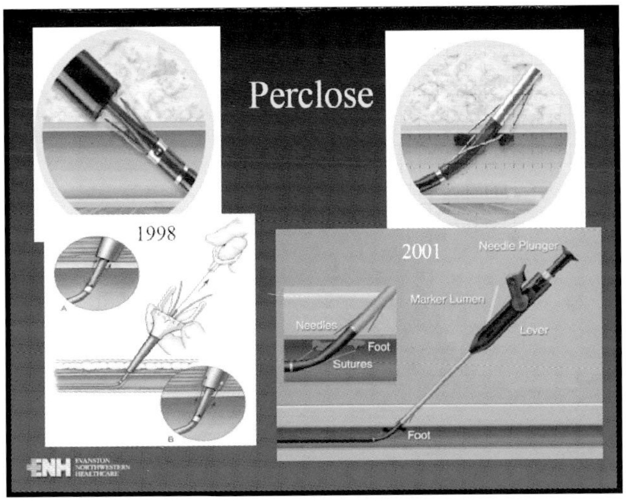

图 37-9

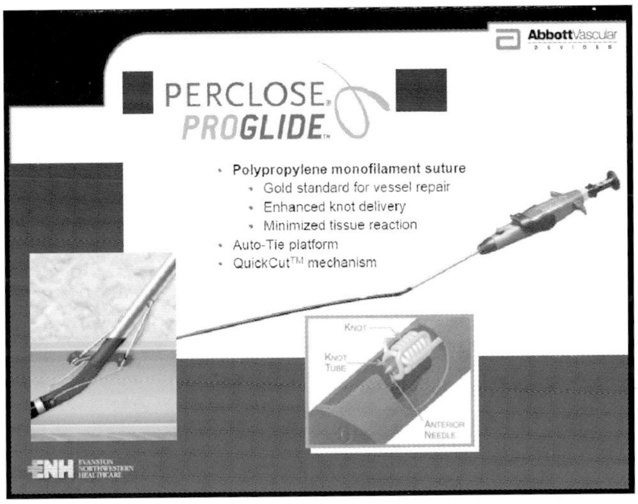

图 37-10

Perclose 装置独特的优越性在于装置退出之前可检验缝合好坏。如果闭合不充分可经过导丝放置第二个闭合装置，进行第二次缝合或放置一个普通鞘，待凝血参数转为正常后，再拔鞘行人工按压止血。通过对缝线介导闭合装置的长期效果进行研究，发现动脉壁完整性维持良好。对缓和的部位进行造影评价，没有发现缝线处的变形或动脉狭窄。在 30 天的随访调查中，所有患者缝线位置均无异常感觉。

Perclose 装置推广成功率在 89%~100%之间，失败率为 11.2%。失败的原因常见以下几点：①没有明显原因的持续出血（占全部失败的 54%）；②缝线断裂（15%）；③不能进行打结（8%）；④没有回血，不能确定动脉内的位置（6%）；⑤针没有进入组织（3%）；⑥不能取出装置，需手术取出；⑦不能取出缝线针（1%，很罕见）。

随机化前瞻性研究表明，在 85.7%~99%患者中，单独使用缝合器即可达到成功止血。平均止血时间明显减少，为人工按压的 10%~50%。凝血参数正常的患者，时间为 6.4~13 分钟，完全抗凝者为 7~20 分钟。在肝素化的情况下，Perclose 缝合器介导的止血时间并没有明显增加，开始行走时间也明显缩短，与传统按压方法的 6~17 小时比较，减少到 2~7 小时。

Perclose 装置和其他缝线介导的装置，对较大穿刺口，也可以缝合。可用于缝合放置腹主动脉瘤血管内支架的动脉切口（16~22F 鞘），先心病介入治疗的静脉止血（10F 鞘以上）以及行主动脉内球囊反搏、主动脉瓣成形术、外周动脉支架植入后动脉缝合。

操作过程中注意事项：

①股动脉穿刺尽量一次成功，避免透壁损伤和多次试穿，同时应从前壁穿入，如从侧壁穿入可能导致缝合时缝合器支角不能紧贴动脉壁，致缝合失败。

②闭合器使用前，需在穿刺部位追加麻药，动作尽量轻柔，可减少血管迷走反射发生。

③支角打开回拉上提缝合器时需注意与皮肤呈 45° 夹角，确保支角紧贴动脉壁。

④消瘦患者操作前，应钝性分离皮下组织，以防拉动线结时疏松的皮肤、皮下组织进入结内，致线结不到位，缝合失败或缝合后渗血。

⑤缝合时，打压打针器的力度不够，导致针没有完全进入脚（用力 10 秒以上）。

⑥结未到位，提前拉紧缝线或拉错缝线，导致结被提前锁死。

⑦用剪线器时，缝线被刮毛或缝线被提前剪断；拉结过于用力，导致缝线被拉断。

（2）X-Press 缝线介导的装置：X-Press 缝线介导的装置（X-SITE medical）有延伸导管的鞘和一个放置缝线的通道，通过导丝将鞘送入，当到达动脉时，通过侧孔可看到回血。然后将缝线针穿入动脉壁，穿到远端的导管轴中。将装置旋转 180°，植入第二根针在对面连接同一缝线。回抽，将两根缝线针拿出来，缝线就穿入动脉，将穿刺点缝合，移去装置，打结，并滑到穿刺部位。在完全移去装置前，可以将额外的缝线穿过动脉穿刺部位，这样使单位长度切口上的缝线密度增加。然而，这些额外缝线的定位是盲目的，所以不能确保沿着动脉切开部位均匀缝合。见图 37-11、图 37-12。

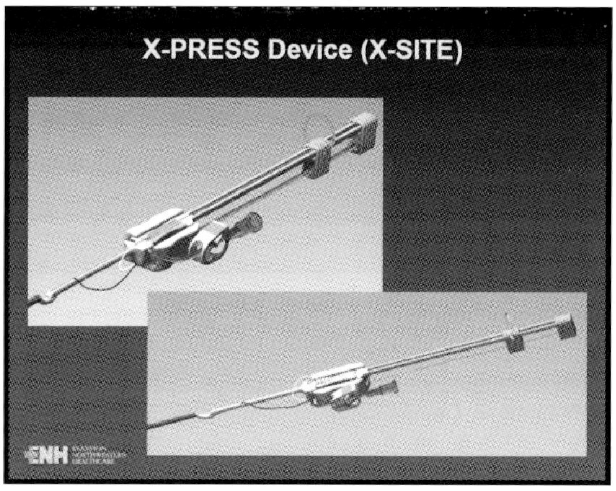

图 37-11

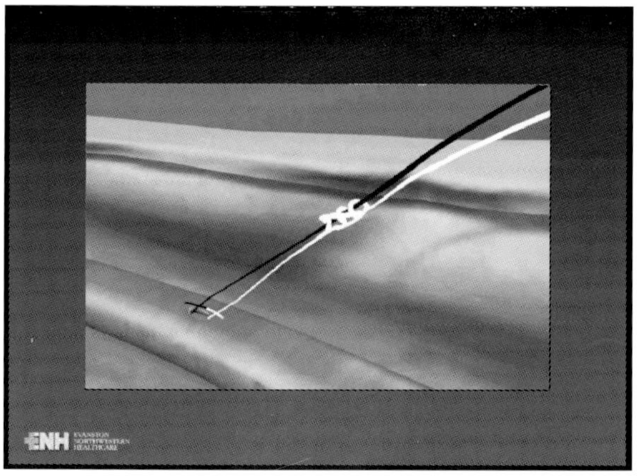

图 37-12

（3）Techstar 装置：Techstar 装置 FDA 于 1997 年 4 月批准，以后被 Closer 6F 系统替代。Closer 6F 系统装置通过搏动的血液反流证实已送入动脉后，拉起拉杆，保持接收盘与破口处动脉壁平行，接近与针垂直。按压活塞，将针从鞘管推出，穿过与动脉切口邻近的动脉壁，钉到接收盘上。将针线抽出，将线的末端在皮肤外系一滑结。鞘管拔出后，结滑至动脉表面，使用推结器将结推紧，将与结所连缝线切断。

（4）Prostar Plus 装置：该装置可缝合更大的穿刺点（8F 和 10F）。较大的鞘有一个锯齿状的突起接受插入的针。通过导丝上送入装置，旋转装置，使表浅组织无创伤的扩张，针经过动脉切口时，可看到血液搏动性回流。此时，将针从动脉内拉出至鞘中。拉出后，将针剪断，撤出装置，缝线从鞘中露出，至动脉切口处打结缝线。

（5）Sutura Superstitch 装置：Sutura Superstitch 装置缝合机制与上述缝合器类似。将装置送入并置于更垂直的位置，当底盘与动脉壁紧密相对时，撤出装置。撤出鞘，针穿过动脉壁，与底盘提供的缝线接合。撤出针，使用改良的 fisherman 结打结。这些装置可以分别闭塞 7F 和 9F 动脉穿刺部位。对 12~18F 切口还有更大的缝合器。

三、修补技术

在抗凝患者中，以外修补技术增强人工按压效果，提高按压效率。关于其有效性和安全性则没有更多的研究。Syvek 修补和 Clo-Sur PAD 是外用的，可加快凝血过程。两种均需要按压 4~10 分钟，使用目的是为了减少抗凝患者达到止血所必需的时间，并可以使他们早期行走。

1. Sevek 修补：SyVek 修补垫是一种多 -N- 乙酰基葡糖胺的聚合物垫。拔鞘后，将盐水溶液打湿的垫置于穿刺点，在穿刺部位用力按压 4 分钟。留置修补垫 24 小时。

2. Clo-Sur PAD：Clo-Sur PAD 通过使用乙酸聚脯氨酸作为止血因子来加快正常凝血过程。操作时，首先在穿刺点近端加压，植入装置，将导管拔出。血液可接陛装置，装置近端加压至少 10 分钟，直至确保止血，保留 Clo-Sur PAD 24 小时。

四、其他装置

1. Boomerang™ Closure Wire 血管封堵器：Boomerang 是用手抛出后在空中飞行一圆弧又回到手中的一种玩具。在这里 Boomerang 作用是指在介入手术中无论应用多大型号的导引鞘管，动脉穿刺口靠其动脉平滑肌的自然收缩，都会回缩到小于 18G 穿刺针针孔大小。

Boomerang 血管封堵器是一最大外径为 0.039mm（相当于 18g 针头粗细），带有可展开记忆合金止血伞的装置，能够起到迅速、暂时性止血的作用，并且在血管和组织通道内无任何物质存留。见图 37-13、图 37-14 及表 37-1~表 37-4。

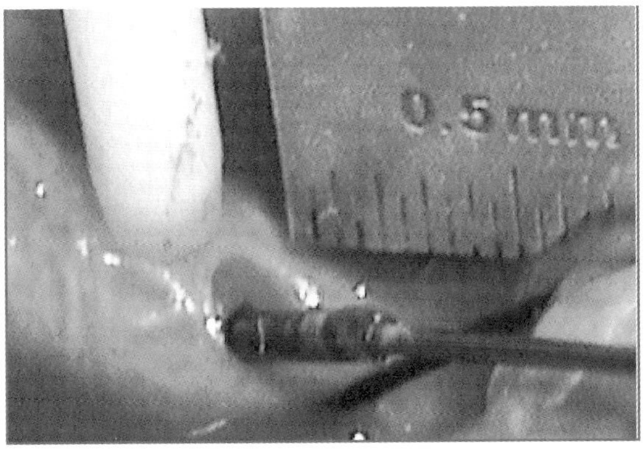

图 37-13

2. 指停 – EasyStasis：该装置是中国首个自主研发生产拥有知识产权的止血器。主要利用球囊切断动脉血管与穿刺道的联系，使得止血剂的放置安全准确。即时止血，手按压迫肢体活动、下床活动的制动时间较传统压迫方法明显缩短；无再出血和皮下血肿，穿刺部位以远下肢供血良好，无肿块及感染过敏反应。止血剂为医用纤维蛋白凝胶，体内 8~18 天自然降解被组织吸收。适用所有 PTCA、冠造和介入手术（5F~8F 鞘）；无需拔出动脉鞘管，创伤小。除静脉覆盖在动脉上形成动静脉瘘者以外，均可安全使用该产品。

3. Angiolink EVS：Angiolink EVS 是一种现已获得批准的钉介导的装置，为腔外经皮机械闭合装置。装置包括引入器、钉、激发—活化钉装置。当鞘在动脉切口时，引入器可看到回血。移去引入器，两个塑料钉伸入动脉，回缩使动脉切开部位闭合。在钉尖上有“组织阻止器”，防止钉入血管中层和外层。钉在装

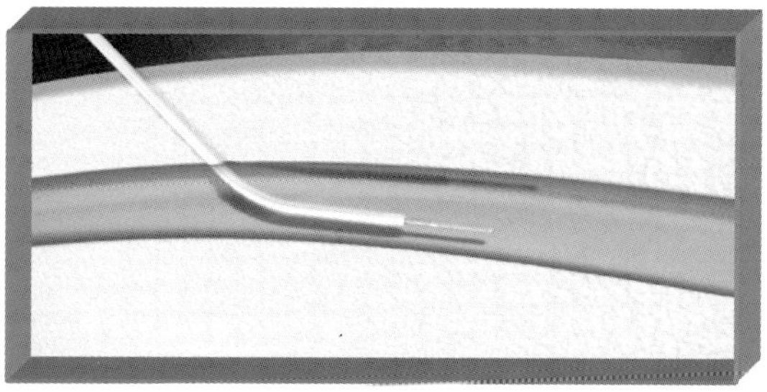

图 37-14a

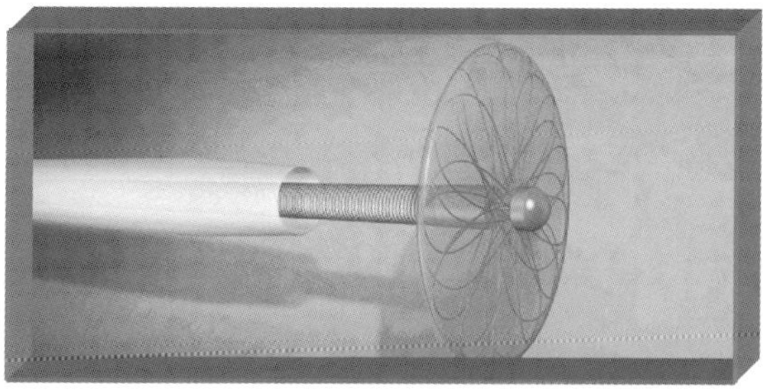

图 37-14b

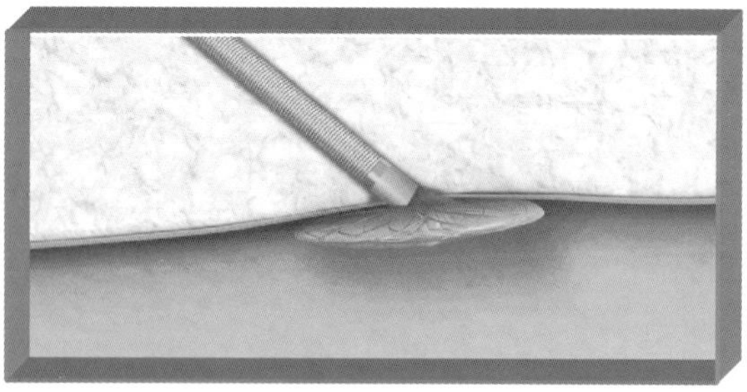

图 37-14c

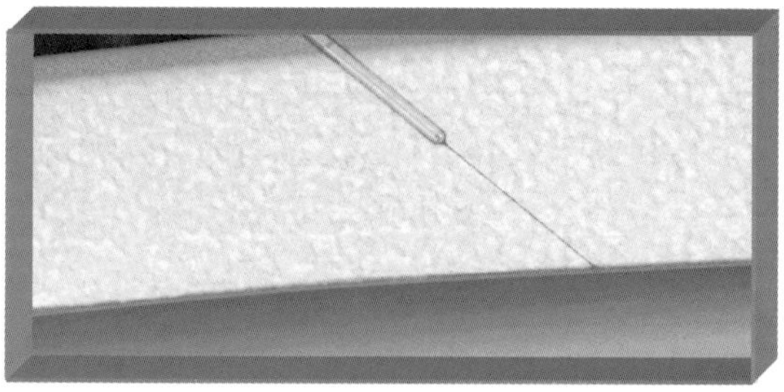

图 37-14d

表 37-1 Boomerang™ 血管封堵装置临床评估

	冠状动脉造影			介入治疗		
	Boomerang (*n* = 284)	人工按压 (*n*=198)	AngioSeal (*n*=397)	Boomerang (*n* = 82)	人工按压 (*n*=94)	AngioSeal (*n*=248)
操作成功率	96%	—	93%	95.2%	—	91.8%
严重并发症	0	2.0%[1]	2.0%[2]	0	3.2%[1]	3.1%[2]
并发症合计	4.6%	6.8%	30.1%	5.8%	—	—
止血时间	5.4min	17min	4.4min	7.2min	25min	5.9min
制动时间	116min	285min	120min	240min	771min	185min

注：1. 血肿；2. 血栓、感染。

表 37-2 减少因处理并发症而引起的费用

与人工按压相比，Boomerang 可减少 93% 的费用，而其他装置能减少 74% 的费用。

	AngioSeal		Perclose		徒手压迫		Boomerang	
	造影	治疗	造影	治疗	造影	治疗	造影	治疗
并发症总数	1924	1671	3180	4235	13212	7049	661	35
严重并发症（%）	2.3	2.3	2.0	2.8	0.5	2.9	0.1	0
每年手术例数	1456	454	1456	454	1456	454	1456	454
每年并发症例数	33	10	29	13	7	13	2	
每例费用（万美元 / 年）	1	1	1	1	1	1	1	
费用合计（万美元 / 年）	33	10	29	13	7	13	2	
合计及每例平均费用（万美元 / 年）	43 (225.13/ 例)		42 (219.89/ 例)		20 (104.71/ 例)		2 (10.46/ 例)	

注：并发症包括：需外科手术修补，严重出血，需输血，动静脉瘘，大于 6cm 的血肿、感染、栓塞、动脉闭塞等。

表 37–3 明显减少按压时间

与人工按压相比可减少 74.2%的时间。

	AngioSeal	Perclose	人工按压	Boomerang
止血时间（min）	4.3	5.7	23.6	6.1
每年手术例数	1910	1910	1910	1910
按压时间（min/ 年）	8213	10887	45076	11575
总按压时间（h）	137	182	751	193
节约时间 /d	2.8/h	2.58/h		2.53/h
	19.28min/ 人	17.87min/ 人		17.52min/ 人

表 37–4 明显减少与装置有关的操作失败

与 AngioSeal 相比 Boomerang 可减少 81.3%的操作失败率。

	AngioSeal	Perclose	Boomerang
操作失败率（%）	5	6.1	1.1
每年手术例数	1910	1910	1910
操作失败例数	96	117	21
因此导致的经济损失（美元）	21985/ 年（11.5/ 例）	27597/ 年（14.5/ 例）	4096/ 年（2.14/ 例）

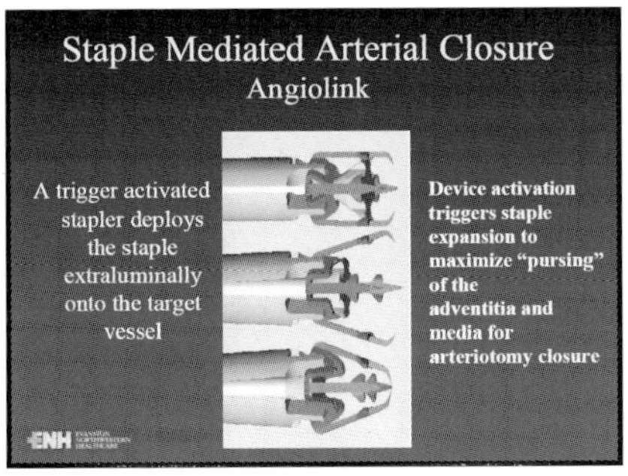

图 37–15

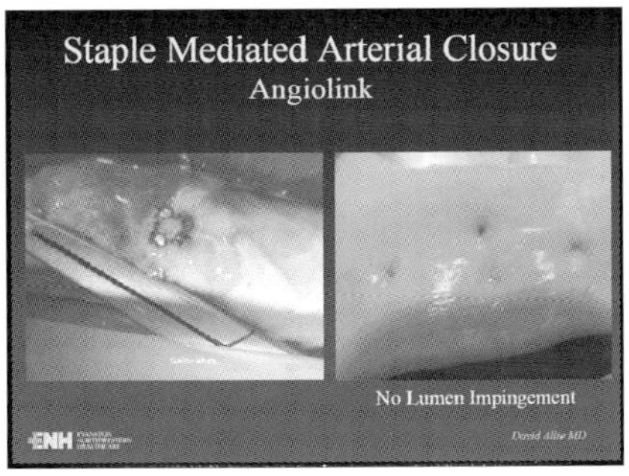

图 37–16

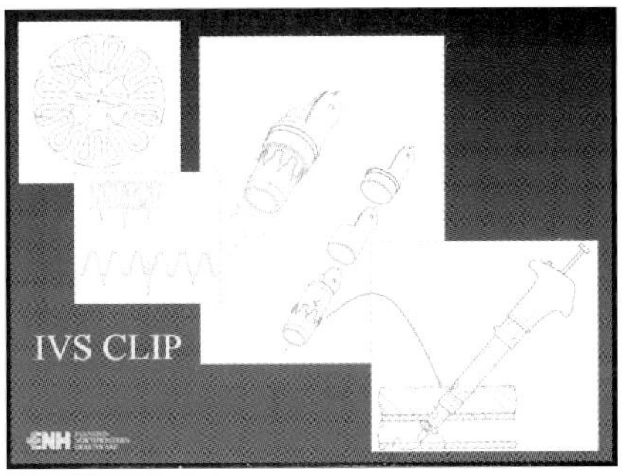

图 37–17

置送入鞘前事先放入其中。通过引发装置将钉弹出。见图 37–15~图 37–17。

4. 快速股动脉闭塞系统：快速股动脉闭塞系统（SUB–Q San Clemente，CA）是在穿刺点水平放置动物胶海绵微粒达到止血效果的。切割动物胶海绵，置于水合腔室中。通过一导线，确定设置管腔深度。然后将动物胶海绵转到引入鞘管，使用 9F 推动器将动物胶海绵放入邻近血管壁的部位。操作过程中需要人工按压，该装置需要 2 名人员操作。对猪原料过敏者及两个穿刺点者应用是相对禁忌证。

5. Therus US 介导的闭塞装置：Therus US（Seattle，WA）通过一种聚合高能使动脉切口闭合。连接治疗探针于 7~12MH2 换能器上，通过提供一诊断性的图像，来探测动脉破口。该装置不需进入已存在的管腔入口。靶光束产生一热能，介导血管中膜和外膜胶原蛋白的改变，导致动脉切口闭合。抗凝可能不会影响其效果。最初的使用 5F 鞘的试验展示了准确到达血管切开部位以及达到止血的能力。

第三节 动脉闭塞装置的选择

在有效性和并发症方面，所有的闭合装置均没有明显区别。支架植入术后可能喜欢用 Perclose 装置，该装置可以闭塞较大动脉破口；对外周血管疾病患者，Vasoseal、Patch 技术可能更好，因为它们将潜在的问题如粥样硬化斑块、血管狭窄及血管壁钙化的影响降至最低。在闭合装置应用过程中，如果进展不顺利则立即停止装置闭合，重新开始人工按压。

对于不同直径的鞘管，这些装置应用有一些区别。不同的装置对手术中鞘的直径有不同的要求，Vasoseal 和 Angio-seal 装置推荐的上限是 8F，Duett 是 9F，Perclose 是 6~10F，Boomerang 范围较宽，无明确限定。各装置均有一定的失败率。

在撤导丝前能评估闭合是否成功的闭合血管的装置，在使用中具有一定的优势。如：Perclose 装置在退出之前可检验缝合好坏。

第四节　并发症

与人工按压组相比，闭合装置感染和血栓并发症较高。尽管其绝对值较低，样本量也较少，没有统计学意义，但是，这是一个潜在的致命的并发症，会明显增加患者费用和患者的痛苦，应引起临床医生的重视。

一、感染

几种装置中均有感染并发症发生（见图 37-18），与人工按压相比，都更普遍，人工按压感染并发症几乎没有报道，发生率小于 0.1%。因为人工按压无异物存在。

这些感染通常需要紧急外科手术清除残留的异物。一般的感染微生物为革兰氏阳性球菌，最常见的是葡萄球菌，可引起菌血症、脓肿、心内膜炎和动脉内膜炎。Perclose 装置感染发生是由于残留的折叠聚酯缝线为异物。这个问题通过用新的结推进装置，把缝线在邻近结的位置切断，减少异物延伸到皮肤表面而得到解决。

减少感染发生率可以采用使用抗生素预防，对切口处重新消毒，换新的手术单和手套，使用抗生素冲洗管道等，可减少感染的发生。一项大样本研究显示，使用 Prostar-Plus 装置时，采用上述办法，1000 例患者中没有感染发生。

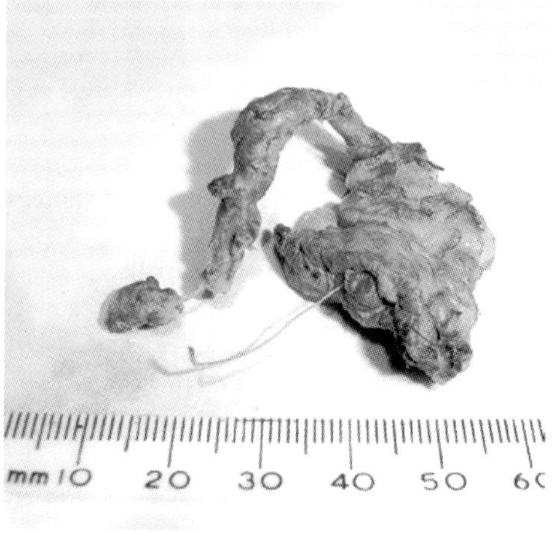

Figure. The length of nonabsorbable retained Perclose S suture was heavily encased in granulomatous tissue. The tract was excised with a button of arterial wall.

图 37-18

二、血管栓塞

胶原蛋白闭塞系统可发生 0.2%~1.6% 远端血管栓塞。除此以外，胶原蛋白闭塞系统有以下缺点：①有潜在的局部感染的风险；②不能进行延迟闭合；③胶原蛋白需要进行生物降解和重吸收，所以，在一个月内不能进行重复穿刺；④胶原蛋白晚期的增生反应可能导致瘢痕形成给将来开放的外科切口造成困难；⑤对 Bovine 胶原蛋白潜在的过敏反应。

缝线介导的装置则没有由于缝线介导装置过度闭塞引起动脉狭窄，导致血栓的报道。

三、其他并发症

闭塞装置和常规按压相比，假性动脉瘤、动静脉瘘、出血、血肿等并发症的发生，无显著差异。缝线装置有罕见的在动脉内或动脉周围组织缝合事件发生，需要进一步手术清除治疗。抗凝治疗患者中，经常有不明原因的出血，有时需要用超声检查来确认是否是由血管出血造成的。

综上所述，使用新型动脉血管闭合器不仅能使患者尽早活动及缩短患者的康复时间，减少患者的痛苦，而且操作简便，省去了麻烦且辛苦的人工压迫，解放医务人员，减少超时的费用及降低成本。为医院和微创介入手术患者提供了一个全新的概念和选择。

金元哲　段　娜

第三十八章　冠状动脉光学相干断层成像技术

1958 年，选择性冠状动脉造影（coronary arteriograpphy，CAG）被首次应用并逐渐成为衡量冠状动脉解剖结构的“金标准”，能够准确判断病变支数和冠状动脉狭窄程度，为正确诊断及合理治疗冠心病提供可靠的依据。20 世纪 90 年代早期，血管内超声（intravascular ultrasound，IVUS）被用于评估冠状动脉内形态并用以指导冠状动脉造影及介入治疗，其通过导管技术将微型化的超声探头送入血管内，用以显示血管横切面图像。IVUS 不仅对判断冠状动脉病变程度、斑块是否稳定、管腔大小、是否需要介入治疗有重要参考价值，也是判断介入后支架是否贴壁良好、病变覆盖程度、是否有撕裂的主要手段，目前在全世界范围内广泛使用。然而，由于灰阶的限制超声难以准确衡量斑块的成分，20 世纪 90 年代后期，虚拟组织学血管内超声（VH-IVUS）在提供精细的斑块成分信息方面显示出一定的潜力，但其缺点在于其依赖于回声强度，因不同斑块回声图像可重叠，使斑块性质难以准确判断；IVUS 不能通过比导管小的病变，不能评估血管弯曲及病灶的角度。

1991 年美国麻省理工学院 Huang 等首先报道了光学相干断层成像（optical coherence tomography，OCT）技术，OCT 是一项能在生物体系中进行横断层面和三维成像的新技术，并具有接近于组织学水平的超高分辨率（10 μm）。这一技术最初被特意用于透明的组织，比如眼球，并率先被哈佛大学医学院的 Schuman 等用于显示眼球的细微结构，并用于眼科疾病的诊断，继而被消化专业学者引进内镜诊断的范畴，并迅速扩展到呼吸道、心血管、泌尿道、关节等临床医学领域。它利用波长近似于红外线的光波和新的高分辨率断面成像模式，将新发展的光学技术与超灵敏探测合为一体，加上现代计算机图像处理，发展成为一门新兴的断层成像诊断技术。利用这种技术可以实现心血管组织深部微米级分辨率的成像，能在体显示斑块及支架置入后的近组织学结构，用于临床鉴别和诊断动脉粥样硬化以及干预治疗后的效果评价，大大推动了冠心病的病理生理研究及诊断治疗的进步。

第一节　光学相干断层成像原理和操作方法

一、OCT 原理

OCT 是利用宽带光源的短程相干特性对活体组织内部结构断层成像，基本原理类似于传统的 B 型超声成像法，都是通过测量反射或散射回来的信号回波来获得物体的形貌图像，只不过 OCT 用的是波长近似于红外线的光波（波长 1300nm）而非声波，采用近红外光谱，是因为生物组织对近红外光谱吸收比可见光少，更多的光反射到传感器，这样能获得更好的图像质量，因此具有极高的分辨率。OCT 系统可以产生超短光脉冲或低相相干光波，之后发射到样品上，用光线被反射回的时间或回波延迟时间来测量距离，回波强度用来描绘深度。然后光束穿过样品扫描，得到二维成像或三维成像数据。根据信号的强弱，赋予不同的灰度或某种颜色，即可得到样品的灰度或假彩色图。然而与超声不同，由于光的传播速度非常快（约为声波传播速度的 10^6 倍），回波时间无法直接用电学方法测量，因此利用了一种已知的低相相干技术。干涉成像的原理：简单地说，就是将光源发出的光线分成两束，一束发射到被测物体（比如血管组织），这段光束叫信号臂；另一束发射到参照反光镜，叫参考臂。然后把从组织（信号臂）和从反光镜（参考臂）反射回来的两束光信号叠加。当信号臂和参考臂的长度一致时，就会再发生干涉。从组织中反射回来的光信号因组织的性状不同而强弱不同。把它与从反光镜反射回来的参考光信号叠加，光波顶点一致时信号增强（增加干涉），光波顶点方向相反时信号减弱（消减干涉）。形成干涉的条件是频率相同，相位差恒定。利用干涉原理，OCT 比较标准光源与反射信号以增强单一反射，减弱散射光线的反射。由于干涉只发生在信号臂和参考臂长度相同时，所以改变反光镜的位置，就改变了参考臂的长度，即可以得到不同深度的组织的信号。这些光信号经过计算机处理便可得到组织断层图像。比较样本和参考臂反射回来的光能够精确测量距离。OCT 微米级别的分辨率是通过检测样本与参考路径之间非常小的光反射延迟（10~15s）来实现的。当光纤转动的时候，光柱能够扫描到血管腔内每个角落。影像系统的计算机会处理每个横断面扫描的图像，随着导管回拉可以实时从不同角度显示二维的横断面图像。在 1mm/s 的回拉速度下，当前系统能够达到每秒 15 ~ 30 帧图像。完整存储的数据可用于离线分析。OCT 能够利用这种特性对冠状动脉管壁的组织结构进行成像，能从组织水平清晰显示动脉粥样硬化斑块，从而了解到冠脉微小结构的变化。

二、OCT 组成

包括光源、分光器、参照臂（镜面）、样本臂、探测器以及数字处理器。一个可旋转的光学耦合器（又称探头连接单元，PIU）和成像导丝导管组成了样本臂，其作用就是将检测光引导到所需检测的血管壁上。成像导管由透明鞘管和一个含有用微棱镜装配而成的镜头的光纤导丝组成，该镜头可以将光束聚焦并指导光束朝向组织，聚焦的焦点大约在导管外 1mm。鞘管不动，光线由导丝发射至血管壁。成像导管的外径是 4.9mm（0.019in），导丝的直径是 3.6mm（0.014in），探头远端有一个 15mm 的不透射线的弹簧头，能容易地通过 3F 的阻断球囊导管进入冠状动脉的远端。

三、OCT 操作

冠状动脉内 OCT 成像时对患者的准备工作与常规介入治疗一样，可以通过股动脉途径或桡动脉途径使用 6F 或 7F 指引导管完成 OCT 成像检查。采集最佳影像需要选择合适血管和严格操作。操作前要仔细分析整个血管，包括血管直径的测量，目的成像区域是否有病灶，是否有侧支和分支血管，以及血管的弯曲度。最合适的血管直径介于 2.5 ~ 3.5mm，避免近端有病灶的血管、有分支和侧支的血管以及弯曲度小于 90° 的血管。

1. 球囊封堵技术：由于近红外线信号会被红细胞衰减，OCT 无法在血流下获得清晰的血管壁图像，因此 OCT 成像检查时需要对冠状动脉内血液进行处置。为了在视野中排除血液的干扰须在目标病变近端以 0.3~0.8atm 扩充阻断球囊（特制的低压球囊阻断导管，即 helios occlusion balloon catheter，OBC 球囊导管）30s，同时从阻断球囊远端以 0.5~1.0 ml/s 向冠状动脉内注入林格液。自动回撤装置以 1mm/s 速度移动，可观测到的长度为 30mm。技术要点还包括球囊阻断的位置，充气压力，灌注类型、时间和等级。阻断球囊应该放置在正常血管段以降低血管损伤的风险。整个操作要轻柔、低压充气（0.5atm），并且在透视监测下进行。推荐 Lactated Ringer 溶液，以减少心律失常的发生。将溶液加热至 37℃，然后使用带加热轴的注射泵以 0.5ml/s 的速度持续灌注溶液通过球囊腔。为了减少分析过程中血液的干扰，在球囊阻断前几秒应该开始灌注溶液。OCT 导线应当放置在目标段的 5~10mm 以远，以利于目标血管正确成像。

2. 非封堵技术：随着 OCT 系统细致的改进，图像采集速度更高，使得成像不再需要近端血管的球囊封堵。光纤导丝被推进至目标区域的远端，并且通过 X 线透视检查证实其位置。为了使导丝头端顺利通过目标区域，需要一个单腔或双腔导管。在同时注入 37℃、黏稠、等渗的造影剂（例如：威视派克）期间，开始自动回撤光纤导丝。注射造影剂（可以是手动或使用注射泵）的速度是 2~4ml/s。在整个支架段显影后或者病人一旦出现不能耐受、心肌缺血的症状，或心律失常的同时，回撤停止。非封堵技术避免了球囊封堵，而且需要在成像的同时经由导引导管注入造影剂，并且通常光纤导丝回撤的速度是 3mm/s。非封堵技术耗时短，病人胸痛发生少，而且可以使冠状动脉开口或近端病变显影。有关此方法的安全性及适用性还有待于进一步研究。

第二节　图像的判断

一、OCT 对冠心病的诊断价值

1. 显示动脉壁的形态：内膜增厚是动脉硬化的早期表现，对其进行评价在临床中具有重要意义。IVUS 由于难以区分内中膜，仅能间接通过内中膜的总厚度进行评价。而 OCT 能清晰分辨内弹力膜层，清晰显示动脉壁的 3 层结构（影像图 38–1）。OCT 测量的内膜厚度与光镜和电镜下的组织学结构有良好的相关性。然而，OCT 的穿透深度仅为 2 mm，仅能在斑块负荷较轻的情况下显示血管壁的 3 层结构。

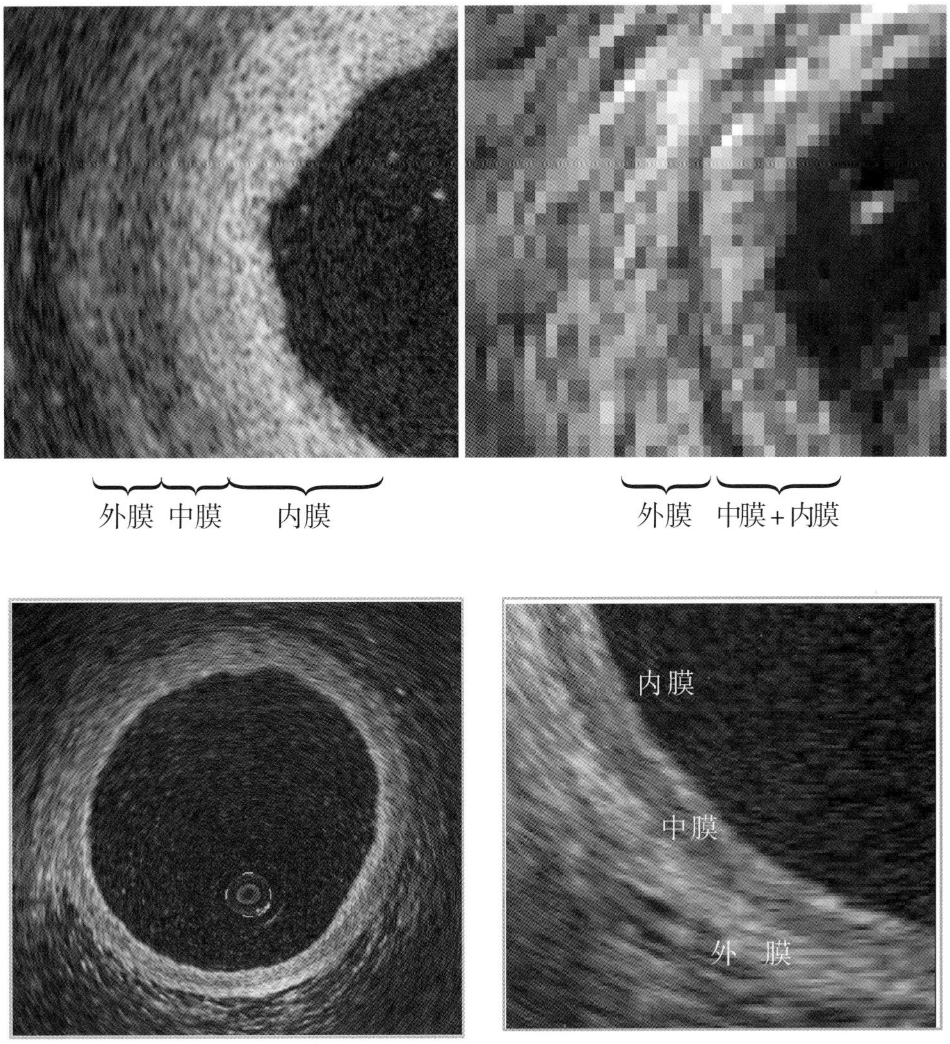

影像图 38–1　正常的血管

2. 显示斑块特点：动脉粥样硬化斑块的组织学特点在确定冠状动脉事件的危险性方面具有重大意义，并能指导介入治疗。Brezinski 等用 OCT 技术对尸检中获得的人主动脉粥样硬化斑块及其他组织标本的内在微结构进行成像，发现以脂肪为主和以肌肉为主的组织间，OCT 成像具有很好的对比度，证实了 OCT 在体外诊断斑块形态的能力。Yabushita 等经过对来自尸检 357 份粥样硬化动脉片段标本进行 OCT 成像，研究发表了用 OCT 区分不同动脉硬化组织成分的标准。他们通过动脉节段亚组分析（n=50），将动脉粥样硬化斑块节段建立纤维斑块、纤维钙化斑块和富含脂质斑块 3 个类型斑块的图像标准（影像图 38–2）：纤维斑块显像的特征为均质的高信号区，纤维钙化斑块为轮廓明显、边缘清晰的低信号区，富含脂质斑块为边缘模糊的低信号区。按照这一标准对其余 307 个动脉粥样硬化节段进行 OCT 成像，其区分三种斑块的敏感性和特异性分别为：纤维斑块 71%～79%和 97% ～98% ，纤维钙化斑块 95% ～96%和 97%，脂质斑块 90% ～94%和 90% ～92% 。这表明客观的 OCT 标准对区分不同类型的动脉粥样硬化斑块具有高度敏感性和特异性，是在体显示冠脉粥样斑块特征安全有效的方法。

3. 诊断易损斑块：易损斑块的主要病理学特点是：①脂质核心大（一般大于斑块体积的 40 %）；②纤维帽薄（厚度小于 250μm）；③炎症细胞（主要是巨噬细胞和激活的 T 淋巴细胞）浸润；④平滑肌细胞数量和胶原含量明显减少。部分斑块内部还伴有明显的新血管生成或斑块内出血。OCT 能够将脂质组织与含水组织区分开，测量纤维帽厚度。在组织病理学上，薄纤维帽粥样斑块（thin-cap fibro atheroma，TCFA）被认为是易发斑块破裂或损坏继发血栓形成的前体（图 38-1，影像图 38-3）。纤维帽的厚薄是斑块稳定与否的重要因素，薄纤维帽是易损斑块的主要特征之一，可使斑块易于破裂、血栓形成，而致急性心血管事件。TCFA 的定义为：①薄纤维帽≤65μm；②具有大的脂质坏死核；③在薄纤维帽附近或其中有巨噬细胞浸润。血管内超声尽管可以提供斑块脂核大小，但对于较薄的纤维帽却无法测量，OCT 能清晰显示薄纤维帽并测量 < 100μm 的薄纤维帽厚度（影像图 38-4）。OCT 对于分辨厚度 < 65μm 的纤维帽的敏感性与特异性均为 100%（影像图 38-5），对于检测脂质核心、钙化和巨噬细胞浸润与病理结果高度相关，敏感性与特异性均在 90%以上，对斑块内巨噬细胞的含量尚可进行定量分析。而且 OCT 的高分辨率不但可以精确测量斑块纤维帽的厚度、脂质核心的大小，还能提供额外细致的组织结构信息，如斑块表层的糜烂、纤维蛋白沉积、纤维帽裂隙、细微血管壁上夹层、血栓、粥样硬化斑块微小裂口、斑块中的血小板、巨噬细胞聚集等，为识别易损斑块提供了独特的解决途径。巨噬细胞内含有大量的吞噬溶酶体，可对纤维帽内基质进行降解，因此，测定纤维帽中巨噬细胞的含量，可以评价动脉粥样硬化斑块的稳定程度。OCT 识别斑块中巨噬细胞积聚的原理为斑块内巨噬细胞胞浆内不同成分折射率不同，巨噬细胞将产生强烈的光学信号，OCT 下巨噬细胞表现为纤维帽内和纤维帽脂质池交界区的大片高反射区域，因此，OCT 能对纤维帽内巨噬细胞进行定量分析，进而测量纤维帽下的巨噬细胞负荷。

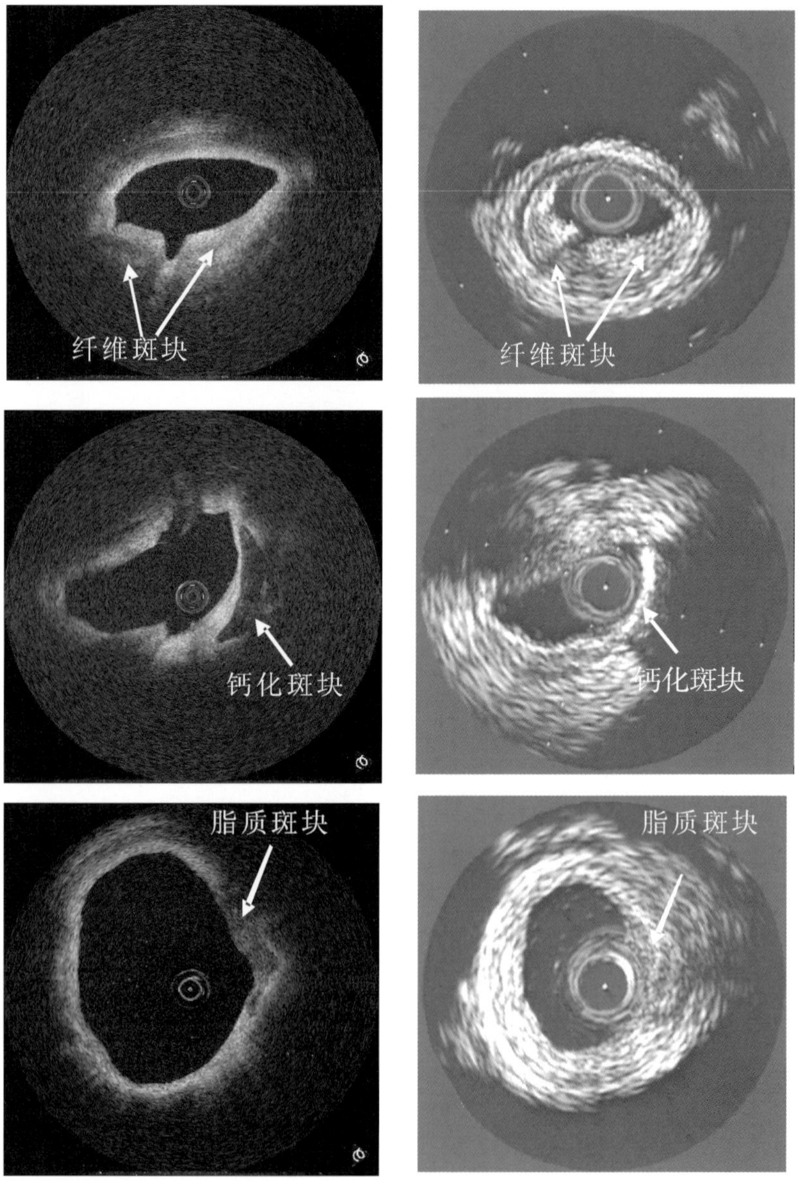

影像图 38-2

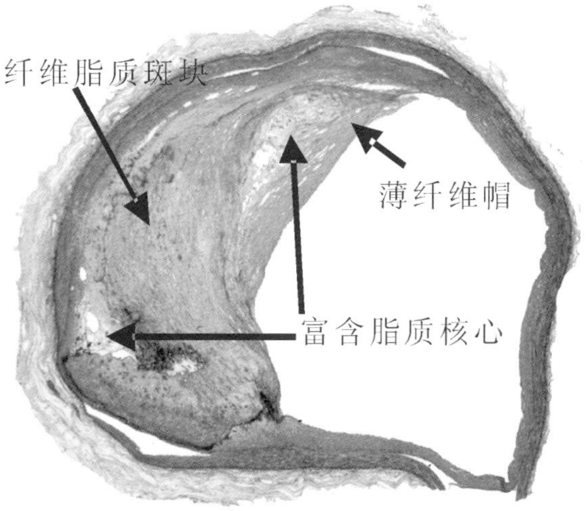

图 38-1 发现易损斑块组织学

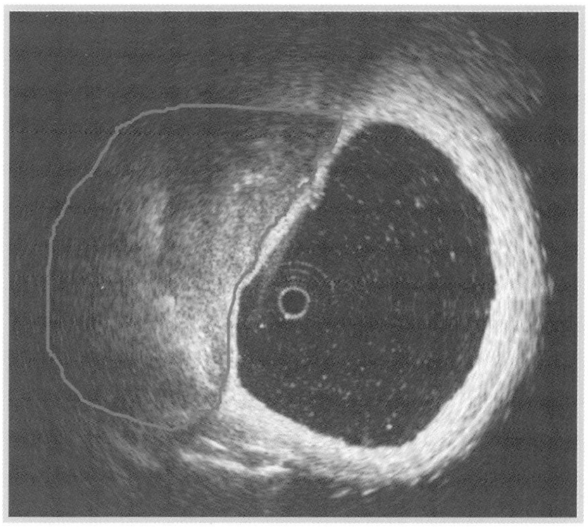

影像图 38-3 发现易损斑块 OCT

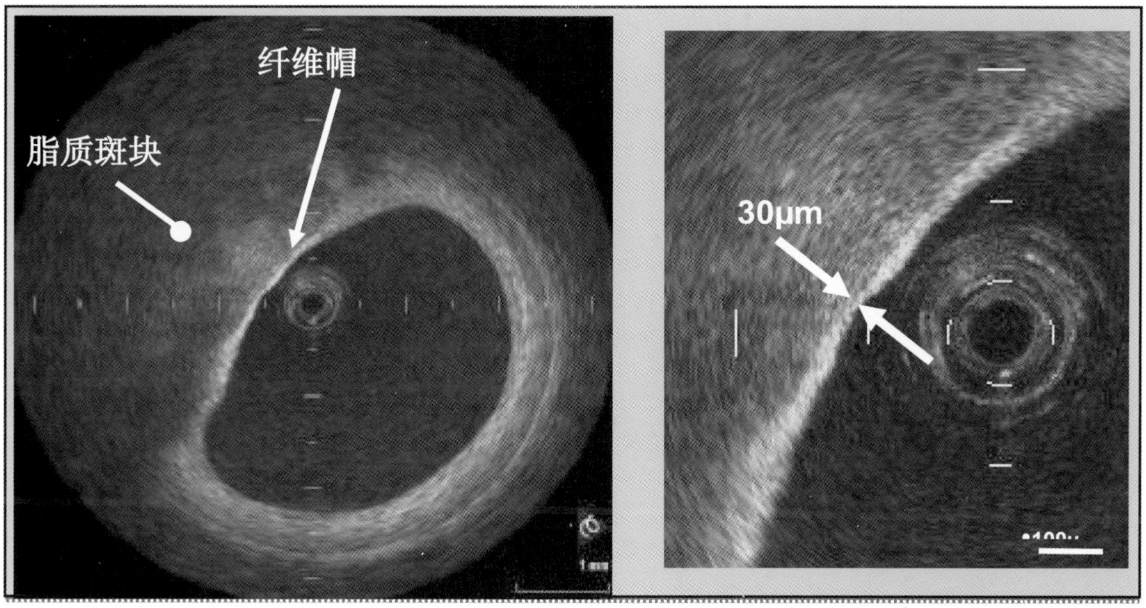

影像图 38-4 OCT 能精确测量纤维帽厚度

有研究显示钙化结节与斑块血栓形成密切相关。OCT 下钙化部分表现为弱信号区域，与其周围组织有清晰的界限。同易损斑块的组织病理学研究比较显示，OCT 诊断钙化结节的敏感度为 96%，特异度为 97%。对斑块内及其表面血栓成分的准确识别对判断斑块是否稳定具有重要意义。红血栓与血液一样，可以使 OCT 信号迅速衰减，而白血栓则表现为强度均匀的中强度信号（影像图 38-6），OCT 在白血栓中信号衰减程度明显小于红血栓。动脉壁上的这两种血栓在 OCT 下很容易区分。

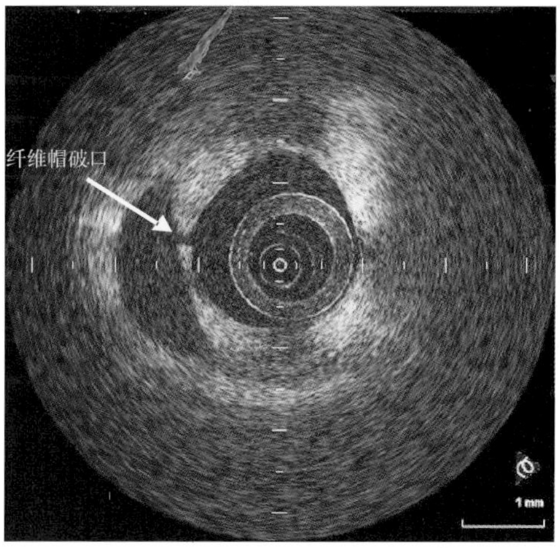

影像图 38-5 OCT 能敏锐发现斑块破裂

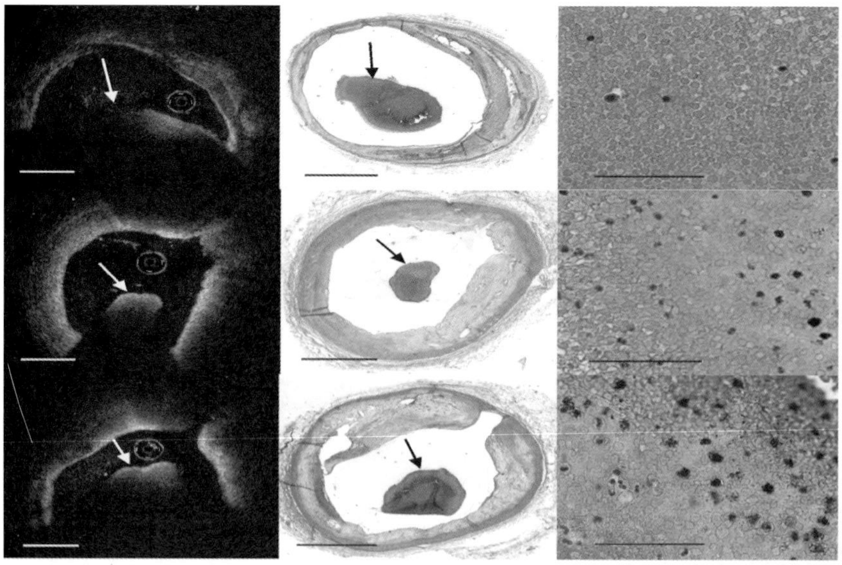

红血栓

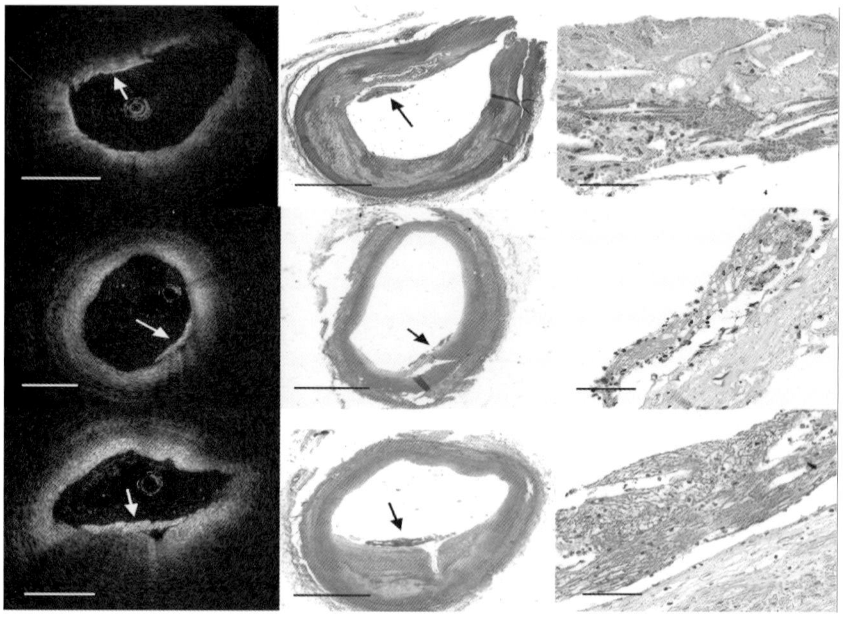

白血栓

影像图 38–6 动脉壁上的两种血栓在 OCT 下易区别

二、OCT 在经皮冠状动脉介入（PCI）治疗中的应用

在美国和欧洲的一些心脏中心，OCT 被用来判断冠状动脉不稳定斑块，特别是纤维帽的厚度以及脂质核。目前也应用该技术判断血栓性病变、内膜撕裂和置入支架后支架的贴壁程度，支架裸露在血管腔内的内膜覆盖情况以及支架支撑杆与血管内膜的关系。

（一）PCI 支架术后即刻 OCT 图像分析

对于冠状动脉支架置入后的即刻结果大多采用冠状动脉造影或 IVUS 进行判断。OCT 作为高分辨率成像可用于评价冠状动脉支架置入后即刻支架及支架周围组织结构改变情况，能够观察到详细信息，如支架贴壁情况、支架扩张程度、组织脱垂、血管夹层、支架支撑杆是否分布均匀、内膜撕裂、腔内血栓、切割球囊的切口、支架不对称及内膜增生等，以明确支架对血管壁的作用机制、支架内血栓形成等情况，判断围手术期血管的损伤。OCT 的这些优势是冠状动脉造影和 IVUS 无法比拟的。由于 OCT 所采用的光源为近红外线，不能透过含有金属的支架支撑杆，OCT 图像上支架支撑杆表现为支架内壁反射产生的高亮度散乱光，支架支撑杆背面有反射阴影。

1. 支架贴壁不良：支架贴壁不良是指支架支撑杆与血管壁明显分离，由此可引起局部血流涡流，增加亚急性血栓的风险（影像图 38–7）；同时，支架贴壁不良可以延迟损伤血管的愈合过程，支架支撑杆未被内膜覆盖，有可能导致晚期和极晚期血栓形成。OCT 成像可通过测量支架支撑杆的中间部位至血管壁的距离来判断支架贴壁是否良好。不同类型的支架因为支架支撑杆厚度的不同，判断支架贴壁不良的标准也有所不同，具体数值尚无定论。另外，OCT 可以清晰地对不同层次的支架支撑杆以及对血管壁支架套叠的情况进行详细分析。

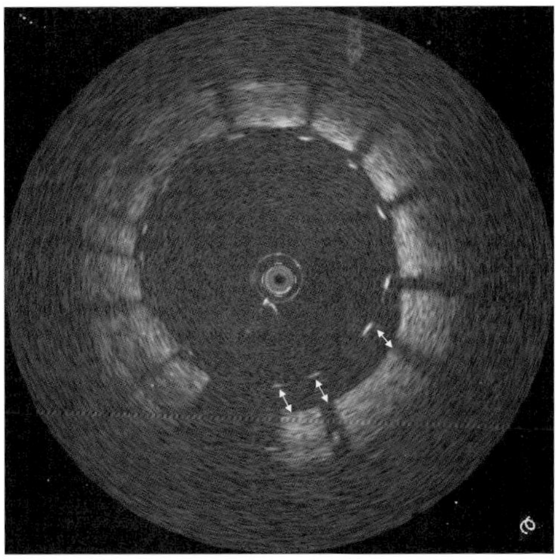

影像图 38–7 支架贴壁不良

2. 支架扩张：既往的研究采用 IVUS 评价支架扩张情况认为理想扩张的支架需要再次行血运重建的几率低，仅为 9%。当支架完全贴壁，但与近段和远端参照血管相比，扩张不充分，就发生了支架扩张不全，这种不完全扩张常发生在血管的纤维钙化斑块或钙化斑块区域。支架扩张情况可以有不同表现类型，包括充分扩张、不完全扩张、不对称扩张及过度扩张。OCT 能够准确评价支架扩张情况。

3. OCT 对支架术后血管夹层及组织脱垂的识别：在经皮冠状动脉介入术（PCI）中，不可避免地会发生血管损伤，与支架有关的血管损伤主要有组织脱垂和支架边缘夹层形成。组织脱垂的定义为组织突入支架间隙进入血管腔内或与相邻支架支撑杆连接。OCT 的高分辨率能够提供比 IVUS 更详细的形态学信息，更容易观察到夹层和组织脱垂（影像图 38–8）。

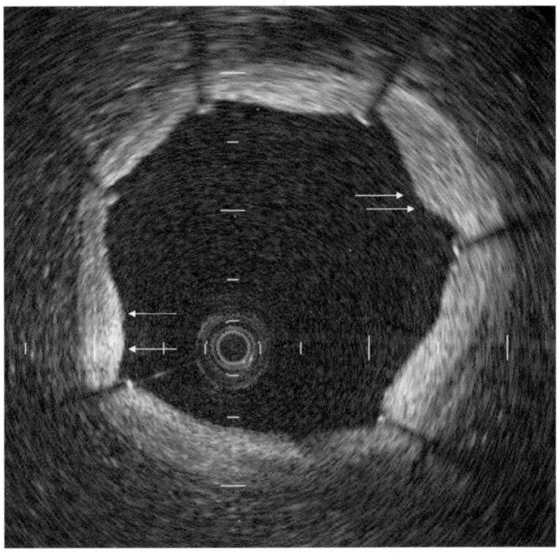

影像图 38–8 组织脱垂

（二）PCI 支架术后 OCT 随访图像分析

OCT 成像可以清晰显示冠状动脉内置入不同类型支架后各种不同组织的愈合过程。OCT 成像可以准确评价支架贴壁情况，判断支架支撑杆表面是否有内膜覆盖，并可对覆盖的内膜进行定量分析。

1. OCT 评价冠状动脉支架置入术后内膜覆盖情况：内皮结构的完整性是维持血管正常功能的必要条件，而测量内膜厚度，了解有无内膜增生则是我们评价介入治疗效果，了解再狭窄机制的重要方面。在药物洗脱支架（drug–eluting stent，DES）时代，药物在抑制内膜增生减少支架内再狭窄率的同时也抑制支架的再内皮化而增加晚期血栓形成，因此在随访中评价支架新生内膜覆盖情况变得十分必要。裸支架表面的内膜增生覆盖厚度 500μm 或更厚，使用 IVUS 及造影可显示。目前药物涂层支架使增生抑制和延迟，增生覆盖厚度少于 100μm，而 IVUS 难以检测 <100μm 的新生内膜。OCT 所具有的高分辨率，能检测非常薄的内膜，这是 IVUS 等其他任何检查无法比拟的。OCT 技术将原来的支架内血管再内皮化的概念更改为支架的内膜组织覆盖的概念，可以探测覆盖组织的厚度、面积、分布以及新的血栓形成，以判断支架内内膜组织的覆盖程度。OCT 成像发现不论是金属裸支架（bare metal stent，BMS）还是 DES，如果支架支撑杆表面内膜增殖少，OCT 可发现支架支撑杆表面有一薄层的内膜组织覆盖。如果支架支撑杆表面内膜增殖明显，覆盖的内膜组织大多表现为均匀光亮的组织。支架术后分支血管开口情况指的是分支血管开口部位的支架支撑杆是否裸露、被血栓包裹还是被新生内膜组织覆盖。OCT 成像可以显示支架后血管内膜撕裂及夹层，还可以清晰显示当支架支撑杆贴壁不良时，支架支撑杆表面是裸露还是被血栓包裹（影像图 38–9，影像图 38–10）。

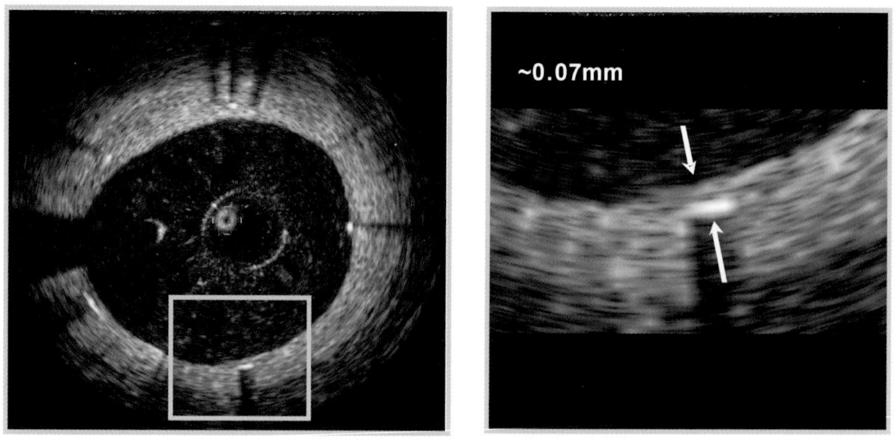

影像图 38-9　雷帕霉素药物支架 6 个月随访，支架内内膜增生

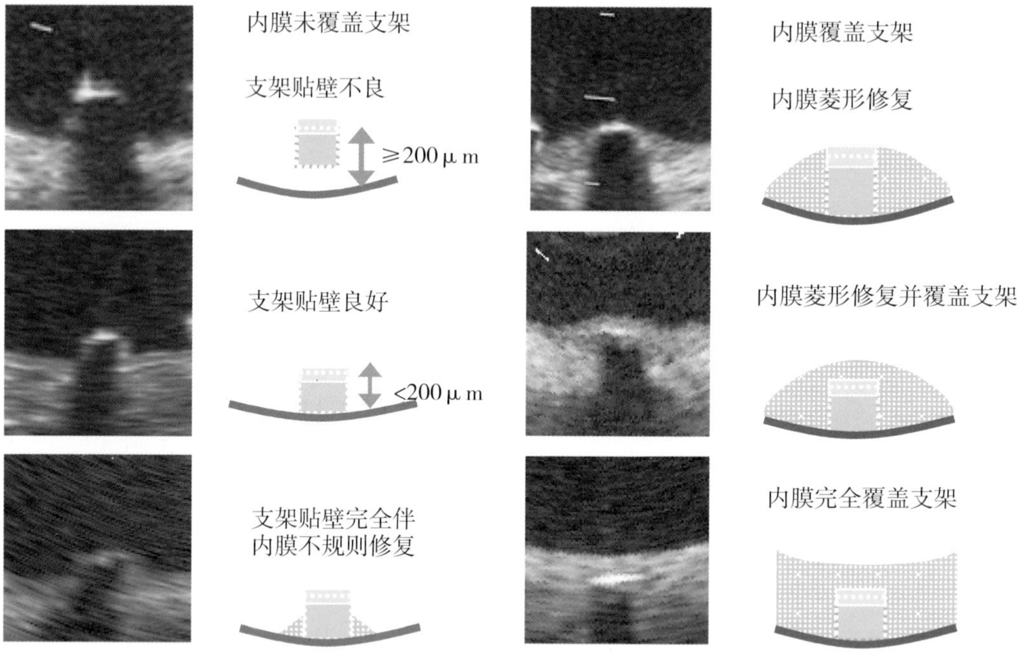

影像图 38-10　OCT 可清晰显示支架置入术后内膜覆盖情况

2. OCT 评价支架再狭窄和支架血栓形成：目前影响支架疗效的两个主要因素包括支架再狭窄和支架血栓形成。利用 OCT 系统可以对支架内再狭窄进行详细的定量分析，对阐明各种原因引起的再狭窄有重要价值（影像图 38-11）。

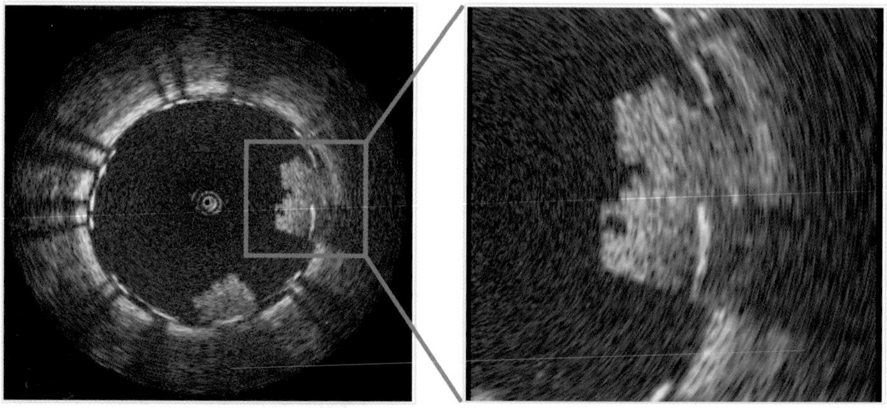

影像图 38-11　雷帕霉素药物支架 6 个月随访，完全支架内血栓

第三节　冠脉内 OCT 与 IVUS 的比较

IVUS 应用于临床已经 10 余年，是较为成熟的冠脉内成像方法，在冠心病的诊断与治疗中发挥着较为重要的作用。OCT 作为冠脉内成像的新技术，与 IVUS 比较有以下优势。

1. 分辨率高：OCT 最大的优势是其高分辨率。轴向分辨率为 10μm，侧向分辨率为 20μm，约高出 IVUS10 倍，明显超过目前任何一项成像技术，可在 2~3mm 范围内成像，大约是传统活检的距离。这样 OCT 可以观察到 IVUS 检测不到的增厚的内膜、弹力板和脂质斑块等。Kume 等和 Brezinski 等直接比较了 OCT 与 IVUS 在体外对人主动脉粥样硬化斑块的成像情况，对出血斑块及富含脂肪斑块的成像均表明，OCT 与 IVUS 相比最显著的优点为：OCT 成像具更高的分辨率及斑块各成分间更好的对比度。研究证实 OCT 判断动脉硬化早期内膜增厚极为灵敏，远远超过血管内超声，在检测内膜厚度方面，OCT 和组织学有较高的一致性［r=0.98，P<0.001，平均差 =（0.01 ±0.04）μm］。因此，OCT 能更清晰地观察在支架置入后内膜的覆盖程度，不论支架的近端、中部、远端，还是支架的重叠部位。

2. 成像速度快：OCT 通过干涉原理，利用近红外线从组织反射回来的不同光学特征进行组织分析成像，因此成像速度快。

3. 穿透能力强：OCT 对重度钙化组织的成像深度＞115μm，而 IVUS 无此能力。Patwari 等研究发现，几乎完全闭塞的离体冠脉斑块，OCT 能够穿透并成像。

4. 无衰荡效应：衰荡效应是 IVUS 近探头处伪影的主要原因，而 OCT 由于发射与接收装置的分离而避免了这一缺陷。

5. 廉价、小巧：与 IVUS 导管比较，OCT 导管内仅有单一光导纤维，不需要传感器，只有简单的光导纤维，因而成像导管小，采样频率接近视频速度，这使得其既廉价又小巧，OCT 由于导丝较细能观察到近堵塞的冠状动脉斑块，而 IVUS 和其他手段则难以通过。与其他成像技术相比，OCT 具有重要意义。

第四节　OCT 的局限性与安全性

一、局限性

1. 检查过程中需要对血液进行必要的处置，OCT 需要无血液的成像区域，因为红细胞可以散射光线。边支血管的存在可能影响扫描血管的清洁。这需要盐水冲洗，限制成像的血管壁长度。另一种新方法是利用球囊导管阻断血流并注入林格液以获取清晰的图像。对近端血流的阻断使 OCT 难以用于左主干、开口和分叉处的病变，而血流阻断的时间则限制其用于较长的病变和心功能较差的患者。研究发现 OCT 检查过程中大部分患者表现为心电图一过性的 ST 段缺血性改变、心律失常和胸痛，甚至是出现血流动力学不稳定，恢复血流后症状缓解，但目前尚缺乏有代表性的大规模安全资料。成像技术的改进和引擎速度的增加有望解决阻断血流才能成像的难题。Prati 等研究一种不需血流阻断的 OCT 成像替代方法。这种基于推注入 iodixanol 320 的非阻断技术被证明是安全有效的，简化了目前使用的阻断技术，明显缩短了操作的时间。

2. OCT 仅有 2mm 的轴向穿透深度，其信号不能达到厚的动脉硬化病变的深层。应用时会发生血液干扰，明显影响图像质量。成像导管处于血液环境中，单位体积血液内大量的红细胞对 OCT 光源产生了广泛的散射，从而导致血管壁局部图像失真。OCT 的穿透深度还取决于组织的特性，比如，OCT 的信号在脂质斑块中会比在纤维斑块中衰减得更快。目前 OCT 仅能较好地评价血管腔内表面 500μm 以内的斑块形态。而 IVUS 的穿透深度约为 10mm，更适合于显示整个血管和评价动脉的重塑。因此 OCT 尚无法完全取代 IVUS 在评估冠状动脉方面的作用。

3. OCT 也有所有血管内侵袭性成像技术共有的局限性，这包括侵袭性操作的危险性，因此不易被患者接受。局部组织被加热只是在理论上关注，迄今为止没有在研究中被观察到。

4. 目前的 OCT 需要复杂的成像程序，不适合于扭曲的、大口径冠状动脉。同时 OCT 不能提供新生内膜功能方面的细节，而先前的组织学研究已经明确了新生内膜组织虽然出现在支架支撑杆表面，但功能受限，伊文思蓝染色排除试验是最好的证明。

5. 由于 OCT 导丝由单根的光导纤维组成，容易折断，操作时要格外小心，因此成像导丝需要进一步改善。新一代的成像导丝已经有了进一步改进，增加了自动连接功能，更便于手术中操作。

二、安全性

OCT 所应用的能量较低，不会对组织结构和功能造成损害。局部组织被加热只在理论上关注，迄今为止没有在研究中被观察到。对 OCT 安全性的关注主要集中于 OCT 导管置入后对血流的影响。临床应用发现 OCT 检查过程中大部分患者表现为心电图一过性的 ST 段缺血性改变、心律失常和胸痛，甚至是出现血流动力学不稳定，恢复血流后症状缓解，但目前尚缺乏有代表性的大规模安全性资料。有研究显示 OCT 检查过程中患者发生的冠状动脉缺血及心绞痛病例与大规模的 IVUS 注册研究所报道的成像导管所造成的冠状动脉缺血和心绞痛病例一致。成像技术的改进和引擎速度的增加有望解决阻断血流才能成像的难题。

第五节　OCT 技术进展

最近发展的频域 OCT 成像（FD-OCT）可以解决目前 OCT 的一些主要问题限性。FD-OCT 采集时间快，可以在一次生理盐水冲洗下对大段动脉进行成像，对动脉壁某一节段进行成像时可以应用自动回退，而不需要球囊阻断导管，与目前的 IVUS 技术更接近。如果扫描成像回撤速度（可达 20mm/s）足够快的话，那么只要用少量生理盐水或造影剂冲洗就可以实现对整根冠状动脉血管的成像。高速成像的录像可以通过低速回放以分析图像中的细微结构。这一过程与血管造影相似，血管造影也是在造影剂注入时将 X 线图像连续录像记录，然后回放每一帧图像以进行分析。FD-OCT 在实现高速扫描成像的同时，图像的分辨率也得到提高，对血管壁穿透力更深，可以对目标血管进行更详细的观察，并可以检查大血管和分叉处（左主干、开口）的病变。由于 FD-OCT 扫描帧数提高到 10000 帧 /s，扫描成像速度加快，减少了心脏搏动对成像的影响，从而使三维立体成像得以实现。这种成像方式可以较好地展现支架支撑杆的结构形态及内膜覆盖情况，对于研究和评价支架很有帮助。在 FD-OCT 的图像中，不仅可以得到血管的断层图像，而且可以得到血管内壁内腔的连续立体影像，使我们可以对血管的病理形态在活体中进行直接观察。目前 LightLab 公司已经开发出 FD-OCT（激光扫描 OCT；M4 OCT）。该系统成像时间只有原来系统的 1/10，快速成像时有可能不需要阻断近端血流。这样就不需要使用近端阻断球囊，减少了成像过程的复杂性，大大拓展了适应证的范围。

今后，随着 OCT 技术的改进和完善，对组织特性进行定量分析、三维立体成像等将得以实现，OCT 的操作将更加简单，成像速度更快，可以常规应用于临床，且将会广泛应用于支架置入术前后及随访时的评价领域。另外，OCT 将会帮助我们检出和诊断冠状动脉内的斑块，特别是易损斑块，这将提高诊治冠心病的水平。而易损斑块的检出将有可能使预防急性心肌梗死发病的梦想得以实现。

乔兴科　苗志林

附录　心血管病介入诊疗技术质量审核

介入性心脏病学自20世纪60年代在我国开展以来，一直没有真正的介入质控方案出台。这与当时我国介入诊疗水平较低、开展单位较少、对此项工作的认识不足有关。近10年来，我国介入心脏病学得到了迅猛发展，接受介入治疗的患者数量急剧增加，近5年来几乎以每年30%的速度递增，开展此项工作的单位不但有省部级、市级医院，受某些利益的驱使，某些县级医院也开展了此项工作。从事该项工作的技术人员水平参差不齐，所使用的设备亦相差很大。某些设备的影像条件及软件条件不能满足介入手术的需要。某些地区导管室的数量甚至超过了发达国家。每个导管室每年仅能从事几十例甚至十几例介入治疗，不能完成维持一个介入治疗医生起码的手术量。这种混乱局面已严重影响了介入事业的健康持续发展，危害了人民群众的身体健康和生命安全，且造成了医疗资源的极大浪费。卫生部及时察觉了此种情况，于2004年出台了心血管介入诊疗质控草案。但是由于种种原因，各省市均未认真执行。辽宁省作为卫生部心血管病介入诊疗质量控制的试点省份，于2005年开始了此项工作，以期能够获得有益的经验在全国推广。

附件1：　　本文从辽宁省卫生信息网 www.lnhealth.cn 下载

辽宁省心血管病介入诊疗技术质量控制方案章程草案

第一章　质量控制方案总则

第一条　为建立健全我省各级医院心血管病介入诊疗技术的临床质量控制体系，制定科学的心血管病介入诊疗技术质量控制标准，组织实施规范化的医疗机构业务指导和专业人员培训机制，实施系统的、科学的医疗质量评估，保证医疗质量，保障人民群众身体健康和生命安全，为合理、规范使用卫生资源，根据《中华人民共和国执业医师法》和《医疗机构管理条例》及《医疗器械监督管理条例》、《心血管病介入诊疗管理办法》制定本方案。

第二条　在辽宁省心血管病介入诊疗技术质量控制中心（以下简称质量控制中心）的领导下，负责全省各级开展心血管病介入诊疗技术的机构的业务指导、质量控制和管理工作，全面提高我省心血管病介入诊疗技术水平和各级医院的规范化诊疗技术水平。

第三条　本办法所称心血管病介入诊疗技术是指经血管穿刺途径进入，在心腔或血管内进行的诊断及治疗技术，通常包括：心内科（含冠心病、心律失常、瓣膜病、先天性心脏病的介入诊疗）。

第四条　各级各类医疗机构开展心血管病介入诊疗技术，必须使用经国家食品药品监督管理局批准的，并经卫生部纳入招标范围的介入诊疗器材。

第五条　本办法适用于在辽宁省行政管辖区内开展心血管病介入诊疗技术的各级各类医疗机构。

第二章　“质量控制中心”的组成

第六条　“质量控制中心”在辽宁省卫生厅的领导下，由辽宁省各大医院富有丰富临床经验的心血管介入专家组成，依托在辽宁省人民医院，下设办公室，其中，设主任委员1名，副主任委员6~8名，秘书1人，委员20~30人，开展专业质量控制工作。在省“质量控制中心”的领导下各地成立市级“质量控制中心”。

第七条　“质量控制中心”实行专家组领导下的主任负责制。

第三章 “质量控制中心”的职责和任务

第八条 “质量控制中心”是负责管理开展心血管病介入诊疗技术的机构，负责贯彻执行卫生部制定的《心血管病介入诊疗管理办法》。职责包括：

（一）负责对全省心血管病介入诊疗技术的机构的质量管理标准和临床操作规范制定并组织实施；

（二）负责设计全省心血管病介入诊疗技术的机构的质量控制计划，并根据计划对医疗机构进行业务指导并督促计划执行；负责制定全省心血管病介入诊疗技术的质量控制方案，并组织对各级医院的质量考核和评估，提出处理意见；

（三）负责制定全省心血管病介入诊疗技术的发展规划，定期组织对相关专业人员的培训，提高专业队伍素质；

（四）负责对我省心血管病介入诊疗技术的设置规划、布局、特殊项目的开展、相关技术、设备的引进、使用等工作进行调研、科学论证和认定，并为卫生行政部门提出意见和建议；

（五）负责对全省各级医疗机构开展的各种心血管病介入诊疗技术的专业人员的专业资质进行考核、认定；

（六）负责对全省各级医疗机构开展的各种心血管病介入诊疗技术的机构资质进行考核、认定；

（七）开展对国内外心血管病介入诊疗技术信息进行收集和调研工作，推广本专业的新理论、新技术、新方法；

（八）负责全省心血管病介入诊疗技术的临床资料信息收集、登记工作；

（九）开展对常见心血管病介入诊疗技术的现状和趋势的临床调研、监测工作并制定对策；

（十）建立全省开展心血管病介入诊疗技术的信息资料数据库，开发相应专业的业务指南和质量控制软件；

（十一）承办省卫生厅行政部门交办的其他工作。

第四章 “质量控制中心”的管理和考核

第九条 “质量控制中心”在辽宁省卫生厅的直接领导和省医疗质量委员会的组织指导下开展工作。每年末，向省卫生厅报告“质量控制中心”工作情况及考核和评估情况结果。“质量控制中心”聘任的专家每 3 年换届 1 次。

第五章 “质量控制中心”对心血管病介入诊疗技术的一般管理

第十条 “质量控制中心”将采用定期（每年一次）或不定期的方式对从事心血管病介入诊疗技术的医疗机构和医师进行考核，其内容包括：

（一）从事心血管病介入诊疗技术的导管室及医师是否取得资质；

（二）是否具有各项介入诊疗技术操作常规及相应的规章制度（无菌、消毒制度，参观制度，术前、术后管理制度，各类人员的工作职责等）；

（三）是否存在滥用介入诊疗技术；

（四）是否重复使用一次性介入诊疗器材；

（五）是否存在弄虚作假骗取相应资质；

（六）是否发生重大医疗过失或者医疗事故隐瞒不报；

（七）是否存在使用未经国家食品药品监督管理局批准及卫生部招标范围外的介入诊疗器材的；

（八）是否有违反省级以上卫生行政部门规定的其他情形。

第六章 心血管病介入诊疗技术管理办法

第十一条 “质量控制中心”依据卫生部医政司《心血管病介入诊疗管理办法》的要求，对心血管病介入诊疗机构的资质、专业人员的资质及对心血管病介入诊疗技术的机构进行规范管理及质量控制（参见卫生部医政司《心血管病介入诊疗管理办法》2005年）。

第七章 “质量控制中心”对心血管病介入诊疗机构的要求

第十二条 拟从事心血管病介入诊疗的机构应向“质量控制中心”提供以下材料：

（一）开展心血管病介入诊疗技术项目申请书；

（二）《医疗机构执业许可证》；

（三）已具备的专业人员、技术条件和设备、设施情况；

（四）导管室应有放射保护部门出具的检验合格证明；

（五）造影机应有储存设备，并提供储存的影像资料备检验。

第八章 “质量控制中心”对开展心血管病介入诊疗技术的医师要求

第十三条 拟从事心血管病介入诊疗技术的医师应向“质量控制中心”提供以下材料：

（一）从事心血管病介入诊疗技术的项目申请书；

（二）有效身份证明；

（三）《医师资格证书》、《医师执业证书》；

（四）专业技术职务任职资格证书；

（五）本专业临床诊疗工作经历证明；

（六）“质量控制中心”认可的培训基地出具的系统培训证明和考核合格证书；

（七）“质量控制中心”认可的心血管病介入诊疗技术机构出具的完成介入诊疗病例数；

（八）2名已经取得心血管病介入诊疗技术资格、具有主任医师以上专业技术职务任职资格医师的推荐书。

第九章 “质量控制中心”对心血管病介入诊疗技师及护士的要求

第十四条 拟从事心血管病介入诊疗的技师及护士应向“质量控制中心”提供以下材料：

（一）从事心血管病介入诊疗技术项目申请书；

（二）有效身份证明；

（三）《护士（技师）资格证书》、《护士（技师）执业证书》；

（四）专业技术职务任职资格证书；

（五）临床护理工作经历证明（护士）；

（六）“质量控制中心”认可的培训基地出具的系统培训证明和考核合格证书；

（七）“质量控制中心”认可的心血管病介入诊疗技术机构出具的配合完成介入诊疗病例数；

（八）2名已经取得心血管病介入诊疗技术资格、具有主任医师以上专业技术职务任职资格医师的推荐书。

第十章 “质量控制中心”对拟从事心血管病介入诊疗技术的机构与医师的管理

第十五条 “质量控制中心”组织相关专业的介入诊疗专家对拟从事心血管病介入诊疗技术的机构与医师进行审核：

（一）对拟从事心血管病介入诊疗技术的机构，在获得完整申报材料后的三个月内出具评价结果，诊疗机构审核工作每年1~2次，评价结果报辽宁省卫生厅备案审查后向社会公布。

（二）对拟从事心血管病介入诊疗技术的医师在获得完整申报材料后的一个月内出具评价结果，诊疗医师审核工作每年进行2~3次，评价结果报卫生厅备案审查后向社会公布。

（三）已从事心血管病介入诊疗技术的机构应在每年的1月31日前，将上一年度的介入诊疗情况报告“质量控制中心”，包括诊断、治疗病例总数、介入诊治病种、成功率、并发症、医疗事故等；有资质的导管室必须使用卫生部批准的全国通用计算机软件，网上报告每一例介入诊疗的情况，报告要按规定时限进行。

（四）对不能完成病例数或发生二级以上医疗事故的医师，“质量控制中心”将责令其停止独立从事心血管病介入诊疗技术的工作半年，经审核合格后方可重新执业，对发生二次以上二级以上医疗事故的心血管病介入诊疗技术的机构，将责令其停止开展心血管病介入诊疗技术工作1年，经审核合格后方可重新开展。

（五）已从事心血管病介入诊疗技术的医师，每年需进行介入诊疗技术的专业培训，获得国家一类学分不得低于8分。

（六）“质量控制中心”还将采用不定期抽查的方式，对从事心血管病介入诊疗技术的机构或医师进行审核。

第十一章　附　则

第十六条　介入诊疗新技术、新产品的临床试验、应用和不良反应报告按照国家有关规定执行；如本规定的某条款与卫生部的规定相抵触，以卫生部的规定为准。

第十七条　本办法由“质量控制中心”负责解释。

第十八条　本办法自2006年5月1日起施行。

辽宁省心血管病介入诊疗技术质量控制中心

2006年3月19日

附件2：

本文从辽宁省卫生信息网 www.lnhealth.cn 下载

辽宁省心血管病介入质量控制医疗单位审核标准及考核细则

（辽宁省心血管病介入质量控制专家委员会讨论通过）

考核内容	分值	考核要点	评分标准	得分
一、组织机构	5	1. 医院有符合质控标准的心血管导管室建制，有行政部门及院领导三级医疗质控体系。 2. 院领导、行政职能部门必须对本单位心血管导管室进行质量监督检查，不得失控。	质控体系不健全或无专人负责扣2分（缺1项扣1分，扣完为止）； 导管室属专业科室，建制不规范扣1分； 院领导、医务处、院内感染办对导管室质量问题过问不多不及时扣2分（查院长办公会记录有无相关内容）。	
二、仪器设备质控	70			
1. 设备设置管理	50	与质控标准相匹配的DSA、心电生理检查记录仪、IABP、除颤器、抢救设备。	DSA不符合质控标准者扣20分； 影像不清晰扣5分； 无IABP扣15分； 缺少其余任何一项者扣10分； 无专用除颤器扣5分； 无可记录的心电生理检查记录仪扣2分； 无专用抢救设备扣2分。	
2. 房间设置管理	5	导管室房间设置包括：手术室、控制间、办公室、更衣室、库房、厕所。	手术室、控制间、机房、办公室、房间设置不合理扣1分、缺一项扣2分； 更衣室、库房、厕所每缺一项扣1分。	
3. 心脏介入制度管理（冠脉、射频、起搏器、先心病等）	15	1. 有健全的心血管导管室管理制度和责任制度（人员职责、参观制度、无菌制度、设备管理制度）。	制度不健全扣2分； 缺少一项登记扣2分； 缺少或填写不规范、不完整扣2分；	

续表

考核内容	分值	考核要点	评分标准	得分
		2. 有完整的介入手术操作流程（CA、PCI、PM、EPS、RF）、介入手术登记本、借阅制度。 3. 有健全的介入手术知情同意书、报告档案，手术报告准确及时发放。 4. 严格执行导管室报告审核制度，防止检查及治疗结果错登记、漏登记发生。	报告单不准确或未及时发放扣 2 分； 抽查 5 份病历：PCI、PM、ESP，无手术报告扣 2 分，无术前讨论扣 2 分，适应证掌握不好扣 5 分，无术后记录扣 2 分。	
三、安全性的质控	15	1. 有专业的安全小组与合理的规章制度。 2. 每月进行介入诊疗术各种并发症的统计。 3. 使用招标产品。 4. 三套以上合格铅衣。	每科室有由科主任、主治医师、专业技师组成的安全小组，无扣 2 分； 未执行规章制度扣 2 分； 有登记报告制度，无扣 1 分； 有全院制定的医疗差错事故防范制度，无扣 2 分； 有医疗安全知识学习制度，无扣 1 分； 有医疗差错事故上访接待、调查及处理结果登记制度，无扣 2 分； 擅自开展未经批准项目者（本院医务处无登记备案）扣 3 分； 未使用招标产品扣 3 分； 未使用合格铅衣或铅衣数量不足扣 3 分。（扣完为止）	
四、档案保管质控	10	1. 介入手术知情同意书永久保存。 2. 导管室登记本永久保存。 3. 各种介入手术影像资料永久保存、术中监护单、手术报告单永久保存。	无介入手术知情同意书扣 5 分； 导管室登记本未永久保存扣 3 分； 影像资料丢失扣 2 分； 无术中监护单扣 2 分。 （扣完为止）	
备注：未登录卫生部网站注册扣 2 分；未提供资质调查表扣 2 分。 **单项否决** 1. 弄虚作假者； 2. 不具备影像质量与防护条件良好的心血管造影机。 **不具备以下条件者不可从事治疗性冠状动脉介入手术** 1. 具有 800mA，1200kV 以上并具有电动操作功能的影像质量与防护条件良好的心血管造影机； 2. 主动脉内球囊反搏器。 凡总评分：80 分以上为 A 级导管室，可从事所有心内科介入手术； 凡总评分：70~79 分为 B 级导管室，只可从事除冠状动脉治疗（PCI、支架植入）以外的介入手术； 凡总评分：60~69 分以下者需停止从事介入诊治工作，并限期整改合格后，方可继续从事介入诊疗工作； 凡总评分：59 分以下者，立即停止介入工作。				

A 级导管室，可从事所有心内科介入手术；

B 级导管室，只可从事除冠状动脉治疗（PCI、支架植入）以外的介入手术；

B^+ 级导管室为过渡期间暂时设定。B^+ 级导管室是指该机构已有熟练 PCI 的医师（2005 年独立完成 PCI 50 例以上），但设备不具备 A 级导管室的标准。B^+ 级导管室自公布之日起限期 6 个月整改，整改期间可从事 A 级导管室工作，并在整改后提出复核申请，不合格者降为 B 级导管室。6 个月内不提出复核申请者自动变为 B 级导管室。

辽宁省心血管病介入诊疗技术质量控制中心

2006 年 3 月 19 日

附件 3：

本文从卫生部网站 www.moh.gov.cn 下载

心血管病介入诊疗管理办法

（征求意见稿）

第一章　总　则

第一条　为规范心血管病介入诊疗管理，保证医疗质量和医疗安全，保障人民群众身体健康和生命安全，根据《中华人民共和国执业医师法》、《医疗机构管理条例》和《医疗器械监督管理条例》制定本办法。

第二条　本办法所称心血管病介入诊疗是指经血管穿刺径路进入，在心腔内或血管内进行的诊断治疗技术。

抢救性的临时起搏术、床旁血流动力学监测、主动脉内球囊反搏术不受本办法调整。

第三条　卫生部负责全国心血管病介入诊疗管理工作。

县级以上地方政府卫生行政部门负责本行政区域内心血管病介入诊疗管理工作。

省级以上卫生行政部门指定的评价机构或者组织（以下简称评价机构或组织）负责心血管病介入诊疗机构及人员资格的技术审核和评价工作。

本辖区不具备相应的评价机构或组织的，省级卫生行政部门可跨省、自治区、直辖市指定。

第四条　本办法适用于开展心血管病介入诊疗项目的各级各类医疗机构和从事心血管病介入诊疗的医师。

第五条　医疗机构开展心血管病介入诊疗项目和医师从事心血管病介入诊疗活动必须遵守有关卫生管理法律、法规、规章、诊疗规范和常规。

第二章　开展心血管病介入诊疗技术的基本要求和技术评价

第六条　拟开展心血管病介入诊疗项目的医疗机构应当具备下列条件：

（一）有心血管内科和重症监护室；

（二）有符合放射防护条件的心导管室；

（三）心导管室配备心血管造影机，具有记录功能的心电及压力监测设备、除颤器等必要的设备和急救药品；

（四）具有心血管病介入诊疗技术资质的医师；

（五）有胸外科。

医疗机构拟开展冠心病介入治疗除满足上述条件外，还应当配备 800mA，1200kV 以上并具有电动操作功能、影像质量和放射防护条件良好（最好数字化）的心血管造影机和主动脉内球囊反搏器。

医疗机构拟开展心内电生理检查和心律失常介入治疗除满足上述条件外，还应当配备八导联或以上的多导生理仪。

第七条　独立从事心血管病介入诊疗的医师应当具备下列条件：

（一）取得《医师执业证书》；

（二）具有主治医师以上专业技术职务任职资格，并有 3 年以上心血管病临床诊疗工作经历；

（三）经过卫生部认可的培训基地的系统培训并考核合格；

（四）在培训基地完成培训之日起 1 年内，继续在符合开展心血管病介入诊疗技术条件的医疗机构，在上级医师指导下作为术者至少完成与培训期间要求相同的病例数；

（五）经 2 名具有心血管病介入诊疗技术资质，具有主任医师专业技术职务任职资格的医师推荐；

（六）所在医疗机构同意。

第八条　在境外接受心血管病介入诊疗系统培训6个月以上、完成本办法规定病例数的医师，具有培训机构出具的证明，并经卫生部认可的培训基地考试、考核合格，可以申请开展相应的心血管病介入诊疗技术。

第九条　拟开展心血管病介入诊疗技术的医疗机构和医师应当向卫生部指定的评价机构或组织提出专业技术评价申请，并提交下列材料：

（一）开展心血管病介入诊疗项目申请表；

（二）《医疗机构执业许可证》；

（三）已经具备的人员、技术条件和设备、设施情况；

（四）省级卫生行政部门规定的其他材料。

第十条　医师申请从事心血管病介入诊疗技术应当向卫生部指定的评价机构或组织提交下列材料：

（一）从事心血管病介入诊疗活动申请表；

（二）有效身份证明；

（三）《医师资格证书》和《医师执业证书》；

（四）专业技术职务任职资格证书；

（五）心血管病临床诊疗工作经历证明；

（六）卫生部认可的培训基地出具的系统培训证明和考核合格证明；

（七）符合开展心血管病介入诊疗技术要求的医疗机构出具的该名医师完成心血管病介入诊疗规定病例数的证明；

（八）2名具有心血管病介入诊疗技术资质、具有主任医师专业技术职务任职资格医师的推荐书；

（九）省级卫生行政部门规定的其他材料。

第十一条　评价机构或组织应当组织心血管病介入诊疗的专家对申请的医疗机构或医师进行技术评价，并出具评价结论。

技术评价工作每3个月举行一次，具体评价工作方案由评价机构或组织制定，并报卫生部备案。

第十二条　评价机构或组织应当将通过心血管病介入诊疗技术评价的医疗机构和医师名单予以公告。

第十三条　本办法施行前已经开展心血管病介入诊疗技术，并具备规定条件的医疗机构，应于本办法施行之日起3个月内，向评价机构或组织提出技术评价申请。

第十四条　本办法施行前连续从事心血管病介入诊疗技术10年以上、具有本专业专家公认的专业技术水平或符合下列条件并正在从事心血管病介入诊疗的医师，应于本办法施行之日起3个月内，向评价机构或组织提出资质确认申请：

（一）截至申请之日近5年累计独立完成心血管病介入诊疗病例300例以上；

（二）截至申请之日连续5年未发生心血管病介入诊疗二级以上医疗事故；

（三）经3名本专业具有主任医师专业技术职务任职资格的医师推荐；

（四）所在医疗机构同意。

申请冠心病介入治疗技术准入资格的医师除满足上述（二）、（三）、（四）项规定的条件外，还应当满足截至申请之日近5年累计独立完成冠心病介入治疗病例200例以上的条件；

申请导管消融治疗技术准入资格的医师除满足上述（二）、（三）、（四）项规定的条件外，还应当满足截至申请之日近5年累计独立完成导管消融治疗病例100例以上的条件；

申请起搏器治疗技术准入资格的医师除满足上述（二）、（三）、（四）项规定的条件外，还应当满足截至申请之日近5年累计独立完成起搏器治疗病例50例以上的条件；

申请先天性心脏病介入治疗技术准入资格的医师除满足上述（二）、（三）、（四）项规定的条件外，还应当满足截至申请之日近5年累计独立完成先天性心脏病介入治疗病例50例以上的条件。

第十五条　评价机构或组织应当自收到医疗机构和医师申请后的2个月内完成技术评价工作，并于评价结束后的20个工作日内作出是否通过技术评价的结论。通过的，由评价机构或组织公告，并报卫生部备案。

第三章 培 训

第十六条 卫生部负责指定具备条件的医疗机构作为培训基地，承担拟从事心血管病介入诊疗医师的系统培训工作。

第十七条 培训基地应当具备下列条件：

（一）有与开展心血管病介入诊疗活动相适应的技术条件和设备、设施；

（二）有至少2名具有心血管病介入诊疗技术资质的指导医师，其中1名具有主任医师专业技术职务任职资格；

（三）每年至少完成心血管病介入诊疗病例1000例；

（四）能够保证接受培训的医师在培训期间完成本办法规定的病例数量。

冠心病介入治疗培训基地除满足上述条件外，每年完成的1000例病例中至少应含200例冠心病介入治疗病例；

心律失常介入治疗培训基地除满足上述条件外，每年完成的1000例病例中至少应含150例导管消融治疗病例和70例永久起搏器植入治疗病例；

先天性心脏病介入治疗培训基地除满足上述条件外，每年完成的1000例病例中至少应含70例先天性心脏病介入治疗病例。

第十八条 申请心血管病介入诊疗技术资质的医师必须在卫生部指定的培训基地接受至少6个月的系统培训。培训期间在上级医师指导下作为术者完成至少25例诊断性心导管检查、心血管造影病例和15例心血管病介入治疗病例，并经考核合格。

申请冠心病介入治疗技术资质的医师要在上级医师指导下作为术者完成至少50例冠状动脉造影病例和25例冠心病介入治疗病例，并经考核合格。

申请导管消融治疗技术资质的医师要在上级医师指导下作为术者完成至少20例导管消融治疗病例，并经考核合格。

申请起搏器治疗技术资质的医师要在上级医师指导下作为术者完成至少10例起搏器治疗病例，并经考核合格。

申请先天性心脏病介入治疗技术资质的医师要在上级医师指导下作为术者完成至少15例先天性心脏病介入治疗病例，并经考核合格。

第十九条 卫生部委托评价机构或组织对培训基地进行定期考核，并将考核结果予以公示。

第四章 执 业

第二十条 未通过心血管病介入诊疗技术评价的医疗机构不得开展心血管病介入诊疗项目。

未取得心血管病介入诊疗技术资质的医师不得作为术者独立从事心血管病介入诊疗工作。

第二十一条 医疗机构必须使用经国家食品药品监督管理局批准的介入诊疗器材，不得重复使用一次性介入诊疗器材。

医疗机构必须从具有资质、能提供良好培训和售后服务、严格执行不良反应监测报告制度的生产经营企业采购相应的心血管诊疗产品。

第二十二条 实施心血管病介入诊疗应当与患者或其委托人签署知情同意书。

当患者不具备完全民事行为能力时，应当与患者直系近亲属或其代理人签署知情同意书。

第二十三条 从事心血管病介入诊疗的医师发生二级以上负主要责任的医疗事故，应当接受再次规范化培训并经考核合格后，方可重新独立从事心血管病介入诊疗工作。

第二十四条 开展心血管病介入诊疗项目的医疗机构应当建立介入诊疗器材管理制度和比较完善的数据库。

第二十五条　从事心血管病介入诊疗的医师应当自取得相应资质之日起每年作为术者完成至少 50 例心血管病介入诊疗病例。

从事冠心病介入治疗的医师应当自取得相应资质之日起每年作为术者完成至少 50 例冠心病介入治疗病例。

从事导管消融治疗的医师应当自取得相应资质之日起每年作为术者完成至少 20 例导管消融治疗病例。

从事起搏器治疗的医师应当自取得相应资质之日起每年作为术者完成至少 10 例起搏器治疗病例。

从事先天性心脏病介入治疗的医师应当自取得相应资质之日起每年作为术者完成至少 20 例先天性心脏病介入治疗病例。

第二十六条　具有心血管病介入诊疗技术资质的医师每年取得的心血管病介入诊疗国家一类继续教育学分不得低于 8 分。

第五章　监督管理

第二十七条　卫生行政部门应当对开展心血管病介入诊疗项目的医疗机构和从事心血管病介入诊疗医师的执业情况进行监督检查。

第二十八条　省级卫生行政部门应当指定拥有本行政区域内心血管病介入诊疗专家和执业记录良好的技术机构或组织，负责心血管病介入诊疗机构及人员资质的技术审核和评价工作，并报卫生部备案。

第二十九条　开展心血管病介入诊疗项目的医疗机构应当于每年 3 月 31 日前，将上一年度开展心血管病介入诊疗工作情况报本省、自治区、直辖市卫生行政部门，由卫生行政部门汇总后报卫生部。

第三十条　培训基地应当于每年 3 月 31 日前，将上一年度的培训工作情况报卫生部。

第三十一条　评价机构或组织应当每年对开展心血管病介入诊疗项目的医疗机构和从事心血管病介入诊疗医师的技术状况进行评价，并将评价结果报相应的卫生行政部门。

第三十二条　评价机构或组织每年应当对从事心血管病介入诊疗医师完成的病例数和医疗事故发生情况进行检查，并将结果报相应的卫生行政部门。

第三十三条　对于不能完成规定病例数或发生二级以上负主要责任医疗事故的医师，卫生行政部门应当责令其停止开展心血管病介入诊疗的技术。

被取消心血管病介入诊疗技术资质的医师不得独立从事心血管病介入诊疗工作。按本办法规定重新培训后，方可向评价机构或组织提出申请，经技术评价合格后，方可重新开展心血管病介入诊疗工作。

第六章　处　罚

第三十四条　医疗机构和医师出现下列情形之一的，由卫生行政部门按照《执业医师法》、《医疗机构管理条例》和《医疗事故处理条例》的有关规定予以处罚：

（一）未取得心血管病介入诊疗技术资质的医疗机构开展心血管病介入诊疗项目的，未取得心血管病介入诊疗技术资质的医师独立从事心血管病介入诊疗活动的；

（二）弄虚作假骗取相应资质的；

（三）发生重大医疗过失或者医疗事故隐瞒不报的；

（四）使用未经国家食品药品监督管理局批准的介入诊疗器材的；

（五）重复使用一次性介入诊疗器材的；

（六）滥用介入诊疗技术的；

（七）省级以上卫生行政部门规定的其他情形。

第三十五条　培训基地出现下列情形之一的，由卫生部取消其培训基地资格：

（一）不符合本办法规定的条件；

（二）在申请培训基地资格或实施培训过程中弄虚作假。

出现上述情形（一）的，经卫生部指定的评价机构或组织再次审核合格，卫生部重新授予培训基地资格。

出现上述情形（二）的，自取消其培训基地资格之日起 2 年内不得再次申请培训基地资格。

第三十六条 评价机构或组织违反本办法有关规定，出具虚假审核结论或技术评价结论的，由指定其作为心血管病介入诊疗技术审核、评价机构或组织的卫生行政部门取消相应资格，5 年内不再指定，并予以公布；不能按本办法规定完成技术审核、评价工作或不能胜任审核、评价工作的，由指定其作为心血管病介入诊疗技术审核、评价机构或组织的卫生行政部门取消相应资格。

第七章 附 则

第三十七条 心血管病介入诊疗新技术、新产品的临床试验、应用和不良反应报告按照国家有关规定执行。

第三十八条 本办法由卫生部负责解释。

第三十九条 本办法自 2005 年 8 月 1 日起施行。

参考文献

[1] 董承琅，陶寿淇. 实用心脏病学［M］. 上海：上海科学技术出版社，1972.
[2] 陈灏灏. 心脏导管术的临床应用［M］. 上海：上海科学技术出版社，1980.
[3] 延吉正清. 冠状动脉造影. ［M］. 东京：株式会社医学书院，1981.
[4] 侯传举，邓东安. 彩色多普勒血流显像图图谱［M］. 沈阳：辽宁科学技术出版社，1989.
[5] （美）布朗瓦尔德（Braunwald）. 心脏病学［M］. 5 版.
[6] 陈景荣，林贵，段承祥，等. 选择性血管造影［M］. 上海：上海科学技术出版社，1990.
[7] A.G.Tilkian E.K.Daily. 临床心血管操作技术［M］. 卢才义，李怀斌，译. 北京：中国医药科技出版社，1991.
[8] 陈明哲，胡旭东. 介入性心脏病学［M］. 北京：北京医科大学中国协和医科大学联合出版社，1992.
[9] 陈在嘉，徐义枢，孔华宇. 临床冠心病学［M］. 北京：人民军医出版社，1994.
[10] 李麟荪. 临床介入治疗学［M］. 江苏：江苏科学技术出版社，1994.
[11] 遵义医学院等. 冠状动脉解剖学［M］. 北京：人民军医出版社，1994.
[12] 邵耕. 现代冠心病［M］. 北京：北京医科大学中国协和医科大学联合出版社，1994.
[13] 陈世波，沈学东，潘翠珍，等. 冠状动脉瘘的类型及其超声心动图特征［J］. 中国超声医学杂志，1994，10：21-23.
[14] 毛焕元，杨心田. 心脏病学［M］. 北京：人民卫生出版社，1995.
[15] 李荫太，高剑波，马文章，等. 造影剂及其临床应用［M］. 河南：河南科学技术出版社，1995.
[16] 赵学. 现代介入心脏病学实用技术［M］. 重庆：重庆出版社，1997.
[17] 徐成斌. 临床心血管病学［M］. 北京：北京科学技术出版社，1997.
[18] 沈卫蜂. 实用介入性心脏病学［M］. 上海：上海科学技术教育出版社，1997.
[19] 李治安，王新房. 经食道超声心动图学［M］. 北京：人民卫生出版社，1997.
[20] 刘宝民，赵晓兰，裘佩春. 等. 彩色多普勒对川崎病冠脉瘤和冠状动脉瘘的诊断与鉴别诊断［J］. 中国超声医学杂志，1997，13：30-33.
[21] 李亚明，赵春雷，白景明，等. 门控心肌断层显像评价左心功能三种方法的比较［J］. 中华核医学杂志，1997，17（4）：242-243.
[22] 李亚明，张明，韩春起，等. ^{99}Tcm-MIBI 肺心摄取比值在评价左心室收缩功能中的临床价值［J］. 中国医学计算机成像杂志，1997，3（2）：124-126.
[23] 曾筝，戴汝平，蒋世良，等. 先天性心脏病冠状动脉瘘的介入治疗［J］. 中华放射学杂志，1997，31：392-395.
[24] 霍勇，高炜，张励庭，等，冠状动脉心肌桥及其临床意义［J］. 中国介入心脏病学杂志，1998，6（3）：97-99.
[25] 李亚明，朱承谟，张明. ^{99}Tcm-MIBI 延迟心肌断层显像评估心肌活力的初步临床研究［J］. 中华核医学杂志，1998，18（2）：92-94.
[26] 裘法祖. 外科学［M］. 第 4 版. 北京：人民卫生出版社，1998.
[27] 李亚明，朱承谟，张明. ^{99}Tcm-MIBI 门控心肌断层显像评估存活心肌的临床价值［J］. 中华核医学杂志，1998，18（2）：110-111.
[28] 马长生，盖鲁粤，张奎俊，等. 介入心脏病学［M］. 北京：人民卫生出版社，1998.
[29] 姚民，陈珏，吴元，等. 成年人冠状动脉造影先天性变异分析［J］. 中国循环杂志，1999，14（3）：132-134.
[30] 范洋，李亚明，张明，等. 含服硝酸甘油介入 ^{99}Tcm-MIBI 心肌断层显像评估心肌活力评价的价值［J］. 中国医科大学学报，1999，28（2）：150-151.
[31] 李亚明，范洋，韩春起，等. ^{201}Tl 心肌灌注显像对识别冠脉狭窄程度和范围的临床价值［J］. 同位素，2000，13（1）：48-51.
[32] 张立群，王齐冰，魏盟，等. 冠状动脉心肌桥心绞痛 24 例分析［J］. 浙江医学，2000，22（5）：296.
[33] 胡金麟. 平滑肌细胞流变学. 细胞流变学［M］. 北京：科学出版社，2000.
[34] 史冬梅，张维君. 冠状动脉瘘［J］. 国外医学，心血管疾病分册，2000，27：217-219.
[35] 葛均波. 血管内超声波多普勒学［M］. 北京：人民卫生出版社，2000.

[36] Braunwald. Heart Disease A Textbook of Cardiovascular Medicine Volume 5 [M]. 陈灏珠，主译. 北京：人民卫生出版社. 2000.
[37] 韩春起，李亚明，李德顺，等. 不同心肌显像剂的应用对比研究 [J]. 中国医学影像技术，2000，7（7）：562–563.
[38] 范洋，李亚明，阎中政，等. ^{99}Tcm–MIBI 门控心肌显像测定局部室壁收缩增厚率对冠心病的诊断价值 [J]. 中华核医学杂志，2001，21（2）：69.
[39] 李文罡，陈绍亮. 门控断层显像在门控心肌断层显像中应用 [J]. 国外医学放射医学核医学分册. 2001，25（6）：253–258.
[40] 胡兆霆，杨钧国，于祥. 心脏 X 综合征患者胰岛素抵抗及其与内皮素和一氧化氮相关性研究 [J]. 临床心血管病杂志，2001，4（2）：170–172.
[41] 李占全，张明. 冠状动脉造影与临床 [M]. 沈阳：辽宁科学技术出版社，2001.
[42] 叶林书，刘守莲，安春华，等. 冠状动脉心肌桥 [J]. 罕少疾病杂志，2001，8（2）：275.
[43] 张利群，张湘兰. 8 例冠状动脉心肌桥临床观察及治疗探讨 [J]. 心血管康复医学杂志，2002，15（11）：524–526.
[44] 李占全，张明. 现代心血管病热点问题探讨 [M]. 沈阳：辽宁科学技术出版社，2002.
[45] 田嘉禾. 正电子发射体层显像（PET）图谱 [M]. 北京：中国协和医科大学出版社，2002.
[46] 吕树铮. 冠脉介入诊治技巧及器械 [M]. 北京：人民卫生出版社，2003.
[47] 郭灼林，吴小妮，杜志民，等. 冠状动脉与缺血性心脏病 [J]. 中国介入心脏病学杂志，2003，24（4）：88–89.
[48] 钱菊英，葛均波，吴鸿谊，等. 血管内超声显像在造影无显著狭窄病变的急性冠脉综合征中的应用 [J]. 中国医学影像技术，2004，20（5）：666–669.
[49] 葛均波，钱菊英. 介入心脏病学手册 [M]. 3 版. 北京：科学出版社，2004.
[50] 刘兴党，管一晖，赵军，等. 临床核医学诊疗要览 [M].上海：复旦大学出版社，2004.
[51] 刘杰，李亚明，刁尧，等. ^{99}Tcm–MIBI 动力学变化与大鼠缺血——再灌注心肌存活的相关性研究 [J]. 中华核医学杂志，2005，25（1）：17–19.
[52] 钱菊英，葛均波，吴鸿谊，等. 急性冠状动脉综合征和稳定型心绞痛患者的血管内超声显像结果 [J]. 中国介入心脏病学杂志，2005，13（2）：71–75.
[53] 王照谦，杨志强，朱皓，等. 16 层 CT 冠状动脉成像双扇区重建算法与相位窗的优选 [J]. 放射学实践，2005，20（3）：199–201.
[54] 陈在嘉，等. 冠心病 [M]. 北京：人民卫生出版社，2002.
[55] 姚民，陈珏，吴元，等. 成年人冠状动脉造影先天性变异分析 [J]. 中国循环杂志，1999，14：132–134.
[56] 王照谦，杨志强，朱皓，等. 多层螺旋 CT 诊断冠状动脉起源异常的价值 [J]. 中华医学杂志，2005，85：2838–2840.
[57] 王照谦，杨志强，朱皓，等. 16 层 CT 显示冠状动脉狭窄与导管法造影的对照研究 [J]. 放射学实践，2005，20：190–194.
[58] Gould KL，Lipscomb K，Hamilton GW. Physiologic basis for assessing critical coronary stenosis [J]. Am J Cardiol，1974，33：87–94.
[59] Gould KL，Lipscomb K，Calvert J. Compensatory changes of the distal coronary vascular bed during progressive coronary constriction [J]. Circulation，1975，51，1085–1094.
[60] Engel HJ. Tomes C，Page HL. Major variations in anatomical origin of the coronary arteries：angiographic observations in 4250 patients without associated congenital heart disease [J]. Cachet Cardiovasc Diagn，1975，1：157–169.
[61] Detre KM，Wright E，Murphy ML. Takaro T：Observer agreement in evaluating coronary angiograms [J]. Circulation，1975，52，979–986.
[62] DeRouen TA，Murray JA. Owen W：Variability in the analysis of coronary arterio rams [J]. Circulation，1977，55：324–328.
[63] Arnett EN，Isner JM，Redwood CR，et al. Coronary artery narrowing in coronary heart disease：comparison of cineangiographic and necropsy findings [J]. Ann Inern Med，1979，91：350–356.
[64] Roberts WC，Jones AA. Quantitation of coronary arterial narrowing，at necropsy in sudden coronary death [J]. Am J Cardiol，1979，44；39–44.
[65] Isnet JM，KishelJ.，Kent KM. Accuracy of angiographic determination of left main coronary arterial narrowing [J]. Circulation，1981，63：1056–1061.
[66] Statson WB，Fineberg HV. Coronary–artery–disease：What is a reasonable diagnostie strategy [J]. Ann InternMed，1981，95：385–386.
[67] Roberts WC，Siegel RJ，Zipes DP. Origin of the RCA form the left sinus of Valsalva and its functional consequences：analysis of 10 necropsy patients [J]. Am J Cardiol，1982，49：863–868.
[68] Marcus ML，Doty DB，Hirratzka LF，Wright CB，Enpthan CE. Decreased coronary reserved a mechanism of angina pectoris in

patients with arotic stenosis and normal coronary arteries [J]. N Eng J Med, 1982, 37: 1362–1366.
[69] Angelini P, Trivelato M, Donis J, et al. Myocardial bridge: A review [J]. Prog Cardiovasc Dis, 1983, 26: 75–88.
[70] Slogoff S, Keats AS, Arlund C. On the safety of radial artery cannulation [J]. Anesthesiology, 1983, 59: 42–47.
[71] The TIMI Study Group. The thrombolysis in myocardial infarction (TIMI) trial: Phase Ⅰ findings [J]. N Engl J Med, 1985, 312: 932–936.
[72] Ku DN, Giddens DP, Zarins CK, et al. Pulsatile flow and atherosclerosis responds in the human carotid bifurcation: positive correlation between plaque location and oscillating shear stress [J]. Arteriosclerosis, 1985, 5: 293–301.
[73] Ears JR, Spokojny AM, Marais Hj. Coronary angioscopy during cardiac catheterization [J]. J AM Coll cardiol, 1985, 6: 93.
[74] Cannon RO, Bonow RO, Bacharach SL, et al. Left ventricular dysfunction in patients with angina pectoris, normal apicardial coronary arteries, and abnormal vasodilator reserve [J]. Circulation, 1985, 71: 218.
[75] Thomas AC, Davies MJ, Dilly S, et al. Potential errors in the estimation of coronary araterial stenosis from clinical arteriography with reference. to the shape of the coronary arterial lumen [J]. Br Heart J, 1986, 55: 129–139.
[76] Wilson RF, White CW. Intracoronary papaverine: An ideal vasodilator for studies of the coronary circulation in conscious humans [J]. Circulation, 1986, 73: 444–452.
[77] Gillebert C, Van WF, et al. Coronary artery fistulas in an adult population [J]. Eur Heart J, 1986, 7: 437–443.
[78] Turiel M, Galassi AR, Glazzire JJ, et al. Pain threshold and tolerance in women with syndrome X and women with stale angina pectoris [J]. Am J Cardiol, 1987, 60: 503.
[79] Glagov S, Weisenberg E, Zarins CK, et al. Compensatory enlargement of human atherosclerotic coronary arteries [J]. N Engl J Med, 1987, 316: 1371–1375.
[80] Kajiya F, Ogasawara Y, Tsujioka K, et al. Analysis of flow characteristics in post–stenotic regions of the human coronary artery during bypass graft surgery [J]. Circulation, 1987, 76: 1092–1100.
[81] Wilson RE, White CW. Does coronary bypass graft surgery restore normal CFR [J]. The effect of diffuse atherosclerosis and focal obstruction lesions. Circulation, 1987, 76: 563–571.
[82] McGinn AL, Wilson RF, Olisan MT, et al. Coronary vasodilator reserve following human orthotopic cardiac transplantation [J]. Circulation, 1987, 78: 1200–1209.
[83] Little WC, Constantinesu M, Applegate RJ, et al. Can coronary angiography predict the site of asubsequent myocardial infarction inpatients with mid–tomoderate coronary artery disease? [J]. Circulation, 1988, 78: 1157–1166.
[84] Douglas P, Fiolkoski J, Berko B, et al. Echocardiographic visualization of coronary artery anatomy [J]. Am Coll Cardiol, 1988, 11: 565–71.
[85] Zijlstra F, Juilliere Y, Serruys PW, Roelandt JRTC. Value and limitations of intracoronary adenosine for the assessment of coronary flow reserve [J]. Cathet Cardiovasc Diagn, 1988, 15: 76–83.
[86] Davies MJ, Bland JM, Hangartner JRW, et al. Factors influencing the presence or absence of acute coronary artery thrombi in sudden ischemic death [J]. European Heart Journal, 1989, 10: 203–208.
[87] Stiel GM. Stiel LS, Schofer J. et al. Impact of compensatory enlargement of atherosclerotic coronary arterjes on angiographic assessment of coronary artery disease [J]. Circulation, 1989, 80: 1603–1609.
[88] Campeau L. Percutaneous radial artery approach for coronary angiography [J]. Cather Cardiovasc Diagn, 1989, 16: 3–7.
[89] The TIMI Study Group: Comparison of invasive and eonservative strategies after treatment with intravenous tissue plasminogen activatorin acute myocardial infarction: Results of the Thrombolysis in Acute Myocardial Infarction (TIMI) Phase Ⅱ Trial [J]. N Engl J Med, 1989, 320: 618.
[90] Yamanaka O, Hobbs RE. Coronary artery anomalies in 126, 595 patients undergoing coronary arteriography [J]. Cathet Cardiovasce Diagn, 1990, 21: 28–40.
[91] Kalbfleisch SJ, McGillen MJ, Pinto IMG, et al. Comparison of automated quantitative coronary angiography with caliper measurements of percent diameter stenosis [J]. Am J Cardiol, 1990, 65: 1181–1184.
[92] Lesser JT, Wilson RF, White CW. Physiologic assessment of coronary stenosis of intermediate severity can facilitate patients selection for coronary angioplasty [J]. Coronary Art Dis, 1990, 1: 697–705.
[93] Ludomirsky A, Olaughlin MP, RealGJ, et al. Cingenital aneurysm of the right coronary withfistulous Connection to the right atrium [J]. Am Heart J, 1990, 119: 670.
[94] McGinn Al, White CW, Wilson RF. Interstudy variability of coronary flow reserve. Influence of heart rate, arterial pressure and

ventricular preload [J]. Circulation, 1990, 81: 1319–1330.

[95] Toshihiro N, Yuji M, Eiichi S, et al. Congenital coronary artery fistula: diagnosis by two–dimensional Doppler echocardiogramphy [J]. Am Heart J, 1990, 120: 1224–1228.

[96] Wilson RF, Wych K, Christensen BV, et al. Effects of adenosine on human coronary arterial circulation [J]. Circulation, 1990, 82: 1595–1606.

[97] Houghton JL, Prisant LM, Carr AA, van Dohlen TW, Frank MJ. Relationship of left ventricular mass to impairment of coronary vasodilator reserve in hypertensive heart disease [J]. Am Heart J, 1991, 21: 1107.

[98] Maseri R, Cres P, Kaski JC, et al. Mechanisms od angina pectoris in syndrome X [J]. JACC, 1991, 17: 499.

[99] Kern MJ, Deligonul, Tatineni S, Serota H, et al. IV adenosine continuous infusion and low dose bolus administration for determination of coronary vascular reserve in patients with and without coronary artery disease [J]. Am Coll Cardiol , 1991, 18: 718–729.

[100] Pepine, C.J., Allen. H.D., Bashore, T.M., et al. ACC/AHA, guidelines for eardiae catheterization and cardiac catheterization laboratories [J]. Am Coll Cardiol, 1991, 18: 1149.

[101] Argrenal AD, Baker MS. Selective coronary arieriography viatranslumbar catheterization [J]. Am Heart J, 1991, 121: 198–199.

[102] 328 Fleming RM, Kirkeeide RL, Smalling RW. Gould KL: Patterns in visual interpretation of coronary arter rograms as detected by quantitative coronary arteriography [J]. Am Coll Cardiol, 1991, 18: 945–951.

[103] Cannon RO III, Camici PG, Epstein SE. Pathophysiological dilemma of Syndrome X [J]. Circulation, 1992, 85: 883–892.

[104] Segal J, Kern MJ, Scott NA, et al. Alterations of phasic coronary artery flow velocity in humans during percutaneous coronary angioplasty [J]. J Am Coll Cardiol, 1992, 20: 276–286.

[105] Doucette JW, Corl PD, Payne HM, et al. Validation of a Doppler guidewire for intravascular measurement of coronary artery flow velocity [J]. Circulation, 1992, 85: 1899–1911.

[106] Segal J, Keran MJ, Scott NA, King III SB, et al. Alteration of phasic coronary artery flow velocity in humans during percutaneous coronary angioplasty [J]. Am Coll Cardiol, 1992, 20: 276–286.

[107] Anderson HV, Revana M, Rosales O, et al. Intravenous administration of monoclonal antibody to the platelet GPIIb/IIIa receptor to treat abrupt closure during coronary angioplasty [J]. Am coll Cardiol, 1992, 69: 1373–1376.

[108] Clark DA, Moscovich MD.Veorvec GW. Wexler L: Guidelines for the performance of outpatient catherization and angiographic procedures [J]. Cathet Cardiovasc Diagn, 1992, 27: 5–7.

[109] Seiler C, Kirkeeide RL, Gould KL. Measurement from arteriograms of regional myocardial bed size distal to any point in the coronary vascular tree assessing anatomic area at risk [J]. Am Coll Cardiol, 1993, 21: 783–797.

[110] Eery NR, Larson EB, litwin PE, et al. The assoeiation between on–site eardiac catherization facilities and the use of coronary angiography after acute myocardial infarction [J]. N Engl J Med, 1993, 329: 546–551.

[111] Ofili EO, Kern MJ, Labovitz AJ, St. Vrain JA, et al. Analysis of coronary blood flow velocity dynamics in angiographically normal and stenosed arteries before and after endoluminal enlargement by angioplasty [J]. Am Coll Cardiol, 1993, 21: 308–316.

[112] Kiemeneij F, Laarman GJ. Percutaneous transradial artery approach for coronary stent implantation [J]. Cathet Cardiovasc Diagn, 1993, 30: 173–178.

[113] Kiemeneij F, Laarman GJ. Percutaneous transradial artery approach for the coronary artery stent implnatation [J]. Cathet Cardiovasc Diagn, 1993, 30: 173–178.

[114] Mizuno K, Miyamoto A, Satomura K, et al. New predictors of adverse clinical outcomes: Angioscopic analysis of coronary lesion [J]. Am Coll Cardiol, 1993, 21: 453A.

[115] Ge J, Erbel R, Zamoran J, et al. Coronary artery remodeling in atherosclerotic disease [J]. Coron Artery Dis, 1993, 4: 981–986.

[116] Ofili Eo, Labovitz AJ, Kern MJ. Coronary flow velocity dynamics in normal and diseased arteries [J]. Am J Cardiol, 1993, 71: 3D–9D.

[117] Johnson LW, Krone R. The Registry Committee of the Society for Cardiac Angiography and Interventions: Cardiac catheterzation 1991; A report of the Registry of the Society for Cardiac Angiography and Interventions (SGA & I) [J]. Cathet Cardiovasc Diagn, 1993, 28: 219–220.

[118] Topol EJ.Textbook of interventinol [M]. Philadetphia: W.B.Saunders Company, 1994.

[119] Nissen, S.E. Principles and applications of digital imaging in cardiac and coronary angiography, In Pepine, C.J., Hill, J.A., and Lambert, C.R. (eds.) . Diagnostic and Therapertic Cardiac Catheterization [M]. Secend Edition. Baltimore: Williams and Wikins, 1994.

[120] Lanza GA, Manroil A, Bia E, et al. Acute effects of nitrates in exercises testing in patients with syndrome X clinical and pathophysiological implications [J]. Circulation, 1994, 89: 2525.

[121] Ge J, Erbel R, Rupprecht HJ, et al.Comprision of intravascular ultrasound and angiography in the assessment of myocardial bridging [J]. Circulation, 1994, 89: 1725–1732.

[122] Kiemeneij F, Laarman GJ. Percutaneous transradial artery approach for coronary Palmaz–Schatz stent implantation [J]. Am Heart J, 1994, 128: 167–174.

[123] Ge J, Erbel R, Rupprecht HJ, et al. Comparison of intravascular ultrasound and angiography in the assessment of myocardial bridging [J]. Circulation, 1994, 89: 1725–1732.

[124] Miller DD, Donohue TJ, Younis LT, Bach RG, et al. Correlation of pharmacologic Technesium 99m–Sestamibi myocardial perfusion imaging with post–stenotic coronary flow reserve in patients with angiographically intermediate coronary artery stenoses [J]. Circulation, 1994, 89: 2150–2160.

[125] Joye JD, Schulman DS, Lesorde D, Farah T, et al. Intracorornary Doppler guide wire versus stress single –photon emission computer tomographic thallium 201 imaging in assessment of intermediate coronary stenoses [J]. Am Coll Cardiol, 1994, 24: 940–947.

[126] sen SD, Uren NG, Kaski JC, et al. Coronary vasodilator reserve, pain petception and sex in patients with syndrome X [J]. Circulation, 1994, 90: 50.

[127] Kern MJ, Aguirre FV, Donohue TJ, Bach RG, et al. Continuous coronary flow velocity monitoring during coronary interventions: Velocity trend patterns associated with adverse events [J]. Am Heart J, 1994, 128: 426–34.

[128] Frink RJ. Chronic Ulcerated plaques: New insights into the pathogenesis of acute coronary disease [J]. The journal of Invasive cardiology, 1994, 6: 173–185.

[129] Folland ED, Vogel RA, Hartigan P, et al . Relation between coronary artery stenosis assessed by visual caliper, and computer methods and exercise capacity in patients with singlevessel coronary artery disease [J]. Circulation, 1994, 89: 2005–2014.

[130] McClellan M, McNell BJ. Newhouse JP. Does more intensive treatment of acrte myocardial in farction in the elderly reduce the motality [J]. JAMA, 1994, 272: 859–866.

[131] Mac Donaid, R.G.: Catheters.sheaths, guidewires, needles and related quipment . In Pepine, C.J., Hill.J. A., and Lambert, C.R. (eds) . Diagnostic and Therapeutic Cardiac Catheterizatron [M]. Secend Edition. Baltimore: Williams and Wilkins, 1994.

[132] Guadagnoli E, Hauptman PJ. Ayanian JZ, et al.Variation in the use of cardiac procedures after acute myocardial infarction [J]. NEnd J.Mnd, 1995, 333: 573–578.

[133] Pasterkamp G, Wensing PJW, Post MJ, et al. Paradoxical arterial wall shrinkage may contribute to luminal narrowing of human atherosclerotic femoral arteries [J]. Circulation, 1995, 91: 1444–1449.

[134] Colombo A, Hall P, Nakamura S, et al. Intracoronary stenting without anticoagulation accomplished with intravascular ultrasound guidance [J]. Circulation, 1995, 91 (6): 1676–1688.

[135] Verna E, Gil R, Di Mario C, Sunamura M, Gurne O, Porenta G. Does coronary stenting following balloon angioplasty improve distal coronary flow reserve? [J]. Circulation, 1995, 92: 536.

[136] Haude M, Baumgart D, Caspari G, Erbel R. Does adjunct coronary stenting in comparison to balloon angioplasty has an impact on Doppler flow velocity parameters? [J]. Circulation, 1995, 92: I–547.

[137] Falk E, Shah PK, Fuster V. Coronary plague disruption [J]. Circulation, 1995, 92: 657–671.

[138] Kern MJ, Donohue JT, Aguirre FV, Bach RG, et al. Clinical outcome of deferring angioplasty in patients with normal translesional pressure–flow velocity measurements [J]. Am Coll Cardiol, 1995, 25: 178–187.

[139] Kern MJ, Aguirre FV, Donohue GJ, Bach RG, et al. Impact of residual lumen narrowing on coronary flow after angioplasty and stent: Intravascular ultrasound Doppler and imaging data in support of physiologically–guided coronary angioplasty [J]. Circulation, 1995, 92: I–536.

[140] Ge J, Erbel R, Görge G, et al. High wall shear stress proximal to myocardial bridging and atherosclerosis: intracoronary ultrasound and pressure measurements [J]. Br Heart, 1995, 73: 462-465.

[141] Uchida Y, Nakamura F, Tomaru T, et al: Predictong of acute coronary syndromes by percutaneous coronary angioscopy in patients with atable angina [J]. Am Heart J, 1995, 130: 195-203.

[142] Naruko T. C-type natriuretic peptide inhuman coronary atherosclerotic lesions [J]. Circulation, 1996, 94: 3103-3108.

[143] Waxman S, Sassower MA, Mittleman MA, et al. Angioscopic predictors of early adverse outcome after coronary angioplasty in patients with unstable angina and non-Q wave myocardioal infarction [J]. Circulation, 1996, 93: 2106-2113.

[144] Davies MJ. Stability and instability: two faces of coronary atherosclerosis [J]. Circulation, 1996, 94: 2013-2020.

[145] Benit E, Vranckx P, Jaspers L, Jackmaert R, Poelmans C, Coninx R.Frequency of a positive modified Allen s test in 1000 consecutive patients undergoing cardiac catheterization [J]. Cathet Cardiovasc Diagn, 1996, 38: 352-354.

[146] Spaulding C, Lef vre T, Funck F, Thebault B, Chauveau M, Ben Hamda K, et al. Left radial approach for coronary angiography: results of a prospective study [J]. Cathet Cardiovasc Diagn, 1996, 39: 365-370.

[147] Fajadet J, Brunel P, Jordan C, Cassagneau B, Laurent J-P, Marco J. Transradial approach for interventional coronary procedures: analysis of complications (abstract) [J]. Am Coll Cardiol, 1996, 27: 392A.

[148] Erbel R, Ge J, Bockisch A, et al. Value of intravascular ultrasound and Doppler in the differentiation of angiographically normal coronary arteries: a prospective study in patients with angina pectoris [J]. Eur Heart J, 1996, 17: 880-889.

[149] Ishihara M, Sato H, Tateishi H, et al. Time course of impaired coronary flow reserve after reperfusion in patients with acute myocardial infarction [J]. Am J Cardiol, 1996, 78: 1103-1108.

[150] Kern MJ, Moors JA,. Aguirre FV, et al. Determination of angiographic (TIMI grade) blood flow by intracoronary Doppler flow velocity during acute myocardial infarction [J]. Circulation, 1996, 94: 1545-1552

[151] Ashour T T, Espinosa E, Blumenthal J, et al. Myocardial infarction caused by coronary artery myocardial bridge. Am Heart [J]. 1997, 133: 473-477

[152] Takeuchi M, Himeno E. Coronary angioplasty of a severe coronary stenosis at the site of a myocardial bridge [J]. Am Heart J, 1997, 133: 473-477.

[153] Neumann FJ, Kosa I, Dickfield T, et al. Recovery of myocardial perfusion in acute myocardial infarction after successful balloon angioplasty and stent placement in the infarct-related coronary artery [J]. Am Coll Cardiol, 1997, 30: 1270-1276.

[154] Serruys PW, Di Mario C. Piek J., et al. Prognostic value of intracoronary flow velocity and diameter stenosis in assessing the short and long-term outcomes of coronary balloon angioplasty: The DEBATE study (Doppler Endopoints Balloon Angioplasty Trial Europe) [J]. Circulation, 1997, 96: 3369-3377.

[155] Takeuchi M, Himeno E. Coronary angioplasty of a severe coronary stenosis at the site of a myocardial bridge [J]. Cathet Cardiovasc Diagn, 1997, 41: 416-420.

[156] Jeremias A, Haude M, Ge J B, et al. Emergency stent implantation in the area of extensive muscle bridging of the anterior interventricular ramus after post-interventional dissection [J]. Z Kardiol, 1997, 86: 367-372.

[157] Heller LI, Cates C, Popma J, et al. Intracoronary Doppler assessment of moderate coronary artery disease. Comparison with ^{201}Tl imaging and coronary angiography [J]. Circulation, 1997, 96: 484-490.

[158] Kiemeneij F, Larrman GJ, Odekerken D, Slagboom T, van der Wieken R. A randomized comparison of percutaneous transluminal coronary angioplasty by the radial, brachial and femoral approaches: the access study [J]. Am Coll Cardiol, 1997, 29: 1269-1275.

[159] Benit E, Missault L, Eeman T, Carlier M, Muyldermans L, Materne P, et al. Brachial, radial, or femoral approach for elective Palmaz-Schatz stent implantation: a randomized comparison [J]. Cathet Cardiovasc Diagn, 1997, 41: 124-130.

[160] Ishikawa Y, Ishii T, Asuwa N, et al. Absence of atherosclerosis evolutionin the coronary arterial segment covered by myocardial tissue in cholesterol-fed rabbits [J]. Virchows Arch, 1997, 430: 163-171.

[161] Agirbasli M, Martin GS, Stout JB, et al. Myocardial bridge as a cause for thrombus formation and myocardial infarction in a young athlete [J]. Clin Cardiol, 1997, 20: 1032-1036.

[162] Klues HG, Schwarz ER, vom Dahl J, et al. Disturbed intracoronary hemodynamics in myocardial bridging. Early normalization by intracoronary stent placement [J]. Circulation, 1997, 96: 2905-2913.

[163] Tauth J, Sullebarger JT. Myocardial infarction associated with myocardial bridging: case history and review of the literature [J]. Cath Cardiovasc Diagn, 1997, 40: 364-367.

[164] Schwarz ER, Klues HG, vom Dahl J, et al. Functional characteristics of myocardial bridging - a combined angiographic and intracoronary Doppler flow study [J]. Eur Heart J, 1997, 18: 434–442.

[165] Jeremias A, Haude M, Ge J, et al. Emergency stent implantation in the area of extensive muscle bridging of the anterior interventricular ramus after post–interventional dissection [J]. Z Kardiol, 1997, 86: 367–372.

[166] Kirk L. Peterson, Pascal Nicod. Cardiac Catheterization. methods, diagnosis, and therapyister [M]. W.B. Saunders company, 1997.

[167] Carl J. Pepine. Diagnostic and The raputic Cardiac Cathe terization [M]. Third Edition . Baltimore: Williams Wikins, 1998.

[168] Ishii T, Asuwa N, Masuda S, et al. The effects of a myocardial bridge on coronary atherosclerosis and ischemia [J]. Pathol, 1998, 185: 4–9.

[169] Hildick–Smith DJR, Ludman PF, Lowe MD, Stephens NG, Harcombe AA, Walsh JT, et al. Comparison of radial versus brachial approaches for diagnostic coronary angiography when the femoral approach is contraindicated [J]. Am J Cardiol, 1998, 81: 770–772.

[170] Di Mario C, Gorege G, Peters R, et al. Clinical application and image interpretation in intracoronary ultrasound: Study group on intracoronary imaging of the Working Group of Coronary Circulation and of the Subgroup on Intravascular Ultrasound of the Working Group of Echocarography of the European Society of Cardiology [J]. Eur Heart J, 1998, 19: 207–229.

[171] Newby DE, Flint D, Fox KAA, et al. Reduced responsiveness to endothelin–1 in peripheral resistance vesses of patients with syndrome X [J]. Am Coll Cardiol, 1998, 7: 1585–1590.

[172] Cannon RO, Epstern SE. Microvascular angina as a course of chest pain with angiographically normal coronary arteries [J]. Am J Cardiol, 1998, 61: 1338.

[173] Baumgart D, Haude M, Goerge G, et al. Improved assessment of coronary stenosis severity using the relative flow velocity reserve [J]. Circulation, 1998, 98 (1): 40–46.

[174] Baumgart D, Haude M, Liu F, et al. Current concepts of coronary flow reserve for clinical decision–making during cardiac catheterization [J]. Am Heart J, 1998, 136: 136–149.

[175] Mann T, Cubeddu G, Bowen J, Schneider J, Arrowood M, Newman W, et al. Stenting in acute coronary syndromes: a comparison of radial versus femoral access sites [J]. Am Coll Cardiol, 1998, 32: 572–576.

[176] Arnau Vives MA, Martinez Dolz LV, Almenar Bonet L, et al. Myocardial bridging as a cause of acute ischemia: description of a case and review of the literature [J]. Rev Esp Cardiol, 1999, 52: 441–444.

[177] Ge J, Jeremias A, Rupp A, et al. New signs characteristic of myocardial bridging demonstrated by intracoronary ultrasound and Doppler [J]. Eur Heart J, 1999, 20: 1707–1716.

[178] Hongo Y, Tada H, Ito K, et al. Augmentation of vessel squeezing at coronary myocardial bridge by nitroglycerin: study by quantitative coronary angiography and intravascular ultrasound [J]. Am Heart J, 1999, 138: 345–350.

[179] Imperdore F, Moschini E, Volta G, et al. Coronary artery aneurysm associated with fistula in adults: collective and case report [J]. Ann Thorac Cardiovasc Surg, 1999, 5: 258–264.

[180] Sherwad MC, Rockermcher S, Colan SD, et al. Prognostic significance of clinically silent coronary fistulas [J]. Am J Cardiol, 1999, 83: 407–411.

[181] Ge J, Chirillo F, Schwedtmann J, et al. Screening of ruptured plaques in patients with coronary artery disease by intravascular ultrasound [J]. Heart, 1999, 81 (6): 621.

[182] Cooper CJ, El–Shiekh RA, Cohen DJ, Blaesing L, Burket MW, Basu A, et al. Effect of transradial access on quality of life and cost of cardiac catheterization: A randomized comparison [J]. Am Heart J, 1999, 138: 430–436.

[183] Malek AM, Alper SL, Izumo S. Hemodynamic shear stress and its role in atherosclerosis [J]. Am Med Assoc, 1999, 282: 2035–2042.

[184] Haager PK, Schwarz ER, vom Dahl J, et al. Long–term angiographic and clinical follow up in patients with stent implantation for symptomatic myocardial bridging [J]. Heart, 2000, 84: 403–408.

[185] Chopra V, Sexena A, Kotusi S, et al. Isolated congenital coronary arteriovenous fistula [J]. India J Pediat, 2000, 67 (9): 611.

[186] Qian J, Ge J, Baumgart D, et al. Safety of intracoronary Doppler flow measurement [J]. Am Heart J, 2000, 140 (3): 502–510.

[187] Desideri, Achille Gasoardone, Marco Gentile, et al. Endothelial activation in patients with cardiac syndrome X [J].

Circulation, 2000, 102: 2359-2364.

[188] Peters NS, Milson I. Beneficial effect of trement with transdermal estradilo-17 b on exetcise induced angina and ST segment depression in syndrome X [J]. Int J Cardiol, 2000, 64 (2): 13.

[189] Yokoyama N, Takeshita S, Ochiai M, Koyama Y, Hoshino S, Isshiki T, et al. Anatomic variations of the radial artery in patients undergoing transradial coronary intervention [J]. Cathet Cardiovasc Int, 2000, 49: 357-362.

[190] Yamagishi M, Terashima M, Miyatake K, et al. Morphology of vulnerable coronary plaque: insights from follow-up of patients examined by intravascular ultrasound before an acute coronary syndrome [J]. Am Coll Cardiol, 2000, 35: 106.

[191] Yamagishi M, Terashima M, Awano K, et al. Morphology of vulnerable coronary plaque: insights from follow-up of patients examined by intravascular ultrasound before an acute coronary syndrome [J]. Am Coll Cardiol, 2000, 35: 106-111.

[192] Nakamura M, Nishikawa H, Mukai S, et al. Impact of coronary artery remodeling on clinical presentation of coronary artery disease: an intravascular ultrasound study [J]. Am Coll Cardiol, 2001, 37: 63.

[193] Mintz GS, Kimura T, Leon MB, et al. Relation between preintervention remodeling and late arterial responses to coronary angioplasty or atherectomy [J]. Am J Cardiol, 2001, 87: 392.

[194] Fududa D, Kawarabayashi T, Tanaka A, et al. Lesion characteristics of acute myocardial infarction: an investigation with intravascular ultrasound [J]. Heart, 2001, 85: 402-406.

[195] Von birgelen C, Klinkhart W Mintz GS, et al. Plaque distribution and vascular remodeling of ruptured and nonruptured coronary plaques in the same vessel: an intravascular ultrasound study in vivo [J]. Am Coll Cardiol, 2001, 37: 1864.

[196] Abhaichand RK, Louvard Y, Gobeil J-F, Loubeyre C, Lef vre T, Morice M-C. The problem of arteria lusoria in right transradial coronary angiography and angioplasty [J]. Cathet Cardiovasc Intervent, 2001, 54: 196-201.

[197] Barbeau G, Arsenault F, Dugas L, Lariviere M. A new and objective method for transradial approach screening: comparison with the Allen stest in 1010 patients [J]. Am Coll Cardiol, 2001, 37: 34A-36A.

[198] Sakai H, Ikeda S, Harada T, Yonashiro S, Ozumi K, Ohe H, et al. Limitations of successive transradial approach in the same arm: the Japanese experience [J]. Cathet Cardiovasc Int, 2001, 54: 204-208.

[199] Saito S. Transradial approach-from the evangelist's view [J]. Catheter Cardiovasc Interv, 2001, 53: 269-270.

[200] Masuda T, Ishikawa Y, Akasaka Y, et al. The effect of myocardial bridging of the coronary artery on vasoactive agents and atherosclerosis localization [J]. Pathol, 2001, 193: 408-414.

[201] Mintz GS, Nissen SE, Anderson WD, et al. American College of Cardiology clinical expert consensus document on standards for acquisition, measurement and reporting of intravascular ultrasound studies (IVUS): a report of the American College of Cardiology Task Force on Clinical Expert Consensus Documents [J]. Am Coll Cardiol, 2001, 37: 1478-1492.

[202] Yano K, Yoshino H, Taniuchi M, et al. Myocardial bridging of the LAD in acute inferior wall myocardial infarction [J]. Clin Cardiol, 2001, 24: 202-208.

[203] Eggebrecht H, von Birgelen C, Ge J, et al. Postextrasystolic potentiation of vessel compression in myocardial bridging: detection by intravascular ultrasound [J]. Clin Ultrasound, 2002, 30: 312-316.

[204] Louvard Y, Ludwig J, Lef vre T, Schmeisser A, Br ck M, Scheinert D, et al. Transradial approach for coronary angioplasty in the setting of acute myocardial infarction: a dual-center registry [J]. Cathet Cardiovasc Intervent, 2002, 55: 206-211.

[205] Berry JF, von Mering GO, Schmalfuss C, et al. Systolic compression of the left anterior descending coronary artery: a case series, review of the literature, and therapeutic options including stenting [J]. Cath Cardiovasc Intervent, 2002, 56: 58-63.

[206] Serruys P, Degertekin M, Tanabe K, et al. Intravascular ultrasound findings in the multicenter, randomized, double-blind RAVEL (Randomized study with the sirolimus-eluting Velocity balloon-expandable stent in the treatment of patients with de novo native coronary artery Lesions) trial [J]. Circulation, 2002, 106: 798-803.

[207] Angelini P, Velasco JA, Flamm S. Coronary anomalies. Incidence pathophysiology, and clinical relevance [J]. Circulation, 2002, 105: 2449-2454.

[208] Sakai S, Mizuno K, Yokoyama S, et al. Visualized plaque debris as a cause of distal embolization after percutaneous coronary intervention in patient with unstable angina [J]. Cather cardiovase interrent, 2002, 55: 113-117.

[209] Ishibashi F. Angioscopic coronary yellow plaque can preclict the future adverse clinical events in patients with ischemic heart disease [J]. Circulation, 2002, 106: Ⅱ703 (suppⅡ).

[210] Sakai S, Mizuno K, Yokoyama S, et al. Morphologic changes in infarct-related plaque after coronary stent placement: A serial angioscopy study [J]. Am Coll Cardiol, 2003, 42: 1558-1565.

[211] Koerselman J et al. Coronary collaterals an important and underexposed aspect of coronary artery [J]. Circulation, 2003, 107: 2507–2511.

[212] V Y T Lim, C N S Chan, V Kwok, K H Mak, T H Koh. Transradial access for coronary angiography and angioplasty: A Novel approach [J]. Singapore Med J, 2003, 44 (11): 563–569.

[213] The Hman Coronary Artery Circulation. Christian Seiler [J]. Heart, 2003, 89: 1352–1357.

[214] Degerterkin M, Serruys PW, Tanabe K, et al. Long-term follow-up of incomplete stent apposition in patients who received sirolimus-eluting stent for De Novo coronary lesions: an intravascular ultrasound analysis [J]. Circulation, 2003, 108: 2747–2750.

[215] Takano M, Mizuno K, Yokoyama S, et al. Changes in coronary plaque color and morphology by lipid-lowering therapy with atorvastatin: serial evaluation by coronary angioscopy [J]. Am Coll Cardiol, 2003, 42: 680–686.

[216] MacNeill D, Lowe HC, Takano M, et al. Intravascular modalities for detection of vulnerable plaque [J]. Arterioscler Thromb Vasc Biol, 2003, 23: 1333–1342.

[217] Okamatsu K, Mizuno K, Yokoyama S, et al. Elevated troponin T levels and lesion characteristics in non-SA-elevation acute coronary syndrome [J]. Circulation, 2004, 109: 465–470.

[218] Ishibashi F. Angioscopic coronary yellow plaque can preclict the future adverse clinical events in patients wuth ischemic heart disease [J]. Circulation, 2004, 106: Ⅱ-703 (suppⅡ).

[219] Sonoda S, Morino Y, Ako J, et al. Impact of final stent dimensions on long-term results following sirolimus-eluting stent implantation: serial intravascular ultrasound analysis from the sirius trial [J]. Am Coll Cardiol, 2004, 43 (11): 1959–1963.

[220] Qian J, Ge J, Fan B, et al. Identification of syndrome X using intravascular ultrasound imaging and Doppler flow mapping [J]. Chinese Medical Journal, 2004, 117 (4): 521–527.

[221] Okazaki S, Yokoyama T, Miyauchi K, et al.Early station treatment in patients with acute coronary syndrome [J]. Circulation, 2004, 110: 1061–1068.

[222] Nissen SE, Tuzcu EM, Schoenhagen, et al. Effect of intensive compared with moderate lipid-lowering therapy on progression of coronary atherosclerosis: a randomized controlled trial [J]. JAMA, 2004, 291: 1071–1080.

[223] Fujita M, Tambara K. Recent insights into human coronary collateral development [J]. Heart, 2004, 90: 246–250.

[224] Takebayashi H, Mintz GS, Carlier SG, et al. Nonuniform strut distribution correlates with more neointimal hyperplasia after sirolimus-eluting stent implantation [J]. Circulation, 2004, 110: 3430–3434.

[225] Qian J, Ge J, Fan B, et al. Identification of syndrome X using intravascular ultrasound imaging and Doppler flow mapping[J]. Chinese Medical Journal, 2004, 117: 521–527.

[226] Smith RD, et al. Clinical contribution of the collateral circulation to myocardial protection [J]. Coronary Artery Disease, 2004, 15: 393–398.

[227] Popma JJ. Coronary angiography and intravascular ultrasound imaging. In Zipes DP, Libby P, Bonow RO, Brunwald E. (eds): Braunwald' s Heart Disease: A textbook of cardiovascular medicine [M]. Seventh Edition. Philadelphia, Elsevier Saunders, 2004.

[228] Lim M, Ziaee A et al. Collateral vessel physiology and functional impact-in vivo assessment of collateral channels [J]. Coronary Artery Disease, 2004, 15: 379–388.

[229] Maseri A. Women's ischemic syndrome evaluation: current status and future research directions: report of the National Heart, lung and blood institute workshop: October2–4, 2002: perspective: new frontiers in dectection of ischemic heart disease in women [J]. Circulation, 2004, 17, 109 (6): 62.

[230] Lin TH, Yen HW, Voon WC. Vascular endothelial growth factor in coronary sinus: Evidence for its association with coronary collaterals [J]. Scand Cardiovasc J, 2005, 39 (6): 353–357.

[231] Olijhoek JK, Koerselman J, et al. Presence of the metabolic syndrome does not impair coronary collateral vessel formation in patients with documented coronary artery disease [J]. Diabetes Care, 2005, 28 (3): 683–689.

[232] Koerselman J, de Jaegere PP, et al. High blood pressure is inversely related with the presence and extent of coronary collaterals [J]. Hum Hypertens, 2005, 19 (10): 757–759.

[233] Nissen SE , Nicholls ST, Sipahi I, et al. Effect of very high-intensity statin therapy on regression of coronary atherosclerosis: the ASTEROID trial [J]. JAMA, 2006, 295: 1556–1565.

[234] Lawler LP, Pannu HK, Fishman EK. MDCT evaluation of the coronary arteries, 2004: how we do it-data acquisition,

postprocessing，display，and interpretation [J]. AJR，2005，184：1402–1412.
[235] Deibler AR，Kuzo RS，Vohringer M，et al. Imaging of congenital coronary anomalies with multislice computed tomography [J]. Mayo Clin Proc，2004，79：1017–1023.
[236] Romeo G，Houyel L，Angel CY，et al. Coronary stenosis detection by 16–slice computed tomography in heart transplant patients：comparison with conventional angiography and impact on clinical management [J]. Am Coll Cardiol，2005，45：1826–1831.
[237] Hoffmann MH，Shi H，Schmitz BL，et al. Noninvasive coronary angiography with multislice computed tomography [J]. JAMA，2005，293 (20)：2471–2478.
[238] Fine JJ，Hopkins CB，Hall PA，et al. Noninvasive coronary angiography：agreement of multi–slice spiral computed tomography and selective catheter angiography [J]. Int J Cardiovasc Imaging，2004，20：549–552.
[239] Schroeder S，Kuettner A，Leitritz M，et al. Reliability of differentiating human coronary plaque morphology using contrast–enhanced multislice spiral computed tomography：a comparison with histology [J]. Comput Assist Tomogr，2004，28：449–454.
[240] Schroeder S，Kopp AF，Baumbach A，et al. Noninvasive detection and evaluation of atherosclerotic coronary plaques with multislice computed tomography [J]. Am Coll Cardiol，2002，37：1430–1435.
[241] Ligabue G，Rossi R，Ratti C，et al. Noninvasive evaluation of coronary artery stents patency after PTCA：role of Multislice Computed Tomography [J]. Radiol Med，2004，108：128–137.
[242] Maintz D，Grude M，Fallenberg EM，et al. Assessment of coronary arterial stents by multislice–CT angiography [J]. Acta Radiol，2003，44：597–603.
[243] Kruger S，Mahnken AH，Sinha AM，et al. Multislice spiral computed tomography for the detection of coronary stent restenosis and patency [J]. Int J Cardiol，2003，89：167–172.
[244] Cademartiri F，Marano R，Runza G，et al. Non–invasive assessment of coronary artery stent patency with multislice CT：preliminary experience [J]. Radiol Med，2005，109：500–507.
[245] 佐々寛已，坪井英之，曽根孝仁，術後症例にみられる一過性心筋梗塞様心電図の臨床的意義 [J]. 心臓，1983，15：669–678.
[246] 佐藤光，立石博信，内田俊明. 他多枝 spasmにより特異な左心室造影[ツボ型]をしめしたstunned myocardium. 臨床からみた心筋細胞障害 [M]. 东京：科学評論社，1990.
[247] 安斉 均，小宮山伸之，木下訓光. 他 Stunned Myocardiumがカテコラミンによる急性心筋障害によって生じ，その病理所見を確認しえた 1 例心筋障害 [J]. 呼吸と循環，1996，44：199–201.
[248] 中村琢治，水野杏一，悦田浩邦，等. PTCA 前血管内視鏡所見と再狭窄と関係. Jpn J Interv Cardiol，1995，10：368–371.
[249] 野杏一，大国真一，上村竜太，等. 冠動脈インタベンションにおける冠動脈内視鏡の有用性 [J]. 心血管インタベンション，1996，11：139–142.
[250] 水野杏一. 血管内視鏡による診断 [J]. 綜合臨床，1996，45：2120–2123.
[251] 石原正治，佐藤 光，立石博信. 他 たこつぼ型心筋症 [J]. 呼吸と循環，1997，45：879–885.
[252] 利波紀久，久保敦司. 最新临床核医学 [M]. 3 版.东京：金原出版株式会社，1999.
[253] 河合祥雄. たこつぼ型心筋障害またはたこつぼ（Apulla or Amphora）心筋症本邦学会報告例の検討 [J]. 呼吸と循環，2000，48：1237–1248.
[254] 安部美輝，近藤真言，松岡良太. 他 たこつぼ型心筋障害の核医学的、冠血流的組織学的評価 [J]. 心臓，2002，34：210–216.
[255] 栗栖 智，佐藤 光. たこつぼ型心筋障害 [J]. 日本内科学会雑誌，2002，91：73–76.
[256] 長山浩士，安部美輝，松岡良太. 他心臓電気生理検査後に発症したたこつぼ型左室壁運動異常の 1 例 [J]. 呼吸と循環，2002，50：105–108.
[257] 河合祥雄. たこつぼ型心筋障害の成因 [J]. 心臓，2002，34：217–220.
[258] 山下英治，沼田裕一，坂本憲治. 他 たこつぼ型心筋症 21 例の臨床的特徴の検討 [J]. 心臓，2003，35：379–385.
[259] 長慎一，阿部正宏，上山直也. 他冠微小循環障害の関与が推察されたたこつぼ型心筋症の 1 例 [J]. 心臓，2003，35：117–123.
[260] 栗栖 智，佐藤 光. [たこつぼ型心筋症 21 例の臨床的特徴の検討]山下論文関するコメント [J]. 心臓，2003，35：

386-388.

[261] 水野杏一.血管内視鏡で何がわかるか [J]. 心臓，2004，36：481-484.

[262] Huang D，Swanson EA，Lin CP，et al. Optical coherence tomography [J]. Science，1991，254：1178-1181.

[263] Tearney，GJ，Brezinski，ME，Bouma，BE，et al. In vivo endoscopic optical biopsy with optical coherence tomography [J]. Science，1997，276: 2037-2039.

[264] Brezinski，ME，Tearney，GJ，Bouma，BE，et al. Optical coherence tomography for optical biopsy. Properties and demonstration of vascular pathology [J]. Circulation，1996，93：1206-1213.

[265] Fujimoto，JG，Pitris，C，Boppart，SA，Brezinski，ME. Optical coherence tomography：an emerging technology for biomedical imaging and optical biopsy [J]. Neoplasia，2000，2：925.

[266] Swanson，EA. In vivo retinal imaging by optical coherence tomography [J]. Optics Lett，1993,18:1864-1866.

[267] Grube E，Gerckens U，Buellesfeld L，et al. Images in cardiovascular medicine. Intracoronary imaging with optical coherence tomography. A new high-resolution technology providing striking visualization in the coronary artery [J]. Circulation，2002，106：2409-2410.

[268] Fujimoto，JG. Optical coherence tomography for ultrahigh resolution in vivo imaging [J]. Nat Biotechnol，2003，21：1361-1367.

[269] Patel NA，Stamper DL，Brezinski ME，et al. Review of the ability of optical coherence tomography to characterize plaque，including a comparison with intravascular ultrasound [J]. Cardiovasc Intervent Radiol，2005，28（1）：1-9.

[270] Bouma BE，Tearney GJ，Yabushita H，et al. Evaluation of intracoronary stenting by intravascular optical coherence tomography [J]. Heart，2003，89（3）：317-320.

[271] Brezinski ME. Optical coherence tomography for identifying unstable coronary plaque [J]. Int J Cardiol，2006，107(2)：154-165.

[272] Kume T，Akasaka T，Kawamoto T，et al. Assessment of coronary arterial plaque by optical coherence tomography [J] . Am J Cardiol，2006，97（8）：1172-1175.

[273] Prati F，Cera M，Ramazzotti V et al. From bench to bedside [J]. Circ J，2008，72（5）：839-843.

[274] Kume T，Akasaka T，Kawamoto T，et al. Assessment of coronary intima-media thickness by optical coherence tomography：comparison with intravascular ultrasound [J]. Circ J ，2005，69：903-907.

[275] Yabushita H，Bouma BE，Houser SL，et al. Characterization of human atherosclerosis by op tical coherence tomography [J]. Circulation，2002，106：1640-1645.

[276] de Korte CL ， arlier SG，Mastik F ， et al. Morphological and mechanical information of coronary arteries obtained with intravascular elastography ：Feasibility study invivo [J]. Eur Heart J ，2002 ，23（5）：405 - 413.

[277] Kolodgie，FD，Burke，AP，Farb，A，et al. The thin-cap fibroatheroma：a type of vulnerable plaque：the major precursor lesion to acute coronary syndromes [J]. Curr Opin Cardiol，2001，16：285-292.

[278] Virmani，R，Kolodgie，FD，Burke，AP，Farb，A，Schwartz，SM. Lessons from sudden coronary death：a comprehensive morphological classification scheme for atherosclerotic lesions [J] . Arterioscler Thromb Vasc Biol，2000，20：1262-1275.

[279] Davies，MJ. Stability and instability：two faces of coronary atherosclerosis. The Paul Dudley White lecture 1995 [J]. Circulation，1996，94：2013-2020.

[280] Kume T，Akasaka T，Kawamoto T，et al. Measurement of the thickness of the fibrous cap by optical coherence tomography [J]. Am Heart J，2006，152：755. e124. 1551-1555.

[281] Jang IK，Tearney J，MacNeillB，et al. In vivo characterization of coronary atherosclerotic plaque by use of optical coherence tomography [J]. Circulation，2005，111（12）：1551-1555.

[282] Diaz-Sandoval LJ ，Bouma BE，Tearney GJ，et al. Optical coherence tomography as a tool for percutaneous coronary interventions [J]. Catheter Cardiovasc Interv，2005，65：492-496.

[283] Fujii K，Mintz GS，Kobayashi Y，et al. Contribution of stent underexpansion to recurrence after sirolimuseluting stentimp lantation for instent restenosis [J]. Circulation，2004，109：1085-1088.

[284] Takano M，Yamanoto M，Inami S et al. Long-term follow-up evaluation after sirolimus-eluting stent implantation by optical coherence tomography：do uncovered struts persist [J]. J. Am. Coll. Cardiol. 2008，51（9），968-969.

[285] Tearney GJ ，Jang IK，Bouma BE. Optical coherence tomography for imaging：the vulnerable plaque [J]. J Bi-omed Opt，2006，11：1-10.

[286] Kawase Y, Suzuki Y, Ikeno F, et al. Comparison of nonuniform rotational distortion between mechanical IVUS and OCT using a phantom model [J]. Ultrasound Med Biol, 2007, 33 (1): 67–73.

[287] Kawase Y, Hoshino K, Yoneyama R, et al. In vivo volumetric analysis of coronary stent using optical coherence tomography with a novel balloon occlusionflushing catheter: a comparison with intravascular ultrasound [J]. Ultrasound Med Biol, 2005, 31 (10) : 1343–1349.

[288] Brezinski ME, Tearney GJ, Weissman NJ, et al. Assessing at herosclerotic plaque morphology : comparison of optical coherence tomography and high frequency int ravascularultrasound [J]. Heart , 1997 , 77 (5): 397 – 403.

[289] Patwari P, Weissman NJ ,Boppart SA, et al. Assessment of coronary plaque with optical coherence tomography and high frequency ultrasound [J]. Am J Cardiol, 2000, 85 (5): 641.

[290] van Beusekom HM, Whelan DM, Hofma SH et al. Long–term endothelial dysfunction is more pronounced fater stenting than after balloon angioplasty in porcine coronary arteries [J]. Am Coll Cardiol, 1998, 32 (4), 1109–1117.

[291] Yun SH, Tearney GJ, de Boer JF, Iftimia N, Bouma B. High–speed optical frequency–domain imaging [J]. Opt. Express, 2003, 11 (22): 2953–2963.

[292] Fercher AF, Hitzenberger CK, Kamp G, Elzaiat SY. Measurement of intraocular distances by backscattering spectral interferometry [J]. Opt. Commun, 1995, 117 (1–2): 42–48.

[293] Chinn SR, Swanson EA, Fujimoto JG. Optical coherence tomography using a frequency–tunable optical source [J]. Opt. Lett, 1997, 22 (5): 340–342.

[294] Rollins AM, Kulkarni MD, Yazdanfar S, Ung–arunyawee R, Izatt JA. In vivo video rate optical coherence tomography [J]. Opt. Express, 1998, 3 (6): 219–229.

[295] Leitgeb R, Hitzenberger CK, Fercher AF. Performance of Fourier domain vs. time domain optical coherence tomography [J]. Opt. Express, 2003, 11 (8): 889–894.

[296] Choma M, Sarunic M, Yang C, Izatt J. Sensitivity advantage of swept source and Fourier domain optical coherence tomography [J]. Opt. Express, 2003, 11 (18): 2183–2189.

[297] de Boer JF, Cense B, Park BH, Pierce MC, Tearney GJ, Bouma BE. Improved signal–to–noise ratio in spectral–domain compared with time–domain optical coherence tomography [J]. Opt. Lett, 2003, 28 (21): 2067–2069.

[298] Tearney G, Waxman S, Shishkov M, et al. Three–dimensional coronary artery microscopy by intracoronary optical frequency domain imaging [J]. Am Coll Cardiol Img, 2008, 1: 752–761.